医歯薬学系

博物館事典 増補改訂版

落合知子 監修　中島憲一郎・宇都拓洋

永藤欣久・松村紀明・三宅克典 編

刊行に寄せて

　この度、『医歯薬学系博物館事典　増補版』が出版されるにあたり、この事典の編集に情熱を注がれた落合知子教授並びにその関係者や全国の医歯薬学系博物館の関係者の方々に心から敬意を表する。

　私は福澤諭吉の育った大分県中津市の実家から数百ｍの所で生まれ、幼少時には諭吉の家を掃除しながら成長した事から、同所に設置された福澤記念館に子供の頃から興味を抱いていた。福澤諭吉と言う一人の人間を巡る歴史的な大きな流れと、その実物の史料を見る事によって福澤諭吉が長崎に留学し、その後大坂の適塾の塾頭となり、やがて江戸の中津藩中屋敷にて蘭学塾を立ち上げた事が慶応義塾の出発点になったと言う事を知った。福澤記念館がもし無かったならば、私も医学史や蘭学史等に興味が無かったかも知れない。

　その後、高気圧医学と潜水病の研究の関係で1973年からほぼ毎年の様に欧米の学会に出席する様になり、世界中各地の病院や医歯薬学系博物館等を訪ねる機会に恵まれた。特に福澤諭吉が訪れたオランダのライデン大学には興味を覚えた。1990年、ライデン大学のボイケルス教授に招待講演を依頼されたことを機会に、シーボルトが関係した植物園や史料数10万点を所有するライデン国立歴史博物館等を訪れる事も出来た。これらの史料を見る事によって、シーボルトが日本の近代化に偉大な影響を与え、日本の歴史が凝縮されている様に、あらゆる分野で収集されている事に大いなる感動を覚えたものである。もしシーボルトが命がけの収集をしなかったならば、恐らく日本と言うものは世界で余り知られない存在であっただろうし、シーボルトが史料を公開し、著書『日本』で紹介したが故に欧米諸国は、日本との交流を求めて幕末に日本に近づいてきた事も考えられる。

　その様な事から中津市にも医学史系の博物館を創設したいと思い、中津で12代続いた村上医家の調査を1972年から少しずつ始めていた。驚く事に村上家には3千余点の医学史関係史料や民俗史料が発見され、その多くは未整備であったため、今永正樹氏を始めとする郷土史家の方々や菊池次郎理事長、樋田延博事務長など村上病院の方々の協力を得て少しずつ整理をして、

民間の史料館として立ち上げた。村上家歴代の医師達の活躍のみならず、九州に於ける最も早い時期の1819年、7代目玄水の人体解剖の史料等が次々と発見された。そして1996年には、中津市立"村上医家史料館"として開設され多くの方々の注目を集めてきた。特にヴォルフガング・ミヒェル九州大学名誉教授達が20数年間にわたって史料を分析し、数十冊の文献として公開したのみならず、国文学研究資料館のデジタル文献として全国に公開された事は感謝に堪えない思いである。又同時進行で、もう一方の7代の医師を輩出した大江家の史料も発見され、そこも中津市が2004年"大江医家史料館"として同様に管理する様になり、発見された4百数十点の史料もミヒェル名誉教授達の尽力によって全国に史料公開出来た。

　この様に歴史博物館は実物の史料を収集し公開する事も大事であるが、今日のデジタル技術の進歩を活用して全国の多くの方々に公開し、多くの研究者に関心を持ってもらう事も重要である。この『医歯薬学系博物館事典』は、これらの博物館を訪れる人々に大変便利なものであると同時に、博物館で公開された史料が専門分野の学術的研究の発展に貢献することが大いに期待される。この様な医歯薬学系博物館を全国各隅々迄調査し事典として完成させた落合知子教授を始め関係者の方々に改めて感謝申し上げたい。

日本医史学会名誉会員

社会医療法人玄真堂川嶌整形外科病院

理事長　　川嶌　眞人

序　文

　ヨーロッパにおける Museum の起源は、古代ギリシャに始まる Μουσεῖον（ムセイオン）で、これはギリシャ神話の学問・芸術を司る女神 Muse（ミューズ）の神殿である。その中で最も知られているのは、紀元前 4 世紀後半プトレマイオス朝の首都アレクサンドリアに誕生したムセイオンで、様々な分野の資料を収集・保管し、図書館や動植物園に類似する施設をも併設した研究機関であったとされる。このムセイオンには、外科手術に使用された道具が収集・保存されていたことが知られており、医学に供された道具は特別な価値を有するものとして扱われていたことが理解できる。したがって、ムセイオンは今日の医学系博物館の原点と見做せるのである。

　大航海時代の始まりに伴い、15 世紀頃には王侯貴族や薬剤師・学者らが個人コレクションとして Wunderkammer（ヴンダーカンマー）と呼称する「驚異の部屋」がヨーロッパで流行する中で、この「驚異の部屋」の収集対象物は、植物・動物・鉱物など種々の薬品類であったことは記述するまでもない。

　このような視点から我が国内を観た場合、資料保存機関の濫觴として常に挙げられるのは総国分寺であった東大寺の正倉院である。聖武天皇の七七忌日にあたり、光明皇后が追善のために御遺愛品を東大寺へ施入したのが始まりで、1270 年余の長きに亘り舶載された生薬類が保存されてきたことは奇跡的な事実である。故に、正倉院は我が国の薬学系博物館の原点であると考えられよう。

　科学の時代であった江戸時代初期には、李時珍が集成した『本草綱目』が長崎に齎され、中期には貝原益軒が『大和本草』を上梓するなど、本草に関する研究と注目度は急激に進展した。当該研究発展の結果として、実物資料を収集・展示する本草会が開催されるに至っている。本草会が一般化する中で、品目が「薬」を専門とすることからもその名称は薬品会と移行していった経緯を有する。薬品会は、宝暦 7 年（1757）本草学者田村藍水による湯島天神での開催が濫觴であり、これを契機に研究自体の大いなる発展と薬品の社会啓蒙に繋がったのであった。

　このような事例からも、我が国に留まらず医薬は、いずれの民族に於いて

iii

も共通する根本科学であり、基層文化である。しかし、このような特質的文化の中において、何故か医薬系博物館の研究は少ないのが現状である。本書は、全国の医歯薬学系博物館の基本的な情報発信に留まるものではあるが、博物館学が医歯薬学系資料に焦点を充てたことの意義は卓見であると自画自賛するものである。これらの資料は人類が病と闘ってきた証となる資料であり、唯一無二である歴史系資料と同様の価値を有するものであることに違いはない。

　医薬界が世界中に蔓延した新型コロナウイルスと闘う時期と、本書の編集が奇しくも重なったが、ウイルス感染の拡大に伴い我々一般市民が医薬界に大きな関心を寄せたことは紛れもない事実である。本書の刊行により、子どもから大人まで多くの人々が医歯薬学系博物館及び薬用植物園に関心を持つ端緒となることを切望する次第である。

　本書の編纂にあたり、全国の医歯薬学系博物館及び薬用植物園の諸先生方に多大なるご理解とご協力を賜りましたことを茲に銘記し感謝の意を表します。また、本書の情報が各館園の研究及び教育活動の一助となり、今後さらなる発展に繋がることを心から願うとともに、医歯薬学系博物館が有する課題の解決は博物館学の使命と考え擱筆とする。

　令和 3 年 5 月

増補改訂版の刊行にあたって

　本書の初版が刊行され、はやくも 3 年が経つが、その間に『日本醫史學雑誌』の書評に掲載され、長崎国際大学グッドプラクティス賞を受賞、また日本医史学会に研究発表の機会を賜るなど、医史学分野における研究や博物館の新たな発展に寄与できたことは、編者として望外の喜びである。

　一方で、初版で掲載できなかった館園も多く、さらに広範囲な知識を提供するための増補改訂版の必要性が求められたことから、薬学系に中島憲一郎氏、宇都拓洋氏、三宅克典氏、医学系に松村紀明氏、歯学系に永藤欣久氏を迎えて編集委員会を立ち上げ、初版から 112 館園を加える 324 館園を収録した増補改訂版『医歯薬学系博物館事典』を茲に刊行するに至った。本増補改

訂版は、医歯薬学系博物館の情報に特化させて QR コードを付けるなど、より実用的で、学術的にも価値のある情報の提供を可能としている。

1998 年、日本医史学会は「日本における医史料の蒐集と保存について」と題するシンポジウムを開催し、翌 1999 年の『日本醫史學雑誌』で「日本における医史料の保存について」の特集号を発刊した。そこには医学系博物館や医学史料に対する危機的状況も記録されている。雑誌の中で酒井シズ先生は、「歴史を知ることが、現代を知るためにも、また将来を考えていくためにも重要なことは心ある人はすべて肯定する。資料保存も重要だという」と明記された。四半世紀を経た今もなお、日本の医歯薬学系博物館が抱える課題は多いといえる。いかなる学問にも歴史があり、その歴史の証となる資料を保存するのが博物館である。そして、医歯薬学系博物館が有する課題の解決は、我々博物館学の使命といえる。本書が教育と研究に役立つ事典となり、研究者のみならず一般にも広く活用されることを切望する。

初版からあらゆる場面でご支援いただきました社会医療法人玄真堂 川嶌整形外科病院理事長 川嶌眞人氏に巻頭の挨拶文を賜りました。また、東洋大学岩下哲典氏に解題の玉稿を賜りました。両氏のお名前を茲に銘記し、心より敬意を表します。

事典の質的向上にご尽力いただきました編集委員会の諸氏、リサーチアシスタントとして編集に携わった長崎国際大学大学院生の田川太一氏に深く御礼申しあげます。

末筆ながら、初版と増補改訂版の刊行にあたり、㈱雄山閣代表取締役社長宮田哲夫氏、桑門智亜紀氏をはじめ、関係諸氏のご厚意に心から感謝の意を表します。

令和 6 年 11 月

長崎国際大学教授

博士(学術) 落合 知子

例　言

1) 本書は、中島憲一郎、宇都拓洋、永藤欣久、松村紀明、三宅克典が編集し、落合知子が監修した。

2) 本書は、全国の医歯薬学系博物館及び薬用植物園ご担当者の執筆原稿と、編集委員および長崎国際大学大学院生が調査し編集したものである。初版の第2部「医歯薬学系博物館を考える」を割愛し、巻末の全国の医歯薬学系博物館一覧表のとおり、該当館園を増補し、一部改訂した。

3) 医歯薬学系博物館及び薬用植物園各原稿の執筆者名は目次と原稿末尾に示した。

4) 医歯薬学系博物館及び薬用植物園は、長崎国際大学大学院生田川太一が作成した一覧表をもとに、最新情報を加味して編集委員が選定した。

5) 各都道府県別掲載順序は、医歯薬学系博物館、薬用植物園の順で一部を除き五十音順とした。

6) 博物館資料は、展示内容及び収蔵資料を優先として医学系、歯学系、医歯学系、薬学系、医薬学系、医歯薬学系、薬用植物園等としたが、人物記念館および一部の館に関してはこの限りではない。

7) 執筆者は、基本的に原稿の執筆者名を記載したが、一部の館園に関しては組織名とした。

8) 本書に掲載した博物館は、館全体の展示が医薬に関するものとは限らない。館の一部に医薬に関する展示がある場合（単独の資料展示ではなく、コーナーとして確立された展示に限る）、他分野の功績を顕彰する人物記念館でも医者として著名な人物の場合、薬用植物の展示が一部ある植物園は掲載とした。閉園となった薬用植物園に関しても、その歴史を刻むために掲載した。

9) 書名は医歯薬学系博物館事典であるが、獣医学、医療機器、その他多岐に亘る学問分野を含むものである。

10) 諸事情により不掲載とした館園に関しては、HP等の公開情報のみを掲載した。なお、本書掲載への辞退については多くの関係者から丁重なご連絡を戴きましたことを明記する。

11) 本書の内容は2024年（令和6）11月現在の情報であり、今後変更することもある。

医歯薬学系博物館事典【増補改訂版】 目次

刊行に寄せて ……………………………………………………… 川嶋眞人 i

序　文 ……………………………………………………………… 落合知子 iii

例　言 ………………………………………………………………………… vi

北海道

札幌医科大学標本館……………………………………………… 〔湯淺智紀〕 1

関寛斎資料館………………………………………〔陸別町教育委員会　大鳥居仁〕 2

せたな町生涯学習センター荻野吟子資料展示室………………… 〔増田哲也〕 3

北海道大学獣医学研究院標本展示室……………………………… 〔鐘ヶ江樹〕 4

北海道大学総合博物館医学部展示………………………………… 〔田川太一〕 5

北海道大学総合博物館歯学部展示………………………………… 〔田川太一〕 6

北海道大学総合博物館獣医学部展示……………………………… 〔田川太一〕 7

北海道大学総合博物館薬学部展示………………………………… 〔田川太一〕 8

北見ハッカ記念館………………………………………………… 〔太田敏量〕 9

国立研究開発法人医薬基盤・健康・栄養研究所
　薬用植物資源研究センター北海道研究部…………〔菱田敦之・五十嵐元子〕 10

北海道医療大学薬学部附属薬用植物園………………………… 〔高上馬希重〕 11

北海道科学大学薬用植物園………………………………〔小松健一・山下浩〕 12

北海道大学薬学部附属薬用植物園……………………………… 〔乙黒聡子〕 13

東　北

【青森県】松丘保養園社会交流会館……………………………… 〔MENG YULIN〕 14

【青森県】青森市農業振興センター薬用植物園…………〔青森市農業振興センター〕 15

【岩手県】一関市博物館…………………………………………… 〔髙橋紘〕 16

【岩手県】岩手大学動物の病気標本室…………………………… 〔佐々木淳〕 17

【岩手県】奥州市立後藤新平記念館……………………………〔佐々木菖子〕 18

【岩手県】高野長英記念館………………………………………… 〔渡辺唱光〕 19

【岩手県】武見記念館……………………………………………… 〔新藤元司〕 20

【岩手県】岩手医科大学薬用植物園……………………………… 〔浅野孝〕 21

【宮城県】しんせい資料館………………………………………… 〔瀬川将広〕 22

【宮城県】東北医科薬科大学創設者高柳義一先生記念室…………〔小川由起子〕 23

【宮城県】福井商店………………………………………………〔福井幸次郎〕 24

【宮城県】宮城県歯科医師会宮城・仙台口腔保健センター………〔永藤欣久〕 25

【宮城県】東北医科薬科大学附属薬用植物園……………………〔小川由起子〕 26

vii

【宮城県】東北大学大学院薬学研究科・薬学部附属薬用植物園……… 〔佐伯健人〕 27

【秋田県】解体新書記念館……………………………………………… 〔髙橋佐知〕 28

【秋田県】旧村田薬局…………………………………………………… 〔村田幸夫〕 29

【山形県】斎藤茂吉記念館……………………………………………〔五十嵐善隆〕 30

【山形県】山形市郷土館（旧済生館本館）………………………… 〔森谷修平〕 31

【福島県】安積歴史博物館／旧福島県尋常中学校本館…………… 〔西牧敏仁〕 32

【福島県】安達ヶ原ふるさと村先人館……………………………… 〔菅井優士〕 33

【福島県】野口英世記念館……………………………………………… 〔森田鉄平〕 34

【福島県】野口英世記念感染症ミュージアム……………………… 〔森田鉄平〕 35

【福島県】吉田富三記念館……………………………………………… 〔大竹博美〕 36

【福島県】医療創生大学薬用植物園………………………………… 〔菅井優士〕 37

【福島県】奥羽大学薬用植物園……………………………………… 〔村田清志〕 38

関　東

【茨城県】古河歴史博物館……………………………………………… 〔永用俊彦〕 39

【茨城県】ツムラ漢方記念館…………………………………………… 〔中島　実〕 40

【茨城県】国立研究開発法人医薬基盤・健康・栄養研究所
　　　　　薬用植物資源研究センター筑波研究部………………… 〔河野徳昭〕 41

【栃木県】宇津史料館…………………………………………………… 〔宇津善博〕 42

【栃木県】国際医療福祉大学薬用植物園…………〔佐藤忠章・藤井幹雄・金谷貴行〕 43

【栃木県】東京大学大学院理学系研究科附属日光植物園………… 〔舘野正樹〕 44

【群馬県】旧生方家住宅………………………………〔手塚恵美子・雪　明日香〕 45

【群馬県】国立療養所栗生楽泉園社会交流会館…………………… 〔干川直康〕 46

【群馬県】重監房資料館………………………………………………… 〔黒尾和久〕 47

【群馬県】ベルツ記念館………………………………………………… 〔唐澤広子〕 48

【群馬県】リーかあさま記念館………………………………………… 〔松浦　信〕 49

【群馬県】高崎健康福祉大学薬用植物園…………………………… 〔渡辺和樹〕 50

【埼玉県】大村記念館…………………………………………………… 〔深澤佳恵〕 51

【埼玉県】木村孟淳記念漢方資料館………………………………… 〔山路誠一〕 52

【埼玉県】熊谷市立荻野吟子記念館………………………………… 〔増田哲也〕 53

【埼玉県】坂田医院旧診療所………………………………………… 〔増田哲也〕 54

【埼玉県】幸せ（歯合わせ）歯の博物館…………………………… 〔腰原偉旦〕 55

【埼玉県】慶應義塾大学薬学部附属薬用植物園………〔木内文之・（加筆）菊地晴久〕 56

【埼玉県】城西大学薬用植物園……………………………………… 〔北村雅史〕 57

【埼玉県】日本薬科大学薬用植物園………………〔山路誠一・園長 袴塚高志〕 58

【千葉県】旭中央病院医学資料館…………………………………… 〔奈良暁子〕 59

【千葉県】印西市立印旛医科器械歴史資料館……………………… 〔山沢宣行〕 60

viii

目次

【千葉県】佐倉順天堂記念館……………………〔佐倉市教育委員会文化課　須賀隆章)〕　61
【千葉県】千葉県立房総のむら………………………………………〔千葉県立房総のむら〕　62
【千葉県】東京歯科大学史料室……………………………………〔古澤成博・阿部潤也〕　63
【千葉県】日本大学松戸歯学部歯学史資料室………………………………〔小西久美子〕　64
【千葉県】国立歴史民俗博物館くらしの植物苑……………………〔国立歴史民俗博物館〕　65
【千葉県】千葉大学環境健康フィールド科学センター薬用植物園………〔渡辺　均〕　66
【千葉県】東京大学大学院薬学系研究科附属薬用植物園…………………〔折原　裕〕　67
【千葉県】東京理科大学薬学部薬用植物園…………………………………〔羽田紀康〕　68
【千葉県】東邦大学薬学部付属薬用植物園……………………………………〔李　巍〕　69
【千葉県】日本大学薬学部薬用植物園……………………………………〔松﨑桂一〕　70
【千葉県】mitosaya 薬草園蒸留所　………………………………………〔中島憲一郎〕　71
【東京都】井上裕資料室……………………………………………〔古澤成博・阿部潤也〕　72
【東京都】梅澤濱夫記念館……………………………………………………〔細川信夫〕　73
【東京都】梅澤濱夫記念館・目黒（HUM）…………………………………〔細川信夫〕　74
【東京都】オリンパスミュージアム…………………………………………〔松井忠彦〕　75
【東京都】科学技術館「くすりの部屋―クスリウム」……………………〔科学技術館〕　76
【東京都】北里柴三郎記念博物館……………………………………………〔深澤佳恵〕　77
【東京都】北里大学東洋医学総合研究所東洋医学資料展示室………………〔加畑聡子〕　78
【東京都】健康と医学の博物館………………………………………………〔北出篤史〕　79
【東京都】公益社団法人日本看護協会
　　　　　初代協会長井上基金設置特別資料室……………………………〔今泉千代〕　80
【東京都】国立科学博物館……………………………………………………〔田川太一〕　81
【東京都】国立ハンセン病資料館……〔国立ハンセン病資料館 事業部事業課　西浦直子〕　82
【東京都】順天堂大学・日本医学教育歴史館………………………………〔若尾みき〕　83
【東京都】昭和大学上條記念ミュージアム…………………………………〔中根聖可〕　84
【東京都】昭和大学生薬標本室………………………………………………〔小池佑果〕　85
【東京都】鍼灸あん摩博物館…………………………………………………〔大浦宏勝〕　86
【東京都】聖路加国際大学歴史展示室……………………………………〔法人資料編纂室〕　87
【東京都】赤十字情報プラザ…………………………………………………〔落合知子〕　88
【東京都】Daiichi Sankyo くすりミュージアム …………………………〔太田直宏〕　89
【東京都】トイスラー記念館………………………………………………〔法人資料編纂室〕　90
【東京都】東京科学大学（旧・東京医科歯科大学）歯学部博物館………………〔豊福　明〕　91
【東京都】東京慈恵会医科大学学術情報センター史料室…………………〔橋本尚詞〕　92
【東京都】東京慈恵会医科大学学術情報センター標本館…………………〔橋本尚詞〕　93
【東京都】東京女子医科大学史料室吉岡彌生記念室………………………〔油谷順子〕　94
【東京都】東京大学医科学研究所近代医科学記念館…………〔北村俊雄・本間利江〕　95
【東京都】東京薬科大学史料館………………………………………………〔山田陽城〕　96

ix

【東京都】東洋学園大学東洋学園史料室……………………………………〔永藤欣久〕 97

【東京都】日本獣医生命科学大学付属博物館……………………………〔石井奈穂美〕 98

【東京都】日本赤十字看護大学史料室……………………………………〔川原由佳里〕 99

【東京都】ニホンドウ漢方ミュージアム…………………………………〔村上奈津美〕 100

【東京都】額田記念東邦大学資料室………………………………………〔岩間有希奈〕 101

【東京都】文京区立森鷗外記念館………………………〔文京区立森鷗外記念館〕 102

【東京都】明薬資料館………………………………………………………〔馬場正樹〕 103

【東京都】目黒寄生虫館……………………………………………………〔倉持利明〕 104

【東京都】目の歴史資料館…………………………………………………〔井上賢治〕 105

【東京都】薬害の歴史展示室〔独立行政法人 医薬品医療機器総合機構 経営企画部 広報課〕 106

【東京都】陸上自衛隊衛生学校彰古館………………〔陸上自衛隊衛生学校　彰古館〕 107

【東京都】昭和大学薬用植物園……………………………………………〔小池佑果〕 108

【東京都】昭和薬科大学薬用植物園………………………………………〔高野昭人〕 109

【東京都】東京都薬用植物園………………………………………………〔中村　耕〕 110

【東京都】東京薬科大学薬用植物園………………………………………〔三宅克典〕 111

【東京都】明治薬科大学薬用植物園………………………………………〔馬場正樹〕 112

【神奈川県】麻布大学いのちの博物館……………………………………〔島津徳人〕 113

【神奈川県】外郎博物館……………………………………………………〔外郎藤右衛門〕 114

【神奈川県】神奈川県歯科医師会・歯の博物館…………………………〔大野粛英〕 115

【神奈川県】神奈川歯科大学資料館（資料室）…………………………〔熱田由美子〕 116

【神奈川県】神奈川歯科大学資料館（人体標本室）……………………〔熱田由美子〕 117

【神奈川県】旧長濱検疫所一号停留所(厚生労働省横浜検疫所検疫資料館)…〔落合広倫〕 118

【神奈川県】薬博物館（街かど博物館）…………………………………〔落合広倫〕 119

【神奈川県】日本赤十字社神奈川県支部
「かながわ赤十字情報プラザ」………………………〔西條好江〕 120

【神奈川県】日本大学生物資源科学部博物館……………………………〔田中雅宏〕 121

【神奈川県】横浜市長浜ホール・旧細菌検査室…………………………〔猿田和則〕 122

【神奈川県】北里大学薬学部附属薬用植物園……………………………〔古平栄一〕 123

【神奈川県】帝京大学薬用植物園…………………………………………〔山岡法子〕 124

中　部

【新潟県】医の博物館………………………………………………………〔佐藤利英〕 125

【新潟県】新潟県立環境と人間のふれあい館
新潟水俣病資料館………………………………………〔落合知子〕 126

【新潟県】新潟市曽我・平澤記念館………………………………………〔川村健雄〕 127

【新潟県】新潟市巻郷土資料館……………………………………………〔落合知子〕 128

目次

【新潟県】新潟大学旭町学術資料展示館……………………………………〔永藤欣久〕129
【新潟県】新潟薬科大学薬学部附属薬用植物園……………………………〔酒巻利行〕130
【新潟県】五頭薬用植物園……………………………………………………〔酒巻利行〕131
【富山県】池田屋安兵衛商店…………………………………………………〔池田安隆〕132
【富山県】廣貫堂資料館………………………………………………………〔落合知子〕133
【富山県】富山県国際健康プラザ生命科学館………………………………〔落合知子〕134
【富山県】富山県立イタイイタイ病資料館…………………………………〔有沢 徹〕135
【富山県】富山市売薬資料館…………………………………………………〔落合知子〕136
【富山県】富山大学和漢医薬学総合研究所民族薬物資料館………………〔三宅克典〕137
【富山県】滑川市立博物館……………………………………………………〔落合知子〕138
【富山県】薬種商の館金岡邸…………………………………………………〔落合知子〕139
【富山県】富山県薬事総合研究開発センター薬用植物指導センター……〔落合知子〕140
【石川県】金沢市老舗記念館…………………………………………………〔岡田孝司〕141
【石川県】金沢大学医薬保健学域薬学類附属薬用植物園…………………〔佐々木陽平〕142
【福井県】福井県立一乗谷朝倉氏遺跡博物館………………………………〔川越光洋〕143
【福井県】福井県立歴史博物館………………………………………………〔一瀬 諒〕144
【福井県】福井市立郷土歴史博物館…………………………………………〔山田裕輝〕145
【福井県】藤野厳九郎記念館…………………………………………………〔落合広倫〕146
【山梨県】昭和町風土伝承館杉浦醫院………………………………………〔出井 寛〕147
【山梨県】笛吹市春日居郷土館・小川正子記念館…………………………〔落合知子〕148
【山梨県】山梨県立博物館……………………………………………………〔小畑茂雄〕149
【山梨県】山梨大学医学標本館………………………………………………〔北間敏弘〕150
【山梨県】シミック八ヶ岳薬用植物園………………………………………〔戸沢一宏〕151
【長野県】NPO法人宮入慶之助記念館 ……………………………………〔山口 明〕152
【長野県】くすり博物館（まちかどミニ博物館）…………………………〔小林 勝〕153
【長野県】民蘇堂資料館………………………………………………………〔落合知子〕154
【岐阜県】内藤記念くすり博物館……………………………………………〔野尻佳与子〕155
【岐阜県】岐阜薬科大学薬草園………………………………………………〔酒井英二〕156
【静岡県】伊東市立木下杢太郎記念館………………………………………〔島田冬中〕157
【静岡県】掛川市吉岡彌生記念館……………………………………………〔伊藤由李奈〕158
【静岡県】国立駿河療養所駿河ふれあいセンター…………………………〔杉山富貴子〕159
【静岡県】The virtual museum of anesthesia ……………………………〔牧野 洋〕160
【静岡県】澤野医院記念館………………………〔袋井市教育委員会・落合知子〕161
【静岡県】復生記念館…………………………………………………………〔森下裕子〕162
【静岡県】富士脳障害研究所附属病院脳神経外科資料館…………………〔杉本憲滋〕163
【静岡県】眼の資料館海仁ギャラリー………………………………………〔関屋 中〕164

【愛知県】愛知学院大学歯学部歯科資料展示室……〔石川明里・本田雅規・後藤滋巳〕165
【愛知県】学校法人日本赤十字学園
　　　　　日本赤十字豊田看護大学学術情報センター・図書館赤十字史料室
　　　　　………………………………………………………………〔池上健二〕166
【愛知県】学校法人日本赤十字学園
　　　　　日本赤十字豊田看護大学赤十字展示室…………〔日本赤十字豊田看護大学〕167
【愛知県】名古屋市科学館…………………………………〔堀内智子・柏木晴香〕168
【愛知県】名古屋大学医学部史料館………………………………………〔布施典子〕169
【愛知県】歯の博物館〜歯と口の健康ミュージアム〜………………〔新道正規〕170
【愛知県】東山動植物園伊藤圭介記念室…………………………………〔三浦重徳〕171
【愛知県】あいち健康の森薬草園…………………………………………〔鈴木博文〕172
【愛知県】金城学院大学薬用植物園………………………………………〔永津明人〕173
【愛知県】名古屋市立大学薬学部薬用植物園……………………………〔牧野利明〕174

近　畿

【三重県】中山薬草薬樹公園・元丈の館…………………………………〔高橋孝範〕175
【三重県】三重県立看護大学附属看護博物館……………………………〔田川太一〕176
【三重県】本居宣長記念館…………………………………………………〔井田もも〕177
【三重県】四日市公害と環境未来館……………………………………〔谷本智佳子〕178
【三重県】鈴鹿医療科学大学薬学部薬草園……………………〔近藤俊哉・岩島　誠〕179
【滋賀県】ヴォーリズ記念館………………………………………………〔藪　秀実〕180
【滋賀県】甲賀市くすり学習館……………………………………………〔落合広倫〕181
【滋賀県】滋賀医科大学（SUMS）メディカルミュージアム　………〔相見良成〕182
【滋賀県】日野町歴史民俗資料館近江日野商人館………………………〔落合広倫〕183
【滋賀県】日野まちかど感応館（国登録有形文化財旧正野玄三薬店）………〔落合広倫〕184
【滋賀県】塩野義製薬株式会社油日植物園………………………………〔上田和生〕185
【滋賀県】立命館大学薬学部附属薬用植物園……………………………〔林　宏明〕186
【京都府】眼科・外科医療歴史博物館……………………………………〔落合知子〕187
【京都府】京都大学医学部資料館…………………………………………〔落合知子〕188
【京都府】薬の博物館祥風館………………………………………………〔藤木陽子〕189
【京都府】島津製作所　創業記念資料館　………………………………〔落合知子〕190
【京都府】池の谷地蔵尊薬草園……………………………………………〔畑　忠夫〕191
【京都府】京都薬科大学薬用植物園………………………………………〔月岡淳子〕192
【京都府】武田薬品工業株式会社京都薬用植物園………………………〔野崎香織〕193
【京都府】日本新薬株式会社山科植物資料館……………………………〔山浦高夫〕194
【大阪府】あおぞら財団付属西淀川・公害と環境資料館（エコミューズ）…〔鎗山善理子〕195

目次

【大阪府】大阪医科薬科大学歴史資料館	〔落合知子〕	196
【大阪府】大阪企業家ミュージアム	〔阿部真弓〕	197
【大阪府】大阪歯科大学・歯科医学の歴史的資料展示室（史料室）	〔松村誠一〕	198
【大阪府】大阪大学医学部医学史料展示室	〔落合知子〕	199
【大阪府】大阪大学 岸本記念医学史料館 展示室		
〔大阪大学大学院医学系研究科 医学史料室 野口 悦〕		200
【大阪府】大阪大学適塾記念センター史跡・重要文化財適塾	〔落合広倫〕	201
【大阪府】片桐棲龍堂漢方資料館	〔落合知子〕	202
【大阪府】杏雨書屋	〔落合知子〕	203
【大阪府】くすりの道修町資料館	〔落合知子〕	204
【大阪府】塩野義製薬本社展示コーナー	〔西 陽子〕	205
【大阪府】JT 生命誌研究館	〔落合知子〕	206
【大阪府】除痘館記念資料室	〔落合知子〕	207
【大阪府】杉本歯科医院歯の MUSEUM	〔永藤欣久〕	208
【大阪府】田辺三菱製薬史料館	〔松本佑子〕	209
【大阪府】歯ブラシ専門館	〔吉原正和〕	210
【大阪府】はりきゅうミュージアム	〔落合知子〕	211
【大阪府】大阪医科薬科大学薬用植物園	〔芝野真喜雄〕	212
【大阪府】大阪大谷大学万葉植物園・薬学部薬草園	〔伊藤卓也〕	213
【大阪府】近畿大学薬学部薬用植物園	〔川村展之〕	214
【大阪府】摂南大学薬学部附属薬用植物園	〔伊藤 優〕	215
【兵庫県】シャレコーベミュージアム	〔山本佳代〕	216
【兵庫県】兵庫医科大学アーカイブズ室	〔田川太一〕	217
【兵庫県】麻酔博物館	〔牧野 洋〕	218
【兵庫県】神戸薬科大学薬用植物園	〔西山由美・平野亜津沙〕	219
【兵庫県】しあわせの村薬草園	〔落合知子〕	220
【兵庫県】丹波市立薬草薬樹公園	〔丹波市産業経済部観光課〕	221
【兵庫県】武庫川女子大学薬用植物園	〔奥 尚枝〕	222
【奈良県】（一財）三光丸クスリ資料館	〔浅見 潤〕	223
【奈良県】宇陀市歴史文化館「薬の館」		
（宇陀市指定文化財・旧細川家住宅）	〔落合広倫〕	224
【奈良県】くすり資料館	〔落合広倫〕	225
【奈良県】シャクヤクガーデン平原	〔堀 光博〕	226
【奈良県】田村薬草園	〔荒井 滋〕	227
【奈良県】奈良県薬事研究センター薬用植物見本園	〔奈良県薬事研究センター〕	228
【奈良県】森野旧薬園	〔落合広倫〕	229
【和歌山県】道の駅 青洲の里	〔木村哲朗〕	230

中国・四国

【島根県】雲南市永井隆記念館……………………………………〔藤原重信〕 *231*

【島根県】歯の歴史資料館…………………………………………〔杉本哲司〕 *232*

【島根県】益田市立秦記念館………………………………………〔塩満 保〕 *233*

【岡山県】岡山大学医学部医学資料室……………………………〔木下 浩〕 *234*

【岡山県】川崎医科大学現代医学教育博物館……………………〔中村信彦〕 *235*

【岡山県】国立療養所邑久光明園社会交流会館資料展示室………〔太田由加利〕 *236*

【岡山県】国立療養所長島愛生園歴史館…………………………〔木下 浩〕 *237*

【岡山県】総社市まちかど郷土館…………………………………〔土岐隆信〕 *238*

【岡山県】つやま自然のふしぎ館（津山科学教育博物館）……〔森本信一〕 *239*

【岡山県】津山洋学資料館…………………………………………〔小島 徹〕 *240*

【岡山県】中島醫家資料館…………………………………………〔木下 浩〕 *241*

【岡山県】林源十郎商店記念室……………………………………〔土岐隆信〕 *242*

【岡山県】重井薬用植物園…………………………………………〔落合広倫〕 *243*

【広島県】広島市健康づくりセンター健康科学館………………〔落合知子〕 *244*

【広島県】広島大学医学部医学資料館……………………………〔青木由希〕 *245*

【広島県】広島国際大学薬学部薬草園……………………………〔金子哲夫〕 *246*

【広島県】広島大学薬学部附属薬用植物園………………………〔山野幸子〕 *247*

【広島県】安田女子大学薬用植物園………………………………〔川上 晋〕 *248*

【広島県】湧永満之記念庭園………………………………………〔中島金太郎〕 *249*

【山口県】美祢市歴史民俗資料館…………………………………〔落合広倫〕 *250*

【徳島県】徳島大学歯学部「人体解剖と骨のミュージアム」…〔馬場麻人〕 *251*

【徳島県】平家屋敷民俗資料館（三好市重要有形文化財）……〔岸田実弥〕 *252*

【徳島県】徳島大学薬学部薬用植物園……………………………〔瀧澤伶奈〕 *253*

【香川県】国立療養所大島青松園社会交流会館…………〔池永禎子・木下 浩〕 *254*

【香川県】公益財団法人平賀源内先生顕彰会
　　　　源内先生ゆかりの薬用植物園…………………………〔瀬来孝弥〕 *255*

【愛媛県】商いと暮らし博物館（内子町歴史民俗資料館）……〔小野 翠〕 *256*

【愛媛県】宇和先哲記念館…………………………………………〔泉 仁美〕 *257*

【愛媛県】愛媛県総合科学博物館………………〔久松洋二・進 悦子・橋村美智子〕 *258*

【愛媛県】愛媛人物博物館…………………………………………〔冨吉将平〕 *259*

九　州

【福岡県】九州大学医学歴史館……………………………………〔徳安祐子〕 *260*

【福岡県】九州大学人体・病理ミュージアム……………〔澁谷秀徳・落合知子〕 *261*

xiv

目次

【福岡県】九州大学総合研究博物館人骨資料開示室……………………〔米元史織〕262

【福岡県】九州大学総合研究博物館動物骨格標本開示室………………〔米元史織〕263

【福岡県】久保記念館………………………………………………………〔田川太一〕264

【福岡県】須恵町立歴史民俗資料館………………………………………〔山下啓之〕265

【福岡県】九州大学・大学院薬学府附属薬用植物園……………………〔坂元政一〕266

【福岡県】第一薬科大学薬用植物園………………〔大渡勝史・久保山友晴〕267

【福岡県】福岡大学薬用植物園……………………………………………〔大川雅史〕268

【佐賀県】伊東玄朴旧宅……………………………………………………〔谷 洋一郎〕269

【佐賀県】佐賀県立博物館・佐賀県立美術館……〔佐賀県立博物館・佐賀県立美術館〕270

【佐賀県】佐野常民と三重津海軍所跡の歴史館…………………………〔近藤晋一郎〕271

【佐賀県】中冨記念くすり博物館…………………………………………〔落合知子〕272

【佐賀県】野中烏犀圓………………………………………………………〔中島憲一郎〕273

【佐賀県】久光製薬ミュージアム…………〔久光製薬株式会社九州本社総務部総務課〕274

【佐賀県】玄海町薬用植物栽培研究所……………………………………〔中島正明〕275

【佐賀県】佐賀市徐福長寿館・薬用植物園………………………………〔東島邦博〕276

【長崎県】お薬の歴史資料館………………………………………………〔田川太一〕277

【長崎県】(有) 鍵屋薬品本舗（くすり見聞館）…………………………〔福地弘充〕278

【長崎県】原爆医学資料展示室……………………………………………〔田川太一〕279

【長崎県】シーボルト記念館………………………………………………〔松田光汰〕280

【長崎県】下村脩名誉博士顕彰記念館……………………………………〔田川太一〕281

【長崎県】長崎（小島）養生所跡資料館 …………………………〔長崎市文化財課〕282

【長崎県】長崎市永井隆記念館……………………………………………〔松田光汰〕283

【長崎県】長崎大学医学部良順会館創立 150 周年ミュージアム………〔田川太一〕284

【長崎県】長崎大学熱帯医学ミュージアム………………………………〔田川太一〕285

【長崎県】長崎大学附属図書館医学分館近代医学史料展示室
……………………………………〔長崎大学学術情報部学術情報管理課〕286

【長崎県】旧島原藩薬園跡…………………………〔島原市教育委員会　山下祐雨〕287

【長崎県】長崎国際大学薬学部附属薬用植物園…………………………〔宇都拓洋〕288

【長崎県】長崎大学大学院医歯薬学総合研究科附属薬用植物園………〔山田耕史〕289

【熊本県】環境省水俣病情報センター……………………………………〔槌屋岳洋〕290

【熊本県】北里柴三郎記念館………………………………………………〔佐藤和行〕291

【熊本県】コール館（旧待労院資料館）…………………………………〔川原 翔〕292

【熊本県】菊池恵楓園歴史資料館…………………………………………〔原田寿真〕293

【熊本県】肥後医育ミュージアム…………………………………………〔川原 翔〕294

【熊本県】水俣市立水俣病資料館…………………………………………〔上田敬祐〕295

【熊本県】水俣病歴史考証館………………………………………………〔小泉初恵〕296

【熊本県】リデル、ライト両女史記念館…………………………………〔秋山大路〕297

XV

【熊本県】熊本大学薬学部薬用植物園（伝統薬資料館）…〔デブコタ・ハリ、渡邊将人〕298

【熊本県】熊本有用植物研究所薬用植物園………………………………〔矢原正治〕299

【大分県】岩尾薬舗 日本丸館 ………………………………………〔藤高麻衣〕300

【大分県】大分香りの博物館…………………………………………〔中島金太郎〕301

【大分県】大分県立先哲史料館………………………………………〔今井貴弘〕302

【大分県】大分県立歴史博物館………………………………………〔平川 毅〕303

【大分県】大江医家史料館……………………………………………〔藤高麻衣〕304

【大分県】奥平家歴史資料館…………………………………………〔川嶋眞人〕305

【大分県】かわしまメモリアルミュージアム………………………〔川嶋眞人〕306

【大分県】旧古賀医院（豆田まちづくり歴史交流館）………………〔落合広倫〕307

【大分県】旧日野医院（国指定重要文化財）…………………………〔松本知行〕308

【大分県】旧船津歯科（豆田まちづくり歴史交流館）………………〔朝永絵梨花〕309

【大分県】行徳家住宅（国指定重要文化財）…………………………〔朝永絵梨花〕310

【大分県】佐野家………………………………………〔一瀬勇士・首藤美香〕311

【大分県】中津市歴史博物館…………………………………………〔曽我俊裕〕312

【大分県】日出町歴史資料館・日出町帆足萬里記念館………〔中尾征司・梅野敏明〕313

【大分県】三浦梅園資料館……………………………………………〔岩見輝彦〕314

【大分県】村上医家史料館……………………………………………〔藤高麻衣〕315

【大分県】大江医家史料館薬草園……………………………………〔川嶋眞人〕316

【宮崎県】九州医療科学大学薬学部附属薬用植物園…〔大塚 功・渥美聡孝・中村賢一〕317

【宮崎県】薬草・地域作物センター（宮崎県総合農業試験場）……………〔堤 省一朗〕318

【鹿児島県】国立療養所奄美和光園交流会館 …………………………〔岩辻好夫〕319

【鹿児島県】国立療養所星塚敬愛園社会交流会館～星塚の歴史～ ……〔石井千尋〕320

【鹿児島県】伊佐薬草の杜・野草薬草館 ……………………………〔宇都拓洋〕321

【鹿児島県】国指定「佐多旧薬園」 ……………………〔南大隅町教育委員会〕322

【鹿児島県】国立研究開発法人医薬基盤・健康・栄養研究所
　　　　薬用植物資源研究センター種子島研究部 ………………〔安食菜穂子〕323

【沖縄県】沖縄愛楽園交流会館………………………………………〔鈴木陽子〕324

【解題】近世・近代の医療史研究と本事典の博物館・史料館（史料保存・展示・研究機関）
　　　………………………………………………………… 岩下哲典 325

全国の医歯薬学系博物館一覧表 ……………………………………… 田川太一 331

全国の医歯薬学系博物館基本情報 …………………………………… 田川太一 341

謝　辞 …………………………………………………………… 落合知子 347

xvi

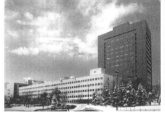
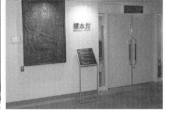

札幌医科大学標本館

〒060-8556　札幌市中央区南1条西17　電話：011-611-2111
博物館資料の種類：医学系資料　開館年：1972年　職員配置：専任技師1名・専任職員1名
休館日：土・日・祝、年末年始　※利用資格／医学医療関係者のみ　開館時間：9:00〜17:00　入館料：無料
設置者：札幌医科大学

1. 沿革

・標本室のはじまり（1950年）……組織学実習室手前の6×3mほどの小部屋が標本館のはじまりであった。樽木で組んだ粗末な棚が二つほどあって種々の人体臓器がガラス瓶に入って保存されていたが、内外には公開されていなかった。

・標本室の公開（1952年）……標本の増加に伴い、これらを教員や学生に公開するため、標本は6×6mほどの解剖学研究室（二階北側）に移設され、木製の棚も若干増やされ充分に利用可能となった。大学校舎の増築が進み、翌年の3月に標本館は木造二階建ての旧組織学実習室に移転した。面積は広くなったが、標本は実習机の上に並べられていた。

・本部棟三階に移転（1971年）……11月、基礎医学校舎の竣工に伴って待望の標本館が本部棟三階に設けられ、移転の運びとなった。展示スペース280㎡、フィルム教育室54㎡、標本作製室・受付26㎡など計360㎡の面積を確保した。従来の解剖学関係の標本に加えて、病理学、法医学標本が展示され、特にこの年に病理学講座に赴任した菊地浩吉教授の尽力により病理学標本が多数展示された。

・「標本館」開館（1972年）……これまで「標本室」と称していたこの組織は、4月から「標本館」として正式に再発足し、「標本館運営委員会」が発足、初代館長に三橋公平教授（解剖学）が任命された。

・基礎医学研究棟八階に移転（1999年）……新基礎医学研究棟の竣工に伴い、標本館は4月末に移転した。新標本館は展示室（317㎡）、自習コーナー（38㎡）、標本作製室（20㎡）、事務室（42㎡）、総面積は417㎡になった。

2. 展示の概要
医学・生物学的標本及び関連資料を総合的に収集、製作、保存し、それらを系統的に展示し、本学の教育、研究に資することを目的としている。

3. 収蔵資料
所蔵する人体の標本は、解剖学・病理学・法医学など様々な医学の領域に及び、マクロ・ミクロのスライドの豊富なことも大きな特徴のひとつで、所蔵する標本の総数は4万5,000点を超える。

4. 刊行物
『標本館だより』、『所蔵資料一覧』

5. 参考文献
『札幌医科大学開学50年・創基55年史』

6. HP
http://www.sapmed.ac.jp/medm/index.html

（湯淺智紀）

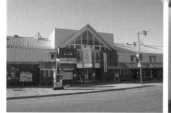
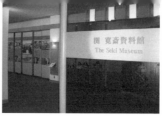

北海道

関寛斎資料館
せきかんさいしりょうかん

〒089-4315　足寄郡陸別町大通り　電話：0156-27-2123(陸別町教育委員会)
博物館資料の種類：人物記念館　野外部(薬草園)の有無：無　開館年：1993年　職員配置：教育委員会が対応
休館日：月曜、祝祭日の翌日　開館時間：9:30〜16:30　入館料：一般300円(中学生以下・陸別町民無料)
ショップの有無：無　設置者：陸別町

— **1. 沿革**　陸別町開拓の祖「関寛斎」(1830〜1912)を紹介、解説する資料館。関寛斎は幕末に現在の千葉県東金市で農家吉井佐兵衛の長男として生まれる(幼名豊太郎)。3歳で母親と死別し、私塾製錦堂を開く儒学者関俊輔の養子となる。1848年に佐倉順天堂に入門し、佐藤泰然のもとで蘭学を学ぶ。1856年に銚子で開業し医者として自立するが、濱口梧陵の援助で長崎養生所のポンペに学ぶ。その後阿波藩蜂須賀家典医となった寛斎は戊辰戦争で活躍、新政府軍の奥羽出張病院頭取にまで出世する。徳島に戻ると藩の医制度改革に奔走し、のちに禄籍を返して一平民となって町医者として開業し、差別のない医療を実践し続ける。

息子の又一を札幌農学校で学ばせると、1902年に72歳の高齢で北海道開拓を始め、現在の陸別町斗満で農場を経営し、自作農育成に尽力する。1912年没。
とまむ

陸別町では資料館を駅舎複合施設ふるさと交流センターに設置し、1993年5月28日にオープンした。

— **2. 展示の概要**　資料館は展示室、研究室、資料室で構成され、展示室では関寛斎の一生を時代背景とともに追える構成となっている。「ゆらぐ鎖国と先人達」では蘭学の隆盛やシーボルト事件、ロシアの南下政策と伊能忠敬や松浦武四郎の活躍など、寛斎の生まれる前の時代背景を解説。続く「医をもって立つ」「明治維新の激動の中で」「徳島の日々」では『医者としての関寛斎』の活躍を、解説パネルや自筆資料、実際に使用した医療器具によって解説、「蝦夷地の開拓」「斗満原野を拓く」では『開拓者としての関寛斎』の活躍を解説パネルとジオラマ、農業資料、住まいの復元等で解説している。展示室にはほかに資料コーナーとして関連文献を閲覧できるスペースがある。

— **3. 収蔵資料**　(1)町指定文化財：奥羽出張病院日記、長崎在学日記、家日誌抄、関寛翁自筆漢詩、関寛翁自筆短冊
(2)医療具関係：薬品収納箱、薬品調剤ケース、ワッサーバード、メス、人頭骨ほか
(3)農場用具関係：スコップ、焼印、牧場柵ほか
(4)生活用品関係：タンス、重箱、行李ほか

— **4. 刊行物**　陸別町教育委員会編集・発行 1994『関寛斎』
— **5. HP**　https://www.rikubetsu.jp/　(陸別町HP)

(陸別町教育委員会　大鳥居 仁)

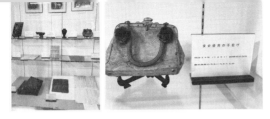

せたな町生涯学習センター
荻野吟子資料展示室

〒049-4812　せたな町せたな区本町651　電話：0137-87-3901

博物館資料の種類：人物記念館　開館年：2018年　学芸員配置：有　休館日：月曜
開館時間：10:00～17:00　入館料：無料　ショップの有無：無
設置者：せたな町

— **1. 沿革**　せたな町生涯学習センターは、2013年3月に閉校した町立の瀬棚商業高校を全面改築し、2018年10月1日にオープンした施設で、展示品の大部分が、旧瀬棚郷土館の資料である。

— **2. 展示の概要**　生涯学習センター1階が瀬棚線資料展示室、旧瀬棚商業高等学校資料展示室、2階が荻野吟子資料展示室、郷土資料展示室、図書室、学童保育所である。荻野吟子資料展示室は、旧瀬棚村会津町（現・瀬棚区本町）で開業し、日本で初めて公許女医になった荻野吟子の遺品や資料を展示している。荻野吟子は1897年から1908年まで旧瀬棚村に在住し、女医をするかたわら、婦人会や日曜学校・淑徳婦人会を創設して、旧瀬棚村の医療・文化・教育面につくし、数々の功績を残した。郷土資料展示室では、せたな町はニシンをはじめとする豊かな漁場として、北海道の中でも古くから開かれた町で、明治から大正初期にわたるニシン漁が全盛時代の豊富な漁具や、農業に用いた農機具類などを展示している。瀬棚線資料展示室は、1932年〜1987年の55年間を駆け抜けた瀬棚線の歴史を展示している。

— **3. 収蔵資料**　荻野吟子の愛読書『西洋品行論』『西洋立志論』、愛用の聖書、手提げ鞄、花瓶、テーブルクロス、瀬棚町の戸籍、荻野吟子追悼の詩、荻野吟子女史碑、東京女子師範学校の卒業写真、荻野吟子が設立した瀬棚淑徳婦人会の写真、荻野吟子が中心に設立した日曜学校の写真、『日本女医史』等。

— **4. 研究の特色**　瀬棚町の現在の人口は7,398人で、ニシン漁の盛んな時（明治後半から大正初期）の人口とほとんど変わらないが、町の歴史や文化を大切にしている。特に、日本で初めて公の試験で女医に合格した、荻野吟子に関する資料は豊富で、生誕地である熊谷市俵瀬の熊谷市立荻野吟子記念館とは比較にならない程多く保存され、研究に供されている。

— **5. 教育活動**　荻野吟子を瀬棚町の英雄とした荻野吟子小冊子を作成し、小中学校の授業で活用している。以前は、荻野吟子の生誕地の熊谷市の小中学校と姉妹校を結び宿泊交流をしていた。

— **6. 刊行物**　『荻野吟子小冊子』、『瀬棚町史年表』、『瀬棚むかしをたずねて』、瀬棚町絵葉書（1組）など。

— **7. 参考文献**　瀬棚町1991『瀬棚町史』六一書房、熊谷市教育委員会2023『熊谷市史調査報告書　荻野吟子―その歩みと出会い―』

（増田哲也）

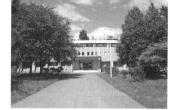 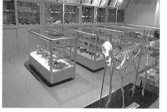

北海道大学
獣医学研究院標本展示室

〒060-0818　札幌市北区北18条西9　電話：011-716-2111
博物館資料の種類：獣医学系資料　野外部(薬草園)の有無：無　開館年：2010年　職員配置：大学教員
休館日：土・日・祝、年末年始　開館時間：8:00〜18:00　入館料：無料　ショップの有無：無
設置者：北海道大学

— **1. 沿革**　北海道大学における獣医学教育の歴史は札幌農学校の設立当初に遡る。1878年に札幌農学校教授、開拓使顧問医として来日したジョン・クラーレンス・カッター博士により、1880年から獣医学の専門教育が開始された。我が国の獣医学の濫觴である。1907年に畜産学科、1910年に学科内に獣医学講座が開設され、1913年には獣医学部の前身畜産学科第二部が設置、1949年に獣医学科が設置され、1952年に獣医学部として農学部から独立した。獣医学研究教育では実物を直接目で見て理解する実践教育が重要となるが、標本展示室は実践教育の場としての活用を目的として、また今日まで獣医学の研究と教育の為に収集・作製された貴重な学術標本を保存・公開することを目的として設置された。

— **2. 展示の概要**　標本展示室は、主に解剖学・病理学・野生動物学・寄生虫病学分野の研究教育関連資料が展示されている。展示室入口にはウシとヒグマの全身骨格標本、壁面には詳細なウマの解剖図、展示ケースには日本で獣医師養成教育が始まった明治初期の和綴じの教科書、臓器のプラスティネーション標本、血管や関節腔などを示す鋳型標本、展示室奥には寄生虫の液浸標本が展示されている。中でも市川厚一博士によるウサギの耳の人工発癌実験標本は、北海道大学獣医学研究院が誇るべき幻のノーベル賞級標本資料となっている。その横には当時の実験に用いられたドイツ製の顕微鏡、ドイツ語の人工発癌に関する研究論文が展示されている。

— **3. 収蔵資料**　ウサギの耳の人工発癌実験標本、動物骨格標本、液浸標本、プラスティネーション、鋳型標本、実験器機、文献史料など多数。これらの標本は他館に貸し出しを行っている。

— **4. 教育・研究活動**　北大祭では獣医学展が開催され、子どもから大人まで動物標本を楽しく学ぶことができる。オープンキャンパスでは来場者に北大獣医学部オリジナルクリアファイルが配られ、標本室も開放される。また、卓越大学院プログラムが推進され、日本語・英語版のハガキが作成されて標本室に置かれている。

— **5. HP**　https://www.vetmed.hokudai.ac.jp/about/facility/samplingroom/

（鐘ヶ江 樹）

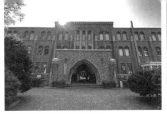
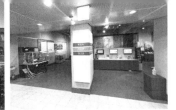

北海道大学総合博物館 医学部展示

〒060-0810　札幌市北区北10条西8　電話：011-706-2658
博物館資料の種類：医学系資料　開館年：1999年　学芸員配置：有
休館日：月曜(月曜日が祝日の場合は火曜)、12/28〜1/4　開館時間：10:00〜17:00、10:00〜21:00（6〜10月の金曜のみ）
入館料：無料　ショップの有無：有
設置者：北海道大学

— **1. 沿革**　北海道大学には、札幌農学校開校以来130年の研究成果として400万点を超す学術標本が所蔵され、その中には、新種の発見・認定の基礎となる貴重なタイプ標本が1万3千点含まれている。これらの貴重な学術標本の管理と公開を目的として、1999年に北海道大学総合博物館が開館した。博物館では、北海道大学の多様な研究の伝統を今に伝えるとともに、最先端の研究をさまざまな実物資料や映像で展示・紹介している。

2016年のリニューアルに伴い、北海道大学が設置する12学部を紹介する展示や、博物館のバックヤードを見学できるミュージアムラボなどが新設された。また、多目的スペースやミュージアムカフェ、ミュージアムショップも設けられ現在に至っている。

— **2. 展示の概要**　1階の医学部展示は、医学科と保健学科の沿革、学部での学び、求める学生像などをパネル展示し、研究成果の紹介や、内視鏡外科手術の体験コーナーなどが設けられている。3階には、ムラージュに特化した展示室「医学標本の世界」が設けられ、ムラージュの歴史や製作方法などのパネル展示、及び北海道大学皮膚科所蔵のムラージュ268点の内30点ほどが展示されている。

— **3. 収蔵資料**　医学部展示：バーチャルスライド(Virtual Slide)、内視鏡外科手術の機器(ハンズオン展示)、新生児・乳幼児訪問用の体重計、自宅分娩用の助産師鞄、花帽子(花形キャップ)、ナースキャップ、戴帽式で使用する燭台、医学部の紹介パネル、陽子線治療に関するパネルなど。
ムラージュ展示：痘瘡(天然痘)、ハンセン病、ペングラ、尋常性白斑(2種類)、リポイド類壊死症、糖尿病性浮腫性硬化症、凍瘡、慢性放射性皮膚炎、アンチピリン薬疹、紅色皮膚描記症、ヴィダール苔癬、葡行性迂回状紅斑、多形紅斑、表皮水疱症、尋常性天疱瘡(2種類)、ダリエ病、鱗状毛包性角化症(土肥)、特発性血小板減少性紫斑、アナフィラクトイド紫斑、分枝状皮斑、硬結性紅斑(バザン)、ケロイド、帯状疱疹(2種類)、単純疱疹、梅毒性ばら疹、尋常性狼瘡、蜂窩織炎、伝染性膿痂疹(とびひ)、ケルスス禿瘡、スポロトリコーシス真菌症などのムラージュ。

— **4. 教育活動**　北海道大学総合博物館では、全人教育の一環としての「ミュージアムマイスター」の育成や、標本資料の準専門家としての「パラタクソノミスト養成講座」などの教育活動を行っている。また、標本整理や展示解説などのボランティア活動が盛んに行われている。

— **5. 参考文献**　北海道大学総合博物館リーフレット、北海道大学HP
— **6. HP**　https://www.museum.hokudai.ac.jp/

(田川太一)

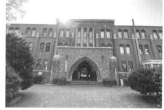
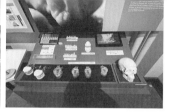

北海道大学総合博物館
歯学部展示

〒060-0810　札幌市北区北10条西8　電話：011-706-2658
博物館資料の種類：歯学系資料　開館年：1999年　学芸員配置：有
休館日：月曜(月曜日が祝日の場合は火曜)、12/28〜1/4　開館時間：10:00〜17:00、10:00〜21:00(6〜10月の金曜のみ)
入館料：無料　ショップの有無：有
設置者：北海道大学

1. 沿革　北海道大学には、札幌農学校開校以来130年の研究成果として400万点を超す学術標本が所蔵され、その中には、新種の発見・認定の基礎となる貴重なタイプ標本が1万3千点含まれている。これらの貴重な学術標本の管理と公開を目的として、1999年に北海道大学総合博物館が開館した。博物館では、北海道大学の多様な研究の伝統を今に伝えるとともに、最先端の研究をさまざまな実物資料や映像で展示・紹介している。

2016年のリニューアルに伴い、北海道大学が設置する12学部を紹介する展示や、博物館のバックヤードを見学できるミュージアムラボなどが新設された。また、多目的スペースやミュージアムカフェ、ミュージアムショップも設けられ現在に至っている。

2. 展示の概要　歯学部展示は、歯学部の沿革、学部での学び、求める学生像などをパネル展示し、研究成果を紹介している。また、歯のはえかわりを示す透明模型や、虫歯の進行を示す模型など歯に関する実物模型が多数展示されている。さらに、歯科衛生士の体験ができるコーナーも設けられている。

3. 収蔵資料　子どもの歯(乳歯)から大人の歯(永久歯)へのはえかわりを示す透明模型、正しい歯並びとかみ合わせを示す模型、インプラントの説明模型、虫歯(う蝕)の進行を表す説明模型、歯周病の進行を表す説明模型、歯の形を彫刻して学習するための教材と歯の形を段階ごとに作成した石膏模型など。

4. 教育活動　北海道大学総合博物館では、全人教育の一環としての「ミュージアムマイスター」の育成や、標本資料の準専門家としての「パラタクソノミスト養成講座」などの教育活動を行っている。また、標本整理や展示解説などのボランティア活動が盛んに行われている。

5. 参考文献　北海道大学総合博物館リーフレット、北海道大学HP

6. HP　https://www.museum.hokudai.ac.jp/

(田川太一)

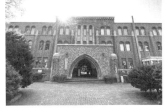
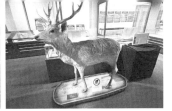

北海道大学総合博物館 獣医学部展示

〒060-0810　札幌市北区北10条西8　電話：011-706-2458
博物館資料の種類：獣医学系資料　開館年：1999年　学芸員配置：有
休館日：月曜（月曜が祝日の場合は火曜）、12/28～1/4　開館時間：10:00～17:00、10:00～21:00（6～10月の金曜のみ）
入館料：無料　ショップの有無：有
設置者：北海道大学

— **1. 沿革**　北海道大学には、札幌農学校開校以来130年の研究成果として400万点を超す学術標本が所蔵され、その中には、新種の発見・認定の基礎となる貴重なタイプ標本が1万3千点含まれている。これらの貴重な学術標本の管理と公開を目的として、1999年に北海道大学総合博物館が開館した。博物館では、北海道大学の多様な研究の伝統を今に伝えるとともに、最先端の研究をさまざまな実物資料や映像で展示・紹介している。
2016年のリニューアルに伴い、北海道大学が設置する12学部を紹介する展示や、博物館のバックヤードを見学できるミュージアムラボなどが新設された。また、多目的スペースやミュージアムカフェ、ミュージアムショップも設けられ現在に至っている。

— **2. 展示の概要**　獣医学部展示は、獣医学部の沿革、学部での学び、求める学生像などをパネル展示し、研究成果を紹介している。また、剥製標本、骨格標本を中心に、調査時に用いるサンプル採取用器具や実験用器具も展示されている。

— **3. 収蔵資料**　エゾシカの剥製標本、全身骨格標本（ヒキガエル〈2体〉、エゾアカガエル、アオダイショウ、キモンオオトカゲ、ソイ、コイ、アヒル、ウマ、ヒツジ、ロバ、ライオン、タヌキ、ヌートリア、エゾヤチネズミ、ハムスター、エゾシカ、ウシ）、歯とあごの骨格標本（ウバザメ、サメ〈3体〉、アンコウ）、頭骨標本（マレーガビアル、ダチョウ、コハクチョウ、クジャク、マレーバク、クロサイ、クマ、カバ、エランド、アルパカ、ニホンカモシカ、ブタ、インドゾウ、ライオン、トラ、ニホンテン、タイリクオオカミ、アラスカギツネ、ラッコ、ゴマフアザラシ、オットセイ、マーモット、アナウサギ、トガリネズミ）、病原性の高いウイルスを扱うときに着用する防護服、サンプリング用具、鶏卵の模型、HA試験に用いる96穴プレート、分離したウイルスを保存するチューブと箱など。

— **4. 教育活動**　北海道大学総合博物館では、全人教育の一環としての「ミュージアムマイスター」の育成や、標本資料の準専門家としての「パラタクソノミスト養成講座」などの教育活動を行っている。また、標本整理や展示解説などの、ボランティア活動が盛んに行われている。

— **5. 参考文献**　北海道大学総合博物館リーフレット、北海道大学HP

— **6. HP**　https://www.museum.hokudai.ac.jp/

（田川太一）

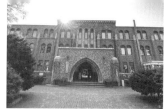
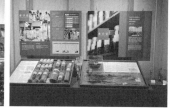

北海道大学総合博物館 薬学部展示

〒060-0810　札幌市北区北10条西8　電話：011-706-2658
博物館資料の種類：薬学系資料　開館年：1999年　学芸員配置：有
休館日：月曜（月曜が祝日の場合は火曜）、12/28～1/4　開館時間：10:00～17:00、10:00～21:00（6～10月の金曜のみ）
入館料：無料　ショップの有無：有
設置者：北海道大学

- **1. 沿革**　北海道大学には、札幌農学校開校以来130年の研究成果として400万点を超す学術標本が所蔵され、その中には、新種の発見・認定の基礎となる貴重なタイプ標本が1万3千点含まれている。これらの貴重な学術標本の管理と公開を目的として、1999年に北海道大学総合博物館が開館した。博物館では、北海道大学の多様な研究の伝統を今に伝えるとともに、最先端の研究をさまざまな実物資料や映像で展示・紹介している。

  2016年のリニューアルに伴い、北海道大学が設置する12学部を紹介する展示や、博物館のバックヤードを見学できるミュージアムラボなどが新設された。また、多目的スペースやミュージアムカフェ、ミュージアムショップも設けられ現在に至っている。

- **2. 展示の概要**　薬学部展示は、薬学部の沿革、学部での学び、求める学生像などをパネル展示し、研究成果を紹介している。また、生薬標本の他、江戸時代の薬研や薬箱など、薬に関する歴史資料も併せて展示している。

- **3. 収蔵資料**　動物生薬標本(オオヤモリ、タツノオトシゴ)、植物生薬標本(センキュウ、キヅツ、トウニン、カロコン、ハッカ、カミツレ、シャゼンシ、オウレン、トウキ、カンゾウ、ニンジン、カスカラサグラダ、オウギ、オウバク、サンヤク、マオウ、キキョウ、ダイオウ、ゲンチアン、シコン)、薬研、江戸時代の薬箱(北海道大学薬学部客員教授・姉帯正樹氏寄贈品)、癌を発見するイメージング剤、DNAマイクロアレヤーなど。

- **4. 教育活動**　北海道大学総合博物館では、全人教育の一環としての「ミュージアムマイスター」の育成や、標本資料の準専門家としての「パラタクソノミスト養成講座」などの教育活動を行っている。また、標本整理や展示解説などの、ボランティア活動が盛んに行われている。

- **5. 参考文献**　北海道大学総合博物館リーフレット、北海道大学HP

- **6. HP**　https://www.museum.hokudai.ac.jp/

（田川太一）

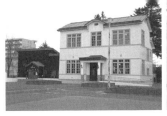
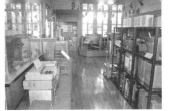

北見ハッカ記念館
<small>きたみはっかきねんかん</small>

〒090-0812　北見市南仲町1-7-28　電話：0157-23-6200
博物館資料の種類：薬学系資料　博物館類似施設　野外部(薬草園)の有無：有(ハッカ・ハーブ類)　開館年：1986年
職員配置：案内解説職員対応　休館日：月曜(祝日を除く)、祝日の翌日(土曜・日曜を除く)、年末年始(12/30～1/6)
開館時間：9:00～17:00 (5月～10月)、9:30～16:30 (11月～4月)　入館料：無料　ショップの有無：有
設置者：北見市

— **1. 沿革**　北海道、とりわけ道東地方は国内ハッカ作付・生産の中心地であった。1934年操業開始した北聯北見薄荷工場(ホクレン)は、農家が収穫、採油したハッカ取卸油(原油)を精製加工、ハッカ油・結晶を生産、医薬・衛生・食品・香粧品原材料として取引出荷した。1939年には北聯ブランドとして、世界ハッカ市場の約7割を占めるなど、北見ハッカ産業の拠点であった。
1950年代以降、海外産ハッカ・合成ハッカの伸長により1983年、工場は閉場、解体となったが、ホクレンから土地・建物等の寄贈購入により、跡地に工場の事務所研究室を「北見ハッカ記念館」として整備、1986年開館した。
2002年、展示資料の充実、また薄荷蒸溜実演を実施し、生まれたての薄荷の香りを体験できる施設として、敷地内に隣接し「薄荷蒸溜館」を新設した。2012年には隣接するふるさと銀河線(旧JR池北線)跡地を、薄荷蒸溜実演原材料用の薄荷畑とし、記念館機能のさらなる強化が図られている。

— **2. 展示の概要**　ハッカ記念館はハッカ全般の歴史、薄荷工場の工程や歴史を中心として実物や映像資料などで展示構成されている。当館は昭和初期建築で、北見に残る数少ない洋風建築物として北見市指定文化財となっている。
薄荷蒸溜館は農家が担うハッカの作付から蒸溜に焦点をあて、実物資料や触れることも可能な乾燥ハッカ草などで展示構成されている。また1日2回小型水蒸気蒸溜装置でハッカ取卸油(原油)抽出を行っており、香りを体験できる。
両館で展示のハッカ関係機器・装置類は、経済産業省：近代化産業遺産、産業遺産学会(旧産業考古学会)：推薦産業遺産に認定されている。

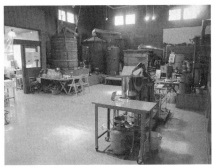

3. 収蔵資料　ホクレン北見薄荷工場機器類、製品パッケージ等、文献写真資料、薄荷工場模型、ハッカ検定台、薄荷蒸溜装置(天水釜式、箱せいろ式、田中式、ホクレンA式、片開き式)、蒸溜用具類(分水器、分水桶、漉器等)、ハッカ耕作機器類

4. 参考文献　リーフレット、HP

5. HP　http://www.kitamihakka.jp/

(太田敏量)

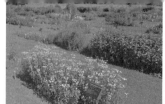
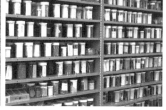

こくりつけんきゅうかいはつほうじんいやくきばん・けんこう・えいようけんきゅうじょ
やくようしょくぶつしげんけんきゅうせんたーほっかいどうけんきゅうぶ

国立研究開発法人医薬基盤・健康・栄養研究所
薬用植物資源研究センター北海道研究部

〒096-0065　名寄市字大橋108-4　電話：01654-2-3605
博物館資料の種類：薬用植物園　標本室の有無：有(非公開)　開園年：1964年　職員配置：研究職員2名
開園日：6月下旬～9月下旬(土・日・祝を除く平日)　※入園の際は事務所に申し出ること
開園時間：9:00～16:30 (入園は16:00まで)　入園料：無料
設置者：国立研究開発法人医薬基盤・健康・栄養研究所

1. 沿革　1922年に国内の薬用植物の栽培普及を目的とし、医薬品試験機関である東京衛生試験所に薬用植物栽培試験場(埼玉県春日部)が開設される。1949年に国立衛生試験所薬用植物栽培試験場に名称変更。1964年に寒冷地に適した薬用植物の保存、栽培研究および品種の育成を目的とし、国立衛生試験所北海道薬用植物栽培試験場が開設される。1997年に国立医薬品食品衛生研究所北海道薬用植物栽培試験場に名称変更。厚生労働省による研究所の新設に伴い、2005年に独立行政法人医薬基盤研究所薬用植物資源研究センター北海道研究部として再編される。2015年の組織改組に伴い、国立研究開発法人医薬基盤・健康・栄養研究所薬用植物資源研究センター北海道研究部に名称変更され、現在に至る。

2. 展示の概要　医薬品および漢方・生薬の原料として利用される薬用植物、約550種を保存する。常時一般公開されているのは、トウキ、センキュウなどの薬用植物200種を保存する標本園、およびアイヌの人々が生活に利用した植物120種を展示するアイヌ有用植物園である。そのほか、特別公開として6月下旬に「薬草花まつり」が開催され、試験圃場のシャクヤク、ゲンチアナ、ウラルカンゾウ等を解説付きで見学することができる。

3. 研究の特色　特に寒冷地向けの薬用植物の増殖と保存、大規模・軽労化栽培技術、医薬品原料に適した品種の育成を行う。カノコソウ、ダイオウ等の栽培研究のほか、他機関との共同研究によりカンゾウ収穫機や機械除草法等を開発している。品種開発として、シャクヤク品種'北宰相'、'べにしずか'および'夢彩花'、寒冷地向け極早生ハトムギ品種'北のはと'、グリチルリチン酸高含量ウラルカンゾウ品種'Glu-0010'、ロスマリン酸高含量シソ品種'per-001'等を育成し、企業、自治体、生産者団体と協力して産地化を行っている。

4. 教育活動　薬用植物の栽培普及・支援を目的とし、生産者団体、自治体および企業の要請に応じて、栽培、調製加工技術に関する講習会や現地栽培指導を実施している。また公益財団法人日本薬剤師研修センターが認定する漢方薬・生薬認定薬剤師を対象に、薬用植物園実習を年2回開催している。

5. 刊行物　『薬用植物：栽培と品質評価』Part1～13 薬事日報社

6. 参考文献　菱田敦之ら 2019「薬用植物の品種開発―医薬品原料の安定供給―」『アグリバイオ第39号』Vol.3 (11) 北隆館、8-14頁

7. HP　http://wwwts9.nibiohn.go.jp/hokaidow.html

(菱田敦之・五十嵐元子)

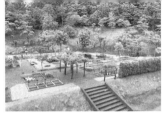
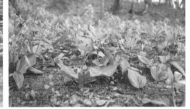

北海道医療大学薬学部 附属薬用植物園

〒061-0293　当別町金沢1757　電話：0133-23-1211（大学代表）
博物館資料の種類：薬用植物園　標本室の有無：無(展示植物以外の資料は非公開)　開園年：1985年
職員配置：事務職員（植栽担当兼任）　開園日：3～11月の月曜～金曜（祝祭日、大学の休業日を除く／不定期休園あり、11～3月の冬期は積雪のため見学不可、20人以上の見学には予約が必要）　開園時間：9:30～16:00　入園料：無料
設置者：北海道医療大学

― **1. 沿革**　本園は、1985年に当別キャンパスに開設された。大学校舎に隣接する標本園と栽培園で構成される(3,900㎡)。同年、本園の裏山を「わたなべ山」と名付けて展望台と散策路が整備された。1991年に標本園に隣接して温室(342㎡)が設置された。2001年に本園に隣接する保安林に散策路が設置され(全長2km)、わたなべ山と合わせて北方系生態観察園(153,000㎡)が整備された。薬学部の附属薬用植物園として、本学学生の教育ならびに研究に資することを大きな目的として利用されている。

― **2. 展示の概要（薬用植物の種類）**　標本園と栽培園には主に北方系の薬用植物を中心に、59科190種の植物を保有している。シャクヤク、ボタン、オクトリカブトなど冷涼気候に適した薬用植物の保有を特徴としている。北方系生態観察園には114科524種の植物が自生していることを確認している。キハダ、ホオノキなど薬用木、エゾエンゴサク、ミズバショウなどの花々を観察することができる。標本園、温室ではラベルを設置して用途などを解説している。

― **3. 教育活動**　薬学部の薬用植物学の講義、実習などの教育活動を実施している。また一般市民を対象にした市民講座や講演会などを開催している。漢方薬・生薬認定薬剤師制度における薬用植物園実習を実施している。

― **4. 刊行物**　パンフレットを発行（本園にて配布）。

― **5. 参考文献**　HP

― **6. HP**　http://www.hoku-iryo-u.ac.jp/garden/

（高上馬希重）

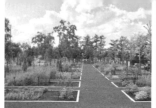
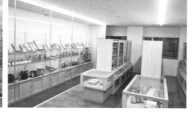

ほっかいどうかがくだいがくやくようしょくぶつえん
北海道科学大学
薬用植物園

〒006-8585　札幌市手稲区前田7条15-4-1　電話：011-681-2161（代表）
博物館資料の種類：薬用植物　標本室の有無：無（展示コーナーのみ）　開園年：1974年（2022年移転）
職員配置：技術職員、専任教員無　開園日：5/10〜10/31（土・日・祝日を除く）
開園時間：9:00〜16:00　入園料：無料
設置者：北海道科学大学

— **1. 沿革**　薬用植物園は、1974年に北海道薬科大学（現：北海道科学大学薬学部）の開学に併せて開園し、現在に至る。大学のメインキャンパスは札幌市手稲区へ移転（2015年）し、北海道科学大学と統合されている（2018年）。薬用植物園は2022年に手稲区へ移転し、2023年に造成および植物の移植が完了している。園内には約120種の薬用植物が栽培されている他、約1,000種類の生薬標本、薬研、石臼等の製剤器具や古典書物などを所蔵し、展示コーナー（薬学部校舎内）にてその一部を展示している。

— **2. 展示の概要（薬用植物の種類）**　園内では北方系薬用植物を中心に約120種を栽培している。移設によりコンパクトに纏められた園内には、階段や段差はなくスロープを設置しているため、車椅子の方も気軽にアクセス出来るようになっている。標本展示コーナーにおいては、全形生薬、刻み生薬標本の他、寄贈を受けた資料として傷寒論、本草綱目、千金方などの古典医学書や本草書などの展示を行っている。

— **3. 研究の特色**　大学教員および学生の研究対象植物として、カンゾウ、サイコ、ウイキョウなど日本薬局方収載生薬の基原植物の他、本園の特徴として多くのトリカブト属植物が栽培されている。また、抗がん剤などの西洋医薬品の原料となる植物も多数栽培されている。

— **4. 教育活動**　学生の必須科目である生薬学、および薬学基礎実習において薬草園実習を行っており、実習時には園内に配置されたベンチ等でおちついて植物観察、スケッチなどが出来るよう配慮がなされている。また、薬剤師の生涯学習研修や中高生への特別講座などに活用される他、大学の地域貢献活動の一環として地域住民を対象とした薬草園見学会も行っている。

— **5. 参考文献**　HP
— **6. HP**　https://www.hus.ac.jp

（小松健一・山下 浩）

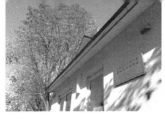
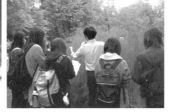

北海道大学薬学部
附属薬用植物園

〒060-0812　札幌市北区北12条西6　電話：011-706-3773
博物館資料の種類：薬用植物　標本室の有無：有（非公開）　開園年：1956年　職員配置：大学職員
開園日：5月上旬から11月下旬　開園時間：9:30～15:00　入園料：無料
設置者：北海道大学

― **1. 沿革**　本薬用植物園は、旧医学部薬学科時代の1956年に設営された。その後、国立学校設置法施行規則の一部を改正する省令の施行により附属薬用植物園の設置が法制化され、昭和51年5月10日付けで薬学部に設置され現在に至っている。

― **2. 展示の概要（薬用植物の種類）**　本園は、北海道大学敷地内の中央部に位置し、薬学部本館に隣接し、総面積6,272㎡（約1,900坪）、標本園、樹木園、栽培園、実験栽培園並びに温室に区分されている。標本植物は、162科1,246種に及んでいる。北海道の寒冷な気候が薬用植物に適し、ゲンチアナ・ルテアやダイオウのように本州では栽培できない薬用植物も本園で見ることができる。中でも本園で維持している北海大黄は、重要生薬である大黄の国内で樹立された初の栽培系統である。北海道の複数の生薬研究者の尽力で栽培に成功したもので、現在のところ本園でのみ一般展示されている。なお、本園のある北海道大学敷地内には野生の薬用植物が多く生育しているため、薬用植物園外でも薬用植物を見ることができる。

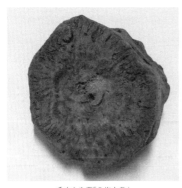

希少な生薬「北海大黄」

3. 研究の特色　薬用植物の栽培や分布調査・繁殖調査を主に実施している。

4. 教育活動　本園は、薬学部の教科である生薬学、天然物化学の教材植物のための標本園、並びに研究用栽培園を中核としている。北大薬学部学生はもちろん、他の学校や薬剤師教育の一環としても活用されている。また、その立地の良さから、一般の植物愛好家や海外からの旅行客の訪問も多い。

5. HP　https://www.pharm.hokudai.ac.jp/garden.html

（乙黒聡子）

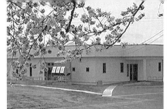
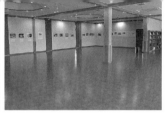

松丘保養園社会交流会館
まつおかほようえんしゃかいこうりゅうかいかん

〒 038-0003　青森市大字石江字平山 19　電話・017-788-0145
博物館資料の種類：医学系資料　野外部（薬草園）の有無：無　開館年：2018 年　学芸員配置：有
休館日：土・日・祝、年末年始（12/29～1/3）※ 2020 年度現在　開館時間：10:00～16:00　入館料：無料
ショップの有無：無　設置者：厚生労働省

— **1. 沿革**　2008 年に公布された「ハンセン病問題の解決の促進に関する法律」で、ハンセン病の患者であった者等の名誉の回復を図ることが定められた。それを受けて、ハンセン病療養所である国立療養所松丘保養園は社会交流会館を 2018 年に設立した。松丘保養園社会交流会館は、1909 年に始まった我が国のハンセン病隔離政策や療養所の歴史を伝え、ハンセン病問題の啓発・教育のために資料を保存し、展示するとともに入園者を中心とした交流の推進を図り、また現在の入園者のみならず、松丘保養園で過ごした 3,000 余名の入園者の追悼の場になることを目的としている。ひとりひとりの入園者の生活と医療の記録をアーカイブスとして後世に伝え、入園者と保育園児や小中学生、地域住民との交流が自然に広がる場としての役割を果たすために、展示活動の他、各種イベントの開催にも取り組んでいる。

— **2. 展示の概要**　社会交流会館は、常設展示室、図書コーナー、エントランスホール、交流ラウンジ、資料倉庫、調理室等から構成され、「保養園を識る」「入園者の喜び」「入園者の楽しみ」「保養園の盲人たち」「入園者の文芸」「保養園を学ぶ」「園内行事」のテーマに分かれている。常設展示室は主に写真パネル展示で、100 年以上に及ぶ保養園の歴史年表、地図と航空写真、ハンセン病の症状や後遺症、ハンセン病治療の歴史について、入園者から寄贈された作品や生活用具などが展示されている。また、これまでに松丘保養園の入園者が国立ハンセン病資料館に寄贈した、自作の絵画、手芸、陶芸など合わせて 32 点を展示した特別展も開催された。図書コーナーでは、保養園の機関誌『甲田の裾』、松丘保養園入所者の著書やその他ハンセン病療養所に関する書籍などが置かれている。

— **3. 収蔵資料**　松丘保養園内やイベント等の様子を映した写真、入所者の生活用具・作品・著作、松丘保養園機関誌『甲田の裾』、ハンセン病関連書籍、その他関連文書等（所蔵：松丘保養園）。

— **4. 参考文献**　リーフレット、HP

— **5. 関連刊行物**　『甲田の裾』（松丘保養園機関誌）

— **6. HP**　https://www.mhlw.go.jp/seisakunitsuite/bunya/kenkou_iryou/iryou/hansen/matuoka/welcome.html（松丘保養園 HP）

(MENG YULIN)

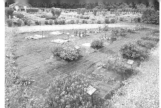
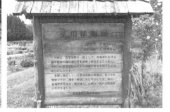

青森市農業振興センター 薬用植物園
あおもりしのうぎょうしんこうせんたーやくようしょくぶつえん

〒030-1261　青森市大字四戸橋字磯部243-319　電話：017-754-3596
博物館資料の種類：薬用植物園　標本室の有無：無　開園年：1990年　職員配置：常勤職員
休園日：年中無休（ただし冬期間は積雪により観覧不能）　開園時間：8:30～17:00　入園料：無料
設置者：青森市

— 1. 沿革　1970年、青森市四戸橋磯部に研修館と農場を整備し、農業指導センターとして翌年度より農業研修生の受入れを開始。1980年以降に農場内に各種温室や選果場を整備したうえで、1988年に技術研修センターを竣工し、事務所を移転設置。さらに1990年、青森市名誉市民・薬学博士、石館守三氏の指導をうけ、敷地内に薬用植物園を整備した。その後、1992年に水生薬用植物園（現在は閉鎖）、1993年に薬木園、1996年にハーブ園が整備され、2016年に施設名を農業振興センターに改称し、現在に至る。

— 2. 展示の概要（薬用植物の種類）　展示植物は薬用植物園で180種程度、薬木園で60種程度、ハーブ園で100種程度となっている（各展示園で重複あり）。展示する植物の多くに基本情報、用部・生薬名、効能・用途等を記載した植物説明板を設置しているが、冬期間は積雪のため説明板を撤去し、雪囲いを行っているほか、冬越しできない植物は鉢上げして温室で管理し、4月以降にあらためて全体を整備するため、実際に見ごろとなるのは例年6月頃からとなる。

— 3. 研究の特色　薬用植物園、薬木園、ハーブ園については展示園としており、特に栽培試験・調査を行ってはいない。なお、農業振興センター農場内では、栽培技術の向上や市の気象条件等に適した作物・品種の選定を目的として野菜・花き等の栽培試験・調査を行っている。

— 4. 教育活動　薬用植物・ハーブに関する正しい知識の普及を図るため、年1回程度、観察会を開催し、平均30人程度の市民が参加している。なお、各展示園の見学は土・日・平日を問わず自由に見学ができ、地元、青森大学薬学部の学外学習にも利用されている。

— 5. 参考文献　青森市農業振興センター業務報告書

— 6. HP　https://www.city.aomori.aomori.jp/nogyo-center/sangyo-koyou/sangyo/nouringyou/nouringyou-kankeishisetsu/03.html

（青森市農業振興センター）

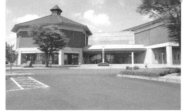
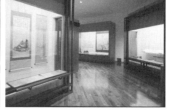

一関市博物館
いちのせきしはくぶつかん

〒 021-0101　一関市厳美町字沖野々 215-1　電話：0191-29-3580
博物館資料の種類：医学系資料　開館年：1997 年　学芸員配置：有　休館日：月曜（祝日の場合は翌日）、年末年始
開館時間：9:00 〜 17:00（入館は 16:30 まで）　入館料：小学生・中学生無料、高校生・大学生 200 円（160 円）、一般 300 円（240 円）※（　）団体 20 名以上、障がい者・介助者、65 歳以上の一関市民は入館料免除　ショップの有無：有
設置者：一関市

— **1. 沿革**　一関周辺の岩手県南・宮城県北地方は、古代末期に日本刀の起源の一つとされる舞草鍛冶が起こり、中世には中尊寺領骨寺村の開発や葛西氏 400 年の統治、近世には仙台藩伊達氏やその支藩である一関藩田村氏による藩制の展開、また、儒学者・蘭学者などを輩出した大槻家の活躍、建部家を中心とした蘭医学や千葉家を中心とした和算の隆盛など、個性的な文化をもっていた。このような土壌をもとに、1984 年 4 月に博物館建設基金条例を施行し、1988 年 12 月に一関市博物館建設協議会を設置、1990 年に基本構想答申を受けた。市民が地域の歴史的・文化的個性に親しみながら、普遍的な価値観や精神的な豊かさを追求する生涯学習の場として、準備が進められ 1997 年に開館した。

— **2. 展示の概要**　「一関のあゆみ」「舞草刀と刀剣」「玄沢と蘭学」「文彦と言海」「一関と和算」の 5 テーマの常設展示室に加え、「骨寺村荘園ブース」を設けている。また、一関出身の彫刻家長沼守敬に関するパネル展示を実施している。「玄沢と蘭学」では、一関出身で江戸において蘭学塾芝蘭堂を主催するなど、蘭学の隆盛に寄与した大槻玄沢とその門人たち、一関藩医にして杉田玄白と交流を持った建部清庵を中心に、蘭学・蘭医学関係資料を紹介している。

— **3. 収蔵資料**　「玄沢と蘭学」展示室に、建部清庵関係として『民間備荒録』、大槻玄沢関係では『重訂解体新書』等の蘭学関係の著作物や門弟が使用した薬籠、吸毒管等の医療器具も展示している。また、大槻家関係資料(国指定重要文化財)、そのほかの歴史資料群のなかにも医学関係資料が散見される。これらの資料によりながら、これまでに大槻玄沢や在村蘭学者、近世における種痘などの研究を行っている。

— **4. 教育活動**　各種講座や体験事業を実施している。特に市内小学校と連携して行っている「ことばの先人授業」では、学芸員が講師を務め、一関にゆかりを持つ大槻玄沢・文彦、青柳文蔵の業績を紹介し、博学連携に努めている。

— **5. 刊行物**　『建部清庵生誕 300 年 江戸時代の病と医療』ほか多数。

— **6. 参考文献**　一関市博物館年報、HP

— **7. HP**　https://www.city.ichinoseki.iwate.jp/

（髙橋 紘）

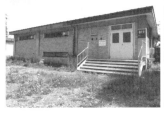
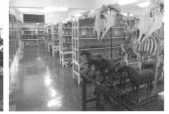

岩手大学
動物の病気標本室

〒 020-8550　盛岡市上田 3-18-8　電話：019-621-6082　学術情報課（図書館）
博物館資料の種類：獣医学系資料　開館年：1936 年　職員配置：無
休館日：土・日・祝、年末年始、大学が定める一斉休業日　開館時間：10:00～15:00（要事前申し込み）
入館料：無料　ショップの有無：無
設置者：岩手大学

— **1. 沿革**　1902 年 3 月に盛岡高等農林学校が設置され、本学における獣医学教育が開始された。家畜病理学教室の初代教授である可児岩吉は、その当時から標本収集に努めていた。開学 9 年前の 1893 年に収集された馬の皮様嚢腫と黒肉腫の標本が当施設で最古のものである。1953 度より、特に本学のために文部省から標本維持費が配当され、以来、標本瓶の整備、固定保存液の更新、新標本の作製補充など、その維持整備が継続された。当初、これらの貴重な標本は旧木造校舎の一室に保管されていたが、火災の不安を抱えるため、1954 年、当時唯一の鉄筋コンクリート建造物であった教養部理科棟に保管された。1963 年、現在の標本室が農学部構内に建設され、数回の補修を経て現在に至っている。

— **2. 展示の概要**　盛岡高等農林学校創設時から 100 年以上の間に収集された獣医学の教育用、研究用の標本約 2,000 点を収蔵・展示している。標本は、馬、牛、豚、犬、猫、鶏など獣医学で扱う動物を網羅しており、本学の獣医学における取り組みと家畜の疾病との闘いの歴史を知ることができる。現在の日本ではほとんどみられなくなった馬伝染性貧血や鼻疽などの重要な歴史的標本をはじめ、牛伝染性リンパ腫や鶏のマレック病など最近の標本も合わせて展示している。また、岩手県はかつて馬産地として有名だったが、当施設では名馬シアンモア号をはじめとする馬に関する標本も多数所蔵している。なお、常時の公開は行っていないため見学を希望する場合は事前の申し込みが必要であり、要望に応じて本学スタッフが解説を行っている。

— **3. 収蔵資料**　牛伝染性リンパ腫、馬の伝染性貧血、馬の鼻疽、ヨーネ病、アカバネ病、シアンモア号の心臓、牛の双頭奇形、ウマバエ、羊単眼症、豚熱のボタン状潰瘍、マレック病、馬の蹄葉炎、馬の巨大な便秘糞塊、馬の皮角、四本足のヒヨコ、牛の脂肪壊死、牛の腸石と牛の毛球、真珠病、馬の漿線維素性心膜炎、牛の創傷性心膜炎、馬の寄生虫動脈瘤、豚萎縮性鼻炎、回腸血黒症、胆石、腎石、ミイラ胎児、脳ヘルニア、キャンサーアイ、牛のワラビ中毒、馬のビタミン B1 欠乏症（築川病）、黒色腫（最古の標本）、フリーマーチン、馬の全身骨格標本（アンジュー号）、馬の年齢鑑別用歯牙標本、他。

— **4. 教育活動**　本学の新入生を対象とした基礎ゼミナールや専門教育カリキュラム（演習）の一環で利用している。また、主に中学生や高校生を対象としたオープンキャンパスの開催に合わせて、当施設を開館している。

— **5. 参考文献**　HP、パンフレット
— **6. HP**　http://www.museum.iwate-u.ac.jp/vet_medicine/

（佐々木 淳）

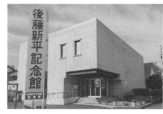
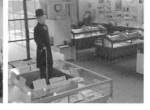

奥州市立後藤新平記念館
おうしゅうしりつごとうしんぺいきねんかん

〒023-0053　奥州市水沢大手町4-1　電話：0197-25-7870
博物館資料の種類：人物記念館　野外部(薬草園)の有無：無　開館年：1978年　職員配置：学芸調査員
休館日：月曜(祝日の場合は翌平日)、12/29〜1/3　開館時間：9:00〜16:30
入館料：一般200円(団体15名以上100円)、高校生以下無料　ショップの有無：有
設置者：奥州市

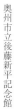

― **1. 沿革**　奥州市(当時水沢市)では、郷土の先人・後藤新平を顕彰するため、1976年3月25日に「後藤新平顕彰記念事業会」を設立し、その事業の一つとして記念館の建設を決定した。その後、遺族や関係機関からの遺品および資料の寄贈と、団体、市民等の協力により、1978年9月7日に開館したものである。建設地については、1941年に、読売新聞社社長であった正力松太郎氏によって寄附された後藤伯記念公民館に隣接している。

― **2. 展示の概要**　後藤新平は、1857(安政4)年に現在の奥州市水沢吉小路に生まれ、医師、行政官、政治家として広く活躍した人物。また、台湾総督府民政長官、満鉄初代総裁、逓信大臣、内務大臣、外務大臣、第7代東京市長、ボーイスカウト日本連盟初代総長、東京放送局(後のNHK)初代総裁なども歴任し、関東大震災時には、帝都復興院総裁として東京復興の陣頭指揮を執った。常設展示では、後藤新平の遺品や貴重な資料約300点を時代順に展示し、生涯と業績を紹介している。また、年間3回企画展を開催し、テーマに沿った資料の展示および学芸調査員による企画展示解説会を行っている。

― **3. 収蔵資料**　幼少時代から晩年にかけての遺品や関係資料約22,000点を収蔵。そのうち医学・衛生関連では、現在の公衆衛生、予防医学にあたる構想「健康警察医官を設くべき提言」や著書『国家衛生原理』、現在の国民健康保険につながる「労働者疾病保険」に関する資料などがある。また、後藤新平は、1895年、日清戦争帰還兵検疫事業で事務官長を務めていたが、その事業についてまとめられた『臨時陸軍検疫部報告摘要』(明治29年陸軍省発行)や、検疫を受ける兵士たちに配布された消毒場のリーフレットなども収蔵している。

― **4. 刊行物**　後藤新平記念館編集『後藤新平追想録』(奥州市教育委員会　令和2年9月1日発行)

― **5. 参考文献**　記念館パンフレット、HP

― **6. HP**　http://www.city.oshu.iwate.jp/shinpei/

(佐々木菖子)

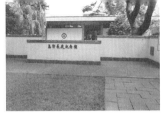
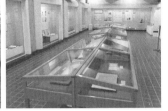

高野長英記念館
たかのちょうえいきねんかん

〒 023-0857　奥州市水沢中上野町 1-9　電話：0197-23-6034
博物館資料の種類：人物記念館　野外部（薬草園）の有無：無　開館年：1971 年　職員配置：職員対応
休館日：月曜（月曜が祝日の場合は翌日）、年末年始（12/29〜1/3）　開館時間：9:00〜16:30
入館料：一般 200 円、団体（15 名以上）100 円、高校生以下無料　ショップの有無：有（展示図録、長英の手紙、座右銘 等）
設置者：奥州市

— 1. 沿革　『高野長英伝』や『高野長英全集』を編纂した高野長運（長英のひ孫）を父にもつ高野長経が、1966 年に高野長英顕彰会の初代会長となり、記念館建設運動を推進した。1968 年、顕彰会名で記念館建設基金協賛金を市に指定寄付し、記念館建設促進委員会が結成された。そして、1971 年に高野長英記念館が開館した。
　当館はこうした関係者や、貴重な資料を提供していただいた高野家をはじめ多くの皆様の協力により開館することができた。そして、幕末の先覚者である高野長英の偉業を顕彰し、その遺品や資料を収集・保存・公開し、後世に継承する事業を行っている。

— 2. 展示の概要　常設展示室では、高野長英の生涯を学ぶことができる歴史的資料を、「幼少年時代」「江戸遊学時代」「シーボルトから学んだ長崎遊学時代」「移動講座時代」「江戸開塾、尚歯会時代」「蛮社の獄」「潜行時代」「没後の名誉回復（明治天皇から正四位追贈）」の順に展示している。
　また、企画展示室では、「春の企画展」「秋の企画展」「ミニ企画展」を開催し、長英と関わった人々や出来事についての資料を展示している。なお、「長英の足跡」コーナーでは、「蛮社の獄」の前と、脱獄後の足跡をライトで示し、全国を旅・潜伏した長英を辿ることができる。

— 3. 収蔵資料　「高野長英像」『医原枢要』『居家備用目録』『救荒二物考』『蘭日外科辞書（諸創治療法書）』『病学篇』『眼目究理篇』『結石キーグド論』『蘭文医書』『蘭文外科医書』『牛痘接法』『痢論』『薬剤書秘録』『黴瘡或門』『夢物語』『鳥の鳴聲』『獄中角筆詩文』『手配触書』『遜謨児四星編』『星学略記草稿』『蘭文星学』『三兵答古知幾』『砲家必読』『医説』等。その他、養父高野玄斎や叔父茂木左馬之助宛等の書簡、「位記贈正四位」「錦絵高野長英」『高野長英伝』『高野長英全集』等。
　なお、国指定の重要文化財が 58 点ある。

— 4. 刊行物　『展示図録』『長英の手紙』『夢物語・鳥の鳴聲・蛮社遭厄小記（三部作）』「座右銘」
— 5. 参考文献　リーフレット、HP
— 6. HP　https://www.city.oshu.iwate.jp/choei/

（渡辺唱光）

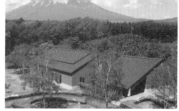
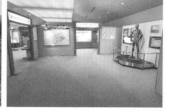

武見記念館

〒020-0603　滝沢市留が森 348-1　電話：019-688-1811
博物館資料の種類：人物記念館　開館年：1989 年　職員配置：無　休館日：土・日・祝、5/1、12/28〜1/9
開館時間：10:00〜16:00（事前申込）　入館料：無料　ショップの有無：無
設置者：公益社団法人日本アイソトープ協会

- **1. 沿革**　故武見太郎博士は、1938 年より理化学研究所仁科研究室において、世界に先駆け、中性子の医学研究という広範なテーマのもと物理学と医学を結ぶ研究を始めた。その後、日本医師会会長として、また、日本アイソトープ協会副会長として、永年にわたり医学の発展とアイソトープの安全利用に多大な貢献をした。武見記念館は、生前の武見太郎博士の功績を記念して 1989 年に開館した。約 1,200m²の施設は、エントランス、研修・講義・講演などを目的とした 50 人を収容できる研修室、現代医学を紹介する映像・パネルとラジオアイソトープ・放射線を紹介する実物サンプル、パネル、模型などを展示した展示ホールで構成されている。

- **2. 展示の概要**　エントランスには、旧日本医師会館会長室より移設した武見博士の机・椅子・書棚、博士が実際に使用したベクトル心電計などの医科学機器が展示されている。展示ホールは近代医学に関する展示と身の回りのアイソトープ・放射線に関する展示で構成されている。近代医学に関しては、1987 年に開催された第 22 回日本医学会総会での学術展示で用いられた映像とパネルを中心に、「人工臓器ロボット」、「バイオサイエンス」、「免疫」、「ミクロの研究」、「医用画像の芸術」のコーナーに分けて、映像とパネルを用いて紹介している。身の回りのアイソトープ・放射線に関しては、「放射線とアイソトープ」、「身のまわりの放射線」、「アイソトープの工業・農業利用」、「アイソトープの医学利用と滝沢研究所」に分類し、実物サンプル、パネル、模型を用いて紹介している。

- **3. 収蔵資料**　武見太郎博士胸像、ベクトル心電計、電流計、血圧計、宮尾氏毛細血管抵抗測定器（兼血圧計）、骨髄穿刺器、人工臓器ロボット、医療用小型サイクロトロン模型、X 線 CT 模型、放射性医薬品サンプル、マニピュレータ、放射線測定サンプル（カリ肥料、耐火レンガ、鉱石等）、ウイルソンの霧箱、タンパク質・核酸の立体構造模型、シンチレーション・スキャナー（1955 年）等。

- **4. 参考文献**　HP
- **5. HP**　https://www.jrias.or.jp

（新藤元司）

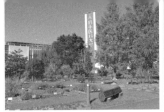
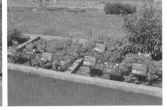

いわていかだいがくやくようしょくぶつえん
岩手医科大学薬用植物園

〒028-3694　紫波郡矢巾町医大通1-1-1　電話：019-651-5111
博物館資料の種類：薬用植物園　標本室の有無：無　開園年：2007年　職員配置：大学教員
休園日：土・日・祝、年末年始(大学休業日に準ずる)　開園時間：8:30～17:00　入園料：無料
設置者：岩手医科大学

— **1. 沿革**　岩手医科大学薬用植物園は、2007年の薬学部開設と共に矢巾キャンパスに開園して現在に至る。薬用植物園は、薬用植物展示園と栽培研究園からなっている。薬用植物展示園は、合わせて約70区画ある漢方処方展示区画と薬草展示区画と、その周りの薬木展示区画から構成されており、一般公開されている。約50区画ある栽培研究園は、柵で囲まれた区画を設け、トリカブト属植物等の危険な薬用植物を栽培しており、教育・研究の場として主に利用されている。

— **2. 展示の概要(薬用植物の種類)**　漢方処方展示区画(15区画)では、15種類の漢方処方の構成生薬の基原植物をそれぞれ一つの区画内で栽培している。寒冷地である岩手県では、桂皮や生姜などの暖地で収穫される生薬の基原植物を栽培することが不可能であるため、展示できる漢方処方が限られているが、芍薬甘草湯、大黄甘草湯、四物湯、紫雲膏などの漢方処方展示区画を維持している。薬用植物展示園の残りの55区画では、それぞれの区画ごとに生薬の基原植物やハーブ類を植栽している。岩手県北部の岩手町を中心とした地域は薬草の栽培地であり、漢方製剤の原料生薬としてセンキュウ、ソヨウ、ブシ、トウキ等が生産されているため、岩手が栽培適地であるこれらの薬草も薬草展示園の区画で栽培している。薬木展示区画では、イチイ、セイヨウイチイ、キジュ、キハダなど種々の薬木を植栽している。

— **3. 研究の特色**　栽培研究園では、カンゾウ、マオウ、ダイオウ、ゲンチアナ等の植物に加え、トリカブト、ハシリドコロ、ジギタリス等の毒性の強い薬草を有毒植物区画にて植栽している。その中でも、カンゾウ属植物とマオウ属植物の栽培にこれまで力を入れており、国内外の研究機関との共同研究並びに研究者の交流を実現している。

— **4. 教育活動**　薬用植物展示園は、薬学部の研究棟と講義棟から近い場所に位置しており、日常的に学生が薬用植物に触れることのできる環境にある。特に、薬学部3年生の天然物化学実習の期間中には、薬用植物園の見学を行い、漢方処方の構成生薬の基原植物の紹介を行っている。また、オープンキャンパスや高校生の団体の訪問時には、薬用植物展示園を見学コースに入れ、岩手医科大学薬学部の紹介にも利用している。

— **5. 参考文献**　リーフレット
— **6. HP**　http://www.iwate-med.ac.jp/

(浅野　孝)

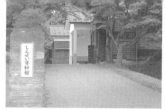
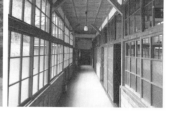

しんせい資料館
しんせいしりょうかん

〒989-4601　登米市迫町新田字上葉ノ木沢1 国立療養所東北新生園　電話：0228-38-2121（国立療養所東北新生園代表番号）
博物館資料の種類：医学系資料　**開館年**：2006年6月26日　**職員配置**：庶務課福祉室職員が対応
休館日：土・日・祝、年末年始　**開館時間**：9:00 〜 16:00　※要事前予約・団体見学は電話にて連絡の上、書面にて依頼が必要
入館料：無料　**設置者**：厚生労働省

- **1. 沿革**　1939年に開園したハンセン病療養所である国立療養所東北新生園内に設置されている。「新生園の歴史を残す場を作りたい」という自治会の思いを受け、園とともに準備委員会を作り、資料収集等開設準備を行い、2006年6月に開館した。
- **2. 展示の概要**　建物は、1953年に建設された学童年齢の入所者が義務教育を受けた「旧新田小中学校葉ノ木沢分校」を改修復元して使用している。当時のままの雰囲気を残して復元された職員室や教室を展示室としている。職員室は二部屋あり、一部屋は入所者の代用教員が使用した職員室で、間には間仕切りの扉が設置されている。校舎自体が当時の隔離政策を物語っている貴重な資料である。中学生の教室内は椅子と机を作り直し当時の教室を再現しており、分校当時を体験できる。その他入所者が使用していた生活用品や自治会主催の行事で使われた品々等が展示されている。
- **3. 収蔵資料**　ジオラマ、啓発映像、入所者が実際に使用していた生活用品、火鉢、鍬等の作業道具類、ミシン、ガリ版、和文タイプライター、ゲートボールチームが様々な大会で獲得したメダル、三味線、尺八等。
- **4. HP**　https://www.mhlw.go.jp/seisakunitsuite/bunya/kenkou_iryou/iryou/hansen/sinseien/

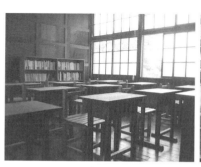
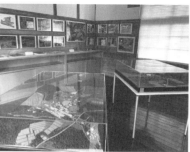

（瀬川将広）

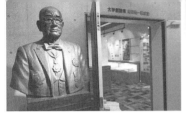
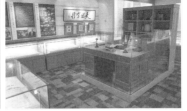

東北医科薬科大学創設者 高柳義一先生記念室

〒 981-8558　仙台市青葉区小松島 4-4-1　電話：022-234-4181
博物館資料の種類：人物記念館　開館年：1984 年　職員配置：無　開館日：一般公開はしておらず大学へ要相談
入館料：無料　ショップの有無：無
設置者：学校法人東北医科薬科大学

1. 沿革　本学は、1939 年、東北・北海道地区唯一の薬学教育機関である東北薬学専門学校として創立され、1947 年の学制改革による旧専門学校令の廃止により、1949 年に東北薬科大学として開学した。国が廃止した薬学教育機関を、確固たる教育の理想のもと私学として民間の力で再興した創設者高柳義一先生は、理事長そして学長として、「経教一致」「大学百年の計」を信条とし、一貫した経営方針を堅持して、東北薬科大学の経営と教育研究に尽力をつくし、多大な功績をのこした。堅実経営を徹底するとともに、教育研究の面では「われら真理の扉をひらかむ」を建学の精神としてその充実発展を図り、本学教育・研究の基盤の確立とその後の発展に目ざましい貢献をした。先生は、その功績により勲二等瑞宝章、勲二等旭日重光章の叙勲の栄に浴し、正四位を贈られた。本記念室は、旧高柳義一先生記念館を図書館・情報センターの地階に移転し、前人未踏と言っても過言ではない先生の偉大なる教育的功績を、広く我が国教育界に伝えるべく、本学創立 70 周年新キャンパス整備事業の一環として整備されたものである。

2. 展示の概要　本記念室には、高柳義一先生の半世紀にわたる教育的功績の史的資料と、医学生時代より美術骨董品に造詣の深かった先生が蒐集した多くの美術品を収蔵陳列している。

3. 収蔵資料　高柳義一先生胸像、東北薬学専門学校当時に使用した自転車と鞄、医療器具箱、高柳義一先生学位記と学位論文（自筆の原稿）、勲二等瑞宝章、勲二等旭日重光章、受診セット、高柳義一先生の生涯のパネル展示（代々の医師の家系に生を受けて・東北薬科大学の誕生と発展に尽くして・輝けるあの日、あの時）、東北薬学専門学校の設置認可書、東北薬科大学の設置認可書、東北薬科大学大学院設置認可書、薬学専門学校時代に使われていた実習器具（切丸器、成丸器、上皿天秤、）歴代の卒業生紹介パネル展示など。
美術品：「日過辰時猶在夢」林子平、「東北薬学専門校歌」土井晩翠、「腰かける女」グレコ、「天地有情」中曽根康弘、「桃李」文部大臣揮毫など。

4. 参考文献　東北薬科大学創立四十周年・附属癌研究所開設二十周年記念事業委員会 1980 年『高柳義一先生伝』

（小川由起子）

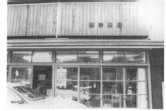
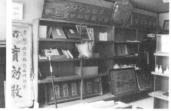

福井商店
ふくいしょうてん

〒989-6822　大崎市鳴子温泉新屋敷 126-1　電話：0229-83-3044（福井商店）
博物館資料の種類：薬学系資料　**開館日**：個人自宅のため、希望があれば見学可　**入館料**：無料
設置者：福井商店

— **1. 沿革**　星製薬商業学校（星薬科大学の前身）を卒業した初代福井平治は、1913 年鳴子町に於いて薬種商及び和洋酒販売を始め、長男と三男も共に薬剤師であった。本来福井家は、伊達藩に仕えた観世流の太鼓・笛の奏者であった。禄高 270 石で、当時は商売を営みながら看板の展示をしていたが、商いを辞めてからは看板の展示のみを続けている。

— **2. 展示の概要**　かつての店舗にくすりの看板、酒に関する看板や陶器製酒樽などが展示されている。これらの貴重な資料を保存しながら、見学を希望する人に公開している。

— **3. 収蔵資料**　【証書】　第 249 號　大正 2 年 12 月 17 日　宮城縣「薬種商免許之證」（玉造郡鳴子町字新屋敷 126-1 福井平治 明治 22 年 6 月 23 日生）、「星製薬商業学校修了証書」。
【看板】　登録感冒解熱之特効薬「寳効散」、特約店「福井商店」、本舗東京渡邊霊山堂 即除苦悩「妙布」、本舗東京玉置 不換金目薬「壯眼水」、本舗参天堂合資会社登録商標「大學目薬」、本舗野州宇津權右衛門 小児薬王「宇津救命丸」、家庭常備〇中良薬「寳丹」、本舗下野宇津權右衛門 小児虫氣痏之薬「宇津救命丸」、本舗桃谷順天館 にきびとり薬「美顔水」、本舗株式會社安藤井筒堂 口中殺菌剤「衛生口錠 カオール」、發賣東京玉置合資会社 家庭常備藥「外用 諸皮膚病特効藥ヨーヂ水」、「腫物 明治膏、毒一掃、天元水、健胃快通丸、ケレヲソート液」、阿波國東中富本家犬伏元貞 敬震丹、活壽丸」、「目薬 一方水」、本舗東京天然堂謹製「感冒解熱之特効薬 實効散」、本舗東京山崎帝國堂「梅毒さうどく體毒諸毒下 毒掃丸」、發賣元東京合名會社福井商會「胃病良藥 健康」、本舗東京笹岡省三薬房「子宮病血の道良藥 命の母」、本舗東京山吉商店「志らが赤毛染 君が代」、本舗東京三の矢薬房「健胃強壮 整腸散」など。
【その他】　「寛文九年仙臺城下繪図」、福井家（福井藩士）の家系図、百味箪笥、『能装束の世界展』などの文献資料。
【酒に関する資料】　秋田銘醸株式會社「美酒ランマン」看板、陶器製酒樽「爛漫」、徳利など。

（福井幸次郎）

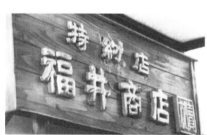
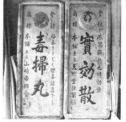
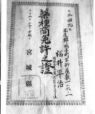

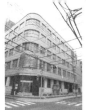
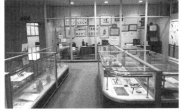

宮城県歯科医師会
宮城・仙台口腔保健センター

みやぎけんしかいしかいみやぎ・せんだいこうくうほけんせんたー

〒980-0808　仙台市青葉区国分町1-5-1　電話：022-222-5960
博物館資料の種類：歯学系資料　開館年：2000年　職員配置：随時　休館日：土・日・祝　※来館の際は要事前予約
開館時間：10:00～16:00　入館料：無料　ショップの有無：無
設置者：一般社団法人宮城県歯科医師会

— **1. 沿革**　2000年4月、旧地方銀行本店を再整備した宮城県歯科医師会館の1階に開設した。歯科医師会館としての機能のほか、宮城高等歯科衛生士学院が同居する。

— **2. 展示の概要**　歯の健康科学館（Dental Museum）、視聴覚教室（Dental Theater）、アートギャラリー（Art Gallery）の三部門で構成され、展示施設である歯の健康科学館は歯科保健等健康展示（予防パネル、口腔疾患統計等パネル）、歯科医療関連展示、歯科保健医療歴史展示、歯科教育展示（図画、ポスターコンクール優秀作品等）からなる。体験学習機器を設置し、歯科保健・医療・教育・福祉関連の書籍、雑誌、パンフレット、映像資料等を備えて閲覧、貸し出しに供している。

— **3. 収蔵資料**　歴史資料として、お歯黒の人工歯、近世日本の歯科技工の水準を示す木床義歯（木製の総義歯）、明治初期の足踏み式歯科用エンジン（歯の切削器具）、明治中期の足踏み式レーズ（技工用研磨機）、明治中期から大正初期の米国リッター社製歯科用治療椅子、同時期の歯科用キャビネット、明治後期の歯科学生が実習に使用したデンタルボックス（小型の治療器具一式を収納）、金冠用の金を圧延する金鈑延展機、昭和初期の電気診断器、陸軍歯科嚢（野戦用歯科治療キット）など。地域で草分けの歯科医院資料として、1887年から1935年まで仙台市名掛丁の杉本歯科医院で製造販売していた歯磨粉の袋、同歯科医院創設者杉本命濟による歯痛止薬「命済丸」売薬請売願・売薬請売約定書（1906年）、東北・北海道で初の公許女性歯科医師・杉本ノリの医術開業歯科試験学説合格承認証（1904年）と実地試験及第証（1907年）、野口英世が使ったものと同型のライツ社製顕微鏡（1909年）、同歯科医院名入れの人力車夫半纏（明治・大正期）、近代歯科医学の父G.V. Blackによる参考書"OPERATIVE DENTISTRY"（1914年）、"SPECIAL DENTAL PATHOLOGY"（1915年）、歯科医師杉本是正の医学博士学位記（北海道帝国大学1942年）など。屋外に歯の供養碑「歯の塚」がある。

— **4. 教育活動**　展示、視聴覚教室、アートギャラリーを市民、歯科保健関係者の学習と交流の場として提供している。体験学習コーナーでは相互に関連のある咬合力・背筋力・握力の測定、口腔カメラとモニターによる口腔チェック、口臭検査、口腔内細菌チェックを来館者自身で行うことができる。

— **5. 刊行物**　パンフレット
— **6. 参考文献**　DVD「宮城県歯科医師会 宮城・仙台口腔保健センター」
— **7. HP**　https://miyashi.or.jp/kou/

（永藤欣久）

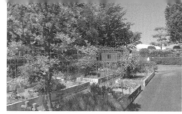
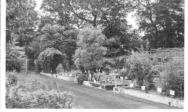

東北医科薬科大学附属
薬用植物園

とうほくいかやっかだいがくふぞくやくようしょくぶつえん

〒981-8558　仙台市青葉区小松島4-4-1　電話：022-234-4181
博物館資料の種類：薬用植物園　標本室の有無：有　開園年：1939年　職員配置：大学教員
開園日：年2回見学会（申込必要）　入園料：無料
設置者：学校法人東北医科薬科大学

— **1. 沿革**　本学の附属薬用植物園は1939年、前身である東北薬学専門学校発足と同時に当時の中庭、大学院校舎に隣接するあたりに造成された。1955年、運動場の完成と共にその北側の台地を含む二つの場所に移転し、さらに1968年、体育館を建設するに際して現在の地に統合された。その後1995年に改修工事が行われ、日本薬局方収載生薬の基原植物を中心とした標本区が整備され、同時に主に学生実習の材料を提供するための栽培区も設定され、現在の形となっている。

— **2. 展示の概要（薬用植物の種類）**　本植物園は瞑想の松のそびえる緑豊かなキャンパス西部の丘の北端の台地部分に位置し、教育および学術研究に資することを主な目的として、東北地方の気候、環境下で成育可能な薬用植物（ムラサキ、ウラルカンゾウ、ミシマサイコ、セリバオウレン、トウキなど）を中心に栽培されている。生薬の標本は、薬用植物園とは別の講義・実習を行う建物内に展示され、学生は、講義や実習で学んだ生薬標本を自由に観察することができる。

— **3. 研究の特色**　「生薬」研究の材料供給と同時に、薬用植物に直接触れることのできる施設として学生実習や卒業研究等に活用している。日本薬局方収載医薬品の原料となる薬草をはじめ、東北地方の気候、環境下で生育可能な薬用植物を中心に、身近に見られる薬草・薬木が四季折々に約350種類栽培されており、学生は生薬学実習等で自由に観察できる。園内は、標本区、栽培区に区分され、標本区では、民間薬、漢方用薬、ハーブ、つる性や日陰を好む薬用植物などが、栽培区では学生実習用の教材も育てている。教育および学術研究に資することを主な目的として非公開の原則をとっているが、年2回の一般向けの見学会（申込必要、受講料無料）や、オープンキャンパスでは希望する高校生や保護者への解説付きの見学会を実施している。一般の方でもあらかじめ大学当局に連絡し、許可が得られた場合は見学可能である。

— **4. 参考文献**　HP

— **5. HP**　https://www.tohoku-mpu.ac.jp/facilities/botanical/index.php

（小川由起子）

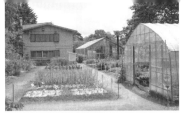
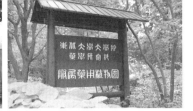

東北大学大学院薬学研究科・薬学部附属薬用植物園

〒980-8758　仙台市青葉区荒巻字青葉6-3　電話：022-795-6799
博物館資料の種類：薬用植物園　標本室の有無：有　開園年：1974年　職員配置：大学教員・技術職員
開園日：ホームページより最新情報を要確認
設置者：東北大学

— **1. 沿革**　本園は、1969年3月に医学部薬学科が星陵地区から青葉山地区に移転すると同時に造成され、1971年3月には1棟の温室(180㎡)が設置された。1974年4月に薬学の教育、研究施設として薬学部附属薬用植物園(52,956㎡)となり、1998年4月には温室が改築された。2000年4月から大学院薬学研究科の附属施設になった。

本園の特色は「全山の草木はことごとく薬草薬木」という理念に基づいて、狭義の薬用植物だけでなくあらゆる植物の収集に努めていることと、自然の景観を生かした自然薬用植物園の形態をとっていることである。青葉山は市街地が近いにもかかわらず自然がよく保存され、鳥類も数多く生息している貴重な地域となっている。このすばらしい生物相を保存しながら薬用植物園として活用するために、いくつかの観察路が設けられている。

— **2. 展示の概要（薬用植物の種類）**　標本区、温室、乾燥標本室、自然観察路を有し、大学の薬用植物園としては全国一の広さで、薬用植物をはじめ約1,200種の植物を観察することができる。

— **3. 研究の特色**　天然薬物資源の保護と有効利用を目的として、世界各地の薬用植物の収集と栽培を行っている。

— **4. 教育活動**　「生薬学」や「薬用植物学」の講義や実習では、日本薬局方に収載されている生薬の基原植物を中心に、園内に生育している薬用植物を観察し、生きた教材を使った指導を行っている。

— **5. 参考文献**　HP

— **6. HP**　http://www.pharm.tohoku.ac.jp/~yakusoen/

（佐伯健人）

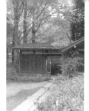
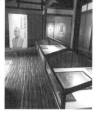
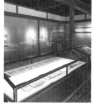

解体新書記念館
かいたいしんしょきねんかん

〒014-0331　仙北市角館町表町下丁3　電話：0187-54-3257
博物館資料の種類：医学系資料　開館年：2016年　職員配置：角館武家屋敷・青柳家職員対応あり
休館日：武家屋敷青柳家の開館日に準ずる（基本的に年中無休）　開館時間：9:00～17:00（冬季は16:30）
入館料：大人500円、中高生300円、小学生200円　ショップの有無：併設施設内あり（ハイカラ館）
設置者：武家屋敷・青柳家

— **1. 沿革**　青柳家と姻戚関係にあり、解体新書の附図を描いた「小田野直武」の功績を称え、直武の偉業を世に広めるために2016年に設置された。
　もともとは武家屋敷青柳家の長木小屋であった建物を改装し展示館となった。これまでにも同青柳家の「ハイカラ館」で行ってきた「解体新書」の初版本の展示を、直武の周辺人物の作品展示を加えて我が国のアナトミア（人体解剖図）の黎明期を支えた直武の交友関係や直武研究に傾倒した平福百穂の直筆書簡なども展示することで、「解体新書」に特化した独立展示館となっている。

— **2. 展示の概要**　小田野直武が解体新書の附図を描くきっかけとなった平賀源内との出会いの礎、秋田・阿仁銅山周辺資料や人の身体を切り開くことで「人間はすべて一緒である」という真実を追求した江戸のネットワークの人物「長久保赤水」の描いた「日本興地全図」、直武が絵のスキルの習得に欠かせなかった南蘋派「宋紫石」の作品、直武が解体新書を描いた際に参考書として使用した「トーマス・バルトリン・アナトミア」などを展示。

— **3. 収蔵資料**　「解体新書 初版本」「唐美人図」「牡丹図」（小田野直武筆）、「トーマス・バルトリン・アナトミア」「平福百穂書簡」「老王図」（宋紫石）「日本興地全図」（長久保赤水）「シャボン玉銅版画」「クレードシナリー陶器」「秋田・阿仁銅山インゴット」「日本洋画曙光」、「紫陽花図」「岩に牡丹図」（佐竹義躬）ほか

— **4. 研究の特色**　1774年に出版された「解体新書」の附図を描いた小田野直武とその周辺人物の作品を展示することで、解体新書が医学書ではなく思想本として出版されたことを研究している。

— **5. 教育活動**　地元の中学生や高校生にレクチャーしている。

— **6. 刊行物**　高橋佐知1999『青柳家の秘密』新人物往来社、澤田隆治2004『角館武家屋敷青柳家』創童社

— **7. 参考文献**　タイモン・スクリーチ1998『大江戸視覚革命』作品社、タイモン・スクリーチ1999『江戸の思考空間』青土社、ほか。

— **8. HP**　http://www.samuraiworld.com

（髙橋佐知）

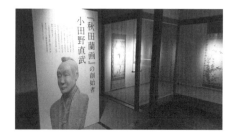

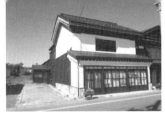
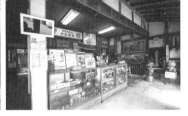

旧村田薬局
きゅうむらたやっきょく

〒 019-0701 　横手市増田町増田字七日町 141 　電話：090-6457-3302
博物館資料の種類：薬学系資料 　開館年：2017 年 　職員配置：1〜2 名 　休館日：冬期を除きほぼ毎日
開館時間：10:00〜16:00 　入館料：300 円 　ショップの有無：有（不要薬瓶、薬空箱など処分品を販売）
設置者：村田幸夫

— **1. 沿革** 　江戸時代中期、伊勢商人の一員として（佐竹）秋田の地に入り、増田に定着。創業から約 300 年になるが、薬種屋を始めたのはおよそ 250 年前とされる。その後、明治期に入り薬種問屋として大商を営み、1955 年まで卸売りと小売りを兼ねた薬局を続けるが、その後は小売り専門の薬局となり、2003 年に廃業する。

増田町の商業活動の舞台となったのは現在の中町、七日町商店街通りで、当時の繁栄を今に伝えるのが短冊形で大規模な主屋と、内蔵である。旧村田薬局の店蔵の建築年代は、明治後期から大正期の建築と推定され、店蔵 1 階は土間で 1955 年頃に調剤室が設けられていた。2 階は薬品などを保管する倉庫として使用され、床は板張り、天井は竿縁天井で廻り縁は洋風の繰り方が彫られた凝った意匠となっている。

2013 年 7 月 1 日、横手市増田伝統的建造物群保存地区に指定され、蔵の一般公開が始まり、今日まで保存してきた品々を展示し、博物館として公開している。市指定文化財。

— **2. 展示の概要** 　明治から昭和平成に至る薬と、医療用具、看板その他を展示。地下保存設備も見学が可能である。薬局として活用していた「店蔵」、座敷蔵とも呼ばれる「内蔵」、自家製のみそや漬物を作っていた「みそ蔵」の三つの蔵に加え、薬品を収めておく「危険蔵」など複数の蔵から構成された薬局は全国でも珍しく、旧守徳堂村田薬局として市指定文化財に認定されている。

— **3. 収蔵資料** 　百味箪笥、薬研、乳鉢、劇薬剤用乳鉢、秤、化学天秤、古い薬瓶、古い薬品（反魂胆、サントニン主剤、健脳丸など）、油絵手描看板（天壽丸、六神丸、京文薬舗軍隊熱薬・軍隊医薬・軍隊眼薬・軍隊膏薬、本舗東京津村順天堂中将湯など）、板金看板（ノーシンなど多数）。

— **4. 参考文献** 　横手市 HP

(村田幸夫)

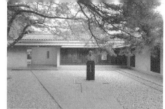
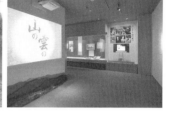

斎藤茂吉記念館
さいとうもきちきねんかん

〒999-3101　上山市北町字弁天1421　電話：023-672-7227
博物館資料の種類：人物記念館　登録博物館　野外部(薬草園)の有無：有(敷地内別棟)　開館年：1968年
学芸員配置：有　休館日：水曜(祝日・休日の場合は翌日)、7月第2週の日曜～土曜、年末年始(12/28～1/3)
開館時間：9:00～17:00(入館受付／16:45まで)
入館料：大人600円(団体500円)、学生300円(団体250円)、小人100円(団体50円)　※団体は10名以上／障がい者は団体料金適用　ショップの有無：有　設置者：公益財団法人斎藤茂吉記念館

— **1. 沿革**　歌人で医師の斎藤茂吉が他界した後、業績を顕彰するために弟子や有志の間で記念館開設の機運が高まり、茂吉の甥で歌人・薬剤師の守谷誠二郎の尽力もあって、生地・山形県上山市に1968年開館。建築家の谷口吉郎の設計による建物は、その後子息である谷口吉生の設計によって1989年大規模な増築・改修が行われた。さらに、開館50周年にあたる2018年には、館内設備と展示のリニューアルを実施した。館内には近代短歌史上に重要な位置を占める歌人で精神科医の茂吉が残した業績や生活を伝える資料を収蔵・展示している。また、その敷地は東に蔵王連峰を仰ぐ景勝地で、明治天皇が東北巡幸の際に訪れたことから「みゆき公園」と称され、疎開当時の茂吉も幾たびか足を運んだゆかりの地である。

— **2. 展示の概要**　1階には、晩年の茂吉が死去するまで過ごした居室兼寝室・書斎を再現し、青山脳病院院長で養父の斎藤紀一の娘・茂吉の妻である斎藤輝子、長男で精神科医・著述家の斎藤茂太、次男で精神科医・芥川賞作家の斎藤宗吉(北杜夫)の紹介と関連資料を展示。地階・常設展示室では、茂吉の生涯、交遊、作歌姿勢、業績等の各テーマで書や原稿、書簡、絵画、旧蔵の遺品を展示。特に「医学者茂吉」のコーナーでは、医師免許証やウィーン留学中の研究ノート、博士論文、養父斎藤紀一設立の青山脳病院のジオラマ、当時の人物交遊相関図等を展示(展示資料変更あり)。

— **3. 収蔵資料**　医学論文「Die Hirnkarte des Paralytikers (麻痺性癡呆者の脳カルテ)」、「東京帝国大学医学博士学位」、「医師免許証」、茂吉旧蔵「医療器具」、絵図「牡丹図」、絵図「小草」、書「写生道　茂吉山人」、書「写生道　茂吉山人」等

— **4. 刊行物**　図録『斎藤茂吉記念館』(2018)、館報『茂吉記念館だより』(1998～年1回刊)、『斎藤茂吉記念館開館50周年記念誌』(2019)等

— **5. 参考文献**　斎藤茂吉記念館編2019『斎藤茂吉記念館開館50周年記念誌』、リーフレット

— **6. HP**　https://www.mokichi.or.jp

(五十嵐善隆)

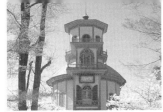
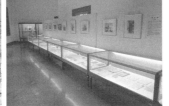

山形市郷土館（旧済生館本館）
やまがたしきょうどかん きゅうさいせいかんほんかん

〒 990-0826　山形市霞城町 1-1　電話：023-644-0253
博物館資料の種類：医学系資料　野外部（薬草園）の有無：無　開館年：1971 年　職員配置：案内対応あり
休館日：年末年始（12/29～1/3）　開館時間：9:00～16:30　入館料：無料　ショップの有無：無
設置者：山形市教育委員会

— **1. 沿革**　山形市郷土館(旧済生館本館)は、1878 年に山形県の初代県令であった三島通庸が、文明開化の象徴として建設した擬洋風建築の病院である。「済生館」は、「救命」の意である「済生」から、当時の太政大臣であった三条実美により命名された。創建当時は医学校が併設され、オーストリア人医師のアルブレヒト・フォン・ローレツが近代医学教育の教鞭をとったことで知られている。元々は県立病院だったが、経営が困難になったことから一時民営の病院となり、1904 年に山形市立病院となった。1966 年には、明治初期の現存している数少ない歴史的価値のある擬洋風建築物として、国の重要文化財に指定された。この重要文化財の指定を機に、山形市七日町から現在地に移築復元され、その際、管理棟を併設し 1971 年より山形市郷土館として一般に公開が始まった。明治初期に全国で建築された擬洋風建築の最高傑作の一つと称賛されており、長野県松本市にある「開智学校」と共に日本の双璧といわれている。

— **2. 展示の概要**　山形市郷土館の常設展示は第 1 室から第 8 室、2 階講堂からなり、第 1 室は済生館の歴史に関する資料、第 2 室及び第 3 室はローレツ氏とその弟子に関連する資料、第 4 室は薬剤関係資料、第 5 室は医学資料、第 6 室は医学書コレクション、第 7 室は済生館復元工事資料、第 8 室は医学機器・病院資料、そして 2 階講堂は郷土資料と、常時 1,000 点の資料を広く分けて展示・公開している。中でも特に、2 階講堂に展示している、三条実美が揮毫した『済生館』の額、1 階ロビーに展示している山田成章の油彩画『ヒポクラテスの像』、杉田玄白著の『解体新書』の初版本が貴重品である。

— **3. 収蔵資料**　ドイツ製薬品、近代医療機器、百味箪笥、天秤、百科事典、医学書の翻訳本、済生館復元工事資料、ドイツ製顕微鏡、濟生館額、ヒポクラテスの像、解体新書、蘭学事始、蘭学楷悌、本草綱目等

— **4. 刊行物**　『郷土館だより』
— **5. 参考文献**　リーフレット、HP 等
— **6. HP**　https://www.city.yamagata-yamagata.lg.jp/bunkasports/bunkazai/1006705/1008027.html

（森谷修平）

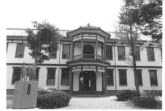
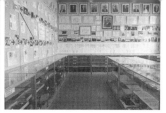

安積歴史博物館／旧福島県尋常中学校本館
あさかれきしはくぶつかん きゅうふくしまけんじんじょうちゅうがっこうほんかん

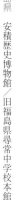

〒 963-8851　郡山市開成 5-25-3　電話：024-938-0778
博物館資料の種類：人物記念館　**開館年**：1984 年　**学芸員配置**：有
休館日：月曜（祝日の場合は開館）、年末年始、冬季期間　**開館時間**：10:00〜17:00（最終入館 16:30）
入館料：一般 300 円、大高生 200 円、小中生 100 円（障がい者手帳持参介添者 1 名無料、団体料金あり）
ショップの有無：無　**設置者**：公益財団法人安積歴史博物館

- **1. 沿革**　旧福島県尋常中学校本館は 1889 年、桑野村（現在の福島県郡山市）に建てられた鹿鳴館風の校舎である。当時はその重厚な外観から「桑野御殿」とも称された。そうした洋風建築の佇まいをそのままに、世紀を超えて現存する全国的にも貴重な学校建造物であり、1977 年に国の重要文化財の指定を受けた。公益財団法人安積歴史博物館はその維持管理運営を担い、現在は福島県の教育の歴史や、郡山市の開拓の歴史を知ることができるほか、旧制中学校や戦後の安積高校の卒業生の功績を展示している。

- **2. 展示の概要**　福島県立安積中学校の出身である今泉亀撤（きてつ）医学博士は 1949 年、日本初の角膜移植手術を岩手医科大学にて執刀、同じく日本初のアイバンクの設立にも尽力した。二階教室の一部屋を展示スペースとし、当時の角膜移植手術に関連する手術器具や学術論文、各機関からの表彰状や感謝状が数多く並ぶ。

- **3. 収蔵資料**
今泉博士「生涯年譜」・「恩師経歴」・「角膜移植解説」資料
角膜移植の研究論文（2 点）
　「角膜移植の血液型関係」
　「血清保存家兎角膜同種委嘱時に於ける接合部上皮の電顕的観察」
角膜移植に関する文献（13 点）
角膜移植当時の各社新聞報道「角膜移植に関する今泉新聞記事」
古き時代の角膜移植用器具展示（23 点）
提供眼球摘出器具、角膜移植手術器具
古き時代の眼科検診用器具（6 点）
国産眼底カメラ、パンマーランプ、ポケット型検眼鏡、シノプトファ（弱視矯正器）、拡大鏡、電気睫毛分解器、レンズメータ、電子色神回生器、愛用顕微鏡
古き時代の眼科一般手術機器（24 点）

- **4. 教育活動**　安積歴史博物館は文化や芸術、歴史の発信地として、未来を担う若者の豊かな感性を大切に考える。社会見学や国際交流事業に活用されるほか、昨今は明治期を舞台とした映画やドラマのロケ地としての利用、さらには撮影スポットとして個人や法人、自治体からの要請も多い。秋には演奏会や展示会、安積高校による文化祭も行われている。

- **5. HP**　https://anrekihaku.or.jp/

- **6. 協力**　医療法人明信会　今泉西病院・今泉眼科病院

（西牧敏仁）

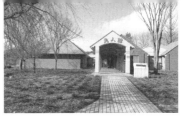
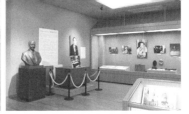

<small>あだちがはらふるさとむらせんじんかん</small>
安達ヶ原ふるさと村先人館

〒964-0938　二本松市安達ヶ原4-100　電話：0243-22-7474
博物館資料の種類：人物記念館　　開館年：1993年　　職員配置：有
休館日：水曜（祝日を除く）　※12～3月は完全予約制（3日前までに連絡必要）
開館時間：10:00～15:00　入館料：一般200円、小中学生100円、身障者割引料金一般100円、小中学生50円
ショップの有無：無　　設置者：二本松市（運営　（助）二本松市ふるさと振興公社）

— **1. 沿革**　先人館は、歴史と伝説、文化の体験ゾーンとして、安達ヶ原黒塚を目玉としたその周辺開発と観光の拠点づくりを目指して整備された「安達ヶ原ふるさと村」の中にある。二本松市にゆかりのある政治、文化、経済の各分野で功績を残した6名の資料を展示する場として整備された。世界的に著名な歴史学者朝河貫一やイタリアで日本人初のプリマドンナとなったオペラ歌手関屋敏子などに並び、二本松市出身で文化勲章を受章した高橋信次博士の人となりが分かる資料が展示されている。

高橋信次博士は1912年高橋定之助・サキの次男として二本松町亀谷に出生する。1938年に東北帝国大学医学部を卒業後、同放射線医学教室に入局、放射線医学会の重鎮古賀良彦教授に師事し、放射線医学の道を歩み始め、1944年医学博士を取得。X線CTの基礎となるX線回転撮影法、X線拡大撮影法等を開発し、1977年「X線による生体病理解剖の研究」で日本学士院恩賜賞を受賞、1984年文化勲章を受章した。二本松市で最初の名誉市民に推戴されている。

— **2. 展示の概要**　三つの展示室から構成されており、各人物ごとに展示エリアが設けられている。そのうち高橋信次博士関係資料は展示室2に展示されている。

— **3. 収蔵資料**　【高橋信次博士関連資料】高橋信次博士胸像、博士愛用の机、医師免許証、学位記（医学博士）、日本学士院会員選定状、日本医学放射線学会名誉会員推戴状、恩賜賞賞状、文化勲章授与状、原体撮影による心臓の原体塑像、著作『ROTATION RADIOGRAPHY』（和名：『廻転横断撮影法』）、著作『CONFORMATION　RADIOTHERAPY』（和名：『原体照射療法』）、蔵書印・落款、高橋信次博士の所有物（帽子、ブレザー等）等。

— **4. 参考文献**
東邦出版1993年『月刊政経東北』8月号
二本松市「安達ヶ原ふるさと村整備事業の概要」〔1993年頃、（福島県立図書館請求番号L/688/N5/1)〕より引用
写真：二本松市教育委員会提供

— **5. HP**　https://www.city.nihonmatsu.lg.jp/kankou/midokoro/kankou_guidemap/honcyo/furusato_mura/page000466.html

（菅井優士）

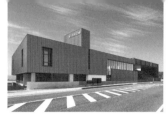
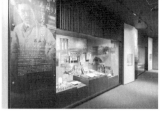

野口英世記念館
のぐちひでよきねんかん

〒969-3284　耶麻郡猪苗代町大字三ツ和字前田81　電話：0242-65-2319
博物館資料の種類：人物記念館　登録博物館　野外部(薬草園)の有無：無　開館年：1939年　学芸員配置：有
休館日：年末年始　開館時間：9:00〜17:30(夏期)　9:00〜16:30(冬期)　最終入館30分前
入館料：大人1200円、子ども(小中学生)550円、未就学児無料(野口英世感染症ミュージアムと共通券)
ショップの有無：有　設置者：公益財団法人野口英世記念会

— **1. 沿革**　アメリカを中心に世界で活躍した細菌学者野口英世の生涯と業績を紹介する人物記念館。1928年に英世がアフリカで研究中に逝去すると、恩師・友人・知人がその功績を後世に残すため野口英世博士記念会(現公益財団法人野口英世記念会)を設立し、1939年に英世生誕の地である福島県猪苗代町に野口英世記念館を開館した。1954年には福島県の登録博物館第1号となる。その後、数度の増築を加え、2015年には全館リニューアルを行い現在に至る。

— **2. 展示の概要**　記念館は野口英世の生家と展示館で構成されている。生家は実際に英世が幼少期に住んでいた生家を当時の姿、当時の場所で保存公開し、2019年には登録有形文化財(建造物)として登録された。展示館には、英世の死後、研究を行っていたアメリカや日本の関係者より寄せられた多くの遺品や資料を展示する。2015年のリニューアルを機に、映像や多くの写真を展示に取り入れ、英世の生涯と業績を紹介するとともに、英世の趣味や交友などのプライベートを愛用品で紹介する「素顔の英世」、英世の研究や科学の楽しさをゲームやクイズで体験できる「細菌！バクテリウム」などが新設された。「野口英世の研究室」では、英世そっくりのロボットが身振り手振りを交えながらメッセージを話す。会期毎にテーマを変える企画展示室やオリジナルグッズや関連書籍などを販売するミュージアムショップがあり、子どもから大人まで楽しむことができる。

— **3. 収蔵資料**　野口英世の生家(登録有形文化財)、野口英世から恩師・友人に送られた直筆書簡、英世の母・シカ直筆書簡、英世の愛用品(衣類、将棋・チェス、カメラ、釣竿)、英世使用の実験器具(顕微鏡、ガラス乾板、標本、サイン入りフラスコ、講演パネル)、趣味作品(油彩画、書跡)、勲章、エクアドル国陸軍軍医監制服・陸軍大佐制服、野口英世死亡時の剖検所見記録、日本銀行券E千円券2号券、野口英世胸像(北村西望、吉田三郎、塩崎宇宙作)等。

— **4. 刊行物**　野口英世記念会報(年度刊行)、野口英世書簡集、写真集、伝記、まんが等多数。

— **5. 参考文献**　HP、ガイドブック『野口英世記念館のすべて』『野口英世記念会のあゆみ』

— **6. HP**　https://www.noguchihideyo.or.jp

(森田鉄平)

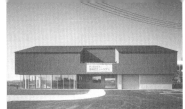
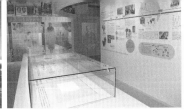

野口英世記念感染症ミュージアム
のぐちひでよきねんかんせんしょうみゅーじあむ

〒969-3284　耶麻郡猪苗代町大字三ツ和字前田87　電話：0242-65-2319
博物館資料の種類：医学系資料　開館年：2022年　学芸員配置：有　休館日：12/1～3/15
開館時間：9:00～17:30（夏期）　9:00～16:30（冬期）　最終入館30分前
入館料：大人1200円、子ども（小中学生）550円、未就学児無料（野口英世記念館と共通券）
ショップの有無：無　設置者：公益財団法人野口英世記念会

― **1. 沿革**　2019年に端を発した新型コロナウイルス感染症（COVID-19）のパンデミックは、過去に繰り返された感染症と人間の闘いの記憶を現代社会に呼び起こす機会となった。この状況の中でわれわれ一人ひとりができることは感染症に対して「正しい知識に基づき、正しく行動すること」という考えのもと、過去から現在まで人間が築き上げてきた感染症の知識と経験、さらに未来に向けた歩みを伝える場として感染症に特化したミュージアムを2022年7月に開館した。

― **2. 展示の概要**　感染症ミュージアムは来館者一人ひとりが自分にできる行動を考えるきっかけの場となるよう「感染症の過去と現在を未来につなぐ」をコンセプトに展示を構成している。第1室「感染症とは何か」では、感染症が正体不明の病であった時代を経て、原因が解き明かされていく近代医学の黎明期から始まり、感染症の原因菌・感染経路・予防・治療などの基礎的な知識を伝えている。

第2室「感染症と人間の闘い」では、感染症の脅威に人間がどのように対抗し克服してきたかを紹介するとともに、感染症がもたらす現代の課題や今後の展望を伝えている。

ワクチンや抗生物質により感染症は克服できるものと人間が思い始めた20世紀半ば、未知の感染症が次々と現れ（新興感染症）、一度は減少した感染症が増加している（再興感染症）ことも現代の課題となっている。近年の新たな感染症は動物由来のものが大半を占めており、それを抑えるためには人間・動物・自然環境の関連性を理解し、三つの要素を健全に保つ「ワンヘルス」という考え方が近年重視されている。

代表する九つの感染症を通して、過去・現在の感染症と人間の闘いと対抗策としてのワクチン開発の歴史や、新興・再興感染症という新たな脅威が広がる現在の状況を、多くのグラフィックスやエピソードで紹介するとともに、近年、他分野との融合により、飛躍的な進歩を遂げつつある感染症研究の新たな時代を展望する。

― **3. 収蔵資料**　スワンネックフラスコ（複製）、レーヴェンフックの顕微鏡（複製）、電子顕微鏡、ローベルト・コッホ直筆サイン、パスツールレリーフ、ミヤイリガイ標本、節足動物標本、メッセージシアター「感染症の歴史といま」、無料音声ガイド。

― **4. 刊行物**　野口英世記念会報（年度刊行）
― **5. 参考文献**　HP、野口英世記念会報第68号
― **6. HP**　https://www.noguchihideyo.or.jp/idm/

（森田鉄平）

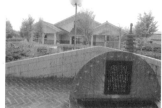
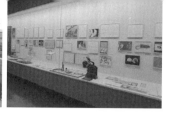

吉田富三記念館
よしだとみぞうきねんかん

東北　福島県　吉田富三記念館

〒963-6216　石川郡浅川町大字袖山字森下287　電話：0247-36-4129
博物館資料の種類：人物記念館　野外部(薬草園)の有無：無　開館年：1993年　職員配置：職員対応
休館日：月曜(月曜日が祝日の場合は翌日)、第2第4日曜、年末年始　開館時間：9:00〜16:30(入館は16:00まで)
入館料：大人400円、高校生250円、小中学生　無料　※団体は20名以上それぞれ50円引き　優待割引・JAF会員それぞれ50円引き(会員証提示)　ショップの有無：無　設置者：一般財団法人浅川町吉田富三顕彰会

― **1. 沿革**　吉田富三博士は、明治36年2月10日福島県浅川町に生まれた。浅川小学校、府立錦城中学校、東京帝国大学医学部を卒業して病理学の道へと進む。吉田富三博士が後世に残した数々の偉業の中で、特に忘れてならないものが二つある。一つは、帝国大学を出て間もなく入所した佐々木研究所で、昭和7年に所長佐々木隆興先生とともに取り組んだ「人工肝臓がん生成」の快挙である。後にイギリスのE・L・ケナウェイらの研究とともに「発がん性化学物質究明」の糸口となったもので、この研究で一回目の恩賜賞を受賞した。二つ目は、昭和18年の長崎医科大学における『吉田肉腫』の発見である。この移植可能ながん細胞の発見は、その後のがん研究を飛躍的に発展させるとともに、がん化学療法の研究の糸口ともなった。昭和27年には、日本最初のがん化学療法薬ナイトロミンを作ることにも成功した。その翌年には、二回目の恩賜賞を受賞し、昭和34年には、56歳の若さで文化勲章を受章。博士は生涯にわたって、がん研究の先導者としての役割を果たし、がん研究制度の充実発展のためにも力を尽くし、その評価は国際的にも高い。浅川町では博士の記念館を建設し、博士のがんに対する医学的な偉業を後世に伝えるとともに、地域住民の健康意識の増進を図ることを目的に開館したものである。

― **2. 展示の概要**　「吉田富三博士の生涯」：写真パネルや当時の資料を振り返り、人間吉田富三を再発見する。「ビデオシアター」：博士の偉大な功績や健康の大切さ、博士が愛した浅川町の風土を情緒豊かに紹介。「吉田肉腫とは」：吉田肉腫の多くの資料でその価値を解説し、博士の情熱を伝える。「研究室の再現」：がん研究に没頭していた博士の日常をいきいきと再現。「博士の功績とプライベートライフ」：博士の功績を明らかにする受賞品や愛用品にプライベートを垣間見ることができる。「がん研究の継承と健康」：吉田富三賞受賞者の紹介、現在のがん研究の実態を解説。また「健康の大切さ」を提言する。

― **3. 収蔵資料**　文化勲章、勲一等旭日大綬章、受賞メダル、吉田肉腫研究資料、研究プレパラート、顕微鏡、吉田富三著「癌の発生」「癌の実験的研究と細胞病理学」「吉田肉腫・腹水肝癌と癌の化学療法」「医学の使命・医学の人生」、愛用品(手帳・パイプ・タバコ・8ミリ映写機等)、絵画：荻須高徳「ヴェニスの運河」、小磯良平「吉田富三肖像画」

― **4. 刊行物**　吉田富三記念館だより(年1回　年度末発行)
― **5. 参考文献**　リーフレット、HP
― **6. HP**　http://www.tomizo.or.jp

(大竹博美)

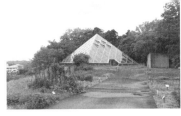
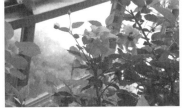

医療創生大学薬用植物園

〒970-8551　いわき市中央台飯野 5-5-1 医療創生大学地内　電話:0246-29-5111（代表）
博物館資料の種類:薬用植物園　標本室の有無:有(薬学部棟2階実習室前に展示)　開園年:2007年　職員配置:無
開園日:一般非公開　入園料:一般非公開につき設定なし
設置者:医療創生大学

— **1. 沿革**　2007年、医療創生大学の前身であるいわき明星大学に薬学部が設置されるにあたり、同大学キャンパス内に開園された。その後2019年に大学名が医療創生大学に変更され、現在に至る。面積は1,601㎡あり、栽培植物は160種程度である。園内には「ダイヤモンドキューブ」と呼称されているピラミッド型の特徴的な構造を持つ温室(289㎡)を設けており、温室内はスプリンクラーと電気ボイラーにより年中高温多湿な環境が保たれている。温室脇には池沼を設置し水生植物を植栽している。

— **2. 展示の概要(薬用植物の種類)**　園内は大まかに薬草園・薬木園に分けられており、薬草園内に温室が設けられている。解説板には基本的に植物名のほか、薬用としての用部とその用途、また漢方として使用されている場合、その漢方薬名が記載されている。薬草園では初夏にボタンとシャクヤクのボタン科の花を並べてみることができる。また東北地方の中では比較的温暖ないわき市の気候特性を活かし、屋外でシナマオウを栽培している。温室内は年中25℃以上に保たれており、ハイビスカス、セイロンベンケイ、ハマユウ等、熱帯・亜熱帯地域に植生する多様な植物が栽培されている。薬木園内では山椒やナツミカン等のミカン科の樹木、オリーブ等温暖な気候の樹木も植栽されている。なお、薬学部棟2階実習室前に140種の生薬標本をショーケース内に展示している。

— **3. 教育活動**　薬学部の必修単位「薬の基原」「生薬学」にて実地見学を実施している。

(菅井優士)

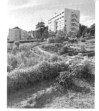
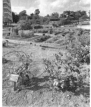

奥羽大学薬用植物園

〒963-8611　郡山市富田町字三角堂31-1　電話：024-932-8931
博物館資料の種類：薬用植物園　標本室の有無：有　開園年：2005年　職員配置：大学教員
開園日：非公開　設置者：奥羽大学

— **1. 沿革**　奥羽大学への薬学部新設に伴い、同大学のキャンパス内に2005年に開設された。ヒマラヤスギ、東屋、池、芝地、園地を含む敷地面積は8,700㎡である。広場を中心に16の栽培区画を同心円状に配置し、カンゾウやムラサキなど90科250種の薬用植物を栽培している。

— **2. 展示の概要（薬用植物の種類）**　同心円状右側（北東部）の区画には、日本薬局方収載の生薬の基原植物（アカヤジオウ、キバナオウギ、オケラ、カノコソウ、ゲンノショウコ、センキュウ、トウキ、ベラドンナ、シナマオウ、ミシマサイコなど）を中心に植え、同心円状左側（南西部）には、食品としても使われる植物（アマチャ、ウイキョウ、サジー、ハッカ、ムラサキバレンギク、ヨモギ、ラズベリー、ローズマリーなど）を植えている。日陰植物、キクバオウレン、セリバオウレンなどは東屋の奥側に植えている。また、類似植物として、カワラナデシコとムシトリナデシコ、ジギタリスとコンフリー、オトギリソウとトモエソウなどが説明できるように植えている。ニチニチソウ、キキョウ、スイカズラ、サフラン、ミソハギ、ナルコユリなど鑑賞できる花も植えるようにしている。

— **3. 研究の特色**　郡山市および郡山市内企業とともに、ほぼ全量を輸入に頼っているウラルカンゾウの国内栽培の取り組みを木製プランターなどを使って進めている。また、郡山市内の高校と連携協定を結び、高校生によるウラルカンゾウの栽培研究をバックアップしている（「薬都こおりやま」の一環）。2016年からは平田村と共同でウラルカンゾウの栽培研究、薬草入浴剤の商品化の取り組みを実施した。また、学内の研究者の研究効率の向上のため、薬用植物園内の植物素材およびそれらの抽出物を提供している。

— **4. 教育活動**　6月中旬ごろに、授業「薬用植物学」の一環として薬用植物のスケッチを行っている。授業「生薬学」の中で薬用植物と生薬の紹介をしている。一般向けには非公開であるが年に数回一般公開の機会が設けられている。

（村田清志）

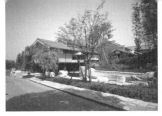
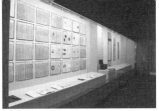

古河歴史博物館

〒306-0033　古河市中央町3-10-56　電話：0280-22-5211
博物館資料の種類：医学系資料　開館年：1990年　学芸員配置：有
休館日：月曜、国民の祝日の翌日、年末年始、館内整理日（原則として毎月第4金曜）
開館時間：9:00～17:00（入館は16:30まで）　※閲覧は要事前連絡
入館料：一般400円、小中高生100円、団体（20名以上）300円　設置者：古河市

— **1. 沿革**　古河歴史博物は、古河城出城跡に建設された古河市立の歴史博物館。1990年11月3日、旧郷土資料館の所蔵品、市史編纂事業の収集資料、開館前後の新規収蔵資料群（鷹見家歴史資料や河口家医学関係資料等々）を保存・活用するために設置。同館は堀・土塁が残る古河城諏訪曲輪の一画に位置。旧日光道中における土蔵や煉瓦蔵の並ぶ宿場町の景観をモチーフにするその建造物は、1992年日本建築学会賞、1996年公共建築賞などを受賞した。

— **2. 展示の概要**　古河歴史博物館の展示室は、それぞれ三つの常設展示室と企画展示室、そのほか展示ホール、ビデオライブラリー等から構成。殊に常設展示室Ⅰは、幕府老中を務めた城主土井利厚・土井利位の側近として多角的な情報収集活動で知られる古河藩家老の鷹見泉石関係資料を紹介、約3,150点におよぶ重要文化財（2004年指定）の多様性を幅広く公開。豊富な海外情報や舶載地図、洋学関係資料などで構成されるこの資料群は、原品公開のため保存管理上から2ヶ月ごとに陳列の総入れ替えを実施。また、企画展示室Ⅰ・Ⅱ・Ⅲは企画展のほか、文化財保護のため通年公開できない品々を限定公開する。たとえば日本最初の雪の結晶観察図鑑である『雪華図説』とその著者土井利位に関わる歴史資料や、日本最初の頭部を含む全身の解剖を行いその所見を『解屍編』という成果にまとめた古河藩御側医の河口信任や同家伝来の医学史関係資料など。河口家医学等関係資料は、カスパル流医術を修めた河口良庵を祖とする古河藩医河口家に伝来する品々で、『解屍編』とその著者河口信任や、その孫で杉田玄白晩年の弟子として蘭学を修めた信順らが伝える古文書・記録・医療器具など、日本近世医学史を語る上で貴重な資料。2007年に896件が茨城県有形文化財の指定を受けている。

— **3. 研究の特色**　博物館・美術館、その他の研究機関による調査依頼や研究者による閲覧要望に対する公開（当該資料の保存状況によっては閲覧不可の場合あり、要事前連絡）。研究紀要『泉石』の隔年発行。

— **4. 教育活動**　地域で博物館学芸員を目指す学生を館務実習の学生として受け入れ指導を行う。市内小中高校生を対象に出前授業や校外学習を実施して古河の歴史文化の普及に努めている。企画展開催中における記念講演会の実施。県民大学や出張講座に対する学芸員の講師派遣など。

— **5. 刊行物**　『鷹見泉石日記』、『鷹見家歴史資料目録』、『古河歴史博物館研究紀要』、企画展示図録等。

— **6. 参考文献**　HP

— **7. HP**　https://www.city.ibaraki-koga.lg.jp/soshiki/rekihaku/top.html

（永用俊彦）

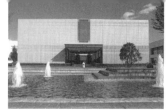
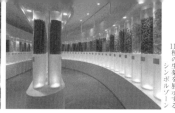

116種の生薬を展示するシンボルゾーン

ツムラ漢方記念館
（つむらかんぽうきねんかん）

〒300-1192　稲敷郡阿見町吉原3586　電話：029-889-2167
博物館資料の種類：薬学系資料　野外部（薬草園）の有無：有（薬草見本園）　開館年：1992年（2008年リニューアルオープン）
職員配置：案内対応あり　休館日：土・日・祝（その他社内規定日）　開館時間：9:00〜17:45 ※医療関係者を対象に完全予約制
入館料：無料　ショップの有無：無
設置者：株式会社ツムラ

関東／茨城県　ツムラ漢方記念館

— **1. 沿革**　ツムラの創業は1893年、創業者は家伝薬「中将湯」を、全国に広めたいという想いで奈良から上京した。富国強兵を目指す当時の政府は脱亜入欧を推進し、医学も西洋医学を中心としたため、日本の伝統医学である漢方医学は衰退の時代であった。ツムラは「漢方の復権」が叶う日を信じ、事業に邁進するという歴史を刻んできた。自前の研究所を発足し薬草の科学的な研究に努め、その研究対象である薬用植物の確保・保護・品種改良のための薬草園も開設した。さらに漢方診療所を開設し、治療による臨床データの統計を完備していったという時代もあった。1976年、当社の漢方製剤の薬価基準収載により、創業以来の念願である「漢方の復権」への扉が開かれた。1992年、1世紀に及ぶ漢方薬に対する情熱の結晶として開館した当記念館は、医療現場に携わる人々への情報提供の場として活用され、2008年に展示内容を充実・一新してリニューアルオープンした。

— **2. 展示の概要**　ツムラ漢方記念館は、間接光で展示資料を浮かび上がらせる明るいオープンな空間で「漢方・生薬を学ぶ・知る・楽しむ」をコンセプトに、体験学習機能を重視した展示構成をとっている。1階は「漢方医学の概論および伝統医学の歴史」と「現代医療の中での漢方医学の役割」に関する情報を紹介している。歴史のコーナーでは、時代を追いながら、活躍した先哲や偉人の紹介に加えて、ガラスケース内に古医書や本草書などの展示がある。2階は「原料生薬の調達から漢方製剤の製造工程」に関する厳格な品質管理について紹介しているほか、「社史」および「社会的責任」に関するツムラの取り組みも公開している。また、薬研や百味箪笥などの薬用具の展示や、観て触れて香りも楽しめる「生薬体験コーナー」を設置している。さらに模擬調剤が行える設備も完備しており、薬学実習生を受け入れる施設からの要望に応えている。
【薬草見本園】　記念館の裏手にある約700坪の薬草見本園では、漢方薬の原料となる生薬の基原植物を中心に、250種を超える薬用植物が観察できる。四季を通じて様々な花や果実そして種子などを観て触れて楽しめる。代表的な漢方薬を構成する生薬になる薬草を処方ごとに植栽した処方園や、基原植物種の違いを観察できる比較園があることが特徴である。

— **3. 収蔵資料**　『傷寒論』（1813年日本刊本）、『金匱要略』（1801年日本刊本）、『千金方』（1785年日本刊本）、『太平恵民和剤局方』（1732年日本刊本）、本草綱目（江戸前期日本刊本）、『養生訓』（1713年刊本）、『類聚方』（1764年刊本）、『用薬須知』（松岡玄達自筆初稿本）など

— **4. HP**　https://www.tsumura.co.jp/　株式会社ツムラHP内にバーチャル漢方記念館

（中島　実）

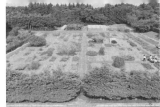
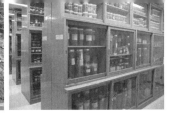

こくりつけんきゅうかいはつほうじんいやくきばん・けんこう・えいようけんきゅうしょ
やくようしょくぶつしげんけんきゅうせんたーつくばけんきゅうぶ
国立研究開発法人医薬基盤・健康・栄養研究所
薬用植物資源研究センター筑波研究部

〒305-0843　つくば市八幡台1-2　電話：029-838-0571（代表）
博物館資料の種類：薬用植物園　標本室の有無：有　開園年：1922年（春日部に栽培試験場が開設された年）
職員配置：研究職員　開園日：不定期　※通常は一般非公開
設置者：国立研究開発法人医薬基盤・健康・栄養研究所

— **1. 沿革**　1874年に東京日本橋馬喰町に設立された東京司薬場（国立医薬品食品衛生研究所の前身）がルーツであり、1877年にフランスよりコルヒクム等の種子を取り寄せ試植した記録が残っている。1922年に内務省の薬用植物栽培試験事務が東京衛生試験所に移管された際に、埼玉県粕壁町（現春日部市）に栽培試験場として整備された。1980年に国立研究機関の筑波地区（現つくば市）移転と歩調を合わせ現在の場所に移転し、研究学園都市の一角をなした。2005年に、国立医薬品食品衛生研究所筑波薬用植物栽培試験場から、新設された独立行政法人医薬基盤研究所の生物資源部門に再編され、薬用植物資源研究センター筑波研究部として発足した。さらに2015年に医薬基盤研究所が国立健康・栄養研究所と合併し、現行の体制となっている。

— **2. 展示の概要**　約3,000㎡の標本園では日本薬局方に収載されている生薬の基原植物を中心に、約180種の薬用植物の栽培及び展示を行っている。また、2棟約360㎡の温室では、熱帯～亜熱帯に産する希少な薬用植物を中心に約1,200種の保存栽培を行っており、シナニッケイやバニラ等、その一部は見学が可能である。標本室では、代表的な生薬の標本の他、南米や東南アジア、中国等で蒐集した動植物由来の珍しい医薬品も展示している。

— **3. 研究の特色**　わが国随一の「薬用植物資源のリファレンスセンター」として、有用薬用植物資源の国内外での探索・収集・保存維持、優良種苗の開発に向けた育種・成分・遺伝子等の研究、そして生薬原料の国産化に向けた種苗生産・分譲・栽培普及と、薬用植物に関わるあらゆる研究を多角的に行っている。とくに、生薬原料の国内栽培化に向け、大学、日本漢方生薬製剤協会、東京生薬協会、大阪生薬協会等の製薬業界団体や、農水省等との産学官連携を深めている。筑波研究部は、薬用植物資源研究センター3研究部（筑波、北海道、種子島）の中枢機関として、各種研究等所掌業務の企画・調整を担っており、薬用植物関連業界関係者や研究者間での薬用植物関連の最新情報の共有及び交換を目的とした「薬用植物フォーラム」を年1回主催している。

— **4. 教育活動**　筑波大学や大阪大学と連携大学院協定を結んでいる他、国内外の学生の受け入れも行っている。また、つくば市の大学・研究所等が夏期に各々開催する児童生徒参加型のイベント「ちびっこ博士」では薬用植物にちなんだワークショップを企画し、毎年たいへんな好評を博している。

— **5. 刊行物**　植物目録、INDEXSEMINUM（種子目録）

— **6. 参考文献**　HP、パンフレット

— **7. HP**　http://wwwts9.nibiohn.go.jp/

（河野徳昭）

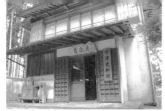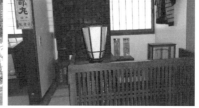

宇津史料館
うづしりょうかん

〒329-1224　塩谷郡高根沢町上高根沢 3987　電話：03-3291-2661
博物館資料の種類：薬学系資料　野外部（薬草園）の有無：無　開館年：1972 年　学芸員配置：無
休館日：一時休館中　入館料：無料　ショップの有無：無
設置者：宇津救命丸株式会社

— **1. 沿革**　宇津救命丸は、1597（慶長 2）年に初代宇津権右衛門によって、現在の宇津救命丸工場の所在地である、栃木県の高根沢で創製された。宇津権右衛門は庄屋であったが、元は宇都宮家の典医であり、その経験を生かして救命丸を作り、近隣の住民の健康のために無償で配った。宇津救命丸は、現在小売店で市販されている OTC の中では最も歴史の長い商品といわれ 420 余年の歴史があるが、その間の様々な史料が残されている。1919 年に本社を東京に移したが、史料は高根沢に保管してあったため、関東大震災や太平洋戦争の空襲でも被害を受けなかった。17 代当主宇津廣（先代社長）は、その史料を永続的に残すため、また、一般の人々に宇津救命丸を深く知ってもらうために、1972 年に宇津史料館を工場に隣接した宇津家の敷地内に創設した。その敷地内には、宇津薬師堂、宇津誠意軒など、江戸時代からの歴史的な建物が併設されており、高根沢町の名所となっている。また、地元には六つの小学校があるが、社会科の副読本に宇津救命丸の歴史が載っており、4 年生になると地元の歴史を学ぶため、課外学習で史料館、薬師堂の見学に訪れる。現在、諸事情で見学は休止しているが、小学校は例外としている。

— **2. 展示の概要**　江戸時代の救命丸（当時は金匱救命丸）の販路をたどった入出金台帳、全国の代理店地図、中興の祖のかけ軸、江戸時代の宇津家屋敷絵図（コピー）、宇津家配置図、効能書の木版、江戸時代の神農像、明治から現在までの救命丸のパッケージ、江戸時代の製丸器、箔付け器、石臼、木製薬研、秤、サメの皮のヤスリ、宣伝物の変遷、明治時代からの新聞・雑誌

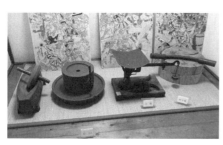

広告、小売店に送った景品の百味箪笥、机、火鉢、多種多様の金看板等など。その他、明治時代に開講していた私立宇津学校の史料、宇津家で使われていた炭を使うアイロン、銅の鏡、炭のあんか、槍、秘密にされていたひな人形、人力の消防ポンプなど。

3. 収蔵資料　多数の歴史に関する古文書。

4. HP　http://www.uzukyumeigan.co.jp

（宇津善博）

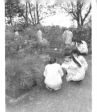
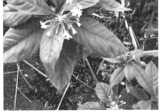

国際医療福祉大学
薬用植物園

〒324-8501　大田原市北金丸 2600-1　電話：0287-24-3000（代）
博物館資料の種類：薬用植物園　標本室の有無：N棟2階に生薬標本の展示　開園年：2005年　職員配置：大学教員（兼務）
休園日：土・日・祝　開園時間：9:00〜17:00（要教員に連絡）　入園料：無料
設置者：国際医療福祉大学

— **1. 沿革**　1995 年、栃木県大田原市に国際医療福祉大学・保健学部（大田原キャンパス）が開設した。2005 年に薬学部（4 年制）が開設されると同時に、大田原キャンパス内に薬用植物園を設置。本園はキャンパスの南西部に位置する薬学部 N 棟近くに 16 m × 16 m、256 ㎡の面積を有する。園内には 7.75 m × 4.5 m の温室、八つのブロックに分かれた花壇が設置される。さらに、園の周りやそこから延びる職員駐車場を囲む位置、建物と建物の間の通路にも花壇が設置され、約 150 種類の植物を栽培している。規模は小さく植物の種類も少ないが、薬学部で学ぶ生薬学、漢方医学で用いられる生薬の主要な基原植物が揃っている。現在は、大学の教員だけではなく学生のクラブ活動の一環として、栽培、管理に取り組んでいる。

— **2. 展示の概要（薬用植物の種類）**　植物の基本情報の他に、用部、生薬名、効能、主要成分を盛り込んだ説明板を設置している。大田原は寒暖差の大きい気候であるために、他の多くの薬用植物園で栽培されている植物全てを栽培することは困難なため、この土地に適応した植物が現在栽培されている。園に入ってすぐの花壇には葛根湯の構成生薬の一つである生薬麻黄の基原植物であるマオウを観察できる。マオウは比較的適応しているため、5 月ごろに黄色い花を観察できる。さらに奥の花壇では生薬当帰の基原植物であるトウキを観察できる。トウキは匂いの強い植物で、春にはキアゲハの幼虫、秋にはカメムシを呼び寄せている。温室では、熱帯地方で栽培され、アジマリンやレセルピンを含有することで知られるインドジャボクを観察できる。5、6 月ごろのピンク色の綺麗な花が特徴である。薬用植物園の外にはアロマセラピーで用いられるラベンダー、ローズマリー、タイムを観察でき、毎年良い香りを放っている。

— **3. 研究の特色**　教員の研究に関連した植物の栽培を行っている。

— **4. 教育活動**　生薬を理解する学生実習の一環として薬用植物園の観察、スケッチを行っている。また、日本薬剤師研修センターの薬用植物園実習も行っている。

（佐藤忠章・藤井幹雄・金谷貴行）

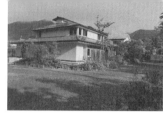
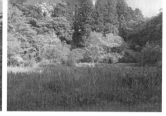

東京大学大学院理学系研究科
附属日光植物園

〒 321-1435　日光市花石町 1842　電話：0288-54-0206

博物館資料の種類：薬用植物園　標本室の有無：有　開園年：1902 年　職員配置：大学教員・有学芸員資格技術職員
開園日：4/15～11/30（開園期間内の月曜は休園、月曜が祝日のときは開園し翌日の火曜休園）
開園時間：9:00～16:30（入園は 16:00 まで）　入園料：高校生以上 500 円、小中学生 150 円　お得な年間パスポートおよび団体割引あり　設置者：東京大学大学院理学系研究科

- **1. 沿革**　日光植物園は寒冷地に自生する植物を研究するため、1902 年に設立された。敷地面積は 10.4ha であり、森林、湿地、高山帯などを再現するように植生が配置されている。設立当初は明治初期に東照宮の宮司を務められた会津藩主松平容保氏の邸宅跡などを利用して整備が進められた。太平洋戦争中は当時の皇太子殿下の疎開のために利用された。戦後は隣接する田母沢御用邸の一部を譲り受けて規模を拡大し、現在に至っている。一般公開の歴史は長く、1970 年代から教員と大学院生が常駐するようなって研究・教育部門も充実した。

- **2. 展示の概要（薬用植物の種類）**　日光植物園には日本および海外の寒冷地に自生する木本と草本合わせて 2,000 種以上が植栽されている。その中には薬草として利用されてきた種も多数含まれている。日光植物園の植栽の特徴は、それぞれの種の自生する環境を再現することにある。そのため、薬草が本来どのような立地に生育していたのかを学ぶことができる。例えば、トチバニンジンが暗い林床の植物であることを知れば、近縁種である薬用の高麗人参の栽培において遮光することの理由がわかってくる。

- **3. 研究の特色**　配置される教員の専門によって研究内容は大きく変化する。2020 年の時点では植物生態学の研究室があり、生理生態学、森林生態学などの研究を行っている。日光植物園は日光国立公園の豊かな自然を利用することができるため、その地の利を生かした研究が可能である。例えば、植物園の標高は約 650m であるが、時間をかけずに関東地方の平野部から標高 2,000m 以上の山岳まで移動できるため、植物の垂直分布に関係する研究が容易に行える。また、太平洋側の植物と日本海側の植物を対比させる研究も可能である。

- **4. 教育活動**　大学院生の教育を行うほか、学部生の野外実習も日光で行われている。また、小学生から高校生までの野外学習、一般団体への植物の解説なども行っている。訪問される研究者の方の宿泊も可能であり、40 名程度の研修会を行うこともできる。

- **5. HP**　http://www.bg.s.u-tokyo.ac.jp/nikko

（舘野正樹）

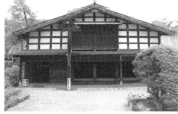 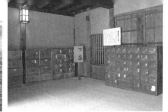

旧生方家住宅
きゅううぶかたけじゅうたく

〒 378-0042　沼田市西倉内町 594　電話：0278-23-4766
博物館資料の種類：薬学系資料　野外部（薬草園）の有無：無　開館年：1974 年　学芸員配置：無（職員対応あり）
休館日：水曜（祝日の場合は開館）、祝日の翌日、年末年始（12/29～1/3）　開館時間：9:00～16:00（最終入館 15:30）
入館料：110 円（中学生以下無料）　ショップの有無：無
設置者：沼田市

— 1. 沿革　江戸時代に沼田藩の薬種御用達を勤めた生方家の旧宅。建物は 17 世紀末の建築と推定される。現存するものとしては東日本最古級の町家造りの建造物であり、「旧生方家住宅」として国の重要文化財に指定されている。沼田市が生方家から寄贈を受け、保存のため沼田公園内に移築し、1974 年に一般公開を開始した。生方家は昭和の時代まで代々薬種商を営み、多くの資料が残されている。敷地内には、元の所有者である生方誠氏（1894～1978）が収集した資料を展示する「生方記念資料館」が併設している（1979 年開館）。

— 2. 展示の概要　旧生方家住宅は切妻造、妻入り、板葺きの町家。1864 年の大修理をはじめとして幾回かの改築・増築を行っていたが、移築時に初期の建築形態に復原された。平面は前面に「通り庭」「下みせ」「上みせ」をおき、奥は広い土間と板の間、片側に四室を並べる配置になり、「通り庭」「下みせ」「上みせ」の上には二階を設ける。「下みせ」に百味箪笥を配置、「板の間」に書籍資料以外の薬関係の資料が展示されている。書籍資料・文書資料は、生方記念文庫（沼田市上之町 119-1、0278-22-3110）が収蔵しており、事前予約により閲覧可能。

— 3. 収蔵資料　【書籍資料】『解体新書巻二～四』・『花岡先生外科小備』・『新纂薬物学』・『万病回春』・『薬徴続編』・『広益和語本草大成』など多数【製造道具】銀秤・科学天秤・乳鉢（劇薬用）・丸剤計数さじ・百味箪笥・薬瓶【文書資料】調剤録・唐紅毛薬種相場帳・和漢洋薬絵具相場録・利根郡売薬業人名帳【営業用具】利根売薬業組合印・屋根付き木製看板「家伝龍王調生湯」・屋号入り暖簾・印半纏・算盤・引札・屋号入り団扇

— 4. HP　https://www.city.numata.gunma.jp/kanko/bunka/1010240/1001837.html

（手塚恵美子・雪 明日香）

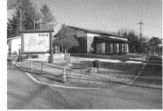
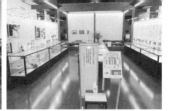

国立療養所
栗生楽泉園社会交流会館

こくりつりょうようしょ くりうらくせんえんしゃかいこうりゅうかいかん

〒 377-1711　吾妻郡草津町大字草津乙 647　電話：0279-88-3030（代表）
博物館資料の種類：医学系資料　開館年：2008 年 11 月 5 日　学芸員配置：有
休館日：月曜（祝日の場合は翌日）、年末年始　開館時間：9:30～16:00（入館 15:30 まで）　入館料：無料
設置者：厚生労働省

関東

群馬県　国立療養所栗生楽泉園社会交流会館

— **1. 沿革**　栗生楽泉園施設と楽泉園入所者自治会が保管する、歴史・民俗的資料の整理と保管が平成半ば頃より始められ、当初は園内にあった別の建築物内に展示していた。平成 20 年に社会交流会館が開館したのち展示形態を成すための準備が進められ、平成 29 年 8 月より学芸員 1 名が配置されて今日に至る。

— **2. 展示の概要**　社会交流会館は平成 20 年 11 月に栗生楽泉園内に開館した、次のような目的を持った一般開放型の施設である。
①入所者の方々と一般社会にある人々との交流の場を目指す。
②かつて草津町にあったハンセン病患者の居住地区（湯之澤集落）の開園後の歴史とそこに暮らすハンセン病患者の生活の様子を中心に資料の展示を行い、一般の方々が、広くハンセン病について視覚的に学習できる場を目指す。
③見学を予約した団体を対象に、学芸員による館内展示資料の説明や園内の各要所を巡る案内をしている。これにより、ハンセン病問題に対する啓発と理解を一層深めることを目指す。

— **3. 収蔵資料**　・湯之澤集落時（楽泉園開園前）の関係資料とパネル
・楽泉園の変遷を示す 1 次・2 次資料、及びパネル
・入所者による文芸類の作品や生活用品

— **4. 見学資料**　リーフレット、ガイドブック、HP
— **5. HP**　https://www.mhlw.go.jp/seisakunitsuite/bunya/kenkou_iryou/iryou/hansen/kuriu/

（干川直康）

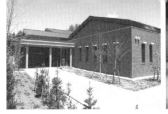
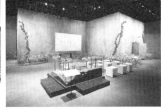

重監房資料館
（じゅうかんぼうしりょうかん）

〒377-1711　吾妻郡草津町草津白根464-1533　電話：0279-88-1550　Fax：0279-88-1553
博物館資料の種類：医学系資料　野外部（薬草園）の有無：有（重監房「特別病室」跡地）　開館年：2014年　学芸員配置：有
休館日：月曜（祝日の場合は翌日）、国民の祝日の翌日、年末年始、館内整理日
開館時間：9:30～16:30（11/15～4/25は10:00～16:00）　団体のみ要予約　入館料：無料　ショップの有無：無
設置者：厚生労働省

— 1. 沿革　重監房とは、群馬県草津町の国立療養所栗生楽泉園にあったハンセン病患者を収容した懲罰施設の俗称である。正式には「特別病室」。しかし「病室」とは名ばかりで、当局に不良と目された患者を収監する「牢屋」であった。1938年から9年間運用されて、23名の患者が非業の死を遂げた。廃用後間もなく建物は倒壊、建物基礎だけが遺るだけになり、重監房の記憶も薄れたが、2001年のらい予防法違憲国家賠償請求訴訟の原告勝訴をうけて、らい予防法下での患者の人権侵害の顕著な事例として、「特別病室」問題は改めてクローズアップされた。重監房復元を強く要望した谺雄二さん（故人）らの署名活動が契機となり、2007年に国と統一交渉団（全療協・全原協・弁護団）の協議を経て、重監房の復元施設をもつ啓発拠点を国の責任で建設することが決定した。復元といえないまでも再現といえるエビデンスを獲るために2013年の跡地の発掘調査が行われ、二館目の「国立のハンセン病資料館」として2014年に重監房資料館は開館した。資料館は、未だ不明な点の多い重監房の運用や患者収監の手続き、収容患者のライフヒストリー等、重監房とハンセン病問題に関する資料を収集・保存し、調査・研究成果を公表するという博物館固有の方法を基本に、人の命の大切さを学び、広くハンセン病問題への理解を促し、ハンセン病をめぐる差別と偏見の解消を目指す活動を行っている。

— 2. 展示の概要　展示室1では、重監房を再現した実物大ジオラマ、重監房全体を俯瞰できる1/20スケールの立体模型、93名の収監者に関する情報を示している。展示室2では、重監房再現のために行った発掘調査の成果（発掘風景写真、建物基礎、建築部材、監禁施設である証拠となる遺物や収監された患者が持ち込んだ遺品）を中心に、「特別病室」問題と日本のハンセン病政策を対比した歴史年表、重監房に関する歴史映像や証言映像、トピックスを示している。またレクチャー室で入館者は、ガイダンス映像『重監房の記憶』『熊笹の尾根の生涯』『遺族ふたり』等を視聴できる。なお栗生楽泉園正門近くに位置する重監房（特別病室）跡地も整備・公開している。

— 3. 収蔵資料　重監房跡の発掘（2013年）および門衛所跡の発掘（2017年）に関する調査資料（調査風景写真・測量資料・出土遺物）、谺雄二氏遺品および寄贈図書、証言映像資料等

— 4. 刊行物・啓発DVD　重監房資料館2016『重監房跡の発掘調査』、同2019『門衛所跡の発掘調査』、同2014『DVD重監房の記録』、同2016『DVD熊笹の尾根の生涯』、同2018『DVD遺族ふたり』

— 5. 参考文献　宮坂道夫 2006『ハンセン病　重監房の記録』集英社新書、ハンセン病市民学会2015「重監房資料館新設の意味を考える」『年報2014』、『重監房跡の発掘調査』2016、HP

— 6. HP　https://www.nhdm.jp/sjpm/

（黒尾和久）

関東　群馬県　重監房資料館

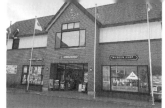
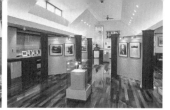

ベルツ記念館
べるつきねんかん

〒 377-1711　吾妻郡草津町草津 2-1　電話：0279-88-0881
博物館資料の種類：人物記念館　開館年：2000 年　職員配置：無　休館日：年中無休（メンテナンス休業あり）
開館時間：9:00〜16:30　入館料：無料　ショップの有無：有
設置者：草津町

— **1. 沿革**　エルヴィン・フォン・ベルツ博士は、1876 年、政府の招きで来日し、のち 29 年間、東京大学医学部の前身である東京医学校で教鞭をとる傍ら、日本医学発展のために多大な貢献を残し、「日本近代医学の父」と称えられている。1878 年には草津温泉へ訪れ、草津温泉の独特な入浴法や泉質、その環境のすばらしさを世界に紹介した。著書『ベルツの日記』では「草津には無比の温泉以外に、日本で最上の山の空気と全く理想的な飲料水がある」と草津温泉を絶賛している。2000 年、草津町制施行 100 周年を迎えるにあたり、草津町の恩人であるベルツ博士の功績を後世に伝えるためにベルツ記念館を開館した。

— **2. 展示の概要**　展示室は、道の駅草津運動茶屋公園ミュージアムショップの 2 階にあり、ベルツ博士の功績の足跡をたどっている。中央奥には、1935 年に建立されたベルツ博士の記念碑の拓本、ベルツ博士、夫人の花氏の肖像画が展示され、当時の草津町の人々との交流や、ベルツ博士家族の写真もパネルで展示している。また、ベルツ博士をきっかけとした、ドイツ／ビーティハイム・ビッシンゲン市（ベルツ博士生誕の地）とチェコ／カルロビヴァリ市（ベルツの日記にて草津町と比較されたヨーロッパ最大の温泉保養地）との姉妹都市交流の軌跡も展示している。

— **3. 収蔵資料**　著書『ベルツの日記』では研究対象に温泉療法を挙げており、草津や伊香保を訪れた記録が残る。特に 1904 年に草津に訪れた際の記述は長文で、「この温泉の特異な効力が知れわたれば、あらゆる国の人々がやってくることは確実だ」と分析している。
「金蒔絵の手箱」は明治 38 年にベルツ博士がドイツへの帰国の際、日本での長年にわたる功績に対し、皇太子ご夫妻（後の大正天皇・皇后）より授与されたものである。ドイツのベルツ家で保管されていたが、草津町とドイツ／ビーティハイム・ビッシンゲン市との姉妹都市締結記念式において、ベルツ博士の孫にあたる人物より寄贈されたものである。
他、日本鉱泉論、内科医書等一部、ベルツ博士胸像、スクリバ博士胸像、記念碑拓本、当時の写真パネル、ベルツ博士夫人の着物等多数、姉妹都市関連品多数。

— **4. 教育活動**　草津温泉とベルツ博士の歴史を学ぶ場として、課外授業の受け入れを行っている。

— **5. 参考文献**　HP

— **6. HP**　http://www.kusatsu-onsen.ne.jp

（唐澤広子）

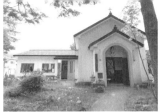
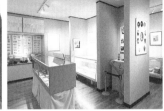

リーかあさま記念館
りーかあさまきねんかん

〒 377-1711　吾妻郡草津町大字草津289　電話：0279-82-5139／0279-88-3640（草津聖バルナバ教会）
博物館資料の種類：人物記念館　開館年：2012年　職員配置：有　休館日：火・土・日、冬期期間
開館時間：10:00～15:00　入館料：無料　ショップの有無：有
設置者：（宗）日本聖公会北関東教区

— **1. 沿革**　少なくとも鎌倉時代の頃から湯治場として草津温泉は知られるようになる。既に江戸時代には、様々な皮膚病と共にハンセン病の病者が草津に湯治のために訪れる。1887年よりハンセン病者の集落が草津町の施策として始まる。1916年より草津聖バルナバ教会設立、英国宣教師コンウォール・リーが草津に定住し、聖バルナバ・ミッションを始め、湯之沢にハンセン病者のために私財をつぎ込み奉仕する。1941年までこの事業は続く。2006年、（宗）日本聖公会北関東教区においてこの事業を多くの人に伝え社会の啓発に寄与すべく、資料の保存と巡回展示を始める。2012年現在の草津聖バルナバ教会に隣接する建物に「リーかあさま記念館」を設置し、現在に至る。

— **2. 展示の概要**　日本におけるハンセン病の歴史を通して当時（大正・昭和）の状況を説明し、草津の湯之沢へのいきさつについての紹介。湯之沢の人々の状況説明、また湯之沢を訪れる様々な宗教者と草津の関連についての説明。コンウォール・リーが草津に来る前に、リーを迎え入れられる母体（光塩会）ができることなどの説明。コンウォール・リーが草津に来るための必然性、聖バルナバ・ミッションのあらまし。聖バルナバ・ミッションの資金繰りと施設（ホーム、幼稚園、学校、医院など）の紹介。コンウォール・リーの苦悩と祈りの姿勢、「かあさま」と病者から慕われる理由。コンウォール・リーの同労者たちについて。癩予防法と国立療養所栗生楽泉園の誕生。その後10年続いた聖バルナバ・ミッション及び湯之沢集落の終焉。コンウォール・リーの逝去。現在の栗生楽泉園の方々が大切に保管してきた遺品・資料の展示。

— **3. 収蔵資料**　現在の栗生楽泉園の方々が大切に保管してきた遺品・資料、約4,000点。

— **4. 教育活動**　講演会、フィールドワーク。

— **5. 刊行物**　ニュースレター「くさつ」

— **6. 参考文献**　中村茂 2007『草津「喜びの谷」の物語—コンウォール・リーとハンセン病』教文館。日本聖公会北関東教区聖バルナバミッションとリー女史記念事業推進委員会編 2011『かあさま　リー教母喜寿祝賀記念録【注釈付復刻版】』日本聖公会北関東教区聖バルナバミッションとリー女史記念事業推進委員会。貫民之介 1954『コンウォール・リー女史の生涯と偉業』コンウォール・リー伝記刊行会。徳満唯吉執筆・貫民之介校閲 1982『湯之澤聖バルナバ教会史』日本聖公会・聖慰主教会。

— **7. HP**　http://dango3k.music.coocan.jp/leghkinenkan/

（松浦 信）

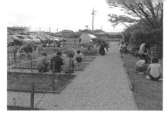
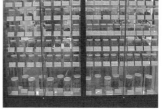

高崎健康福祉大学
薬用植物園

〒370-0033　高崎市中大類町37-1　電話：027-352-1290
博物館資料の種類：薬用植物園　標本室の有無：有　開園年：2007年　職員配置：大学教員
開園日：一般公開なし　設置者：高崎健康福祉大学

— **1. 沿革**　本学の薬用植物園は、2007年1月に設置され、開設時は58種の薬用植物の栽培を行っていた。薬用植物園の面積は1,000㎡で、薬草および薬木の見本園区域と圃場から構成されており、現在は140種余りの薬用植物を栽培している。薬用植物園は、講義(生薬学、薬用資源学、東洋医薬化学)や、学生実習(基礎化学実習)の教育の場として利用している。

— **2. 展示の概要(薬用植物の種類)**　見本園では、医薬品に関わる植物として、生薬の基原植物や、植物成分が医薬品へ応用されている薬用植物、西洋薬のリード化合物となった成分を産生する植物の他、身近な薬用植物としてハーブ類などを栽培している。各薬用植物には、ラベルを設置して、学生が薬用植物を散策・見学しながら学習ができるように展示されている。また、薬用植物園は、薬学部棟のすぐ隣に位置しており、学習しやすい環境で、学生が落ち着いて薬用植物の観察やスケッチができるように通路が広くとってある。生薬標本は、株式会社ツムラより寄贈していただいた生薬標本を中心として薬学部棟のロビーで展示している。ロビーの隣には学生ホールがあり、学生が休憩時間などにも生薬標本に気軽に親しめる環境となっている。

— **3. 研究の特色**　薬用植物の育種研究などは行われていないが、蚕に関する研究が行われており、薬用植物園で栽培している桑の葉を飼料として提供している。

— **4. 教育活動**　講義で扱う薬用植物を中心に栽培をしており、座学と実物を見て学習効果が高まるように配慮されている。また、薬用植物園は、薬学部棟からアクセスしやすいため、1年を通して栽培植物の生育に伴う形態の変化を観察することができる。そのため、形態の似た植物(誤食報告のあるものも含む)の生育過程を観察学習しやすい環境である。

(渡辺和樹)

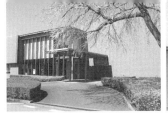
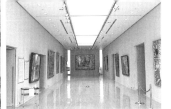

大村記念館
<small>おおむらきねんかん</small>

〒364-0026　北本市荒井 6-102 北里大学看護専門学校附属棟 1 階　電話：048-593-5131
博物館資料の種類：人物記念館　開館年：1998 年　学芸員配置：有（交代勤務）　入館料：無料
開館日：月・水・金（祝日を除く）　開館時間：10:00～16:00（最終入館 15:30）
設置者：学校法人北里研究所

— **1. 沿革**　1989 年 4 月、北里研究所は埼玉県北本市に北里大学メディカルセンターを開院した。1994 年 4 月、敷地内に北里看護専門学校を開校、1998 年、看護専門学校附属棟「王森然記念館」を設置し、王森然作品・岡田謙三作品の絵画展示室を開設した。2012 年 11 月 1 日、看護専門学校附属棟の呼称を「大村記念館」と改称、北里大学メディカルセンター内に展示していた大村智（北里大学特別栄誉教授）関連の資料を移設し、大村記念室を開設した。

— **2. 展示の概要**　大村記念館の正面入り口、エントランスホールには三つの展示室が並んでいる。そのエントランスホールでは大型の絵画を 10 点展示しており、2017 年に文化勲章を受章した奥谷博作品「渦」や、埼玉県出身の画家である櫻井孝美作品「マンハッタン陽々」「O 博士」等が掛けられている。最初の展示室は大村展示室となっており、2015 年にノーベル生理学・医学賞を受賞した大村智博士の研究業績や栄誉を展示、顕彰している。隣が岡田謙三展示室で岡田きみ夫人から寄贈された岡田謙三画伯の絵画、90 点の中の 20 点程を画業と共に紹介している。一番奥には王森然記念展示室があり、近代中国の著名な文学者、史学者、思想家、教育者、芸術家である王森然の紹介と共に、遺族から寄贈された絵画 40 点を展示している。

— **3. 収蔵資料**　大村記念室には、入り口に大村博士の略歴と栄誉の紹介があり、特に奥の大村博士の胸像と、篠原吉人作品「天使の領域」が目を引く。中央のケースには国内外での受賞メダル、右手には抗生物質の分子模型や発見した化合物の構造式一覧と物質名一覧、寄生虫感染症・抗寄生虫薬イベルメクチン等の開発・研究プロセスをパネル化して展示。左側の大型ケースには、賞状やアフリカガーナから記念に贈られたお面や像。更に、お世話になった研究者、友人・知人・学生時代の様子を写真パネル等で紹介、ノーベル賞授賞式時の写真や賞状等も展示している。

岡田謙三展示室では、48 歳で渡米しアメリカの抽象表現主義最盛期の中で独自の抽象絵画を創作し、大和絵の美意識を感じさせる色調とユーゲニズム（幽玄主義）の名で一躍脚光を浴びた岡田謙三の略歴と絵画を紹介している。主な展示作品として、「少女」「BEIGE AND GREEN」等。

王森然記念展示室には、文化大革命の 1973 年に描かれた「双人」から、90 歳で逝去した年の 1984 年に描かれた「牽牛花」までの 40 点と、王森然学術研究会から寄贈された 10 点程の中国画や掛け軸、王森然関連の書籍、写真などを展示している。

— **4. 刊行物**　『岡田謙三作品集』、『王森然記念館蔵書画集（一）（二）』。

— **5. HP**　https://www.kitasato.ac.jp/jp/about/activities/omurakinenkan.html

（深澤佳恵）

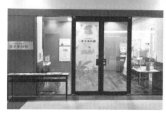
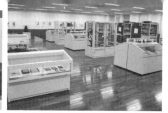

木村孟淳記念漢方資料館
(きむらたけあつきねんかんぽうしりょうかん)

〒 362-0806 北足立郡伊奈町小室 10281 　電話：048-721-1155(大学代表)
博物館資料の種類：薬学系資料　野外部(薬草園)の有無：有　開館年：2007 年　職員配置：大学教員(学芸員資格あり)
開館日：学休日　※限定公開　入館料：無料　ショップの有無：無
設置者：学校法人都築学園日本薬科大学

— **1. 沿革**　木村孟淳記念漢方資料館は、薬学一般の教育に資する事物や漢方薬学を含む薬学研究資材の蒐集、保管、展示を目的として 2004 年に設立された日本薬科大学漢方資料室が前身である。木村孟淳記念の名は、日本薬科大学名誉学長・木村孟淳教授の、当該漢方資料館の収蔵品の根幹となる生薬標本、書籍、資料の蒐集における特筆すべき功績を称えたものである。本学の収蔵品はさらに木村名誉学長の父・木村康一京都大学名誉教授使用の研究器具一式、および恩師・嶋野武教授ならびに遺族による本草、漢方医薬学文献など、数々の薬史学的価値のある資料の寄贈などにより一層の充実が図られた。また前学長、丁 宗鐵教授秘蔵の明治〜昭和期の Leitz(現 Leica)製光学顕微鏡や木製看板、漢方エキス製剤の開発者であり内科医でもあった板倉武教授ゆかりの品々、元館長・船山信次教授による明治〜大正期の薬学文献などの寄贈品のほか、日本薬科大学での漢方薬学の研究・教育に関連した地域連携事業開発商品も併せて展示されている。漢方関連の資料は引き続き架蔵中であり、薬学の総合的な博物館として今日に至っている。

— **2. 展示の概要**　本学の漢方薬学研究・教育に資することを念頭に、生薬を中心に据え、現代の漢方エキス製剤、液浸標本、地域連携事業による共同開発商品、復刻版を含む漢方医学書、本草書などを展示している。生薬展示では基原植物をエングラー順で配した生薬標本棚を備え、学内で利用された生薬材料の voucher 標本保管場所としての役目も果たしている。また商品ケース・大型ケースを利用した貴重生薬、異物同名生薬、菌類標本、茶などのテーマ別展示のほか、薬用植物園との連携の一環として学内産植物標本を展示している。

— **3. 収蔵資料**　生薬標本は 3,000 余点で、うち貴重生薬と偽品・異物同名生薬標本を商品ケースに配している。また、いわゆる冬虫夏草である Cordyceps 属矢萩コレクション、医薬宣伝用資材(木製看板、紙看板、配置販売員小道具)、茶剤、古文献類(黄帝内経素問・霊枢、千金方、宋版傷寒論、金匱要略、諸病源候論、太平恵民和剤局方、外科正宗、黄帝三部鍼灸甲乙経、増補絵図鍼灸大成、十四経発揮、腹証奇覧、薬徴、本草綱目(貝原本)、和語本草綱目、大和本草、広大和本草、増訂本草備考、紹興本草〈一部分〉)、光学顕微鏡(上述)などがある。

— **4. 参考文献**　リーフレットおよび公式ページ

— **5. HP**　https://www.nichiyaku.ac.jp/kampomuseum/

(山路誠一)

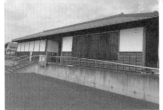
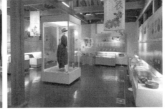

熊谷市立荻野吟子記念館

〒360-0223　熊谷市俵瀬581-1　電話：048-589-0004
博物館資料の種類：人物記念館　野外部（薬草園）の有無：有　開館年：2006年　職員配置：職員対応
休館日：月曜（月曜日が祝日の時は翌平日・年末年始）　開館時間：9:00〜17:00　入館料：無料　ショップの有無：無
設置者：熊谷市

— **1. 沿革**　現在荻野吟子記念館が建っている場所は、明治時代の後半まで荻野吟子の生家があった場所である。現在の記念館（実在した長屋門の1.5倍の大きさ）はここに実在した長屋門を模して建てられた。当時の長屋門は、解体して群馬県千代田町の光恩寺に移築され当時のままの姿で実在する。
　1968年　荻野吟子が生まれた俵瀬村の学区である秦小学校に、荻野吟子の顕彰碑建立。
　1971年　妻沼町（現熊谷市）指定文化財（史跡）となる。
　2006年　現在の記念館（熊谷市立荻野吟子記念館）開館。
　2019年　本年度よりＮＰＯ法人めぬまガイドボランティア阿うんの会が熊谷市より、指定管理を受けて運営している。

— **2. 展示の概要**　北海道の瀬棚町の方が一年早く、荻野吟子に関する展示館を開館したため、瀬棚町の方が荻野吟子に直接関係する資料が多い。荻野吟子の生家が、明治の後半に解体されてしまったので、熊谷市立荻野吟子記念館には、荻野吟子に直接関わる展示物は少ない。従って、俳優の三田佳子主演の「命燃えて」という舞台劇が新橋演芸場で1998年に演じられた時の舞台衣装・脚本・出演者等に関する物が主たる展示品である。荻野吟子の生誕から逝去する迄の生涯を年表で表している。

— **3. 収蔵資料**　荻野吟子が知人に宛てた手紙、吟子が使用したと言われている医学書。吟子が女医に合格したときの本人の写真、東京女子師範学校（現お茶の水女子大学）卒業記念写真。

— **4. 教育活動**　荻野吟子に関する講演会の開催、学校教育との連携、紙芝居による出前授業などを積極的に行っている。

— **5. 刊行物**　荻野吟子のリーフレット、渡辺淳一著『花埋みみ』、奈良春作著『荻野吟子』、広瀬玲子著『荻野吟子─女医への道を切り拓いて』、長島二三子著『松本万年の女弟子たち』

— **6. HP**　http://oginoginkokinenkan.com/

（増田哲也）

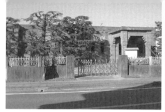 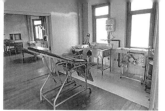

坂田医院旧診療所

〒360-0201　熊谷市妻沼1420　電話：048-536-5062
博物館資料の種類：医学系資料　国登録有形文化財　野外部(薬草園)の有無：無　開館年：2004年　学芸員配置：無
休館日：不定期(開館は年間20日)　開館時間：10:00〜17:00　入館料：無料　ショップの有無：無
設置者：熊谷市

— **1. 沿革**　1931年に坂田康太郎氏が産科医院として建造した「坂田医院旧診療所」は、鉄筋コンクリート造、平屋建て、外壁正面をスクラッチタイル貼りとする明治初期の地方近代化建築の貴重な遺構として2004年に国登録有形文化財となった。康太郎氏は開業の傍ら町議会議員として活躍、その後、息子である晃氏、孫の早苗氏に引き継がれ、現在は熊谷市(旧妻沼町)が購入し、現在に至っている。外壁のスクラッチタイルとは、タイル表面を櫛引き平行の溝を作り焼成した様式である。

内部は、壁・天井ともに、鉱物質を原料とした、塗り方法であるプラスター仕上げが用いられ、柱や天井の隅などに巡らした蛇腹と呼ばれる帯状の構造は、各部屋ともに意匠を凝らしている。

— **2. 展示の概要**　特に展示物は無いが、各部屋は、玄関ホール、受付・調剤室、待合室、診察室、分娩室、手術室、給湯室、レントゲン室、暗室、便所からなり、当時のまま保存されている。

— **3. 収蔵資料**　診療機器、レントゲン撮影の機材、診療に使われた机・往診鞄、当時珍しかった電話ボックス等。

— **4. 地域活動**　登録有形文化財に登録されたことをきっかけに、日本アカデミー賞最優秀作品賞に輝いた映画「東京タワー〜オカンとボクと、時々、オトン〜」のロケ地として使用されるようになり、その後も数々の映画やテレビドラマに使われている。

(増田哲也)

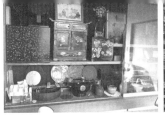
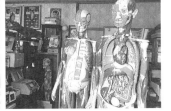

幸せ（歯合わせ）歯の博物館

〒340-0161　幸手市千塚1867-1　電話：090-5427-6255
博物館資料の種類：歯学系資料　開館年：2019年　職員配置：随時（案内対応）
開館日：事前予約　開館時間：事前予約　入館料：無料　ショップの有無：無
設置者：医療法人社団恵愛会腰原歯科クリニック　腰原偉旦

— **1. 沿革**　1975年ゴム床下顎総義歯を装着した患者さんに出会い、歯と関連した世間から忘れされてしまいそうな物を収集し始め、その後45年以上経った今も続いている。さらに寄贈を受け、2019年11月3日（文化の日）に幸せ（歯合わせ）歯の博物館を開館した。コロナ前は骨董市や骨董屋などで、直接顔が見えてコンタクトが直に取れる環境で収集していた。しかし、コロナ禍ではネットオークションも行い資料の充実を図った。

— **2. 展示の概要**　博物館の入り口には、様々な薬研と石臼や乳鉢などの細粉器があり、その奥には、歯磨き粉・歯ブラシ関連の展示が続く。そして、使用可能な歯科用足踏みエンジンが置かれている。平安時代から千年続いたお歯黒とその関連道具は部屋に入った右側にある。奥は、木製義歯・ゴム床義歯のブースである。二階は、等身大男女の紙粘土製精密分解人体模型や、今は使用されなくなったアマルガム関連などの歯科治療に関するものを展示している。

— **3. 収蔵資料**　1876年の天然痘予防規則、昭和初期の種痘証明書、国民皆保険制度導入1961年当時の保険証、1940年頃の一歯科医学専門学校で使用されていた教科書一式、お歯黒と関連道具、1625（寛永2）年に日本で初めて発売された歯磨き「大明香薬砂」はじめ日本の歯磨き粉と歯ブラシ、楊枝と箸、木製義歯とゴム床義歯、歯科用足踏みエンジンとレーズ、戦前のアメリカ製デンタルキャビネット、アマルガムとその道具、薬研と石臼、江戸明治期の薬入、紙粘土製精密分解人体模型、200万年前に絶滅した幻の生物メガロドンの歯、ナウマンゾウの臼歯、マンモスの牙と歯、ヒゲクジラとハクジラ（イッカクを含む）、ノコギリエイやカジキやヒラチョウザメの吻、ライオンとヒョウの剝製口腔内歯牙、骨と歯牙標本、歯牙模型。

— **4. 刊行物**　「Dental Museum 歯合わせ博物館」『東京医科歯科大学歯科同窓会会報』№ 213 2020年5月、「Dental Museum 歯合わせ博物館」『東京都歯科医師会雑誌』第68巻 第9・10号 2020年9・10月、「古くて新しい歯磨き」『東京医科歯科大学歯科東京同窓会報』198号 2022年3月、「入れ歯の歴史」『公益社団法人浅草歯科医師会会報』第53巻第2号 2024年3月

5. 参考文献　HP

6. HP　https://www.koshihara-dc.or.jp/tooth-alignment/

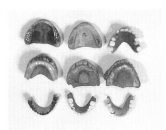

（腰原偉旦）

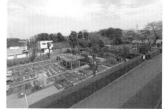
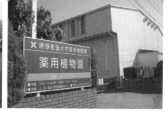

慶應義塾大学薬学部
附属薬用植物園

けいおうぎじゅくだいがくやくがくぶふぞくやくようしょくぶつえん

〒336-0977　さいたま市緑区上野田600　電話：048-878-0469（職員の携帯電話へ転送されます）
博物館資料の種類：薬用植物園　標本室の有無：無（展示植物以外の資料は非公開）　開園年：1933年
職員配置：事務職員（植栽担当兼任）　開園日：3月～11月の月曜～金曜（祝祭日、大学の休業日を除く／不定期休園あり）
開園時間：9:30～16:00　入園料：無料（20人以上の見学には、予約が必要）
設置者：慶應義塾大学

— **1. 沿革**　本園は、1933年5月に共立女子薬学専門学校の薬草園として、当時の東京府荏原郡大塚町雪ケ谷に設立されたが、1936年9月に小金井村関野新田に新たな土地(3,844㎡)を得て移転した。この薬草園は、戦時中には食糧増産のために使われ、1949年に共立薬科大学となった後も、1965年9月まで薬草園としての役割を果たした。そして1966年6月に、現在の場所に体育館などの施設とともに新たな薬用植物園として開園し、2008年に慶應義塾大学と合併した後も、薬学部の附属薬用植物園として、教育・研究に利用されている。

— **2. 展示の概要（薬用植物の種類）**　本園には、露地圃場(2,300㎡)、温室(85㎡)、自然状態の林地(1,200㎡)があり、約800種の植物を保有している。本園は、薬学部附属の教育用見本園として、日本薬局方収載生薬の基原植物を中心に、有用植物や有毒植物なども植栽しており、生薬の基原植物については、その用途などをラベルで解説している。また、研究用植物の栽培・増殖も必要に応じて随時行っており、薬学部天然医薬資源学講座で研究材料として使われている。

— **3. 教育活動**　薬学部の生薬学の講義に合わせて、5月に本園で薬用植物観察の実習を行っている。本園は、東京都港区芝公園にある薬学部から遠く離れているため、日常的な薬用植物の観察には適していない。そこで、薬学部の屋上庭園に分園を設け、汎用生薬の基原植物等約70種の薬用植物をプランターで栽培・展示し、学生が日常的に薬用植物を観察できるようにしている（分園は非公開）。また、漢方薬・生薬認定薬剤師研修の薬用植物園実習や保護者会主催の観察会が行われる他、市民団体などの見学会も随時受け入れている。

— **4. 刊行物**　植物目録を、5年に一度を目処に発行。
— **5. 参考文献**　共立薬科大学編 2002『共立薬科大学七十年史』
— **6. HP**　https://www.pha.keio.ac.jp/campus/urawa/garden.html

（木内文之・(加筆) 菊地晴久）

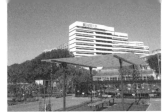
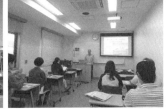

城西大学薬用植物園

〒350-0295　坂戸市けやき台1-1　電話：049-286-2233
博物館資料の種類：薬用植物園　標本室の有無：有　開園年：1973年　職員配置：大学教員
開園日：月曜～土曜（ただし、11月～3月の間、温室は15:00まで）　開園時間：9:30～16:00
入園料：無料　設置者：城西大学

— 1. **沿革**　本学薬用植物園は薬学部創設（1973年）と同時に当時の文部省の大学設置基準にのっとり、『薬学教育の基礎として学生に供覧すると共に、研究材料の栽培ならびに特に重要な薬用植物の試験栽培及び保存、地域社会の教育活動への協力』を設立趣旨として設置された。その後、温室を設置し、さらに圃場の増設をしながら整備を図り、植物種は約800種を数えるほどになった。2015年、本学創立50周年を記念した新薬学棟の建設に伴い、場所を大学近郊東側の下川原に移し、低屋温室、高屋温室の二つの温室、並びに新管理棟の建設を行い、二つの栽培園場を含め、総面積は約6,000㎡となった。

— 2. **展示の概要（薬用植物の種類）**　屋外では季節に応じて様々な薬用植物の姿を観察することができる。医薬品原材料となる植物や漢方薬の原材料となる薬用植物が展示されている。高屋温室（83㎡）は真冬でも18℃以上の亜熱帯環境を維持し、主に地植えの植物（約25種）を展示している。アカキナノキをはじめとする重要な薬用植物やバナナ、バニラ、カカオ、マンゴー、アセロラなどの日本でも良く知られた植物を見ることができる。低屋温室（111㎡）は真冬でも22℃以上の熱帯環境を維持し、主に鉢植えの植物（約60種）を展示している。クミスクチンやストロファンツスをはじめとする重要な薬用植物やコショウ、コーヒーなどの身近な植物やキソウテンガイなどの非常に珍しい植物も見ることが可能。乾燥エリアには、サボテンやアロエをはじめとする砂漠の植物がある。

— 3. **研究の特色**　絶滅危惧植物であり、埼玉県では坂戸市入西（白花）と秩父（淡紫色花）の2ヶ所しか確認されていないという埼玉県指定の天然記念物でもあるステゴビル（ユリ科）の保存栽培を行っている。また、大学教員による薬用植物園を利用した研究が行われている。

— 4. **教育活動**　資料室には薬用植物に関する資料や生薬標本が展示され、学習室はセミナーや講義に使用されている。また、加工調製室では生薬の加工調製が可能であり、生涯学習教育や様々な研修会にも利用されている。学生の学びの場としてだけでなく、一般開放や講習会を通じて地域の方々・卒業生との交流の場としての一翼を担っている。

— 5. **参考文献**　HP
— 6. HP　https://www.josai.ac.jp/yakuyou/

（北村雅史）

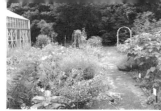
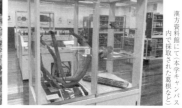

日本薬科大学薬用植物園

〒362-0806　北足立郡伊奈町小室10281　電話：048-721-1155(代)
博物館資料の種類：薬用植物園　標本室の有無：無(別途、下記漢方資料館に生薬標本の展示あり)　開園年：2004年
職員配置：技術職員、専任教員　開園日：月・火・木・金(要事前申込み、臨時休園日あり)
開園時間：基本的に 10:00～16:00　入園料：無料
設置者：日本薬科大学薬学部

- **1. 沿革**　本学の薬用植物園は2004年に日本薬科大学の開校とともに、さいたまキャンパス内に開園し現在に至る。隣接地には「無線山の桜並木」と呼ばれ、近隣の人々に愛されているお花見の広場もあるが、薬用植物園のまわりは自然の森となっており、圃場部分の面積は約3,100㎡である。また、約400㎡の温室が併設されている。薬用植物園では300種余りの薬用植物が栽培されており、薬用植物学・天然物化学・生薬学・漢方薬物学などの教育・研究や、薬剤師の研修、市民との交流の場として活用されている。

- **2. 展示の概要(薬用植物の種類)**　温室では熱帯や亜熱帯産の各種薬用植物を中心として栽培され、年間を通してこれらの植物の観察をすることができる。温室では、ラウオルフィアやゴクラクチョウカなどの展示も行ない、学生や一般市民の興味を引く努力もしている。一方、屋外の見本園には日本薬局方に収載される生薬の基原植物を中心に、民間薬として用いられる薬用植物や、ハーブ類などの展示もしている。薬用植物園周辺にはセンブリやヤマユリなどの自生地もあり、開花の時期にはとくに多くの学生や職員が観察や鑑賞のために訪れている。

- **3. 研究の特色**　本学教員による薬用植物園を利用した各種の研究も盛んに行なわれている。また、本学の薬用植物園の特徴として、講義棟内に設置されている「木村孟淳記念漢方資料館」(写真右)との緻密な連携もなされている。この資料館には、漢方の歴史に関連する書籍や物品などの多くの資料のほか、薬用植物の写真や、3,000余点にのぼる生薬が展示されている。

- **4. 教育活動**　学生教育に資するよう、植物には学名、科目、主な含有成分や薬効などが記載された立て札の設置と充実に努めている。また、地域の方々や生涯教育の一環としての薬用植物観察会や、日本薬剤師研修センターの研修会などにも積極的に協力している。

- **5. HP**　https://www.nichiyaku.ac.jp/about/medicinal-botanical-garden/

(山路誠一・園長 袴塚高志)

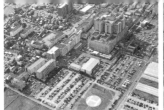
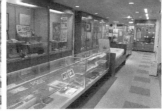

あさひちゅうおうびょういんいがくしりょうかん
旭中央病院医学資料館

〒289-2511　旭市イ-1326（旭中央病院附属看護専門学校1階）　電話：0479-63-8111（代表）
博物館資料の種類：医学系資料　開館年：1995年　職員配置：広報担当職員対応
休館日：土・日・祝日　開館時間：10:00～15:00　※1週間前までに要予約　入館料：無料　ショップの有無：無
設置者：地方独立行政法人総合病院国保旭中央病院

— **1. 沿革**　1995年、かねて「医療は文化である」と考えていた旭中央病院初代病院長諸橋芳夫（1919～2000）が「地域の方々に医療文化についての理解を深めていただく場として、役に立ちたい」との願いを込めて病院敷地内（旭中央病院附属看護専門学校）に開設。1999年、展示室拡張に伴い「医学資料館」へ名称変更。現在に至る。

— **2. 展示の概要**　「医療は文化」を体現するものとして諸橋初代病院長が私財を投じて収集した医学資料が陳列されるほか、郷土資料や、病院の歴史を物語る貴重な資料も収蔵されている。

— **3. 収蔵資料**
　◆医学資料：
　◇医学先人の資料・書画（貝原益軒〈1630～1714 儒学者/本草学者：「養生訓」の著者〉、華岡青洲〈1760～1835 医師：世界で初めて全身麻酔を用いた手術に成功〉、緒方洪庵〈1810～1863 蘭学者/医師：大阪に適塾を開き、門下生に福澤諭吉、大村益次郎など〉、関寛斎〈1830～1912 医師：旭市に近い東金市に生まれ、長崎でオランダ海軍医ポンペに学ぶ〉、高木兼寛〈1849～1920 医師：東京慈恵医大を創立〉、等）
　◇医学古文書（瘍科秘録、傷寒卒病論集、脚気新説、近世名医伝、等）
　◇かつての医療器具（聴診器、視力検査鏡、等）
　◆郷土資料：農村風景十二ヶ月絵（1887年作・狩野派絵師岡勝谷画伯）、大原幽学（1797～1858・農村指導者）に関する資料、等
　◆病院資料：病院開設に力を尽くした町長達の書、病院草創期の写真、周年記念誌、広報誌、等
　◆諸橋記念資料：諸橋芳夫（旭中央病院初代病院長〈1953～1999〉、全国自治体病院協議会会長〈1970～2000〉、日本病院会会長〈1983～1999〉、勲一等瑞宝章受章〈1991〉）に関する業績資料、写真、執務室の再現、等

— **4. HP**　https://www.hospital.asahi.chiba.jp/section/facilities/archives/index.html

（奈良暁子）

関東　千葉県　旭中央病院医学資料館

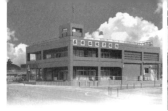
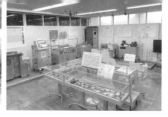

印西市立印旛医科器械歴史資料館

〒270-1608　印西市舞姫1-1-1　電話：0476-98-1390
博物館資料の種類：医療機器系資料　野外部(薬草園)の有無：無　開館年：1977年　学芸員配置：無(職員対応あり)
休館日：火・木、土・日・祝、年末年始12/28～1/4　開館時間：10:00～16:00　入館料：無料　ショップの有無：無
設置者：一般財団法人日本医科器械資料保存協会

— **1. 沿革**　昭和48年日本医科器械学会創立50周年式典にて、石山俊次会長が「50周年記念事業として医科器械資料館建設」を提唱。昭和50年第50回医科器械学会大会の大会長であった青木利三郎(当時、泉工医科工業㈱社長)が50回大会の記念事業の一つとして「医科器械の歴史展」を開催。昭和52年記念事業として収集された資料は保存のため、泉工医科工業㈱春日部工場内に「青木記念医科器械資料館」として関係者に供覧・研究の便を図った。この資料を恒久的に保存するために財団法人設立準備委員会を学会内に設置し、昭和59年厚生省の許可を得て、平成7年千葉県印旛郡印旛村に「医科器械歴史資料館」を開館。
平成22年印旛村と印西市との合併により「印西市立印旛医科器械歴史資料館」に名称変更、現在に至る。

— **2. 展示の概要**　世界で初めて全身麻酔による乳癌摘出手術を行った華岡青洲の外科器具(レプリカ)をはじめ、大正時代に作られた国産初の顕微鏡や膀胱鏡、昭和初期に使用された陸軍野戦用の移動式消毒器、手術台、そして戦後に開発された国産の麻酔器、人工腎臓、人工心肺装置など貴重な製品が多く収蔵されている。数は1,000点を超え、医療器械の専門博物館として世界でも有数の規模を誇る。明治、大正、昭和にかけて使用されていた医療機器のカタログも数多く収蔵されている。また館内ではDVD「日本の医療機器の歴史をたずねて」を供覧することも可能。

— **3. 収蔵資料**　第1展示室：心臓関連品　第2展示室：手術台・無影灯・消毒器・遠心器他
第3展示室：患者監視装置・レントゲン・孵卵器他
第4展示室：顕微鏡・ミクロトーム・天秤・眼科器械他
第5展示室：保育器　第6展示室：電気メス
第7展示室：心電計・脳波計　第8展示室：麻酔器・人工呼吸器・酸素テント他
第9展示室：透析装置・内視鏡・膀胱鏡・外科器具各種・麻酔関連品他
第10展示室：超短波治療器他

— **4. 刊行物**　DVD「日本の医療機器の歴史をたずねて」

— **5. 参考文献**　リーフレット

— **6. HP**　https://ikakikai-hozon.org

(山沢宣行)

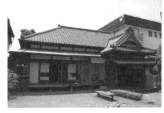
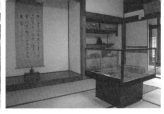

さくらじゅんてんどうきねんかん
佐倉順天堂記念館

〒285-0037　佐倉市本町81　電話：043-485-5017
博物館資料の種類：医学系資料　野外部（薬草園）の有無：無　開館年：1985年　学芸員配置：有（佐倉市教育委員会文化課）
休館日：月曜（祝日の場合は火曜）、年末年始（12/28〜1/4）　開館時間：9:00〜17:00（入館は16:30まで）
入館料：一般100円（70円）・学生70円（30円）　※（　）内は20名以上の団体料金
ショップの有無：有（関連書籍の販売）　設置者：佐倉市教育委員会

— 1. 沿革　「順天堂」とは、蘭方医・佐藤泰然が1843（天保14)年に佐倉本町に開いた蘭医学塾兼診療所である。「順天」とは中国の古書に見られる言葉で、「天の道に順う」という意味がある。泰然が開いたこの順天堂は、現在も著名な順天堂大学・病院の発祥の地でもある。泰然は、この地で多くの門人たちに医学を教え、当時としては最先端の医療を実践し日本の近代医学を支えた多くの人材を輩出した。現在、当時の建物の一部が残っており、1975年には千葉県指定史跡「旧佐倉順天堂」にも指定されている。佐倉順天堂記念館は、この史跡の保存とともに、佐倉順天堂に関する資料の蒐集、保存、研究並びに展示を行うことを目的として1985年に設置され、幕末から明治期の医史学に関する資料を中心とする展示を行っている。

— 2. 展示の概要　開祖・佐藤泰然と幕末の蘭医学の関わり、泰然が佐倉に順天堂を構えるに至った経緯、泰然が実践した医療と手術について、当時の文献資料、手術道具などを展示。また泰然の後継者となった佐藤尚中（舜海）が翻訳した医学書、彼が松本良順（泰然次男・幕府奥医師）の招きに応じ長崎にてオランダ軍医のポンペのもとで学び佐倉に持ち帰った講義録等も併せて展示している。さらに尚中は、佐倉藩の医制改革に取り組み、長崎養生所（長崎大学医学部の前身）をモデルに佐倉養生所を設立している。加えて、尚中の長女志津と結婚し後継者となった佐藤進や泰然の5男で外交官として活躍した林董など佐藤家、順天堂に関わる人物や、明治以降の佐倉順天堂の歴史について復元模型などを用いて紹介している。

— 3. 収蔵資料　展示資料の多くは、4代目佐倉順天堂医院長の佐藤恒二により整理・蒐集されたもので「佐倉順天堂佐藤家資料」としてまとめられ、佐倉順天堂の歴史に関わる基礎的な資料群となっている。これらの資料に加え、明治後半〜昭和前半の佐倉順天堂の様子や恒二自身が執筆した論文の抜き刷り、漢詩の草稿なども確認されている。恒二による資料蒐集に代表される先人の取り組みによって、佐倉順天堂の歴史、近代日本の医療の現場がどのようなものであったのかを辿ることが可能となっている。

— 4. 刊行物　日本医史学会、国立歴史民俗博物館編2012『佐倉順天堂―近代医学の発祥地―』日本医史学会・佐倉市教育委員会、佐倉市教育委員会編『風媒花』

— 5. 参考文献　日本医史学会、国立歴史民俗博物館編2012『佐倉順天堂―近代医学の発祥地―』日本医史学会・佐倉市教育委員会

— 6. HP　https://www.city.sakura.lg.jp/soshiki/bunkaka/bunkazai/sisetsu/juntendou/5797.html

（佐倉市教育委員会文化課　須賀隆章）

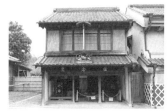
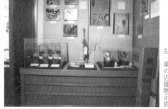

右:「病と祈りと」展示状況
左:薬の店建物正面

千葉県立房総のむら
（ちばけんりつぼうそうのむら）

〒270-1506　印旛郡栄町龍角寺1028　電話：0476-95-3333
博物館資料の種類：薬学系資料　野外部(薬草園)の有無：無　開館年：1986年　学芸員配置：有
休館日：月曜(祝・休日の場合は開館し、翌日休館)、年末年始、臨時休館日　開館時間：9:00～16:30
入館料：一般300円、高大生150円(20名以上の団体　一般240円、高大生120円)　中学生以下・65歳以上の方、障がい者とその介護者1名は無料　ショップの有無：有　設置者：千葉県

― **1. 沿革**　「千葉県立房総のむら」は、房総の伝統的な生活様式や技術を来館者が直接体験するとともに、県内各地から出土した考古遺物や、武家・商家・農家などの展示を通して歴史や文化を学ぶことを目的とする博物館である。

敷地内のふるさとの技体験エリアに再現された商家の町並みの中に医学・薬学関連の薬の店「佐倉堂」の建物がある。店の屋号は西洋医学が盛んだった下総国佐倉(千葉県佐倉市)の地名にちなんでおり、明治30年刊『八州通商録』などに基づき「佐倉堂」と称している。

この建物は、明治29年刊行の『千葉県博覧図』の画像や各地の薬を売る店の調査成果などをもとに再現されている。1階の屋根の上には「佐倉堂」と書かれた屋根看板、店先には薬の袋を模した袋看板、店の中にも衝立看板やいろいろな薬の名前を書いた下げ看板がある。ほかの店と違い比較的看板が多いところが薬の店の特徴である。店の奥には薬などを入れた百味箪笥や薬の材料を粉末にするための薬研(やげん)、薬草の重さを量る竿秤などが展示されている。また、帳場格子、銭箱、当箱などが置かれ、帳場の様子を再現している。

店内では薬研などの製薬道具を使った薬の実演やシナモンパウダー・七味唐辛子の製作体験を行っている。

― **2. 展示の概要**　薬の店佐倉堂の2階には常設の展示室が設置されており、展示主題は、「クスリ・くすり・薬」である。最初の「病と祈りと」の単元では、医療の発達していない時代の様々なまじないや養生法をパネルで紹介している。次の「房総の民間薬」の単元では、房総社寺や医者だけでなく、大きな薬屋(生薬屋)によって製造・販売された民間薬を紹介。次の「薬を作る」の単元では、薬草類を刻む、丸めるなどの製造工程と使用する道具を紹介している。次の「行商の広がり」の単元では、販売地域を拡大するために行われた行商について触れ、販売地域を拡大した様子を紹介。最後の「丸薬」の単元では丸薬の製造方法を紹介している。

なお、諸般の事情により展示内容の変更や展示室の閉鎖などがあるため、来場の際は事前にホームページなどで確認が必要。

― **3. 刊行物**　体験のしおり、企画展図録、年報、資料調査報告書、『町と村調査研究』、町並み解説書(未刊)、館報『大木戸』など

― **4. 参考文献**　『千葉県博覧図』明治29年

― **5. HP**　http://www2.chiba-muse.or.jp/MURA/

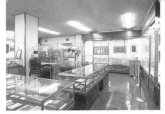
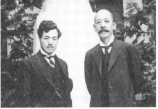

東京歯科大学史料室
とうきょうしかだいがくしりょうしつ

〒 261-8502　千葉市美浜区真砂 1-2-2　電話：043-270-3687
博物館資料の種類：歯学系資料　開館年：1981 年　職員配置：案内対応あり
休館日：土・日・祝、創立記念日(2/12)、年末年始　開館時間：9:00～17:00　入館料：無料
ショップの有無：無　設置者：東京歯科大学

― **1. 沿革**　東京歯科大学は、わが国で最も伝統のある歯科大学である。1890 年に本学創立者である髙山紀齋が、東京・芝区伊皿子町(現在の港区三田 4 丁目)に、わが国初の歯科医学教育機関「髙山歯科医学院」を設立したのが、東京歯科大学のはじまりである。現在、伊皿子の交差点付近には、「歯科医学教育発祥の地」の記念碑が立っている。大学史料室は、1981 年に千葉県千葉市への大学移転時に展示スペースを含めて図書館棟の一角に設けられた。その後、ほどなくして室内には展示ケースが設置され、さらに 3 年後、壁側にショーウィンドーが取り付けられ、現在に至る。

― **2. 展示の概要**　大学史料室には、創立 130 年の歴史を有する本学に関する史料の他、歯科医学の発展に関連した歴史的な貴重書、貴重史料を展示しており、「東京歯科大学の歴史」「髙山紀齋」「歯科医学貴重書」のほか、本学建学者の「血脇守之助」や彼とゆかりの深かった「野口英世」、そして「小幡式歯科治療椅子」「工具・木床義歯」などのコーナーを設けてある。

― **3. 収蔵資料**　髙山紀齋の代表的著作『保歯新論』(有新堂 1881 年)は、髙山の先進的な考えに基づいて著述され、英米の歯科教科書を翻訳した歯科衛生書である。『歯の養生』(有新堂 1882 年)は、一般大衆向けに書き下ろした口腔衛生啓蒙書である。口中の衛生管理の必要性をわかりやすく説いたもので、患者の教育用パンフレットとして後世に範を残している。また、血脇守之助が数多く残した書に書かれた言葉の中で有名なのは、「世の中は五分の真味に二分侠気、あとの三分は茶目で暮らせよ」である。これは 1899 年、ペストが発生した清国牛荘へ赴く野口英世に宛てた書で、「人生は、五分は真面目に取り組み、二分は男気を持って、あとの三分は無邪気に過ごしなさい」と温かなユーモアをもって、バランスのよい人柄に心掛けるようにと戒めた言葉である。血脇は、会津若松から上京してきた野口を、物心両面から支えて世界的な研究者に育てた功労者である。これまで一般には二人の関係については知られていなかったが、2004 年、千円札の肖像に野口が取り上げられてからは、血脇の名もテレビ等で幾度となく登場するようになり、その名を知られるようになった。大学史料室には、そんな二人の親しい間柄を示す史料として、血脇に宛てた野口の署名のある著書、関東大震災の翌年に血脇に贈られた扁額(「高雅学風徹千古」)がある。扁額には、関東大震災の被害に遭い、校舎を失った血脇と本学の学生・教職員への、「高雅で気高い学風は、けっして失われることなく、永遠に続くであろう」という励ましの言葉が書かれており、当時を偲ぶ貴重な史料として展示している。

― **4. 参考文献**　リーフレット、HP

― **5. HP**　http://www.tdc.ac.jp/college/introduction/tabid/114/Default.aspx　(古澤成博・阿部潤也)

関東　千葉県　東京歯科大学史料室

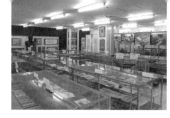
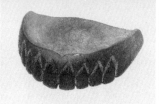

木床義歯：黄楊の木を材料にした義歯で日本古来の伝統である仏像、能面、根付などの木彫技術から発達した我が国固有のもの。

日本大学松戸歯学部歯学史資料室 ※2024年3月31日閉室

〒271-8587　松戸市栄町西2-870-1
博物館資料の種類：歯学系資料　**開館年**：1971年（設置）／1995年（一般公開）
設置者：日本大学松戸歯学部

- **1. 沿革**　日本大学松戸歯学部（以下、本学部）資料室は、故鈴木勝名誉総長が1971年に本学部が設置されるにあたって、これまで収集された史料を展示するために歯学史資料室を設けた事が始まりである。展示されている史料は故谷津三雄教授や故今田見信歯薬出版会長はじめ多くの同窓の皆様から寄贈されたものである。1993年に歯学史資料室運営委員会（委員長　片山博教授）が発足し、1994年1月、本学部歯学史資料室内規を制定（教授会承認）し、1994年4月歯学史資料室運営委員会が正式に発足した。1994年10月には学内対象に臨時公開をして延べ283名が見学した。公開講座が行われた1994年12月には学外者87名が歯学史資料室の見学をした。1995年に入り運営委員会では歯学史資料室公開に伴う利用内規作成の最終段階に入り、一般公開に先立ち「歯学史資料室」という渋谷鑛教授による案内書を作成し、1995年4月に歯学史資料室の一般公開を開始した。

- **2. 展示概要、教育活動**　我が国最初の歯科医師小幡英之助胸像を正面に展示し、資料室の壁面には医歯薬関係の看板や引き札をはじめ全国歯科大学史のパネル等、資料室内のガラスケースには医歯薬関係の古文書、古医書、その他資料が展示してある。資料室の一角に日本大学及び日本大学松戸歯学部の大学史資料が展示してある。本学部歯学史資料室の見学や資料寄贈に関する問い合わせは本学部図書館事務課が応対している。一般公開日は誰でも自由に見学できる。それ以外でも教育・研究のため資料室所蔵資料が参考資料として必要な場合は図書館にて手続きすると利用可能である。学部学生・衛生専門学校生は1年生の授業の一環で歯学史資料室の見学をする。尚、学外公開として学会等（日本歯科医学会総会、他）で資料の一部の公開や2004年にはテレビ東京の「なんでも鑑定団」で木床義歯を鑑定して頂いた。資料室を維持していくための教員との連携・協力体制として現在、教員6名、事務職員6名計12名の歯学史資料室運営委員会で運営委員会開催時に各学会等に呼びかけて頂くよう依頼している。これまでに東京産業考古学会・解剖学会などから見学の申し込みがあり、「紅ミュージアム通信」「桜門春秋」等の定期刊行物にも当歯学史資料室の紹介記事を掲載して頂いた。

- **3. 収蔵資料**　1994年の時点で、故今田見信医歯薬出版会長からの寄贈図書、故谷津三雄教授の寄贈図書、故鈴木勝名誉総長の寄贈図書で、合計12,407冊となっている。図書以外の資料は多種多様で、医歯薬関連の引き札、木床義歯や房楊枝、古文書、古医書等々が所蔵されている。歯学史資料室の公開資料室で公開している展示資料の数は医歯薬関係資料1,521点、日本大学及び松戸歯学部関係資料581点、合計2,102点である。

- **4. 参考文献**　谷津三雄1997「歯学史資料室開設の経緯」『日本大学松戸歯学部一般紀要』23、119-127頁

（小西久美子）

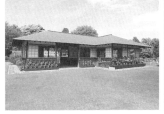
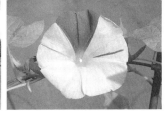

国立歴史民俗博物館くらしの植物苑

〒285-8502　佐倉市城内町117　電話：050-5541-8600（ハローダイヤル）
博物館資料の種類：薬用植物園　標本室の有無：無　開苑年：1995年　職員配置：苑内維持職員
休園日：月曜　※その他の休苑日は要HP確認　開園時間：9:30～16:30（入苑は16:00まで）　入園料：100円（高校生以下無料）
設置者：国立歴史民俗博物館

— **1. 沿革**　1995年、千葉県佐倉市に国立歴史民俗博物館の屋外施設として、くらしの植物苑を開苑。1996年、ビニールハウスの設置、1997年、湿生・水生植物の設置。1998年、くらしの植物苑観察会の開始、くらしの植物苑だよりの発行、ホームページ「今週のみどころ」の開設。展示植物は約400種、人と植物の関係史、文化史を主眼に置き六つのテーマを設けた展示。1999年から江戸時代の園芸文化を取り上げた特別企画「伝統の朝顔」を開始している。2000年、オランダのライデン大学付属植物園で国際展示「日本の伝統朝顔」展を開催。同年「伝統の古典菊」、2001年「冬の華・サザンカ」、2002年「伝統の桜草」を開始している。2004年、国立歴史民俗博物館の企画展示「海をわたった華花―ヒョウタンからアサガオまで―」展を開催。2009年、千葉県立中央博物館との事業提携が始まる。

— **2. 展示の概要**　「和漢三才図会」や「本草綱目」「万葉集」などの文献から、栽植する植物を選定し、日本人の生活文化を支えてきた植物を「食べる」、「治す」、「織る・漉く」、「染める」、「道具をつくる」、「塗る・燃やす」という六つのテーマを設け展示している。また、くらしの植物苑特別企画として、江戸時代の園芸文化を取り上げた「伝統の桜草」、「伝統の朝顔」、「伝統の古典菊」、「冬の華・サザンカ」を年4回、公的機関としては最大規模で開催展示している。初夏には伊勢ナデシコ、夏にはウリ・ヒョウタンを展示している。また、薬用植物であるナンテン、ナタマメ、ムラサキなども栽培している。

— **3. 研究の特色**　江戸時代の園芸文化を取り上げた特別企画では、九州大学、日本大学などの外部の研究者と共に、毎年、研究内容をパネルで紹介し、今日まで受け継がれている植物を保存、維持、20年以上にわたって展示している。他の研究機関や学生などに研究素材の提供をしている。

— **4. 教育活動**　一般向けに年10回程度くらしの植物苑観察会を開催している。また、ワークシートなどを作成し配布をしている。

— **5. 刊行物**　伝統の朝顔、伝統の朝顔2、伝統の朝顔3、伝統の古典菊、冬の華・サザンカ、季節の伝統植物など

— **6. HP**　https://www.rekihaku.ac.jp

（国立歴史民俗博物館）

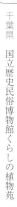

関東　千葉県　国立歴史民俗博物館くらしの植物苑

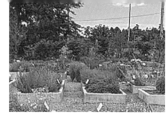
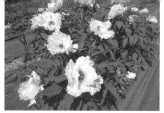

千葉大学環境健康フィールド科学センター薬用植物園

〒 277-0882　柏市柏の葉 6-2-1　電話：04-7137-8000（代表）
博物館資料の種類：薬用植物園　標本室の有無：無　開園年：2004 年　職員配置：大学教員
開園日：希望があれば公開（年数回公開日あり）　開園時間：9:00～16:00　入園料：無料
設置者：千葉大学

— **1. 沿革**　1967 年に移転に伴い西千葉キャンパス（千葉市）内で薬用植物園の整備が進められ、1976 年に薬学部附属薬用植物園として開園した。その後、薬学研究院の亥鼻キャンパス（千葉市）移転に伴い西千葉キャンパスの薬用植物園は解消され、その機能の一部は亥鼻キャンパスに移設されて現在に至っている。一方、2004 年に環境健康フィールド科学センター設置に伴い、西千葉キャンパスの薬用植物園の機能の一部を柏の葉キャンパス（柏市）に移転し、整備が進められてきた。2022 年に同キャンパス内北側に移設され現在に至っている。現在、薬用植物、ハーブなど 570 種ほどが栽培されている。同センターのミッションでもある「健康」をキーワードに「人と植物の関わり」をテーマに医薬農の研究者の連携を積極的に進め、単なる薬用植物園の見本展示にとどまらず、系統選抜、種苗生産などにも取り組んでいる。また、その生産物の一部は、生薬メーカーを通して千葉大学東洋医学センター墨田漢方研究所などで実際に生薬として処方されている。

— **2. 展示の概要（薬用植物の種類）**　生態林、水生植物、海浜植物、樹木園、陰生植物（寒冷紗ハウス）、一年生植物などに大別されている。園内は防草シートと砂利敷きを基本とし、大型のコンクリートブロックを植栽基盤として利用し、植物の移動・過繁茂の防止や雑草管理などを容易にしている。灌水は植物に合わせてスプリンクラー、もしくは点滴灌水をタイマー制御で行なっている。展示には、オリジナルのホワイトプレートを製作し、植物の基本情報のほかに生薬名、効能、用途などをわかりやすく解説している。春から秋まで花が絶えず、特に春先の薬用のボタンやシャクヤクの花は美しい。

— **3. 研究の特色**　同センター内の高度化セル成型苗生産利用システムと連携し、薬用植物の効率的な生産のためにセル成型苗生産技術の開発を行なっている。また、オタネニンジンやトウキの早期育苗、オケラの系統選抜なども行なっており、これらの苗は全国各地で実用生産・試験栽培が行なわれている。園内で収穫されたトウキ（葉）、クチナシ、サフラン、ナツメ、食用菊、ミシマサイコ（茎葉）、ビワ（葉）などは、同センター内の直売所などで販売されている。

— **4. 教育活動**　不定期ではあるが、薬用植物園内に植栽されている植物を「植物目録」としてまとめている。当センターは薬学部学生向けの教育は行なっておらず、園芸学部学生向けの農場実習や市民向けの公開講座などに利用している。また、年に数回、施設の公開を実施している。

— **5. 参考文献**　千葉大学環境健康フィールド科学センター薬用植物園 2022『植物目録』1-87 頁

（渡辺 均）

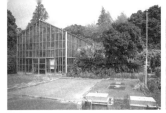
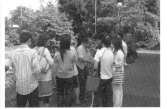

東京大学大学院薬学系研究科
附属薬用植物園

〒262-0018　千葉市花見川区畑町1479　電話：043-273-7413
博物館資料の種類：薬用植物園　標本室の有無：無（総合研究博物館の薬学部門に集約）　開園年：1973年
職員配置：専任教員、技能補佐員　開園日：月〜金（年末年始を除く）　※原則非公開（見学希望者は要連絡）
開園時間：9:30〜16:00　設置者：東京大学大学院薬学系研究科

— **1. 沿革**　大学設置基準には「薬学に関する学部または学科を設ける大学には、その学部または学科の教育研究に必要な施設として薬用植物園（薬草園）を置くものとする。」とあり、薬用植物園の設置が義務づけられている。1964年より当地での圃場の整備が始まり、1973年に薬学部附属研究施設として正式に認可され現在に至っており、大学院重点化に伴い現在の名称に変更された。その間、1974年には旧第2温室が、1982年には現在の第1温室が完成した。また、冬期の暖房のために、1988年に新たに5,000ℓの地下タンクが建設された。1996年には技官定員が削減され、10月より時間雇用の技能補佐員が採用された。2001年には老朽化していた第2温室の改築が行われた。

— **2. 展示の概要（薬用植物の種類）**　開園当初に移植した薬木は樹齢50年以上となり鬱蒼とした林を形作っている。園内には栽培圃場のほか温室も2棟あり、熱帯産の薬用植物の花を見ることもできる。多くの薬用植物園で採用されている小さな区画に植物種ごとに植栽するのではなく、比較的自生地に近い環境での栽培を目指している。

主として薬用に使われる植物を収集している。日本薬局方収載の生薬の原植物を中心に、ほぼ野生状態のセリバオウレンや居心地がよいのかアスファルトを突き破って萌芽するスペインカンゾウの開花などが見られる。

— **3. 研究の特色**　研究活動としては植物園としての資源と環境を有効に利用し、植物組織培養を基盤技術として、主として薬用植物、裸子植物を材料とした組織培養による有用二次代謝産物の生産を目指して研究を行っている。

— **4. 教育活動**　大学薬用植物園は最初に述べたように学生の教育のための施設であり、まず第1の目的は学部3年生の薬用植物園見学実習を行うことである。また、薬剤師研修センターが行っている漢方薬・生薬認定薬剤師研修では薬用植物園実習が必修とされており、本園も春・秋の年2回協力している。ここ数年は近隣の高等学校に依頼され、植物園の見学および簡単な実験の講座を実施した。

— **5. 参考文献**　HP
— **6. HP**　http://www.f.u-tokyo.ac.jp/~oriharay/index.htm

（折原　裕）

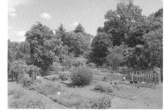
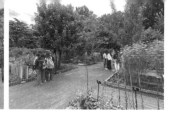

東京理科大学薬学部
薬用植物園

〒278-8510 野田市山崎2641 電話：04-7124-1501
博物館資料の種類：薬用植物園　標本室の有無：生薬標本室として研究棟にあり　開園年：1978年
職員配置：大学教員及び造園コンサルタント会社から管理人派遣　開園日：一般向けには非公開
設置者：東京理科大学

— **1. 沿革**　本学薬用植物園は1978年に現在の前身である薬草園が設置され、2007年に現在の場所に移転している。現在の薬草園は、標本園1,267㎡、林地帯998㎡、水生植物区93㎡の合計面積2,358㎡に温室を加えた敷地から構成されている。

— **2. 展示の概要**　薬用植物園は、薬学部敷地の南に隣接しており、日本薬局方収載生薬の基原植物をはじめ、約900種の植物を展示植栽している。園内は標本園、林地帯、温室に分かれており、春にはハクモクレン、ボタン、シャクヤク、アケビ、ジギタリス、夏にはキキョウ、クチナシ、チョウセンアサガオ、秋には、オケラ、ミシマサイコ、ウコンなど、漢方薬の構成生薬や民間薬その他医薬品原料の基になる植物を見ることができる。本園の特徴として、以下のことが挙げられる。1. 標本園は比較的小さな区画に区切っており、3m×2mの小区画の見本区が88個並んでおり、区画を細かく分けることにより、より多くの人が来ても区画を取り囲んで植物のそばで説明を聞けるように工夫されている。2. 花のない時期でもイメージがわきやすいように花の解剖図が描かれた案内板がいくつか設置されている。3. その時々の局方に合わせ、随時、簡易の説明書きを手作りで設置し、特に薬用に関する知識を深められるようにしている。生薬標本は研究棟の1室に科ごとのグループで並べてある。

— **3. 研究の特色**　植物園長羽田紀康が主催する生薬学研究室では、薬用植物の季節変動に伴う成分変化に興味を持っており、どのような成分が季節によって変動し、その成分が薬効にどう影響を及ぼすかを研究している。現在、ハクモクレン、サンショウ、ロウバイ、ジャノヒゲ等を研究素材としている。

— **4. 教育活動**　本植物園で栽培されている植物は、1年生の薬用植物学及び2年生の医薬資源学実習で使用するなど生きた教材として活躍している。特に生薬学研究室配属の学生は、随時、薬草園にて植物を観察し、薬用植物として重要なもの（市場でよく使用される生薬の基原植物）に関しては他人に説明できるように指導している。特に修士学生にはティーチングアシスタント（TA）として1年生の薬用植物学講義内での植物観察会において説明を課しており、担当教員の補助として低学年の教育に参加している。これは担当大学院生にとっても生涯の財産となると考えている。また、学内の利用にとどまらず、高校生への植物園紹介、漢方薬生薬認定薬剤師の実地研修の場としても活用している。

— **5. HP**　https://www.ps.noda.tus.ac.jp/utility/garden/

（羽田紀康）

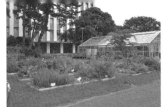
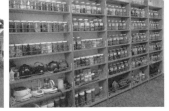

東邦大学薬学部付属薬用植物園

〒274-0072　船橋市三山 2-2-1　電話：047-472-1349
博物館資料の種類：薬用植物園　標本室の有無：有　開園年：1929 年　職員配置：大学教員
開園日：平日（年1回の構内一斉点検日、入学試験日、各種試験日、学校行事のある日を除く）
開園時間：9:30～16:00　入園料：無料
設置者：東邦大学薬学部

— **1. 沿革**　薬学部に付属する薬用植物園で、千葉県船橋市にあり、帝国女子医学専門学校（東邦大学の前身）に薬学科が増設された2年後の1929年に、現在医学部のある東京都大田区の学外の約500坪の敷地に設立された。薬学科の移転後の1962年に習志野キャンパスへ移設され、現在に至る。
習志野キャンパスには局方を中心とした南園・民間薬を中心とした北園・ハーブ園・薬木園・温室があり、総面積5,500㎡に約540種の植物が植栽され、学生だけでなく、広く一般に開放されている。

— **2. 展示の概要（薬用植物の種類）**　南園（1,100㎡）には、日本薬局方に収載されている基原植物をはじめ、漢方薬として利用される植物を植栽し保全に取り組んでいる。メディカルハーブ園（312㎡）には、ヨーロッパで使用される主要なハーブを中心に、染料や香料原植物を、北園（1,500㎡）には民間薬を中心とした薬用植物や有用植物を植栽している。薬木園（2,640㎡）には、カギカズラやオオツヅラフジなどの薬木とともに昆虫や鳥類が集まる植物も植栽しており、温室（76㎡）には、温帯や熱帯の薬用植物、ハーブ、スパイス、香料植物を植栽している。

— **3. 研究の特色**　天然物創薬の研究材料として、薬草園の植物が利用されている。なかでもジンチョウゲ科植物の感染症治療薬の開発は世界的に評価されている。

— **4. 教育活動**　毎年5月には、薬学部主催公開講座として薬草園一般公開を開催している。学術会クラブに所属する学生が主体となり、来園者への植物の解説や体験コーナーを担当し、市民の方々に好評を得ている。薬用植物に関係した講演会を同時開催して多くの来聴者を迎えている。通年、薬草園を開園しており、公民館講座や一般の同好会の活動で、観察会やスケッチなどにも利用されている。

— **5. 刊行物**　東邦大学薬学部付属薬用植物園『食卓のハーブ事典』初版 2008 年、改訂版 2014 年

— **6. HP**　https://www.lab.toho-u.ac.jp/phar/yakusou/
　　　　　https://www.mnc.toho-u.ac.jp/v-lab/yakusou/yakusou.htm

（李　巍）

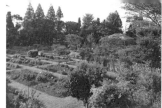
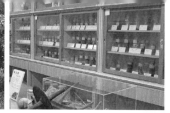

日本大学薬学部薬用植物園

〒274-8555　船橋市習志野台 7-7-1　電話：047-465-2111（代表）
博物館資料の種類：薬用植物園　**標本室の有無**：有　**開園年**：1954 年
職員配置：技術職員が常駐。公開時には生薬学研究室の教員が対応。
開園日：大学の開校時に準じる。一般には非公開。ただし春と秋の年 2 回に開催される薬草教室、公開講座、オープンキャンパスで公開。　**設置者**：日本大学薬学部

— **1. 沿革**　昭和 29 年に日本大学理工学部津田沼校舎（現在の生産工学部津田沼キャンパス）に設置され、昭和 42 年に現在の地に移転、昭和 52 年に旧温室が設置され、平成 14 年に標本室を付属する管理棟が新築された。平成 30 年 7 月新温室設置。植物園は凡そ 9,000 ㎡の面積があり、南東側に入口、中央部が見本園（圃場）で西側に高木が配置されている。

— **2. 展示の概要（薬用植物の種類）**　国内外の薬用植物並びに関係する植物を約 1,000 種保有する。中央の見本園は医薬用植物区、和漢薬植物区、民間薬植物区、染料香料植物区、水生植物区からなり、周囲に樹木植物区、南側につる性植物区、陰地性植物区を設置している。東側には自然林があり、クヌギ、コブシ、ニガキなどの薬木、春にはキンラン、ホウチャクソウ、夏にはヤマユリが群生する。標本室には創立時から収集されている約 1,000 種の生薬標本、500 種の押葉標本が保管・展示されている。

— **3. 研究の特色**　保有している植物は、栽培研究・創薬研究など学内の研究者の研究材料として提供されている。また、平成 29 年度より千葉大学環境健康フィールド科学センターとの間で「薬用植物等の共同利用」を締結。両者で保有している薬用植物を相互に交換、その種子・種苗を確保し栽培法・品質の向上を目的とし研究を進めている。平成 31 年度より千葉県立薬園台高等学校も加わり、高大連携を形成している。

— **4. 教育活動**　1 年次の薬用植物学において植物観察実習を実施、2 年次の生薬学実習で栽培した薬用植物を使用した実習を実施している。薬剤師向けの研修、一般団体の教育研修を年数回受け入れている。春と秋に行われる薬草教室で市民向けに薬草ガイドを実施している。

— **5. 刊行物**　隔年で植物リスト、種子リストを発行している。

— **6. HP**　http://mpgarden.pha.nihon-u.ac.jp/

（松﨑桂一）

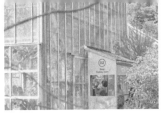
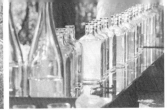

mitosaya 薬草園蒸留所

〒298-0216　夷隅郡大多喜町大多喜486　電話：0470-64-6041
博物館資料の種類：薬用植物園　標本室の有無：無　開園年：2018年
開園日：非公開（一般公開は不定期）　入園料：公開内容による
設置者：mitosaya 株式会社

— **1. 沿革**　1987年に千葉県立薬草園として設立された。16,000㎡の敷地には約500種類の薬用植物が植えられ、展示室には数百種以上の生薬標本が備えられた。その後、大多喜町に譲渡されたが、2015年に閉園した。この薬草園跡地に蒸留家の江口宏志らにより、2018年mitosaya薬草園蒸留所が開園された。施設は蒸留所、SHOP/TASTING ROOM、温室等からなっている。薬草園施設を改修し、数百種類もの既存の薬用植物と日本全国の優れた果実などを原料に用いたオー・ド・ヴィー（蒸留酒）を作る蒸留所を設置し、東屋を改修して作ったゲストやインターンを迎える宿泊所、食と植物にまつわる本を集めた小さなライブラリー等も設置。当施設は2019年度グッドデザイン賞を受賞。

— **2. 展示の概要**　正面の入り口には、様々な生薬等の標本が並んでいる。6mの高さを持つガラス温室のSHOP/TASTING ROOMには、バンジロウ（グアバ）、ジャカランダ、アボカド等の巨木植物が林立し、120㎡の温室には温帯植物、果樹等が自然の形で栽培されている。メインフィールドには約500種の薬用植物、ハーブ、果樹等が区分されて栽培されている。ABSINTHE FIELDにはアブサンの原料になるニガヨモギ、フェンネル、アニスヒソップ等が栽培されている。食品工場には採れたばかりのハーブや薬草、果実をその場で加工・乾燥させ、ジャムやハーブティ等にしている。また、梨、いちご、ネーブル等の香りを閉じ込めた香りを楽しむお酒、オー・ド・ヴィーを製造・販売している。2019年のファーストリリース以来、これまでに140種を超える蒸留酒、季節の恵みを閉じ込めた加工品、プロダクト等をリリースしている。

— **3. 研究の特色**　さまざまな植物や果実を原料にした新しいオー・ド・ヴィーを作り出すために、地元は勿論のこと、全国各地の生産者と提携を結んで研究している。

— **4. 教育活動**　種々のオー・ド・ヴィーのお酒を直接購入できたり、蒸留所ツアーやワークショップが体験できる「オープンデー」を春と秋の年2回開催し、公共空間の教育的な活用につなげている。

— **5. HP**　https://mitosaya.com, https://www.instagram.com/3tosaya/

（中島憲一郎）

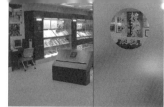
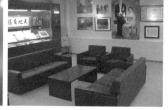

井上裕資料室
いのうえゆたかしりょうしつ

※ 2022年4月、東京歯科大学史料室（千葉キャンパス）に統合移設。

〒101-0061　千代田区神田三崎町2-9-18 東京歯科大学本館内　電話：03-5275-1581
博物館資料の種類：人物記念館　開館年：2008年　職員配置：案内対応あり
休館日：日曜祝日、第2土曜、創立記念日(2/12)、年末年始　開館時間：9:00～17:00　入館料：無料
ショップの有無：無　設置者：東京歯科大学

1. 沿革　戦後の混乱の中、東京歯科医学専門学校（東京歯科大学の前身）で学び、歯科医療の発展に尽力し続けた井上裕学校法人東京歯科大学元理事長（在任期間：1993～2008年）のあゆみは東京歯科大学の戦後の歴史を体現しているともいえる。「井上裕資料室」は、井上自ら保管していた膨大な資料の中から、貴重な写真や資料を展示し、井上の功績を広く紹介し、東京歯科大学がさらに新しい歯科医療の開拓に貢献するために、設置されたものである。

2. 展示の概要　資料室には、井上の幼少期からの私記や書簡、東京歯科医学専門学校時代の教科書・ノート、政治家時代の記録、勲章、寄贈された美術品等々、約3万点におよぶ資料が保管され、そのうち約100点を展示している。保管前に全ての資料をデジタルデータ化し、博物館収蔵品の管理システムにより、膨大なデータを一括管理できるデータベースを作成した。井上が学生時代に丹念に記録した授業のノート等、本学としても貴重な資料は全てのページをデジタルデータ化しており、直接資料に触れずに閲覧することができる。

3. 収蔵資料　東京歯科医学専門学校関係資料：『東京歯科医学専門学校第一次選考合格通知書』、教科書『最新歯科学大辞典』
歯科医師・東京歯科大学理事長関係資料：『歯科医師免許証』、龍の額（中華牙医学会贈呈）
県議会議員～参議院議長関係資料：『文部大臣任命書』、議会開設110周年記念式典関係書類一式
勲章：『勲一等旭日大綬章勲章』
美術品：『ガンダーラ石仏』（平山郁夫作）等

4. 参考文献　東京歯科大学広報第230号、リーフレット

5. HP　http://www.tdc.ac.jp/

（古澤成博・阿部潤也）

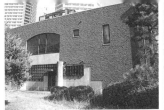
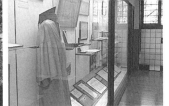

梅澤濱夫記念館
うめざわはまおきねんかん

〒158-0094　世田谷区玉川 1-3-28　電話：03-3441-4173（研究所）
博物館資料の種類：人物記念館　開館年：1988 年　職員配置：案内対応あり
開館日：事前予約制　開館時間：事前予約制　入館料：無料　ショップの有無：無
設置者：公益財団法人微生物化学研究会

- **1. 沿革**　我が国における抗生物質研究のパイオニアである微生物学者、梅澤濱夫博士（1914～1986）の生涯と業績を紹介する記念館である。梅澤博士は、第二次世界大戦末期に、ペニシリンの国産化に尽力し、戦後、新規抗生物質の探索研究に着手、ストレプトマイシン耐性の結核菌に有効なカナマイシンを発見した。1958 年にその特許料を基金として財団法人微生物化学研究会が設立され、当財団は 1962 年に微生物化学研究所（所長・梅澤濱夫）を開設した。当研究所では、梅澤博士指導の下、次々と新しい抗生物質の研究領域を開拓し、これまでに 14 種類の医薬品・農薬などを上市した。当財団は、梅澤博士の偉業を讃え、その遺志を継承するとともに「疾病の予防および治療に関する微生物代謝産物の知識」を普及させるために 1988 年に梅澤濱夫記念館を開館した。

- **2. 展示の概要**　当館は梅澤博士の業績を物語る品々を保存・展示しており、1 階には復元された梅澤濱夫理事長室と資料室・資料庫がある。理事長室には梅澤博士が微生物化学研究所で執務を行っていた机、本棚が当時のまま保存されており、机の上には、様々な論文や資料、書きかけの原稿などが置かれている。資料室では、年譜や発見化合物などをパネル解説するとともに、世界の国々、大学や団体から贈られた賞状、勲章ならびに市販された薬のパッケージ、著書、愛用品などを展示している。とくに、文化勲章やレジオンドヌール勲章（仏）などをはじめ、ポール・エールリッヒ賞など世界的に有名な賞の賞状、メダル、盾、マントがご覧頂ける。2 階には会議室と貴賓室があり、春には窓から梅澤博士の愛した桜を眺められる。

- **3. 収蔵資料**　資料庫には、梅澤博士執筆の論文原稿、論文別冊、特許関連資料、各種報告書などを保存している。展示中に劣化が進んだ資料に関してはデジタル化を行い複製品を展示し、オリジナル資料を大切に保管している。

- **4. 参考文献**　梅澤濱夫 1961『それはペニシリンから始まった―抗生物質の研究を顧みて』科学朝日 11 月号 151～159、堀田国元・八木澤守正・山本治夫・近藤信一 2017『梅澤濱夫先生のカナマイシン発見から日本学士院賞・文化勲章まで』The Japanese Journal of Antibiotics, 70, pp.201-210.（公益財団法人　日本感染症医薬品協会）、記念館パンフレット、HP

- **5. HP**　https://www.bikaken.or.jp
　　　　　https://www.bikaken.or.jp/pr/uploads/HamaoUmezawaMemorialMuseum.pdf

（細川信夫）

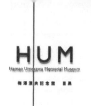
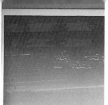
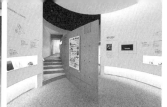

梅澤濱夫記念館・目黒（HUM）
（うめざわはまおきねんかん・めぐろ）

〒141-0021　品川区上大崎3-14-24　電話：03-3441-4173（研究所）
博物館資料の種類：人物記念館　医薬学系資料　開設年：2017年　職員配置：案内対応あり
休館日：土・日・祝、年末年始、研究所の休日
開館時間：事前予約制　入館料：無料　ショップの有無：無
設置者：公益財団法人微生物化学研究会

— **1. 沿革**　我が国における抗生物質研究のパイオニアである微生物学者、梅澤濱夫博士（1914～1986）の生涯と業績を紹介するもう一つの記念館である。梅澤博士は第二次世界大戦末期に、ペニシリンの国産化に尽力し、戦後、新規抗生物質の探索研究に着手、ストレプトマイシン耐性の結核菌に有効なカナマイシンを発見した。1958年にその特許料を基金として財団法人微生物化学研究会が設立され、当財団は1962年に微生物化学研究所（所長・梅澤濱夫）を開設、1988年に梅澤濱夫記念館を開館した（当財団は2011年に公益財団法人に移行）。さらに当財団は、梅澤博士と現在の当研究所を紹介するため、当研究所の隣に2017年に梅澤濱夫記念館・目黒（HUM）を開館した。

— **2. 展示の概要**　梅澤濱夫記念館に続く施設として開館したHUMは、梅澤博士の創造的な探求の軌跡を通じて「微生物と化学が起こす奇跡をもっと近くに」を体験できるミュージアムである。展示の解説は壁面に直接印字するという斬新な方法をとり、下記の5部構成で展示している。① DISCOVER: 微生物からの医薬品開発を解説。梅澤博士に至る化学療法、微生物化学研究の系譜を解説。② STUDY: 梅澤博士の生涯の展示と愛用品、原稿、著書などを展示。研究について遺された梅澤博士の名言の紹介。我が国における抗生物質開発の歴史に関する解説と展示。ペニシリン開発について梅澤博士のビデオと資料の展示。③ MEDICINE COLLECTION: 当研究所で発見し、上市された抗生物質（医薬品、動物用医薬品、農薬、試薬）のパッケージの展示。国産ペニシリン発売当時の各製薬会社の宣伝用ポスターの展示。④ SHARE: 当研究所の現在の研究活動を研究部ごとにテレビモニターと展示で紹介。⑤ HATENA WALL: 微生物化学研究の面白さをQ&A方式でわかりやすく解説。抗生物質生産菌である放線菌の展示用培養シャーレに触れたり、プレパラート疑似標本のスマートフォン撮影が可能。

— **3. 収蔵資料**　碧素（ペニシリン）委員会の議事録、梅澤博士が翻訳したキーゼ博士のペニシリンに関する総説およびカナマイシンの日本特許証などを収蔵。

— **4. 参考文献**　梅澤濱夫 1961『それはペニシリンから始まった—抗生物質の研究を顧みて』科学朝日 11月号151〜159、堀田国元・八木澤守正・山本治夫・近藤信一 2017『梅澤濱夫先生のカナマイシン発見から日本学士院賞・文化勲章まで』The Japanese Journal of Antibiotics, 70, pp.201-210.（公益財団法人　日本感染症医薬品協会）、記念館パンフレット、HP

— **5. HP**　https://www.bikaken.or.jp
　　　　　https://www.bikaken.or.jp/pr/uploads/HamaoUmezawaMemorialMuseum.pdf
　　　　　https://www.bikaken.or.jp/hum/index.html

（細川信夫）

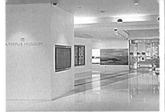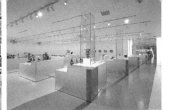

オリンパスミュージアム

〒192-8507　八王子市石川町 2951　電話：042-642-3086
博物館資料の種類：医療機器系資料　野外部（薬草園）の有無：無　開館年：2013年　学芸員配置：有
休館日：土・日・祝、年末年始および会社休日　開館時間：10:00～15:00　※予約制（最終入館は 14:30 まで）
入館料：無料　ショップの有無：無
設置者：オリンパス株式会社

— **1. 沿革**　オリンパス歴史資料室は 1980 年 9 月創業ゆかりの地である、東京都渋谷区幡ヶ谷の事業場内に常設された。1999 年 10 月に技術歴史館「瑞古洞」として、東京都八王子市石川町の事業場に移転した。「瑞古洞」は当社が開発した最初のカメラ用レンズ "ZUIKO"（瑞光）に由来し、古くからの当社製品を集めた洞穴をイメージした社内的な愛称として命名された。その後、事業場の再開発に伴い、2009 年 4 月よりオリンパス技術歴史館「瑞古洞」として展示方法を刷新し、新社屋の受付奥に新設された。2013 年 10 月から一般公開を開始し、創業時から現在に至るまでのオリンパスが世に送り出した製品を展示し、技術的変遷や発展、当社製品がどのように社会の発展に貢献してきたかを紹介した。また、「夏休みの小学生向け顕微鏡教室」「中学生の職場体験」等のワークショップの実施もはじめた。2019 年 10 月には創立 100 周年記念事業の一環にて、オリンパスミュージアムとして、リニューアルオープンし、現在に至る。

— **2. 展示の概要**　館入口の電子ウォールでは当社の情報検索や歴史年表を確認できる。館内の常設展示は当社の創業時からの顕微鏡や非破壊検査装置・工業用内視鏡などの科学事業、カメラ・録音機をはじめとする映像事業、ガストロカメラからはじまる医療事業を中心にアイランド形式の展示をしている。アイランド形式での展示としたことで、普段は見ることのできない製品の裏面やさまざまな方向からの観察が可能となった。また、各事業の展示エリアにはそれぞれハンズオン展示があり、実際に製品を体験・体感できるコーナーとなっている。

— **3. 収蔵資料**　当社製品（当社初の顕微鏡「旭号 (1920 年)」、当社初のカメラ「セミオリンパス Ⅰ型 (1936 年)」、当社初のガストロカメラ「GT-I (1952 年)」など約 9,000 点）、製品カタログ、社内報、製品画像、写真、写真フィルム、動画フィルム、ビデオ映像など。

— **4. 刊行物**　リーフレット（日本語版・英語版）

— **5. 参考文献**　オリンパス株式会社 100 周年史編纂実行委員会編 2019 年 10 月発行『オリンパスの 100 年 1919-2019』、HP

— **6. HP**　https://www.olympus.co.jp/technology/olympusmuseum/

（松井忠彦）

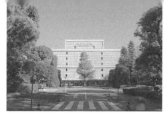
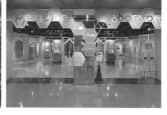

科学技術館「くすりの部屋―クスリウム」

〒102-0091　千代田区北の丸公園2-1　電話：03-3212-8484
博物館資料の種類：科学系資料　開館年：1964年（「くすりの部屋」は2016年開設）　学芸員配置：有（「くすりの部屋」専属はなし）
休館日：水曜（祝日の場合は次の平日）、年末年始　※ただし、春休み・ゴールデンウィーク・夏休み・11月～2月の水曜は開館
開館時間：9:30～16:50（入館は16:00まで）　※休館日・開館時間は変更する場合あり。詳細はホームページを参照
入館料：有料（詳細はホームページを参照）　ショップの有無：有　設置者：日本科学技術振興財団

1. **沿革**　「科学技術振興に関する諸事業を総合的に推進し、もってわが国科学技術水準の向上に寄与する」ことを目的とし、産・官・学の総意によって、1960年に財団法人日本科学技術振興財団（現：公益財団法人日本科学技術振興財団）が設立された。当財団の中核を担う施設として1964年に科学技術館が開館し、自動車、自転車、電力、原子力、情報・通信、鉄鋼、建設など様々な分野の産業技術や、数学、物理、化学などの基礎科学をテーマとした展示を通して、理科好きの子どもたちを増やし、理系を志す青少年の裾野を広げる活動を推進している。

2. **「くすりの部屋―クスリウム」開設の経緯**　科学技術館の各テーマの展示室は、その当該分野の業界団体や企業などによる出展方式をとっている。「くすりの部屋―クスリウム」は、日本製薬工業協会にご支援いただけることとなり、身近な医薬品についての様々な知識や情報を紹介する展示室として2016年12月に開設され、運営している。

3. **展示の概要**　研究室をイメージした展示室となっており、「人間とくすりの歴史」や「くすりのいろいろな形」、「くすりが患部に作用するメカニズム」、「くすりの安全な使用方法」、「くすりができるまでの過程」などについて、体験型展示やグラフィック、映像、クイズラリー、ワークショップなど様々な手法を用いて紹介している。

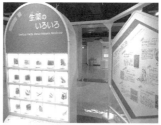
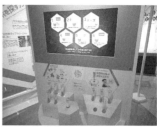

4. **参考文献**　HP

5. **HP**　https://www.jsf.or.jp/

（科学技術館）

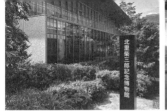
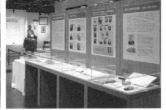

北里柴三郎記念博物館
きたさとしばさぶろうきねんはくぶつかん

〒108-8641　港区白金 5-9-1　電話：03-3444-6161（代）　03-5791-6103（直通）
博物館資料の種類：人物記念館　開館年：1997 年（一般公開開始）　学芸員配置：有
休館日：土・日・祝、夏期休暇・年末年始、開校記念日(4/20)、創立記念日(11/5)　開館時間：10:00～17:00
入館料：無料　ショップの有無：有（書籍・クリアファイル等）
設置者：学校法人北里研究所

— 1．沿革　1964 年、社団法人北里研究所は、所蔵の書類・資料や北里家と関係者から遺品等の提供を受け「遺品室」を開設した。1980 年、北里研究所本館を博物館明治村（愛知県犬山市）へ移築した際に、跡地に建築された北里本館 4 階の一室に移動し資料の展示を再開した。1997 年、北里本館 1 階に移転「北里柴三郎記念室」と改称し一般公開を開始、2008 年に北里大学と統合し、学校法人の博物館として引き続き顕彰事業を展開している。2017 年、新たに「北里柴三郎記念館」を開館、2023 年 10 月に「北里柴三郎記念博物館」と改称した。2024 年 3 月、東京都教育委員会から博物館法に基づく「指定施設（博物館に相当する施設）」に指定され、7 月には北里柴三郎記念博物館をグランドオープン。展示室 1「北里柴三郎博士の足跡を訪ねて」、展示室 2「学統を受け継ぐものたち」のサインを掲げ、更に充実した展示に努めている。

— 2．展示の概要　博物館の自動ドアを入るとエントランスにはペスト菌発見記念の北里の銅像。展示室 1 では、破傷風治療法の確立及びペスト菌の発見によって医学史にその名を残す細菌学者で、近代日本医学の父と言われる北里柴三郎の生涯をたどる。破傷風菌の純粋培養で世界的研究者として名乗りを上げるきっかけとなった北里考案の嫌気性菌培養装置（模型）等、数々の貴重な資料を展示している。衛生行政や研究機関の所長として伝染病に立ち向かい、予防医学を通して近代日本の為に尽くした科学者の姿を学ぶことができる。彼の生い立ちからドイツ留学、研究業績、恩師・恩人（ローベルト・コッホや福澤諭吉ほか）。
展示室 2 では、2015 年にノーベル生理学・医学賞を受賞した北里大学特別栄誉教授・大村智博士の展示を中心とした、北里の学統を現代に受け継ぐ研究者たちを紹介。門下生（赤痢菌を発見した志賀潔、化学療法剤の新しい分野を切り開いた秦佐八郎、線虫感染症の新しい治療法を発見した大村智ほか）らに関する資料を展示している。

— 3．収蔵資料　銅像、年譜、原著論文、図書、洋書、書簡、写真、卒業証書、学位記、男爵爵位記、勲章。大村智博士のノーベル賞の賞状及びメダル（ノーベル財団公式の複製品）。
現在 200 点ほど展示、他 5,369 点余り所蔵。

— 4．刊行物　【図録】1.『北里柴三郎―伝染病の征圧は私の使命―』(2012 年 11 月 5 日)
【北里柴三郎研究シリーズ】1.『高木友枝―台湾衛生学の父―』(2018 年 3 月 31 日) 2.『北里柴三郎学術論文集』(2018 年 9 月 1 日) 3.『資料から見る北里柴三郎の功績』(2023 年 6 月)

— 5．教育活動　自校教育「北里の世界」

— 6．HP　https://www.kitasato.ac.jp/jp/kinen-shitsu/index.html　　　　　（深澤佳恵）

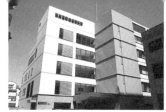
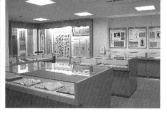

北里大学東洋医学総合研究所 東洋医学資料展示室

〒108-8642　港区白金 5-9-1　電話：03-3444-6161（代表）
博物館資料の種類：医学系資料　野外部（薬草園）の有無：無　開館年：2001 年　職員配置：研究員（案内対応可）
休館日：日・祝日・年末年始　開館時間：10:00～15:00（土曜 10:00～12:00）　入館料：無料　ショップの有無：無
設置者：北里大学北里研究所病院漢方鍼灸治療センター

— **1. 沿革**　東洋医学総合研究所の主管である北里研究所は、各種疾患の原因及び予防治療方法の研究並びに治療施設の運営を行うことにより、国民保健の向上に寄与するため、1914 年北里柴三郎により創立された。明治期以降、西洋医学が国策として推進される一方で、東洋医学は衰退し、昭和期に至るまで個人の努力により存続されてきた。伝統医学の重要性を認識していた当時の武見太郎日本医師会長らを世話人代表とし、政界・財界からの支援を得て、わが国最初の東洋医学の総合的な研究機関である本研究所は、1972 年に創設され、1986 年には WHO 伝統医学協力センターに指定されている。東西両医学の長所を生かした治療と、東洋医学の科学的解明を目的として、診療部門（漢方、鍼灸）及び研究部門（基礎、臨床、医史学）、臨床試験部門（EBM センター）を設置している。古医籍史料、鍼灸資料、生薬標本を紹介する東洋医学資料展示室は、2001 年に開館した。本展示室は北里大学白金キャンパスアネックス棟 2 階に位置し、同建物 1 階は漢方鍼灸診療センターとなっている。

— **2. 展示の概要**　中心をなす古医籍史料は、時代順に古代中国から現代日本までを区分し、パネルを用いてカラー写真・年表・解説文により説明されている。東洋医学の源流とされる三大古典（『黄帝内経』『神農本草経』『傷寒論』）から派生した資料群により、江戸期から現代に至るまでわが国で独自に発展した漢方医学の歴史を知ることができる。生薬標本は、鍼灸資料と共に室外の廊下に展示されている。本研究所では、生薬の品質維持、向上のため、生産状況の現地調査が積極的に行われており、その映像をディスプレイで紹介している。

— **3. 収蔵資料**　古典籍（『黄帝内経』『難経』『難経本義』『十四経発揮』『医学入門』『万安方』『医学天正記』『衆方規矩』『蔵志』『医断』『医方大成論諺解』『医賸』『金匱要略述義』稿本『傷寒論述義』稿本『欄窓類鈔』『欄窓叢鈔』稿本『欄蔭草堂文集』『春林軒奇患図』『瘍科秘録』『蕉窓雑話』等）、神農像、薬研、石臼、竿秤、蘭引、丸薬計数器、薬匙、薬籠、百味箪笥、生薬標本、九鍼、鍼灸道具、経穴人形等。

— **4. 刊行物**　花輪壽彦監修・北里大学東洋医学総合研究所薬剤部編 2005『北里大学東洋医学総合研究所漢方処方集』薬事日報社、花輪壽彦編 2019『漢方処方ハンドブック』医学書院

— **5. 参考文献**　パンフレット、HP

— **6. HP**　https://www.kitasato-u.ac.jp/toui-ken/research/ishi_research.html

（加畑聡子）

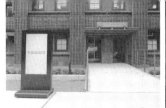
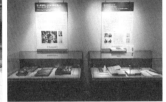

健康と医学の博物館
けんこうといがくのはくぶつかん

〒113-0033　文京区本郷 7-3-1 東大病院南研究棟　電話：03-5841-0813
博物館資料の種類：医学系資料　野外部(薬草園)の有無：無　開館年：2011年　職員配置：教員が担当
休館日：水曜、年末年始　開館時間：10:00～17:00　入館料：無料　ショップの有無：無
設置者：東京大学

— **1. 沿革**　東京大学医学部・医学部附属病院は、1858（安政5年）の神田お玉ケ池種痘所の設立に起源を発し、平成20年に創立150周年を迎えた。「健康と医学の博物館」は、東京大学医学部・医学部附属病院の創立150周年記念事業の一環で計画されたものであるが、平成23年1月20日に開館した。創立150周年を迎えるにあたって掲げられた記念事業のテーマの一つには「社会に開かれた医学・医療の展開」があり、健康と医学の博物館は、その一つの柱となる企画であった。本博物館の目的は、(1)一般への健康・医学情報の提供、(2)医学生や医療社会福祉系学校の学生等の教育、(3)史料と器械・技術を通じた医学・医療史の研究、(4)貴重な医学史料と器械等の保存と調査、である。

— **2. 展示の概要**　展示スペースは、常設展、企画展、特別展の三つに分かれている。常設展示室で東京大学医学部・医学部附属病院に関連した業績を紹介し、近代から現代にわたるわが国の医学の発展における貢献を紹介している。企画展示室は部屋ごとにテーマを設け、一般の方に医学・医療の現状の理解を促す展示をしている。企画展示室で取り扱うテーマは五つあり、ロコモティブシンドローム、感染症、糖尿病、循環器病、がんを紹介している。特別展示室は、期間限定で紹介するテーマに合わせて展示を行っている。展示の企画および監修については、医学系研究科・医学部附属病院の研究室・診療科の各部門の協力を受けており、さらに本学内の教室等、総合研究博物館、外部の専門家、関連企業、博物館等の協力によって展示が成立している。なお、特別展については、今後、年に数回の入れ替えを行う予定にしている。

— **3. 収蔵資料**　医学部内、医学部附属病院に存在した、過去の医療機器などを中心に収蔵している。

— **4. 刊行物**　各特別展の開催に合わせて、図録を発行している。これらはPDFファイルでWEBサイトでも閲覧可能となっている。

— **5. HP**　https://mhm.m.u-tokyo.ac.jp/

(北出篤史)

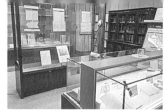
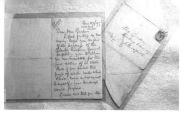

こうえきしゃだんほうじんにほんかんごきょうかいしょだいきょうかいちょういのうえききんせっちとくべつしりょうしつ

公益社団法人日本看護協会
初代協会長井上基金設置特別資料室

〒204-0024　清瀬市梅園1-2-3　電話：042-492-7466（図書館事務室）
博物館資料の種類：看護学系資料　開館年：1987年　職員配置：図書館職員対応
開館日：図書館開館日に準ずる（但し土曜は対応不可）　開館時間：9:00～17:00（会員外は9:30～16:00）
入館料：図書館入館料に準ずる（日本看護協会会員無料　非会員319円、学生110円）　ショップの有無：無
設置者：公益社団法人日本看護協会

— **1. 沿革**　日本看護協会（以下本会）は看護職の資格を持つ個人が加入運営する日本最大の看護職能団体で、1946年に設立された。「初代協会長井上基金設置特別資料室」は、井上なつゑ本会初代協会長の志を記念し、1987年に本会看護研修センター（現看護研修学校）が開所した際に設立され、国内外の看護関係資料の保存と展示を目的としている。

— **2. 展示の概要**　図書館2階の一室（106.4㎡）に設置され、展示ケース7台、日本の保健師業務の基礎を築いたヌノを記念する木製書架等に所蔵資料を展示している。当資料室所蔵資料の一部を年に1回程度、日本看護協会ビルJNAプラザ（渋谷区）で展示を行っている。

— **3. 収蔵資料**　ナイチンゲールの自筆書簡6通、ナイチンゲールの著作である『Notes on Nursing』(1859年)『Notes on Hospitals』(2版　1859年)、明治から昭和初期から出版された『通俗看病法』(1893年)『看護学教程』(1896年)『A hand-book of nursing for family and general use』(1901年版)、『看護教程草案（救護看護婦用）』(1937年)『看護学教科書』(96版　1940年)等の看護の教科書や米国の看護理論家であるヘンダーソン自筆サインのある書籍、「第1回甲種看護婦国家試験合格証書」「看護婦養成所卒業証書」の証書類等、日本の看護の基礎となった貴重な資料を数多く所蔵・展示している。現在の所蔵数は、書籍（雑誌含む）1,291冊、書類・書状・手紙等169点（一式で登録している以外にマイクロフィッシュ等もあり）、写真38点（アルバム2冊、単体36枚）、物品8点（消毒缶、産婆かばん等）。

— **4. 参考文献**　本会公式HP
日本看護協会編 1989『日本看護協会史4巻』日本看護協会出版会、162-163頁
日本看護協会 1986『協会ニュース245号』5面

— **5. HP**　https://www.nurse.or.jp/nursing/library/

（今泉千代）

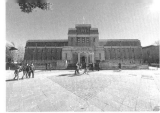
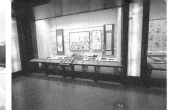

国立科学博物館
こくりつかがくはくぶつかん

〒110-8718　台東区上野公園 7-20　電話：050-5541-8600（NTT ハローダイヤル）／03-3822-0111（代表）
博物館資料の種類：医学系資料　開館年：1931 年　学芸員配置：有
休館日：毎週月曜（月曜日が祝日の場合は火曜日）、年末年始（12/28 〜 1/1）、くん蒸期間（6 月下旬頃）※休館日の変更あり
開館時間：9:00 〜 17:00（入館は 16:30 まで）※開館時間の変更あり
入館料：一般・大学生 630 円（団体割引あり）、高校生（高等専門学校生含む）以下無料　ショップの有無：有
設置者：独立行政法人国立科学博物館

— 1. 沿革　国立科学博物館は、1871 年に文部省博物局の観覧施設として湯島聖堂内に展示場を設置したのを起源とし、1877 年に「教育博物館」の名称で創立された歴史ある博物館で、自然史・科学技術史に関する国立唯一の総合科学博物館である。1923 年の関東大震災により、施設と標本類のすべてを消失するが、1931 年には上野新館（現在の日本館）が竣工され、同年 11 月 2 日に天皇・皇后両陛下の行幸啓を仰ぎ、開館式が挙行された。1949 年、国に移管され「国立科学博物館」と改称された。その後、附属自然教育園や筑波実験植物園などの附属施設が整備され、2001 年に文部科学省所管の独立行政法人国立科学博物館となり、現在に至る。

— 2. 展示の概要　医学系資料の展示は、地球館 2 階の展示室「科学と技術の歩み」の一区画にあり、隨・唐の時代の中国から伝来した伝統的な中国医学、中国中世期頃（13 世紀末〜 14 世紀後半）の医学に基づき、日本独自の医学として今日まで続く漢方医学、江戸時代中期以降、日本で興隆した蘭学について紹介している。杉田玄白著『解体新書』（複製）や木骨、外科道具などの展示資料からは、漢方などの伝統医学と実証的な西洋医学が融け合い作り上げられた日本独自の医学と、江戸時代の蘭学者や漢方医たちの医学に対する熱心な研究の成果を観ることができる。

— 3. 収蔵資料　十四経絡とツボが記された鍼灸学習のために制作された「銅人」、日本初の西洋解剖書の本格的な翻訳書『解体新書』（複製）、解体新書の原本『ターヘルアナトミア』（複製）、種痘接種を証明する「疱瘡相済證」、江戸時代の医師が往診に使用した「薬箱」、1819 年に奥田万里が工人に製作させた「木骨」など。

— 4. 研究の特色　地球と生命の歴史、生物と地球環境の多様性を解明し、科学技術の発展過程を明らかにするために、最先端の方法と学術標本や資料に基づく実証的かつ継続的な研究を推進している。

— 5. 教育活動　大学の研究者や学会、他の博物館や企業など、国内外の様々な機関と連携し、「科学リテラシー」を育むための社会と科学のコミュニケーションを促進している。

— 6. 刊行物　『国立科学博物館研究報告』、『国立科学博物館専報』など。

— 7. 参考文献　国立科学博物館 HP、国立科学博物館リーフレット、展示パネル。

— 8. HP　https://www.kahaku.go.jp/index.php

(田川太一)

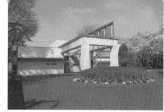
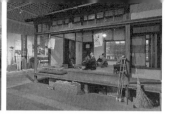

国立ハンセン病資料館
（こくりつはんせんびょうしりょうかん）

〒189-0002　東村山市青葉町 4-1-13　電話：042-396-2909
博物館資料の種類：医学系資料　野外部（薬草園）の有無：無　学芸員配置：有
休館日：月曜（月曜が祝日の場合は翌日）、年末年始、館内整理日　開館時間：9:30～16:30
入館料：無料　ショップの有無：無
設置者：厚生労働省

— **1. 沿革**　1993 年、国立療養所多磨全生園の隣に開館。近代日本のハンセン病対策と患者・回復者の歴史を伝え、隔離政策の誤りを繰り返さないよう訴えることを目指して、当事者による資料収集や展示製作、語り部活動などが行われてきた。2001 年、ハンセン病違憲国家賠償請求訴訟における原告勝訴の後、国が実施する普及啓発活動を担う施設として拡充が図られ、2007 年に国立ハンセン病資料館としてリニューアルオープンした。以後、患者・元患者とその家族の名誉回復を図るため、ハンセン病問題に関する正しい知識の普及啓発による偏見・差別の解消を目指して活動している。

— **2. 展示の概要**　プロムナードでは設立以降の館の歩みを紹介。続く展示室 1「歴史展示」では写真・文書資料を中心に、近世以前の差別、近代以降の療養所設立と隔離政策の展開、化学療法の進展と患者運動、隔離法の廃止と国家賠償請求訴訟に至る歴史を概観する。展示室 2「癩療養所」では化学療法開発前の療養所の生活について、雑居部屋ジオラマ、重監房一室復元、患者作業の道具と写真、断種・中絶の強制や子どもの患者に関する資料、納骨堂の写真や物故者名簿などを展示し、隔離された人びとの苦難を伝える。展示室 3「生き抜いた証」では、全患協（現 全療協）運動関連資料、文学や陶芸・絵画作品などを中心に、治療薬開発後も続いた隔離のもとで生きた人々の姿を展示している。同室の中央では国内外の語り手 64 人による証言映像が視聴可能である。またハンセン病とその治療、世界と日本のハンセン病問題の現状についての情報も提供している。

— **3. 収蔵資料**　ハンセン病療養所で使用された生活用具約 7,000 点、療養所入所者が製作した絵画・陶芸・書などの作品約 3,600 点、療養所の生活や建造物、患者運動、文化活動等を撮影・記録した静止画・動画、音声資料約 120,000 点、療養所内外で入所者自治会等により作成された文書資料約 7,000 点、各療養所入所者自治会の機関誌をはじめハンセン病患者・回復者および関係者が執筆した書籍約 36,000 点などを収蔵している。主なコレクションとして、1960～1970 年代に趙根在が各療養所で撮影した写真約 21,000 点、全生病院（現 多磨全生園）を撮影したガラス乾板約 6,000 点、多磨全生園陶芸室で製作された陶芸作品約 60 点などがある。

— **4. ミュージアムグッズ**　販売は無。常設展示図録や企画展示図録、ほか催事に合わせ文具等を製作・配布。

— **5. 参考文献**　リーフレット、Web サイト、『国立ハンセン病資料館常設展示図録2020』、各年年報等

— **6. HP**　https://www.nhdm.jp/

（国立ハンセン病資料館 事業部事業課　西浦直子）

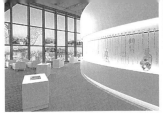
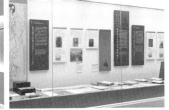

順天堂大学・日本医学教育歴史館

〒113-8421　文京区本郷2-1-1センチュリータワー17階北　電話：03-5802-1730
博物館資料の種類：医学系資料　野外部(薬草園)の有無：無　開舘年：2014年　学芸員配置：有
開館日：木曜　開館時間：13:00〜15:00（予約制）　入館料：無料　ショップの有無：無
設置者：順天堂大学

— 1. 沿革　順天堂の起源は、長崎で医学を学んだ学祖佐藤泰然が1838（天保9）年に江戸薬研堀に開いた西洋医学塾に遡る。いまに繋がる日本最古の医学教育機関である順天堂が、創立175年記念事業の一環として2014年4月に日本医学教育歴史館を開設し、同年4月10日、天皇皇后両陛下(当時)にご視察いただいた。設立目的は日本の医療・医学教育の歴史を保存・研究し、多くの人々の学習に役立てることであり、開館以来、医療職を志す学生達、医療従事者、医学教育担当者をはじめ、市区町村の学習グループや一般の方々など、幅広い層に利用されている。

— 2. 展示の概要　江戸時代前・中期に日本に西洋医学が伝来し、幕末・明治期に医学教育の近代化が進められ、社会変動や制度の改正を受けながら変遷していった医学教育の歴史を紹介している。展示コーナーは年代順に五つに分けられている：Ⅰ. 近代医学への接触、Ⅱ. 近代西洋医学の本格導入(1860年〜)、Ⅲ. 近代医学教育の普及とボトムアップ(1880年〜)、Ⅳ. 社会的要請で増減した医学校(1910年〜)、Ⅴ. 米英医学の移入(1945年〜現代)。入り口より広がるオープンスペースには戊辰戦争で掲げられた菊の御紋章が入った「病院旗」、大型スクリーンで見るショートムービー（約14分）、展示室に向かってのびる医学教育史年表などが展示される。続いて展示室に足を進めると、日本人に衝撃を与えた西洋の解剖書や日本初の人体解剖の記録、日本初出版の解剖翻訳書『解体新書』や、学生の講義ノートや医術開業試験の合格証書、医療機器など江戸時代から現代までの貴重な歴史資料を展示する。

— 3. 収蔵資料　16・17世紀の西洋の医学書（レメリンの解剖書『小宇宙鑑（人体解剖図）』、パレの『大外科学』等）、江戸期の医学書や解剖図（『蔵志』山脇東洋著、『解体新書』杉田玄白他訳著、「平次郎解剖図」橘南渓著、『紀州華岡家瘍科図鑑』写本等）。医療道具・機器(江戸期の楽竜、経絡人形、手術道具。明治期の種痘道具、電気治療器、顕微鏡等)、学生のノート、書簡、成績簿や学校の規則等の資料など。

— 4. 刊行物　図録、オリジナル「解体新書クリアファイル」
— 5. 参考文献　パンフレット、順天堂大学HP
— 6. HP　http://www.juntendo.ac.jp/jmehm/

（若尾みき）

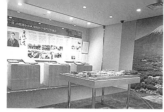
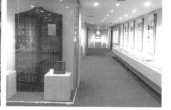

昭和大学上條記念ミュージアム

〒142-0064　品川区旗の台1-1-20 上條記念館地下2階　電話：03-3784-8031
博物館資料の種類：医歯薬学系資料　開館年：2019年　学芸員配置：有
開館日：火・金曜（祝日、年末年始、上條記念館の休館日を除く）　開館時間：13:00〜15:00（要予約）
入館料：無料　ショップの有無：無（受付でミュージアムグッズの販売あり）
設置者：昭和大学

- **1. 沿革**　昭和大学上條記念ミュージアムは、大学創立90周年記念事業の一環として2019年5月に開設された。本学ではミュージアム開設以前にも、1982年に竣工した7号館（50年記念館）の2階応接室において大学史資料の展示がなされ、1997年には創立70周年記念事業の一環として展示スペースの移設および拡大とともに昭和大学史料室が整備されており、大学アーカイブズの保存と公開に努めてきた。上條記念ミュージアムは、史料室の収蔵資料を受け継ぎながら新たな資料の収集を行うとともに、医系総合大学として知られる本学の沿革と創立者である上條秀介の功績を、広く学内外へと発信している。

- **2. 展示の概要**　常設展示室は四つのAREAに分かれ、AREA Ⅰ「昭和大学のはじまり」では、1928年に昭和医学専門学校として開校した当時の学生証や入学案内等を展示している。また、1年次約600人全員が寮生活を行う富士吉田キャンパス（山梨県富士吉田市）のジオラマが設置されており、学生生活の様子が概観できる。AREA Ⅱ「昭和大学の歴史と発展」では、戦後に医科大学としての昇格を果たし、現在の医・歯・薬・保健医療の4学部となるまでの沿革を学部毎に紹介している。AREA Ⅲ「附属病院の充実と社会貢献」では、八つの附属病院の沿革と、本学が尽力する社会貢献と国際交流についてをパネルで示す。AREA Ⅳ「学祖上條秀介とゆかりの人々」では、上條秀介の著作や私物の展示を通じて、現在も本学に受け継がれる秀介の「至誠一貫」（常に相手の立場にたち、まごころを尽くす）の精神を伝えている。
年1回の企画展では、医療・歴史・アート等幅広い分野のテーマを設定し、これまでに「学生クラブ紹介展Ⅰ・Ⅱ」、「呼吸を見る展」、「治験ってなぁに？展」、「昭和の医療機器展」を開催した。

- **3. 収蔵資料**　本学設立に関する文書類、臨床や実習現場で使用された医療器具、光学顕微鏡、ムラージュ（皮膚疾患の蝋製標本）、産婦人科学の教育用掛図、山口蓬春画「昭和医専手術室」、メルク社製生薬レファレンス・コレクション陳列棚、学祖上條秀介関係資料、鈴木モヨ（初代総婦長）受賞のフローレンス・ナイチンゲール記章、水原豊（秋櫻子）関係資料等を所蔵する。

- **4. 教育活動**　在学生や学内職員を対象とした団体見学や座学によるミュージアム紹介を積極的に開催し、アイデンティティ教育の場として活用している。

- **5. 参考文献**　昭和大学『昭和大学史料室』、昭和大学新聞

- **6. HP**　https://museum.showa-u.ac.jp/

（中根聖可）

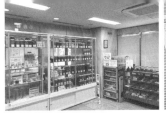
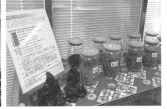

昭和大学生薬標本室
（しょうわだいがくしょうやくひょうほんしつ）

〒142-8555　品川区旗の台1-5-8　電話：03-3784-8189
博物館資料の種類：薬学系資料　野外部（薬草園）の有無：有　開館年：1965年　職員配置：大学教員
休館日：非公開（見学希望があれば対応）　開館時間：10:00～16:00　入館料：無料　ショップの有無：無
設置者：昭和大学

— 1. 沿革　昭和大学生薬標本室は1965年2号館2階に設置された。薬学部の設置に伴い薬草園と共に240種もの生薬が展示される標本室が誕生した。後に、薬学部6年制移行に伴い配置換えを行い、2006年に3号館2階に移設され現在に至る。

— 2. 展示の概要　明るく、開放感があるガラス張りの生薬標本室内は、日本薬局方収載生薬を中心に動物生薬、鉱物生薬を含め300点以上の標本を保管、展示している。更に、国内では珍しいドイツのメルク社製の標本がある。また、生薬に限らず各社漢方メーカーから寄贈いただいた漢方製剤やサプリメントなど天然物が関わる製品の紹介もしている。更に、薬研や精密天秤と携帯用天秤、ミニ百味箪笥、木製の棚を使って中国の漢方薬局を彷彿させるエリアもある。そして、不定期ではあるが季節毎に使用頻度が高い漢方の紹介コーナーを設置している。例えば、風邪が流行る季節には葛根湯に使われる生薬の展示、お正月にはお屠蘇に入れる生薬を展示し、各自オリジナルの配合をしてお持ち帰り頂けるようにしている。夏に行われるオープンキャンパスでは、生薬や漢方を高校生や保護者の方に興味を持って頂けるように簡単な漢方の調剤や試飲を体験できるコーナーとしても活躍している。

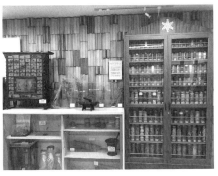

3. 収蔵資料　類集方廣義、醫宗金鑑

4. HP　http://www10.showa-u.ac.jp/~ppchem/herbarium.html

（小池佑果）

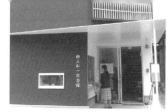
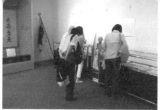

鍼灸あん摩博物館
しんきゅうあんまはくぶつかん

〒130-0025　墨田区千歳1-8-2 杉山和一記念館内　電話：03-3634-1055
博物館資料の種類：医学系資料　野外部(薬草園)の有無：無　開設年：2016年　職員配置：医史学研究員対応
休館日：年末年始　開館時間：10:00〜16:00（事前の電話で17:00まで可）　入館料：無料　ショップの有無：無
設置者：公益財団法人杉山検校遺徳顕彰会

— **1. 沿革**　杉山和一記念館2階にある「鍼灸あん摩博物館」は、鍼灸・あん摩・漢方などの伝統医学の歴史的資料を公開する博物館で、墨田区認定スミダ・小さな博物館の一つである。杉山和一記念館は、杉山和一総検校を祭神として祭る地である江島杉山神社境内に、2016年4月24日に設立された。また、この地は江戸時代、萃山流鍼灸あん摩術を指導伝授する本拠地、「杉山流鍼治講習所」が存在した場所である。この博物館は、杉山検校の業績を広く後世に伝えるとともに、日本の鍼灸あん摩のルーツを探る資料を保存収集し展示公開することを目的に設置された。

— **2. 展示の概要**　展示物には、杉山流鍼灸あん摩術を伝える古文献(『杉山流三部書』『杉山真伝流』全巻など)を中心に、杉山和一が学んだ江戸前中期の古文献(『鍼灸大和文』『明堂灸経』『黄帝内経素問・霊枢』『難経』『千金方』『類経』など)とともに、江戸期に出版・製作された文献類、経穴人形、経絡図、鍼道具類などを展示している。あわせて明治・大正・昭和期の鍼灸あん摩に関する諸文献も収集展示している。

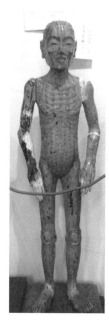

正面に展示されている、杉山検校を庇護した5代将軍綱吉公直筆の「大弁才天」掛軸とともに、これらの歴史的文物をご覧頂きたい。

3. 収蔵資料　5代将軍綱吉公直筆掛軸「大弁才天」、綱吉公正室浄光院直筆掛軸「六歌仙和歌」、平家琵琶「漣漪」、杉山検校坐像、江戸期木製経穴人形・紙塑製経穴人形(大小)、森田蒿英著「最新鍼灸経穴精図」、八木下勝之助翁の遺品(『鍼灸重宝記』・鍼道具類・写真アルバム)、はり道具類(四世神戸源蔵氏製作の九鍼セット・ねじ式純銀製鍼管・杉山真伝流純銀八角鍼管・鑱鍼・鍉鍼・打鍼槌ほか)、『杉山流首巻三部合巻』、『杉山真伝流』(和田正定筆写本7冊2巻)、『杉山流三部書』、『杉山真伝流按摩舞手』、『鍼灸大和文』、『杉山検校伝』、『当道大記録』、『大杉録』、『鍼灸抜粋大成』、『十四経発揮』、『難経本義』、『端座流易極病穴之抜書』、『新刊黄帝明堂灸経』、『鍼灸則』、江戸期刊行の医学文献類(約26点)、明治大正昭和期刊行の鍼灸文献類(約200冊)、点字本『臨床鍼灸古典全書』1式(全50冊)。

4. 刊行物　『広報杉山』
5. 参考文献　リーフレット、HP
6. 活動　学術講習会、鍼灸あん摩治療

(大浦宏勝)

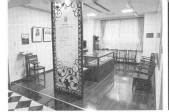
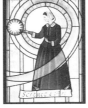

聖路加国際大学歴史展示室
せいるかこくさいだいがくれきしてんじしつ

〒 104-0044　中央区明石町 10-1　電話：03-3543-1521
博物館資料の種類：看護学系資料　開館年：2009 年　職員配置：無
開館日：一般公開なし　入館料：無料
ショップの有無：無　設置者：学校法人聖路加国際大学

― **1. 沿革**　2009 年度に大学創立 90 周年事業として、大学本館 2 階に本学の歴史を振り返り、未来を考えるための展示スペースが設けられた。同窓生の寄付によって整備されたこの小施設は、90 周年記念式典にあわせて「歴史展示室」としてオープンした。

― **2. 展示の概要**　歴史展示室では、聖路加における看護教育の歴史と大学の沿革、校舎の変遷を掲示している。常設展示として「同級生の活躍」と題し、フローレンス・ナイチンゲール記章の受章者 6 名の来歴を紹介している。その他、当年度卒業した学生の 4 年間を振り返る写真展示など、企画展示を行っている。

― **3. 教育活動**　本学では、2011 年度より 1 年次の選択科目として「自校史と看護史」の授業があり、その 1 コマを担当している。本学の建学の精神について、歴史を通して学び、今後の行動指針を考える機会となることを目的としている。

― **4. 刊行物**　『聖路加看護教育の 100 年』、『聖路加看護大学のあゆみ』、『高橋シュン　その人生と看護』、『聖路加と公衆衛生看護』、『聖路加と私』

― **5. 参考文献**　HP、『聖路加看護教育の 100 年』

― **6. HP**　https://university.luke.ac.jp/archives/index.html

（法人資料編纂室）

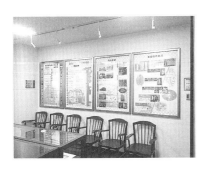

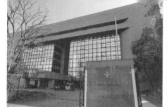
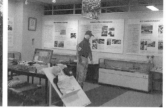

赤十字情報プラザ
（せきじゅうじじょうほうぷらざ）

〒105-8521　港区芝大門1-1-3　電話：03-3437-7580
博物館資料の種類：医学系資料　野外部（薬草園）の有無：無　開館年：2003年　職員配置：職員の対応あり
休館日：金・土・日・月、祝日、年末年始、5/1（創立記念日）　開館時間：10:00～12:30　13:30～16:30（要事前予約）
入館料：無料　ショップの有無：有
設置者：日本赤十字社

- **1. 沿革**　日本赤十字社の創立者佐野常民は、1867（慶応3）年のパリ万国博覧会、1873年のウィーン万国博覧会で赤十字館を見学し、その事業に感銘を受ける。佐野は人道的国際組織こそが文明進歩の証しとして、1877年の西南戦争の折に博愛社を設立、1887年に日本赤十字社に改称され、同年赤十字国際委員会から承認された。その後日本赤十字社は国内外の災害、戦争・紛争において救護活動を行うほか、全国に支部、病院、血液センター、献血ルーム、社会福祉施設等を運営し、現在に至る。同プラザは、2003年に赤十字の歴史と活動を一般の人に情報発信するために、日本赤十字社本社西館1階に設立された。
- **2. 展示の概要**　同プラザは、史料展示コーナー、図書コーナー、情報公開コーナーから構成されている。史料や映像、パネルなどで赤十字の歴史と活動が紹介されており、赤十字関連の書籍・資料が所蔵されている。
- **3. 収蔵資料**　パリ万国博覧会ガイドブック、佐野常民演説草稿、アンリー・デュナン著『ソルフェリーノの思い出』、博愛社設立請願書、森鴎外の筆による国際会議記録、ナイチンゲール記章、赤十字幻燈（石黒忠悳の考案）、関東大震災時にアメリカ赤十字から救援物資として寄贈されたウイスキー（医療用に使用）、原子爆弾に被爆した広島赤十字病院のタイル、博愛丸の模型、明治期～現在の救護員制服・医療セット等。
- **4. 刊行物**　日本赤十字社社史稿（第1～12巻）、日本赤十字社機関紙（誌）『赤十字NEWS』『赤十字新聞』『赤十字家庭新聞』『博愛』『日本赤十字』、International Review of the Red Cross、World Disasters Report、世界災害報告、赤十字のしくみと活動、赤十字の国際活動、献血Walker 等。
- **5. 参考文献**　HP、リーフレット
- **6. HP**　http://www.jrc.or.jp/plaza/

（落合知子）

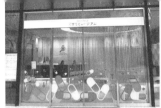
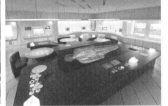

<small>だいいちさんきょうくすりみゅーじあむ</small>
Daiichi Sankyo くすりミュージアム

〒 103-8426　中央区日本橋本町 3-5-1　電話：03-6225-1133
博物館資料の種類：医薬学系資料　野外部(薬草園)の有無：無　開館年：2012 年　学芸員配置：有
休館日：月曜、年末年始（月曜が祝日・振替休日の場合は開館、翌日休館）　開館時間：10:00〜17:30（要予約）
入館料：無料　ショップの有無：有（1階インフォメーション）
設置者：第一三共株式会社

— **1. 沿革**　第一三共株式会社は、2005 年に三共株式会社（1899 年三共商店として設立）と第一製薬株式会社（1918 年設立）の共同持株会社として設立され、数々の新薬を開発し日本の製薬界を牽引してきた。本社のある日本橋本町は、江戸時代から薬種問屋が集結して発展した歴史がある。2012 年に、新薬開発の企業活動を紹介し、製薬業界に理解と関心を深めることを目的とする、くすりの情報発信基地「Daiichi Sankyo くすりミュージアム」が開館し、中央区の地域文化資源を整備する「まちかど展示館」の構成館としての役割も果たしている。「くすりの働きや仕組み」「くすりづくり」「くすりと日本橋」について、見る、聞く、触れることで楽しく、分かりやすく学ぶことができる体験型博物館である。

— **2. 展示の概要**　革新的な医薬品の創出を目指す企業の使命感や想い、世界の人々の健康で豊かな生活への貢献を目指す企業活動を紹介している。また、歴史と未来が共存する日本橋を象徴する施設の一つとして、地域文化と交流の場としての役割を担っている。展示は「くすりってなんだろう」「くすりとからだ」「くすりをつくる」「くすりのはたらき」「くすりのあゆみ」の五つのゾーンに分かれ、22 の体験型展示コーナーに細分化されている。1 階のくすりラウンジから入館し、2 階で IC チップ入りのメダルを受け取り情報登録を行う。各コーナーでこのメダルをコントローラに置き、画面案内に従って動かすことにより解説が聞ける科学的なシステムである。IC チップの情報は個々違うため、映し出される情報と映像が変わる点が特徴である。

— **3. ミュージアムグッズ**　判じ絵をデザインに東京都伝統工芸の注染による「なぞなぞ判じ絵手ぬぐい」、江戸時代日本橋を意識した模様の「タンブラー」「クリアファイル」、ロゴマーク入りの「ネクタイ」、胃袋の中身が見える「胃袋クリアファイル」、超・低摩擦インク 4 色ボールペンとシャープペンが 1 本になった「ボールペン」などくすりミュージアムでしか購入できないオリジナルグッズを 1 階インフォメーションで販売している。

— **4. 参考文献**　HP、リーフレット、中央区まちかど展示館 HP
— **5. HP**　https://kusuri-museum.com/floor

（太田直宏）

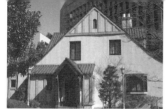
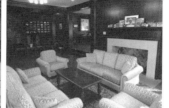

<small>といすらーきねんかん</small>
トイスラー記念館

〒 104-0044　中央区明石町 10-1　電話：03-3543-1521
博物館資料の種類：人物記念館　野外部(薬草園)の有無：無　開館年：1998 年　学芸員配置：無
開館日：原則として月・水曜 (8・12 月は休館)　開館時間：9:00～11:00 ／ 14:00～16:00　入館料：無料
展示管理：法人資料編纂室　設置者：学校法人聖路加国際大学

- **1. 沿革**　1901 年創立の聖路加国際病院の創設者、ルドルフ・B・トイスラーの記念館。1933 年に宣教師館として建てられた建物を 1998 年に移築復元。2024 年よりトイスラー記念館としてリニューアルした。

- **2. 展示の概要**　1 階は写真資料を中心に、創設者、ルドルフ・B・トイスラーの 1900 年の来日から 1936 年の新病院(旧館)完成までの様子を、トイスラーの功績と共に紹介している。
2 階の 2 つの展示室では、戦中・戦後の時代から現在に至るまでの病院の歴史を、ヒストリーボードを通して辿ることができる。また、名誉院長でもある故日野原重明理事長の愛用品や手書き原稿などを展示している。
建物は、病院旧館と同様 J・V・W・バーガミニの設計。1933 年の建築当初は聖路加女子専門学校(現聖路加国際大学)の看護教員などが起居していた。戦後は事務所や会議室として使われ続けていたが、病院・大学の建てなおしの際解体され、1998 年に現在の場所に移築された。2004 年、中央区民有形文財に指定された。

- **3. 収蔵資料**　創設者ルドルフ・B・トイスラーのゆかりの品や、写真、書籍など。
- **4. 刊行物**　『Dr. Rudolf Bolling Teusler　AN ADVENTURE IN CHRISTIANITY』Howard Chandler Robbins and George K. MacNaught 著　KEVIN SEAVER 訳
- **5. 参考文献**　聖路加国際病院 100 年史編集委員会編集 2002 年 10 月『聖路加国際病院の 100 年』
- **6. HP**　https://university.luke.ac.jp/archives/index.html

（法人資料編纂室）

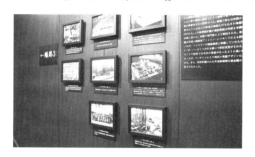

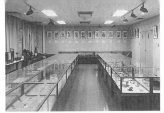
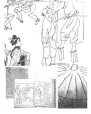

東京科学大学（旧・東京医科歯科大学）歯学部博物館

〒113-8549　文京区湯島1-5-45　電話：03-3726-1111
博物館資料の種類：歯学系資料　開館年：1989年　職員配置：教職員対応　開館日：一般非公開　入館料：無料
ショップの有無：無　設置者：東京科学大学(旧・東京医科歯科大学)　※東京医科歯科大学は2024年10月に東京工業大学と統合して東京科学大学となった。

— **1. 沿革**　東京科学大学(旧・東京医科歯科大学)歯学部では、三浦不二夫先生の発案により、歯学教育に役立てるため、1983年から関係各方面の協力のもと、歯科に関わる歴史的に貴重な資料の収集を行い、小椋秀亮先生、本山佐太郎先生をはじめ、多くの先生方の尽力により、1989年に東京医科歯科大学歯学部資料室が開設された。開設15周年にあたる2003年には江藤一洋先生が資料室をさらに発展させ歯学に関心のある人誰もが勉強できる博物館にすることを計画、長谷川成男先生を中心に収蔵、陳列ケースの増設、収蔵品の整備を行い、2005年にようやく整備が整った。2020年に三浦宏之先生のご尽力と歯学部事務部をはじめ関係各位のご協力のもと15年ぶりに全面改修が行われ、歯学部博物館としてリニューアル・オープンした。

— **2. 展示の概要**　収蔵品には、江戸時代の木床義歯、お歯黒道具、房楊枝で歯を磨く婦人の浮世絵等、日本の歯科治療や口腔清掃に関する物品、江戸時代の湯島の名所図および本邦最初の官立歯学教育機関である東京高等歯科医学校の創立からその後の発展を含む本学歯学部の歴史や業績に関する物品を展示している。

— **3. 収蔵資料**　江戸時代の義歯；前歯部に牛歯を削合して製作された人工歯を配した木床の上下顎総義歯、残根の上に植立し両隣接歯に糸で結紮して維持させた木床部分床義歯、歯冠部をつげで、合釘部(ポスト部)をうつぎで製作された現存する世界唯一と思われる木製の継続歯など。

浮世絵・本・図譜；房楊枝やくろもじで歯を磨く若侍や娘、お歯黒をつける婦人、楊枝屋が軒を連なる浅草奥山の風景などを描いた浮世絵のほか、歯科病院ロビーのタイル画のもととなった江戸時代の御茶ノ水を描いた昇亭北寿筆の錦絵"東都御茶之水風景"、大道で歯を抜く入歯師が描かれている渡辺崋山の図誌"一掃百態"など。

大学史、教育、研究資料；本学の前身である東京高等歯科医学校の創立者島峯徹先生が留学したドイツ、ブレスラウ大学より贈られたDr. Medicinae Dentariae Honoris Causer（名誉歯学博士）の学位証書と島峯先生の業績を称えてドイツ政府より贈られた最高表賞ローテルクロイツ勲一等、補綴学教室において代々研究や実習などで収集されてきたGrittman咬合器(1899年)、Burch咬合器(1916年)、矢崎UM咬合器(1930年)など50種類を超える国内外の咬合器のコレクション、電気的根管長測定器の各開発段階で作製された試作器群など。

— **4. 教育活動**　本学のオープンキャンパスや海外留学生の見学(サマープログラム)などの際に当館を開放し、好評を博している。

— **5. HP**　https://www.dent.tmd.ac.jp/museum.html

（豊福 明）

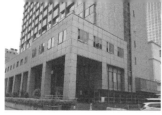
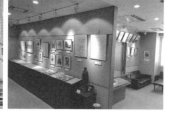

東京慈恵会医科大学
学術情報センター史料室

〒105-8461　港区西新橋3-25-8 東京慈恵会医科大学高木2号館6階　電話：03-5400-1200+内線2143
博物館資料の種類：医学系資料　野外部(薬草園)の有無：無　開設年：1998年　職員配置：学術情報センター事務員対応
休館日：土・日・祝、年末年始、大学記念日(5/1、10月第2土曜)
開館時間：9:00～17:00　※但し、本学関係者および学術情報センター長の許可を得た方に限る　入館料：無料
ショップの有無：無　設置者：学校法人慈恵大学

- **1. 沿革**　史料室は、1965年に史料編纂室として学祖高木兼寛関係の品々を整理し、高木会館3階に資料展示室を開設したことに始まる。初代の史料編纂室長には赤羽武夫客員教授が就任した。1984年に図書館、標本館、写真室、史料室を包含した医学情報センターが設立され、医学情報センター史料室ならびに史料展示室となった。1998年に新たに竣工した高木2号館6階に移転し、2006年に医学情報センターが学術情報センターと改称されたのに合わせて、学術情報センター史料室となった。

- **2. 展示の概要**　史料室は慈恵看護専門学校が入る高木2号館の6階にある。全体で92㎡余りあるうちの54.5㎡を展示室としている。恒温恒湿の展示ケースと展示コーナーに本学の前身である成医会講習所や日本初の慈善病院である有志共立東京病院の創始者の学祖高木兼寛の遺品・遺墨をはじめとして、貴重な史料や本学に関する歴史的資料を収集・展示している。
常設展示は高木兼寛の生涯と本学の歴史を年代を追って理解し易いように、当時の図や写真とともに配列している。

- **3. 収蔵資料**　高木兼寛肖像画(1914年勲一等瑞宝章叙勲を記念して、三宅天隨により描かれたもの)、有爵者(男爵)大礼服(上衣、ズボン、帽子、佩剣・ベルト付き。1905年明治天皇より従三位勲二等「依勲功特授男爵」の地位を賜り、同時に華族に列せられ、勲二等旭日重光章を授く。有爵者の式典、会合、集まりなどに着用)、海軍通常礼服(海軍の非公式な会合、会議、集会、催しなどに着用)、海軍軍医大礼服(上衣、ズボン、帽子、ベルト。海軍および一般の公式な催し、集会、会合などに着用)、高木兼寛遺墨「仁義禮智」など。

- **4. 刊行物**　『高木兼寛の生涯』『The Life of Kanehiro Takaki』

- **5. 参考文献**　東京慈恵会医科大学 学術リポジトリ 歴史資料、吉村昭『白い航跡』講談社 他

- **6. HP**　http://www.jikei.ac.jp/academic/micer/shiryo.htm

（橋本尚詞）

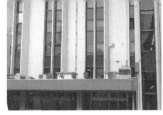
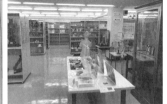

東京慈恵会医科大学
学術情報センター標本館

〒105-8461　港区西新橋3-25-8 東京慈恵会医科大学高木会館4階　電話：03-5400-1200+内線2141
博物館資料の種類：医学系資料　野外部（薬草園）の有無：無　開館年：1967年　職員配置：研究技術員対応
休館日：日曜祝日、年末年始、大学記念日(5/1、10月第2土曜)
開館時間：平日9:00～22:00／土9:00～17:00　※但し、医学・看護学関係者以外の方の閲覧は原則不可
入館料：無料　ショップの有無：無　設置者：学校法人慈恵大学

— **1. 沿革**　標本館の歴史は、1916年に御大典記念会館の2階、3階に解剖標本と病理標本が収納されたことより始まる。1923年の関東大震災から復興する過程で、標本類は一時的にそれぞれの教室の標本室に移されたが、1956年解剖学教室・病理学教室・産婦人科学教室・整形外科学教室が提供した標本を基に総合標本館が設立された。1967年に創立85周年記念として竣工した高木会館の4階に標本館として移転した。1984年図書館・標本館・写真室・史料室を包含した医学情報センターとして改組され、2006年医学情報センターが学術情報センターに改称され、学術情報センター標本館として現在に至る。

— **2. 展示の概要**　標本館は本学の学生および本学関係者の実物による医学教育および習練と自習の場を提供することを目的としている。標本室はほぼ正方形の210㎡の広さで、202面の展示棚には系統解剖学標本、病理解剖学標本、法医解剖学標本、寄生虫学標本等のマクロ標本約2,000点、ミクロ標本約2,500点を英国Wellcome Museum of Medical Scienceの分類体系に準拠し、展示している。マクロ標本には、液浸標本、血管鋳型乾燥標本、プラスチック樹脂包埋標本、プラスティネーション標本などがある。

— **3. 収蔵資料**　一般的な液浸標本に加え、血管鋳型乾燥標本(解剖学教室により大正、昭和初期に血管内にセルロイドを流し込んで固め作製した標本)、樋口卵巣腫瘍コレクション(故樋口一成6代目学長〈産婦人科学〉の収集した卵巣腫瘍標本)、亀田胆石標本(故亀田治男〈元第一内科学教室教授〉が収集した約4,000点の胆石標本)、我が国の脈管学研究の礎を築いた故西丸和義広島大学教授(本学1921年卒業)と脈管学研究所の歴史資料と業績などがある。

— **4. 刊行物**　『医学教育用標本総覧』『医学を垣間見る―教育に生きる、標本たち―〔第2版〕』他
— **5. HP**　http://www.jikei.ac.jp/academic/micer/hyohon.htm

（橋本尚詞）

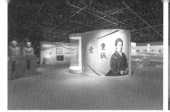
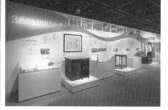

東京女子医科大学史料室
吉岡彌生記念室

〒162-8666　新宿区河田町8-1　電話：03-3353-8111（代表）

博物館資料の種類：人物資料　野外部（薬草園）の有無：無　開館年：1970年（展示部門）　学芸員配置：有
休館日：日曜祝日、毎月第3土曜、大学の定める祝日　開館時間：平日 9:30～16:30 ／土曜：9:30～12:00
入館料：無料　ショップの有無：無
設置者：学校法人東京女子医科大学

- **1. 沿革**　東京女子医科大学史料室は1966年に中央校舎に設置された。大学創立65周年を機に刊行された『東京女子医科大学小史』を編纂するにあたって収集された資料が散逸しないよう、資料を管理することを目的とした設置である。1970年には展示室として吉岡彌生記念室を併設することとなり、一般への資料公開が始まった。さらに2020年2月には新校舎・彌生記念教育棟が竣工し、史料室、吉岡彌生記念室ともに中央校舎から彌生記念教育棟1階に移転してリニューアルオープンした。

- **2. 展示の概要**　展示は本学創立者吉岡彌生・荒太夫妻の足跡や東京女子医科大学の歩みを紹介する常設展示と企画展示とで構成される。常設展示では創立者の言葉や書、書翰、愛用の品々、写真類や、学生の学用品、卒業証書、卒業生の活躍の紹介などを通して、本学で継承されている建学の精神や大学の理念などを伝えるとともに、学内にあっては自校教育の一環を担っている。また、日本では本学で学ばなければ女性が医師になれなかった時代があったという歴史的な背景から、本学のみならず「日本の女性医師の先駆けと看護教育」についても紹介するコーナーも設けている。映像コーナーでは彌生記念教育棟が建設される以前にこの地にあった1号館（1930年竣工の十字放射型病院建築で2016年に解体）から取り外したタイルや丸窓、扉などの部材をはめ込み、在りし日の1号館を紹介している。

- **3. 収蔵資料**　創立者関係資料、法人・病院関係資料、学生・卒業生関係資料、女性医師関係資料、写真類などを中心に、およそ7,400点の資料を所蔵している。学校に関する書類が大半を占めるが、創立者愛用の筆記具や医療器具、戦前期の学生の教科書・ノート類、卒業証書、制服（レプリカ）・制帽、看護学生募集の新聞広告なども所蔵している。その他に、創立者の著作、女性史や医史学関連書籍雑誌類の収集も行っている。戦前期の『日本女医会雑誌』や、本学が医学専門学校時代に在校生と卒業生とを繋ぐ学校の機関誌となっていた『女医界』などは、日本の女性医師の歩みを知る上で貴重な雑誌であり、これらの資料書籍類を元にレファレンスサービスも行っている。

- **4. 刊行物**　伝記類：『吉岡弥生伝』(1966年改訂版)『愛と至誠に生きる　女医吉岡彌生の手紙』(2005年) など／年史類：『東京女子医科大学百年史』(2000年)『東京女子医科大学110周年記念誌』(2010年)『東京女子医科大学120周年記念誌』(2021年) など

- **5. 参考文献**　東京女子医科大学百年史編纂委員会編 2000『東京女子医科大学百年史』256-258頁、リーフレット、HP

- **6. HP**　http://www.twmu.ac.jp/univ/about/yayoi.php

（油谷順子）

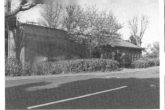
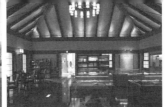

東京大学医科学研究所
近代医科学記念館

〒108-8639　港区白金台 4-6-1　電話：03-5449-5470
博物館資料の種類：医学系資料　野外部(薬草園)の有無：無　開館年：2001 年　職員配置：教職員
休館日：土・日・祝、夏季休業期間、年末年始　※その他臨時休館の場合あり。要問い合わせ。
開館時間：10:00～12:00 ／ 13:00～16:00　入館料：無料
設置者：東京大学医科学研究所

1. 沿革

近代医科学記念館は、東京大学医科学研究所が 1892 年、北里柴三郎博士らにより伝染病研究所(伝研)として設立されてから半世紀以上にわたり、我が国の伝染病研究の中心として活躍した時代の、貴重な歴史的資料の保存と紹介を行っている。

当時の伝研は、ワクチン、抗血清など細菌学的製剤の最大の製造所として、また、伝染病に対する医師・衛生行政関係者の教育や、細菌学的製剤の検定・認可を担当する機関として、伝染病研究・医療のあらゆる面に貢献していた。その後、抗生物質と衛生状態の改善により伝染病研究の重要性が薄れる時代を迎え、伝研は先端医療の道へ舵を切り、1967 年に医科学研究所として生まれ変わった。

現在では、感染症、がんその他の特定疾患の病態の解明と治療を目指して、ゲノム医療、細胞・遺伝子治療等の先端医療の開発・研究を行っている。

2001 年に開設した近代医科学記念館は、緑に囲まれ佇む伝研時代の厩舎を模したレンガ風の建物と、未来をイメージさせるガラスの館とのコントラストは、医科学の過去から未来へと思いを馳せるやすらぎの空間となっている。

2. 展示の概要

展示室では、伝染病研究所から医科学研究所に至るまでの歴史の流れの中で、いかに難病と戦ってきたかを様々な貴重な資料や年表を交えて紹介。北里柴三郎の直筆の書類や、野口英世の履歴書、血清製作の為に保定された馬の模型、当時の実験器具などを展示している。

3. 参考文献　HP

4. HP　http://www.ims.u-tokyo.ac.jp/imsut/jp/

(北村俊雄・本間利江)

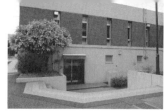
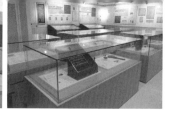

東京薬科大学史料館

〒192-0392　八王子市堀之内1432-1　電話：042-676-5261
博物館資料の種類：薬学系資料　野外部(薬草園)の有無：有　開館年：2016年　職員配置：案内対応可
休館日：土・日・祝、大学休校日、入学試験日　開館時間：9:00～16:00
入館料：無料　ショップの有無：無(隣接の大学生協で大学グッズを販売)
設置者：学校法人東京薬科大学

1. 沿革　東京薬科大学は1880年に創立された我が国で最初の私立薬学教育機関である。創立者の藤田正方は薬舗主(現在の薬剤師)養成の必要性を唱え、東京薬舗学校を34歳の時に創立した。その後、藤田正方は40歳となる直前にコレラにより急逝したが、同志によりその志は後世に引き継がれた。東京薬舗学校はその後、薬学講習所と合併し私立薬学校(初代校長　下山順一郎)が設立され、次いで東京薬学校を経て、東京薬学専門学校(初代校長　丹波敬三)が設立された。さらに戦後に東京薬科大学へと発展を遂げ、1994年には我が国初の生命科学部が設置された。東京薬科大学史料館は、本学の創立に関わった偉大な先達の関連史料、日本の薬学・生命科学、薬剤師の歴史史料、本学の発展に関わった関係者や卒業生の活躍に関する史料を蒐集し展示公開を行うため、それまでの史料展示室を基に2016年に開館したものである。2020年11月には創立140周年記念事業としてリニューアルオープンした。

2. 展示の概要　ゾーニングされた展示エリアは本学の歴史紹介からはじまり、本学の沿革、歴代校長、明治・大正時代の貴重な史料等が展示されたこのエリアでは日本の薬学の歴史とともに歩んだ140年にもおよぶ本学の歴史を知ることができる。卒業生フロンティアの紹介エリアは、偉業を成し遂げた先輩たちの功績を史料やパネルで紹介しており、注目のエリアであると共に来館者からの好評を得ている。また、歴史的な医学書や昔の実験器具で構成されたエリアでは、大正時代の教科書や当時の実習風景などを見ることができ、日本薬学の父と称される長井長義(元本学顧問)の墨書や写真も展示されている。その他、企画展示エリアや新着史料エリア、映像エリアなどがある。

3. 収蔵資料　薬研、石英分光写真機、下山順一郎墨書、丹波敬三墨書、長井長義墨書、藤田家家系図、第一期生卒業証書、東京府病院薬局法、生徒募集新聞記事(大正時代)、同窓会会報第一号、担任教科目及び給与一覧(大正時代)、明治時代の処方箋、調剤用上皿天秤、コルク圧搾機、化学天秤、穿山甲、犀角、鹿茸、生薬標本(明治時代)、学期試験成績表(明治時代)、薬剤師免状(大正時代)、顕微鏡他。

4. 刊行物　学内報の毎号に史料紹介記事掲載

5. 参考文献　パンフレット、HP

6. HP　https://archives.toyaku.ac.jp/

(山田陽城)

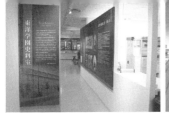
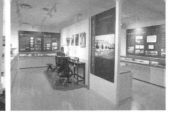

東洋学園大学東洋学園史料室
とうようがくえんだいがくとうようがくえんしりょうしつ

〒113-0033 文京区本郷1-26-3 電話：03-3811-1696
博物館資料の種類：歯学系資料 野外部（薬草園）の有無：無 開館年：2006年 学芸員配置：有
休館日：土・日・祝、大学の定める夏・冬季休業日 開館時間：10:00～16:30 入館料：無料 ショップの有無：無
設置者：学校法人東洋学園

— **1. 沿革** 2005年4月、仮称「東洋学園アーカイブス」を設置し資料収集と年史編纂を開始。2006年3月20日、流山キャンパスに展示室を開設。2007年5月、『東洋学園八十年の歩み』刊行。2008年4月1日、本郷キャンパス4号館6階に移転し「東洋学園史料室」として一般公開開始。2011年まで施設内外及び流山分室整備。2018年3月、流山キャンパス閉鎖により分室閉室。2020年4月、本郷1号館9階に移転リニューアル。

— **2. 展示の概要** 学校法人東洋学園の旧設置校に関する史資料を収集、保存し、その一部を展示する。小企画展を年1～2回実施。常設展は以下の区分による。I．創立者・後継者（幕末～）、II．創立の前夜 近代歯科教育と前身校（1917～26年）、III．旧制・東洋女子歯科医学専門学校（1926～50年）、IV．新制・東洋女子短期大学（1950～2006年）、V．校友。医歯学に関わるのはII・III・V。東洋女子歯科医専は旧制の女子歯科医育機関。占領期に旧制東洋高等学校（理科乙類＝医学部進学課程／共学）、東洋女子歯科厚生学校（歯科衛生士養成の各種学校）を併設。各校の文書資料、臨床実習と卒業後に使用した歯科用器具・器械を展示。IV新制短大は文系。

— **3. 収蔵資料** 【法人文書資料】認可申請書、理事会議事要録など【教学系文書資料】入学案内書・ポスター、校友会誌・学生新聞・卒業アルバムなど刊行物、教科書・ノート、卒業証書類、国家試験関係、写真など【実物資料】大正期から昭和初・中期の歯科用器具・器械（切削用足踏み式エンジン、歯科技工用器具、大小各種デンタルボックスと収納の各種小型器具など）、制帽・徽章類など

— **4. 刊行物** 『東洋学園八十年の歩み』、『年表 東洋学園史』、『最後の旧制高校 東洋高等学校—教養教育への挑戦』、『習志野原の東洋学園 1946～1950—"東洋医科歯科大学津田沼キャンパス"の理想』、『日本初の歯科衛生士学校 東洋女子歯科厚生学校』、『昭和三年校舎と八つの寄宿舎』、『波濤を越えて 東洋女子歯科医学専門学校の外国人留学生』、『創立期の東洋女子歯科医専 I—明華女子歯科医学講習所から明華女子歯科医学校へ』、『創立期の東洋女子歯科医専 II—初の女子歯科医専、女子初の文部大臣指定校』、『没後50年 東洋学園創立者宇田尚—自彊不息の生涯』、『本郷キャンパスの一世紀』ほか

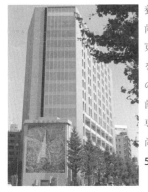

5. **HP** http://www.tyg-archives.jp/

（永藤欣久）

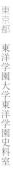

関東 東京都 東洋学園大学東洋学園史料室

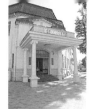
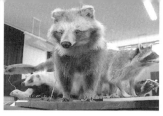

日本獣医生命科学大学付属博物館

〒180-8602　武蔵野市境南町1-7-1　電話：0422-31-4151（代）
博物館資料の種類：獣医学系資料　開館年：2015年　学芸員配置：有
開館日：火曜～金曜（臨時休館あり）　※事前予約制　開館時間：10:00～17:00（最終入館および物販は16:30まで）
入館料：無料　ショップの有無：無（来館者を対象に事務室にて冊子を販売）
設置者：学校法人日本医科大学

- **1. 沿革**　当館は、日本獣医生命科学大学で学芸員課程を履修する学生の実習の場として2015年に開館した大学付属の博物館である。開館当時は「日本獣医生命科学大学付属ワイルドライフ・ミュージアム」の名称で日本の里山に暮らす野生動物の標本を中心に展示を行っていたが、2017年より本学の歴史に関連した展示も実施している。当館の活動拠点である本学一号棟は、1909年に東京市の麻布区役所庁舎として建てられた建物を移築したもので、2020年に国の登録有形文化財（建造物）となっている。2023年4月には、改正博物館法の施行を契機に館名を「日本獣医生命科学大学付属博物館」に改称し、「日本獣医生命科学大学の歴史と獣医・畜産・生命科学の総合博物館」を新たなコンセプトに掲げて活動を続けている。
- **2. 展示の概要**　博物館内には、三つの展示室を設けている。歴史系展示室では、本学が「私立獣医学校」として誕生してから現在に至るまでの歴史を、当館所蔵の資料や写真等を用いて紹介している。自然系展示室では、日本の里山で暮らす野生動物の剥製や骨格標本を中心に展示を行っている。多くの剥製はケースに入れない「露出展示」の状態で展示されているため、野生動物の姿を間近に感じることができる。定期交換展示室では、収蔵資料紹介や研究室紹介など、様々なテーマのミニ展示を開催している。
- **3. 収蔵資料**　獣医畜産学に関連した歴史系資料732点（教育用掛図121点・機器類49点・書籍237点・書類151点・写真44点・その他130点）と、日本の野生動物を中心とした自然系資料635点（剥製標本79点・骨格標本51点・昆虫標本472点・その他33点）のリスト化が終了しており、その他の未整理の資料については目録作成に向けた資料整理作業を続けている。歴史系資料である教育用掛図は実際に本学で獣医学教育の教材として活用されていたものであり、2022年には新たに学内から22点の掛図が発見され、現在も整理を続けている。自然系資料には、コウノトリ、センザンコウ、ユキヒョウなどの希少種の標本も含まれている。※資料数は2024年2月時点の情報
- **4. 教育活動**　開館以降、本学で学芸員課程を履修する学生の博物館実習（学内実習）の場としての役割を担っている。また武蔵野市の博物館と連携した出張展示やワークショップを開催するほか、近隣の小学校と連携し、子どもたちに向けた特別授業や見学ツアーを実施している。
- **5. 刊行物**　『博物館年報（第1号～第3号）』、『日本獣医生命科学大学一号棟』（建物解説）
- **6. 参考文献**　リーフレット、HP
- **7. HP**　https://www.nvlu.ac.jp/universityinstitution/004.html／

（石井奈穂美）

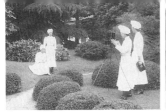
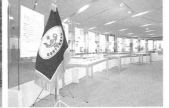

日本赤十字看護大学史料室

〒150-0012　渋谷区広尾 4-1-3　電話：03-3409-0875
博物館資料の種類：看護学系資料　開館年：2005年　職員配置：6名　史料閲覧：大学開校日の金曜日
開館時間：10:00～15:00　入館料：無料　ショップの有無：無
設置者：日本赤十字看護大学

— **1. 沿革**　日本赤十字社の看護婦養成の歴史は、ジュネーブ条約に基づき救護活動を行う看護婦を養成することを目的として、1890年に本学の前身である看護婦養成所が設置されたことにはじまる。以来、明治・大正・昭和・平成・令和を通じて、日本赤十字社の看護婦養成はその規模と教育水準の高さにより、日本の医療と看護の発展に影響を及ぼしてきた。史料室はこの130年の歴史を通じて蓄積された史料をもとに、日本赤十字社の看護、看護婦・看護人等の養成事業に関する史料の収集保存、調査研究、展示利用に取り組んでいる。

— **2. 展示の概要**　展示コーナーは広尾キャンパスの1階フロアのオープンスペースにあり、平日の9:00～18:00（土日祝日、年末年始、夏季休暇、入試等で開校していない日を除く）に閲覧できる。常設展示「日本赤十字社の看護教育の歴史～明治から大正、昭和、そして平成へ」と適宜、企画展示を実施している。

年表：1877（明治10）年博愛社の設立から本学の前身である日本赤十字社病院看護婦養成所の発足とあゆみ

教科書：明治期より本学の看護教育で用いられた教科書

掛け図：教材として使用されてきた掛図（包帯法、公衆衛生ポスターなど）

校舎：看護学生が学んだ校舎と実習病院

ナイチンゲール記章：本学ゆかりのナイチンゲール記章受章者の紹介

— **3. 収蔵資料**　日本赤十字社の看護婦養成に関する史資料として教科書（『看護学教程』）、雑誌・年報（『日本赤十字・赤十字博物館報』・『日赤病院年報』）、書籍（赤十字関係書・従軍看護婦の手記・一般の看護史・伝記・医学史など）、日本赤十字社篤志看護人会史料（『看護法教程』・会報）、看護婦長候補生・社会看護婦生徒・外国語学生の教育史料、小冊子（看護訓誡・救護員服制・赤十字唱歌）、掛図、絵葉書（赤十字関係）、錦絵、双六（赤十字関係）、音声・映像記録（レコード・映画フィルム）、衣類（制服・制帽・白衣・白帽・バッジ）、看護用品などを多数所蔵している。また、看護婦養成に関する写真、戦時救護、災害救護に関する写真を多数保有し、デジタル化した写真はホームページ上で一般公開している。看護の歴史に関する研究・教育の促進のため、希望される方の資料の閲覧に応じている。

— **4. HP**　https://redcross-nursing-history.jp/

（川原由佳里）

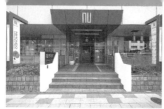
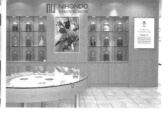

ニホンドウ漢方ミュージアム
にほんどうかんぽうみゅーじあむ

〒107-0062　港区南青山 5-10-19　電話：03-5774-4193（ブティック）
博物館資料の種類：薬学系資料　野外部(薬草園)の有無：無　開館年：2003 年　学芸員配置：無(ギャラリー見学自由)
休館日：定休日なし(年末年始を除く)　開館時間：11:00～20:00（ギャラリー）　入館料：無料　ショップの有無：有
設置者：薬日本堂株式会社

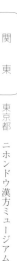

— **1. 沿革**　1969 年創業の漢方専門店「薬日本堂」が、世界で初めての漢方ライフスタイル提案型複合ショップとして 2003 年にオープン。品川駅高輪口から歩いて 4 分の立地。見て・聞いて・ふれて・味わって・香りも楽しみながら、想像を超える漢方の力を"五感"で感じることができる。ギャラリー・スクール・ブティック(漢方専門店)・レストラン四つの複合施設である。

— **2. 展示の概要**　パネルや生薬の展示を見ながら漢方の世界を体験できる、入場無料の「漢方ギャラリー」、漢方を基礎からじっくり学べる「薬日本堂漢方スクール」、漢方相談や和漢素材を使った商品を購入できる「ニホンドウ漢方ブティック」、そして薬膳料理を楽しめるレストラン「10ZEN（ジュウゼン）」で構成される。

漢方ギャラリー：漢方薬の見本となる生薬の見本約 100 種の他、漢方の歴史から季節のケアまで、"漢方ライフスタイル"の入門編として楽しめる基本知識をわかりやすく解説したパネル展示、そして回廊の壁を飾る壁面ギャラリーまで。ストレス指数や体脂肪、骨密度も無料でチェック可能（現在新型コロナウイルスにより利用不可）。"漢方"と"漢方ライフスタイル"を楽しく学べる空間。

薬日本堂漢方スクール："漢方・養生ライフ"を提唱する漢方スクールでは、気軽に参加できるワンデイセミナーから本格的に学べるコースまで多彩な講座を取り揃え、健康維持を「心・食・動・休・環」の各方面からサポート。漢方スタイリストや漢方カウンセラーの資格も取得できる。オンラインで受講できるワンデイセミナーも充実している。

ニホンドウ漢方ブティック：生活習慣病から普段気になるちょっとした不調、美容にまつわるトラブル、ダイエットなど、幅広い悩みに専門相談員が相談にのる。また、健康茶や和漢食材、自然派化粧品など、より身近に漢方を感じられるアイテムも多数。肌年齢や血圧・血流も無料でチェック可能（肌年齢は現在感染症拡大防止の観点から利用不可）。

薬膳レストラン 10ZEN：漢方の考えのもと、和漢食材や旬の野菜を使用。食材にこだわり、素材の味や色彩を最大限にいかしながら、美味しく見た目も楽しい薬膳料理に仕上げている。ナチュラルでカジュアルな雰囲気で、気取らず食事を楽しむことができる。

— **3. ミュージアムグッズ**　オリジナルグッズ多数
— **4. 参考文献**　リーフレット、HP
— **5. HP**　https://www.nihondo.co.jp/shop/museum/

（村上奈津美）

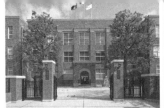
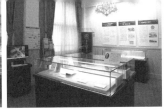

額田記念東邦大学資料室

〒143-8540　大田区大森西5-21-16　電話：03-5763-6697
博物館資料の種類：医薬学系資料　野外部（薬草園）の有無：有（習志野キャンパス）　開館年：2010年
職員配置：事務員（学芸員有資格者）　休館日：土・日・祝（詳細はHPにてお知らせ）　開館時間：10:00〜16:00
入館料：無料　ショップの有無：無
設置者：学校法人東邦大学

— **1. 沿革**　資料室は、東邦大学の建学の精神「自然・生命・人間」ならびに法人全体の歴史を将来に継承する場として、2010年に東京都の大森キャンパス医学部本館1階に開室した。東邦大学は、岡山県出身で医師の額田豊・晉兄弟が1925年に創立した帝国女子医学専門学校が前身である。2012年、蒲田が舞台となったNHK連続テレビ小説「梅ちゃん先生」に情報提供などで協力して以来、学内関係者だけでなく地域の人も多く訪れる場所となった。また、資料室では2013年から2019年にかけて、額田晉が設立した額田医学生物学研究所において大規模な資料調査を実施し、約7,000点の資料寄贈を受け入れるなど収蔵資料の充実も図っている。

— **2. 展示の概要**　年間を通して、戦前創立期の女子専門学校時代から現在までの歴史を概観した展示を常設で行っている。資料室では創立者関係の書簡や原稿のほか、創立間もない時期の入学試験問題、さらに戦前に使用されていた教科書なども展示している。これらの資料は不定期で入れ替えなども行っており、随時資料室ホームページ上に情報を掲載している。また、年1回程度開催している企画展や、千葉県の習志野キャンパスへの出張展示では、創立者や戦前の学生生活、キャンパスの歴史、著名な卒業生についてなど、様々なテーマを取り上げている。近年の展示では、卒業生の猿橋勝子（地球化学者、「猿橋賞」創設者）や幾瀬マサ（花粉形態学の第一人者）について紹介している。

— **3. 収蔵資料**　創立者額田豊・晉関係資料（個人書簡、著書、原稿、写真、顕微鏡、聴診器）、戦前女子教育関係資料（入学案内、学内広報誌、試験問題、防空日誌、教科書、ノート、卒業アルバム）、新制大学昇格関係資料（学校日誌、教授会決議録）等。

— **4. その他**　事前の問い合わせがあればレファレンス、資料閲覧・撮影、資料画像提供などに対応している。団体見学については要相談。

— **5. 参考文献**　HP、リーフレット

— **6. HP**　https://www.toho-u.ac.jp/archives/

（岩間有希奈）

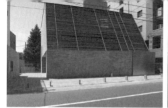
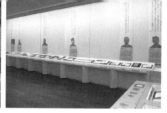

文京区立森鷗外記念館

〒113-0022　文京区千駄木1-23-4　電話：03-3824-5511
博物館資料の種類：人物記念館　野外部（薬草園）の有無：無　開館年：2012年　学芸員配置：有
休館日：第4火曜（祝日の場合は開館し、翌日休館）、年末年始、展示替期間、燻蒸期間等
開館時間：10:00～18:00（最終入館は17:30まで）　入館料：通常展300円、特別展は展示により異なる
ショップの有無：有　設置者：文京区

- **1. 沿革**　文京区立森鷗外記念館は、明治の文豪・森鷗外（1862～1922）の旧居「観潮楼（かんちょうろう）」跡地に建っている。

  鷗外は1892年に30歳で文京区千駄木に居を構え、亡くなる1922年まで30年にわたり家族とともに暮らした。家の2階から品川沖（東京湾）が見えたと言われ、鷗外により「観潮楼」と名付けられた。観潮楼は火災、戦災等により現存しないが、旧表門の礎石・敷石、大銀杏、三人冗語の石などが現在も残り、東京都指定旧跡「森鷗外遺跡」として文化財保護の対象となっている。1962年、鷗外生誕100年に「文京区立鷗外記念本郷図書館」が開設され、その後、生誕150年を記念して、2012年11月に現在の「文京区立森鷗外記念館」が開館した。

- **2. 展示の概要**　常設部分では、津和野での幼少期から上京後、ドイツ留学、豊穣の時代、晩年までの鷗外の生涯を、写真、自筆原稿、書簡、遺品等でたどることができる。東京大学医学部やドイツで衛生学を学び、陸軍軍医として勤めながら小説家、戯曲家、翻訳家とさまざまな「顔」をもった鷗外の功績にふれられる。さらに年に2回ずつの「特別展」と「コレクション展（通常展期間中）」を開催し、文学、美術、音楽、演劇など鷗外の多方面への活躍や人物交流を紹介している。展示室の他には、観潮楼の歴史などを紹介する映像ルーム、鷗外研究図書を閲覧できる図書室、展覧会図録などを扱うミュージアムショップ、庭園の大銀杏が見えるカフェがある。

- **3. 収蔵資料**　主に原稿・書簡・遺品等の鷗外資料と鷗外生前発行の貴重書、鷗外研究資料や、文京区にゆかりのある文学や文学者に関する資料を収集。現在、約3,000点の鷗外資料、約6,000点の鷗外三男・森類資料、約15,000点の図書資料（貴重書・研究書）を所蔵。／鷗外自筆「大学時代の講義ノート」、鷗外自筆「留学時代の実験ノート」、原稿「携帯糧食略考」、旧蔵書「Spezielle Chirurgie（外科学各論）」、図書「衛生学大意（鷗外講述）」など

- **4. ミュージアムグッズ**　オリジナルグッズ、当館所蔵 森鷗外宛書簡の翻刻集など
- **5. 参考文献**　リーフレット、HP、その他
- **6. HP**　https://moriogai-kinenkan.jp/

（文京区立森鷗外記念館）

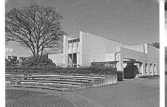
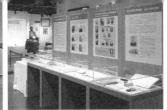

明薬資料館
めいやくしりょうかん

〒204-8588　清瀬市野塩 2-522-1　電話：042-495-8942
博物館資料の種類：薬学系資料　野外部（薬草園）の有無：有　開館年：1982 年　職員配置：大学教員の対応
休館日：日・月・金、大学の休日　開館時間：火～木 13:00～16:00 ／土 10:00～13:00　入館料：無料　ショップの有無：無
設置者：明治薬科大学

— **1. 沿革**　明薬資料館は、明治薬科大学創学 80 周年記念事業の一環として、創立者恩田重信（剛堂）先生の偉業を偲び、かつ本学の歴史を記念保存し、併せて薬学資料を収集展示して薬学教育に貢献する目的で、昭和 57 年に旧世田谷校舎に設立された。平成 10 年 9 月、キャンパス統合に伴って清瀬キャンパスに新築移転し、生薬学および生物研究室で代々収集された多数の生薬標本を追加して、展示内容をより充実させ現在に至る。

— **2. 展示の概要**　薬の歴史の展示をはじめ、江戸時代から続いた薬舗に伝わる製薬道具などの薬業資料、明治から昭和にかけての研究機材や、つがいのジャコウジカをはじめ貴重な生薬標本など特色ある薬学関係資料を展示している。また、校祖・恩田剛堂先生の足跡を偲ぶ品々とともに、本学の歴史をたどる資料も各種展示している。また、実際に触れて体験できる各種企画展示も行っている。

— **3. 収蔵資料**　神農像、古文書類（マテリアメディカ・ウィーン写本、解体新書、六物新誌等）、漢方処方基準の医学書、各種製薬道具、携帯用さお秤、天秤、明治初期の処方せん、百味箪笥、薬看板、売薬関連用品、恩田剛堂関連資料、薬学教育資料、動物生薬（穿山甲、犀角、一角、ゴウカイ等の全形、ジャコウジカ〈雌雄〉剥製、ミイラ〈身胃羅〉等）、植物生薬（大黄、甘草等）。

— **4. 刊行物**　『薬叢』（休刊中）、伊吹高俊先生植物図オリジナルポストカード

— **5. 参考文献**　『薬叢』第 1～8 号、明薬資料館パンフレット、HP、明治薬科大学創学 100 周年記念誌編纂委員会編 2002『写真で見る 100 年のあゆみ：明治薬科大学 100 年史』

— **6. HP**　https://u-lab.my-pharm.ac.jp/~museum/

（馬場正樹）

関東　東京都　明薬資料館

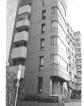
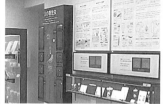

目黒寄生虫館

〒153-0064　目黒区下目黒 4-1-1　電話：03-3716-1264
博物館資料の種類：医学系資料・獣医学系資料　標本室の有無：有　開館年：1953 年
学芸員配置：有　休館日：月・火曜（休館日が祭日の場合は開館し、直近の平日に休館。年末年始は休館）
開館時間：10:00 ～ 17:00　入館料：無料　ショップの有無：有　設置者：公益財団法人目黒寄生虫館

- **1. 沿革**　医師で医学博士の亀谷了（1909 ～ 2002 年）が、私財を投じて創立し、初代館長を務めた。後に財団法人を経て、2013 年には公益財団法人へと移行した。開館当初は木造平屋建てだったが、間もなく鉄筋 2 階建てとなり、現在の鉄筋 6 階建てに改築しリニューアルオープンしたのが 1993 年である。また 2001 年には東京都教育庁より登録博物館の認定を受けた。運営は、財団の資産運用、個人や団体からの寄付、ミュージアムショップの収益などによる。
- **2. 展示の概要**　ビルの 1 階と 2 階を展示室として公開し、約 300 点の標本と資料を展示している。1 階展示室では、「寄生虫の多様性」をテーマに寄生虫学の基礎の解説から、多様な動物に寄生する多様な寄生虫の標本を展示し、2 階では「人体に関わる寄生虫」として、回虫や蟯虫などヒトの寄生虫をはじめ、家畜や野生動物から人に感染する寄生虫を展示している。ほかには、寄生虫分類学の世界的権威、山口左仲博士（1918 ～ 1976 年）が論文に用いた精緻な原図の数々やお手製の図鑑、沼田仁吉氏（1884 ～ 1971 年）作製の寄生虫、寄生虫卵、衛生害虫の蝋模型など、ほかでは見られない寄生虫学の研究史資料も展示している。
- **3. 研究の特色**　当館では、標本約 6 万点、書籍・雑誌等約 2 万冊を収蔵している。研究室長ほか 2 名の研究員と、館長、名誉館長が、鳥類・哺乳類、両生・爬虫類、魚類の寄生虫や寄生性貝類など、分類学を基本におきながら生態学や分子系統解析を行うなど、多様な自然史研究を展開している。さらに、寄生虫病の制圧に関する資料を収集し、医学史研究にも取り組んでいる。
- **4. 教育活動**　HP による広報活動、蝋模型 3D データの公開の他、公式 YouTube チャンネルによる特別展等の解説、不定期ではあるが応募者を対象に閉館後の解説会や、オンラインを通した子供向けの解説会も実施している。また、地方自治体や民間団体の招聘を受けて講演等を行うこともある。
- **5. 刊行物**　「日本における寄生虫学の研究」（和文版全 7 巻〈1961 ～ 1999 年〉、英文版全 8 巻〈1964 ～ 2003 年〉）、「目黒寄生虫館研究報告」（No. 1 ～ 8〈1967 ～ 1982 年〉）を刊行してきた。定期刊行物は、「目黒寄生虫館月報」（第 1 ～ 95 号）から、「目黒寄生虫館ニュース」（第 96 ～ 179 号）を経て、「はらのむし通信」（第 180 号～）へと続き、2024 年現在、通巻 203 号を数える。
- **6. ミュージアムグッズ**　当館では、ミュージアムグッズの販売を啓発活動の一環として捉え、寄生虫のイラストをあしらった T シャツや文房具、実物標本を樹脂包埋したストラップなどオリジナルグッズのほか、寄生虫関連の書籍等を販売している。館内のショップのほか、オンラインショップからも購入できる。
- **7. HP**　https://www.kiseichu.org

（倉持利明）

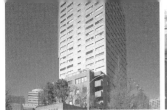
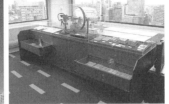

目の歴史資料館
めのれきししりょうかん

〒101-0062　千代田区神田駿河台 4-3 新お茶の水ビルディング 20 階（お茶の水・井上眼科クリニック内）　電話：03-3295-0190
博物館資料の種類：医学系資料　開館年：2007 年　学芸員配置：無　休館日：日曜祝日、年末年始
開館時間：8:30〜16:00　※患者さま以外の見学は要連絡　入館料：無料　ショップの有無：無
設置者：医療法人社団済安堂

— **1. 沿革**　1881 年、東京の神田駿河台に井上眼科病院を創立した井上達也は、東京大学医学部眼科学教室の創設にかかわり、西欧医学をわが国に紹介するだけでなく、新たな眼科学の研究を進め、後進の育成に努めるとともに地域の方々の治療にも熱心に励んだ。その伝統は現在まで引き継がれ、基本理念である「患者さま第一主義」に基づき「眼の総合病院」として治療・研究・教育に日々尽力している。「今日まで多くの方に支えられてきた井上眼科病院の社会貢献の一つとして、病院と眼科学の歴史的価値を有する資料を整備し公開したい」という思いから、2007 年に井上眼科病院内に「目の歴史資料館」が設立された。その後、2011 年にお茶の水・井上眼科クリニック内へ移転した。

— **2. 展示の概要**　初代院長の井上達也は 1870 年に大学東校（現東京大学医学部）に入学し、ドイツ人教師のミュルレル教授から外科学、解剖学、産婦人科学、眼科学すべてにわたり最新のドイツ医学を修得。1881 年に「済安堂医院」（現井上眼科病院）を創立した。翌 1882 年に東京大学を辞し、病院経営に専念の傍ら、治療法、医療器具の開発や眼科学の研究に取り組み、「剛膜切開法」「井上式白内障手術方法の開発」日本初の「防腐的前房洗浄法」や「井上式試視力表」などの研究は、ドイツ、フランスの眼科専門誌にも紹介され、世界の先駆をなす研究と評価された。「目の歴史資料館」には、井上達也の功績や明治時代の眼科学の実状を知ることができる資料、当時の入退院眼底病患者録などの記録書類や紙カルテ、当時発刊された眼科専門誌、当時使用していた検査機器など、2021 年に創立 140 周年を迎えた井上眼科病院グループの貴重な資料が展示されている。

— **3. 収蔵資料**　日本初の眼科専門誌「井上眼科研究会報告」、井上達七郎編「大羽潔・眼底図譜画」、東京医事新誌、眼科専門研究誌「井上眼科同窓会会報」、日本初の眼科講習会の名簿、フェルステル視野計、小児試視力用画本、大薬局法（薬局資料）、Thorner 氏レフラクトメーター、井上肇堂述「小微新説」、実験眼科新誌、英国から輸入した大型弱視鏡、井上眼療書眼底病篇図譜、井上眼療書白内障眼手術篇、結膜病図解、眼病トラホーム講話等

— **4. 参考文献**　「目の歴史資料館」リーフレット

— **5. HP**　https://www.inouye-eye.or.jp/hospital/

（井上賢治）

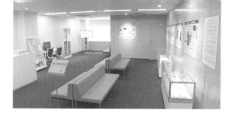

薬害の歴史展示室
やくがいのれきしてんじしつ

〒100-0013　千代田区霞が関 3-3-2 新霞が関ビル 14 階　電話：03-3506-9454
博物館資料の種類：医薬学系資料　開館年：2020 年　職員配置：有
開館日：月曜〜金曜(祝日および年末年始は除く)　開館時間：10:00〜17:00　入館料：無料
ショップの有無：無　設置者：厚生労働省

- **1. 沿革**　2008 年に、薬害肝炎事件の発生及び被害拡大の経過及び原因等の実態について、多方面からの検証を行い、再発防止のための医薬品行政の見直し等について提言することを目的として厚生労働省に「薬害肝炎事件の検証及び再発防止のための医薬品行政のあり方検討委員会」が設置された。2010 年 4 月に、当該委員会より「薬害再発防止のための医薬品行政等の見直しについて(最終提言)」が提示され、すべての国民に対する医薬品教育を推進するとともに、二度と薬害を起こさないという行政・企業を含めた医薬関係者の意識改革にも役立ち、幅広く社会の認識を高めるため、薬害に関する資料の収集、公開等を恒常的に行う仕組み(いわゆる薬害研究資料館など)を設立すべきと提言された。当展示室は、厚生労働省の意向を踏まえ、2020 年 3 月に(独)医薬品医療機器総合機構内に設置された。
- **2. 展示の概要**　薬害の歴史展示室は、薬害の歴史や教訓を伝え、社会の認識を高めることを目的として、過去の薬害事件の経過のみならず、被害者の負った苦しみ、社会に与えた影響の大きさを振り返るとともに、その教訓から医薬品等の安全性確保策の強化が図られてきたことを伝えることを展示方針としている。展示室は、パネル展示、視聴覚資料、実物資料の三つのコーナーに分かれている。パネル展示では、薬害の歴史概観、薬害(サリドマイド、スモン、薬害 HIV、C 型肝炎、クロイツフェルト・ヤコブ病)について及び薬害教育の取組に関して解説している。視聴覚資料では、テレビモニターでの証言映像の常時表示のほか、複数の被害者の方の証言映像を収載した視聴覚端末を用いた視聴ができる。実物資料としては、被害者団体所有の資料(写真、被害者手記など)を展示している。
- **3. 収蔵資料**　薬害に関する書籍、被害者の方から寄贈された書籍、被害者の方からお預かりしている写真や手記、被害者の方の証言映像等。
- **4. 教育活動**　一般市民及び製薬企業等の方に広く開放し見学を受け入れている。
- **5. 参考文献**　PMDA ウェブサイト
https://www.pmda.go.jp/about-pmda/exhibition-room/0001.html

(独立行政法人 医薬品医療機器総合機構 経営企画部 広報課)

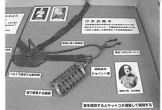
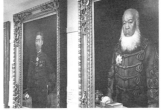

陸上自衛隊衛生学校
彰古館

〒 154-8566　東京都世田谷区池尻 1-2-24 陸上自衛隊三宿駐屯地　電話：03-3411-0151（内線 2294）
博物館資料の種類：医学系資料　開館年：1956 年　職員配置：1 名
開館日：平日　※訓練等で臨時閉館の場合あり　開館時間：9:00～16:00　入館料：無料
※要予約、予約後申請書及び来館者全員の名簿を 2 週間前に提出
設置者：陸上自衛隊衛生学校

- **1. 沿革**　「彰古館」は、1956 年陸上自衛隊衛生学校に「参考品展示室」として設置され、かつて軍陣医学と呼ばれていた軍事医療に関する史料を収集・展示している全国でも稀有な施設である。1972 年に「彰古館」と改称し、2021 年に内閣総理大臣が指定する"歴史資料等保有施設"に指定されている。
- **2. 展示の概要**　収蔵品は幕末から明治維新、西南戦争、日清戦争、日露戦争、第一次世界大戦、そして関東大震災、広島原爆調査資料など各戦役・災害時の医学情報に関するものである。展示エリアとして、初代陸軍医務局長松本順をはじめとした歴代陸軍医務局長の肖像画や各戦役における写真・書籍また、絵師による刀傷、銃創や凍傷の様子が精巧に記された図を見ることができる。そして、明治初期における顕微鏡、現在のランドセルの原型になったといわれる赤一文字背嚢、鋼製小物としては英国製手術機や、日露戦争時までの鰯屋の切除器、他には最古の臨床Ｘ線装置、乃木式義手、医療品としては 40 年式医療嚢及び包帯嚢各種治療品類、尿道カテーテルや野戦医極並びに顔面損傷を負った患者の手術前から術後までが模型として見ることができる。
- **3. 収蔵資料**　明治初年の顕微鏡、赤一文字の医療背嚢、臨床用Ｘ線装置 1 号機、乃木式義手など。
- **4. 研究の特色**　約 10,000 点の収蔵品をリスト化し、所蔵史料の円滑な検索に寄与している。
- **5. 教育活動**　自衛隊衛生科職種隊員の教育資料として整備されている。
- **6. HP**　陸上自衛隊衛生学校ホームページ　https://www.mod.go.jp/gsdf/mss/index.html

（陸上自衛隊衛生学校　彰古館）

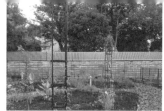
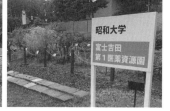

昭和大学薬用植物園

〒142-8555　品川区旗の台1-5-8　電話：03-3784-8189
博物館資料の種類：薬用植物園　標本室の有無：有　開園年：1965 年　職員配置：大学職員
開園日：非公開（見学希望があれば対応）　開園時間：10:00 〜 16:00　入園料：無料
設置者：昭和大学

— **1. 沿革**　1965 年、庄司順三教授を筆頭に教室員、学生自らの手で上條講堂前に手造り薬用植物園が誕生した。薬用植物は、東京大学、東邦大学の薬用植物園、国立衛生試験所春日部薬用植物栽培試験所より分与を受けた。1972 年には、山梨県富士吉田市のキャンパスに、薬用植物標本園の富士吉田・第一薬用植物園が開設された。その後、上條講堂前の薬用植物園で育てられた植物は富士吉田に移され、富士吉田・第二薬用植物園が増設された。1980 年、旗の台の上條講堂前の通り沿いに、欧米の庭園様式を参考にして設計され、鑑賞にも適した庭園式標本園として旗の台薬用植物園が設置された。1955 年には旗の台附属病院の改築に伴って縮小し、2020 年にはＣサイト計画に伴い昭和大学病院裏側の通りを奥に入った高台へ移動が決定。現在は川添和義教授と薬用植物園委員らの手により薬草を見ながら散歩ができる新たな薬草園が運営されている。

— **2. 展示の概要（薬用植物の種類）**　富士吉田キャンパスに 47 科 116 種、旗の台キャンパスに 36 科 80 種を数える。富士吉田薬用植物園では寒冷地特有の薬用植物であるミシマサイコ、トウキ、キキョウなどの重要漢薬基原植物などが栽培されている。また旗の台キャンパスにはシャクヤク、クチナシ、ボウフウなど特色ある薬用植物を栽培している。

— **3. 研究の特色**　1971 年ごろ、日本植物園協会に加盟し国内の植物園間の交流により薬用植物園の充実を図っている。また薬用植物栽培の共同研究では、ミシマサイコ、ムラサキを担当し実績を挙げている。日本生薬学会では、「工具ケースを利用した生薬標本セットの作成：「自然が生み出す薬物」の教材として」という演題を報告した。

— **4. 教育活動**　旗の台と富士吉田に都合 3 ケ所の薬用植物園があるので、これらの施設を利用した講義を行っている。具体的には、富士吉田では学生全員が薬用植物に触れる機会を設けるために、1 年次の「薬用植物観察実習」で 25 名程度の小グループに分けて薬用植物園で植物のデッサンや植物の形態観察実習を実施している。また (財) 日本薬剤師研修センターの漢方薬・生薬認定薬剤師研修会に協力し、年間 2 回の研修会を旗の台キャンパスで実施している。

— **5. 参考文献**　公益社団法人 日本植物園協会編 2015『日本の植物園』、35 頁

— **6. HP**　https://www.showa-u.ac.jp/education/pharm/facility/mpgarden.html
　　　　　https://www.showa-u.ac.jp/education/pharm/facility/

（小池佑果）

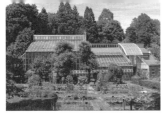
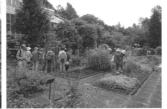

昭和薬科大学薬用植物園

〒194-8543　町田市東玉川学園 3-3165　電話：042-721-1585
博物館資料の種類：薬用植物園　標本室の有無：有　開園年：1992 年　職員配置：専任教員、教育技術員
開園日：土曜　開園時間：10:00～16:00　入園料：無料
設置者：昭和薬科大学

— **1. 沿革**　1992 年に世田谷区から、町田市東玉川学園に大学キャンパスが移転し、同時に、キャンパスの最北部に広さ約 5,000 坪の薬用植物園が開設された。以来、薬学部学生の教育、薬用植物関連の研究、また地域住民への薬用植物に関する正しい知識の啓発を主目的として活動を行っている。

— **2. 展示の概要（薬用植物の種類）**　漢方薬の原料となる薬用植物を中心として、生薬製剤原料植物、成分が医薬品となる植物、民間薬、サプリメントの原料植物、さらには野菜や果物まで、多様な植物約 1,000 種を植栽管理している。園内は、草本植物区、木本植物区、水生・湿生植物区、林下区などに区分けされ、中央に温室棟があり、熱帯・亜熱帯産の薬用植物が植栽されている。1990 年代前半より、ネパールやスリランカなどとの国際交流を積極的に展開し、インド文化圏で広く利用されている伝統医学アーユルヴェーダで使用される薬用植物を多く植栽しているのが特徴の一つである。温室棟 2 階にある集会室には、日本市場で流通している生薬の標本や、世界各地での現地調査で収集した各地の生薬標本が展示保管されている。最近では、小田原シダの会の協力により、日本在来のシダ植物の導入を進めており、林下区では多くのシダ植物を見ることができる。

— **3. 研究の特色**　ネパールやスリランカなどアジアを中心とした国々と、現地調査を含めた天然薬物資源に関する共同研究を実施してきた。近年では、東京農工大学と共にウズベキスタンとの国際共同研究を実施しており、現地調査で収集した *Ephedra equisetina* などの薬用植物の栽培研究を実施している。

— **4. 教育活動**　薬学部学生が生きた植物を実際に見ながら学べるように日本薬局方に収載されている生薬の基原植物を中心として、医薬品原料植物、サプリメントの原料植物などを植栽している。4 月・10 月（8 月は除く）に月 1 回、年間 6 回、地域住民を対象とした薬草教室を開催し、薬草に関する正しい知識の啓発を行っている。また申し込み制で団体見学を受け付けており、近隣の小学校、一般の植物サークル、薬剤師研修会などさまざまな団体が利用している。

— **5. 参考文献**　HP

— **6. HP**　https://www.shoyaku.ac.jp/garden/

（高野昭人）

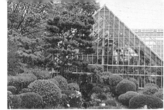
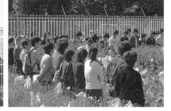

東京都薬用植物園
とうきょうとやくようしょくぶつえん

〒187-0033　小平市中島町21-1　電話：042-341-0344
博物館資料の種類：薬用植物園　標本室の有無：有　開園年：1946年　職員配置：主任研究員(薬剤師、農業技術)
開園日：火曜〜日曜(ただし、月曜が祝日の場合は開園し、翌日の火曜が休園日。4月第3月曜から5月最終週までは毎日開園。年末年始の都庁閉庁日は休園)　開園時間：4月〜9月 9:00〜16:30 / 10月〜3月 9:00〜16:00　入園料：無料
設置者：東京都

— **1. 沿革**　1946年に東京都民生局が共立女子薬科専門学校鍛錬場を借り受け、「東京都小平薬用植物栽培場」を設置した。1957年に現在の「東京都薬用植物園」に改称した。2003年に組織再編により「東京都健康安全研究センター」の所属となる。2010年に運営管理を公益社団法人東京生薬協会へ委託して現在に至る。薬用植物園の面積は31,398㎡で、薬事資料館、温室・冷房室、標本区、栽培試験区、林地、ふれあいガーデンから構成され、750種余りの薬用植物が栽培されている。薬用植物の正しい知識の普及に役立てるため、一般の方に園内を開放しており、年間11万人を超える見学者が訪れている。

— **2. 展示の概要(薬用植物の種類)**　温室では熱帯や亜熱帯の薬用植物などが栽培され、季節を問わずに様々な植物を観察することができる。標本区は漢方薬原料植物区、水生植物区、有用樹木区、民間薬原料植物区、ケシ・アサ試験区、製薬原料植物区、染料香料植物区、外国植物区、有毒植物区、ロックガーデンに区画されている。薬事資料館の展示室には、漢方薬や民間薬の標本、動物性生薬や鉱物性生薬の標本も展示されている。

— **3. 研究の特色**　東京都職員は、危険ドラッグや健康食品の指導・取締りに向けた植物鑑別等の試験検査・調査研究を行っている。

— **4. 教育活動**　一般の方を対象とした薬草教室などを開催している。また、医学・薬学・看護学生を対象とした「ケシ特別講座」として、座学による講習に加え、ケシ・アサ試験区内の法律で規制されたケシと、試験区外の法律で規制されていないケシと、双方の形態学的な特徴を観察する研修などを実施している。警察などの取締機関、保健所などの行政機関及び薬物乱用防止関係団体等を対象にケシやアサなどの法律で規制されている植物に関する研修も行っている。

— **5. 参考文献**　HP

— **6. HP**　http://www.tokyo-eiken.go.jp/lb_iyaku/plant/

(中村　耕)

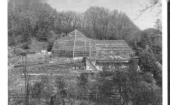
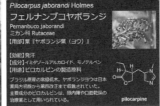

東京薬科大学薬用植物園

〒192-0392　八王子市堀之内1432-1　電話：042-676-6702（総務課）
博物館資料の種類：薬用植物園　標本室の有無：有（現在再整備中）　開園年：1931年　職員配置：大学教員
開園日：月曜～土曜（祝日・大学休暇期間・入試日を除く）　開園時間：9:30～16:00　入園料：無料
設置者：東京薬科大学

— **1. 沿革**　1931年、豊多摩郡柏木(現新宿区)の校地に温室付薬草園を開設。1933年、下谷区上野桜木町(現台東区)の女子部校舎に薬草標本園と小温室を設置。1938年、北多摩郡小金井(現小金井市)に薬草園を整備。1966年、西多摩郡秋多町(現あきる野市)に自然植物園を設置。1976年、八王子校地への全学移転にともない、キャンパス内に41,000m²の都内最大級の薬用植物園を設置。1984年、温室が完成し、今に至る。現状調査中だが、展示植物は1,000種程度、栽培植物数は2,000～3,000種を見込んでいる。薬用植物学・生薬学の教育を主眼に置いた見本園・展示温室をはじめ、多摩丘陵の起伏豊かな地形を生かした自然観察路、スパイスから薬用まで網羅したハーブ園、豊富な水資源を活用した湿生園が設置されている。

— **2. 展示の概要(薬用植物の種類)**　植物の基本情報の他に、用部・生薬名、効能・用途、成分、主要成分の化学構造式などを盛り込んだオリジナルの植物説明板が展示の最大の特色である。現在、約500枚が展示に活用されており、展示説明の情報量は国内有数である。また、見本園では類似する薬用植物を隣接して植栽し、来園者が識別できるよう工夫されている。初春には、自然観察路で、オウレン属植物や、カタクリ・キクザキイチゲなどのスプリングエフェメラルの開花が楽しめる。見本園・温室には幅広い分類群の薬用植物が展示されているが、中でもマオウ属植物やショウガ科植物、そして、ビール醸造に用いられるホップの品種別展示が見どころである。園内・大学内の竹林の間伐材から製した竹筒のカンゾウやムラサキの展示への利用や、園内の倒木・間伐などの発生材の堆肥化など、ゴミの削減やリサイクルにも取り組んでいる。

— **3. 研究の特色**　東京農業大学などと共同で、国内での栽培は困難とされてきたマオウ属植物の栽培方法や増殖方法を研究している。また、学内の研究者の研究効率の向上のため、植物素材や植物の栽培環境を提供している。

— **4. 教育活動**　少人数制の薬用植物園を活用した演習を、前期・後期に開講している。一般向けには、年2回、公開講座を開催し、平均200人程度の市民が参加している。

— **5. 参考文献**　HP

— **6. HP**　https://www.toyaku.ac.jp/campus/hachioji/plant/

（三宅克典）

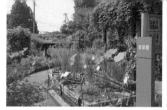
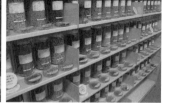

明治薬科大学薬用植物園

〒204-8588　清瀬市野塩 2-522-1　電話：042-495-8942
博物館資料の種類：薬用植物園　標本室の有無：有（非公開）　開園年：1998 年（清瀬キャンパス）
職員配置：大学教員の対応　開園日：平日、土曜（大学の休日を除く）　開園時間：9:00 〜 17:00（冬期は 16:00 頃まで）
入園料：無料　設置者：明治薬科大学

— **1. 沿革**　附属薬用植物園の開設の詳細は不明であるが、専門学校時代の 1923 年笹塚校舎から薬用植物園が確認できる。以後、主に薬学教育と研究目的で、世田谷および田無キャンパスにそれぞれ引き継がれ、1998 年の大学の統合移転に伴い、清瀬キャンパスに面積約 920㎡の薬用植物園として新たに造設され現在に至っている。

— **2. 展示の概要（薬用植物の種類）**　園内には主に漢方薬に使用される生薬や抗癌剤などの医薬品原料となる薬草・薬木が栽培され、日本薬局方に収載される甘草や当帰、地黄などの重要生薬の基原植物は解説パネルとともに展示されている。また、半日陰の区域には多くの山野草類を植栽して四季折々訪れる多くの見学者の目を楽しませている。2019 年に設置した温室では熱帯や亜熱帯の薬用植物が展示され、季節を問わずに様々な薬用植物を観察することができる。併設されている資料館の標本室（非公開）には貴重な生薬標本が多数保存されているほか、伊吹高俊先生の植物画をはじめ、世田谷・田無校時代から収集した標本や古書などの各種資料が収蔵されており、その一部は資料館で公開されている。

— **3. 研究の特色**　本園は研究室から独立しているため、薬草園独自の研究は行っていない。しかし、本園と関係の深い研究室の実験材料の管理栽培など、研究を側面からサポートしている。

— **4. 教育活動**　講義に薬用植物園見学を取り入れ、学生の実地教育に役立てている。また、本学独自カリキュラムの「伝統医療薬学コース」では特に、漢方や生薬など伝統医療に強い学生の養成を行うため、薬草園での実習も実施している。そのほか、公開講座や漢方薬・生薬認定薬剤師制度の薬草園研修なども開催し、学生のみならず、薬剤師や地域の方の教育・啓発活動にも取り組んでいる。

— **5. 参考文献**　『薬叢』第 1 〜 8 号、明治薬科大学創学 100 周年記念誌編纂委員会編 2002『写真で見る 100 年のあゆみ：明治薬科大学 100 年史』、明薬資料館パンフレット

— **6. HP**　https://u-lab.my-pharm.ac.jp/~herb/
　　　　　https://u-lab.my-pharm.ac.jp/~museum/

（馬場正樹）

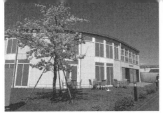
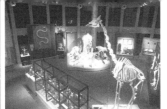

麻布大学いのちの博物館
あざぶだいがくいのちのはくぶつかん

〒 252-5201　相模原市中央区淵野辺 1-17-71　電話・FAX：042-850-2520
博物館資料の種類：獣医学系資料　標本室の有無：有　開館年：2015 年　職員配置：大学教員・職員対応
休館日：土・日・祝、そのほか大学に準ずる（HP に掲載）　開館時間：10:00〜15:30（入館は 15:00 まで）　入館料：無料
ショップの有無：無　設置者：麻布大学

— **1. 沿革**　麻布大学では多くの先人が研究の過程で製作した標本や教材などが豊富に蓄積されてきた。これらは標本室に収蔵され、大学祭などで紹介されて好評を博し、2008 年からは学術展示を実施してきた。こうした背景があって、「麻布大学いのちの博物館」が実現することとなり、神奈川県相模原市中央区淵野辺の麻布大学キャンパス内に 2015 年、学園創立 125 周年記念事業として開館した。麻布大学いのちの博物館では、先人が残された貴重な遺産を継承するとともに、「研究内容の紹介の展示」、「動物標本の展示」、「歴史的資料の展示」を 3 本柱として広く社会に紹介している。

— **2. 展示の概要**　麻布大学いのちの博物館内では、主に六つのコーナーに分けて展示を行っている。(1)博物館へのいざないコーナーでは、館内の展示全体を象徴する展示物を紹介している。(2)獣医学コーナーでは、多様な獣医学研究の中から、家畜の品種改良の例としてイノシシとブタ、オオカミとイヌを比較し「家畜化による進化の様子」を展示している。また、寄生虫の液浸標本、血管を表現するプラスティネーション（樹脂鋳型標本）、家畜の模型教材などを紹介している。(3)動物に学ぶコーナーでは、動物の大きさと形から生命の神秘について学ぶ。動物の「いのち」を学ぶために、動物の大きさをとりあげ、ゾウとキリンという大型獣等の全身骨格標本を展示している。(4)生命・環境科学部コーナーでは、分析機器、有害昆虫の標本や図鑑用の原図などを紹介している。(5)歴史コーナーでは、歴史的な遺品や、増井光子先生の業績などをはじめ、麻布大学 125 年の歴史を紹介している。(6)ハンズオンコーナー（骨にさわってみよう！）では、通常、博物館では展示物にさわることは許されないが、動物の体を理解するには、骨に直接さわり、観察するのが一番よい方法であることを紹介している。特筆すべき点としては、博物館開設に合わせて発足した学生団体サークル（ミュゼット）のメンバーがスタッフとして動物の生態や骨について解説をしている。

— **3. 収蔵資料**　ゾウ、キリン、アナコンダなどの骨格標本、豚の肝臓などの液浸標本、ゴマフアザラシの気管支などの血管プラスティネーション（樹脂鋳型標本）、大正時代のウシ・ブタ・ヒツジなどの教材模型、昔の顕微鏡や比色計などの実験・分析器具のほか、大学の沿革についての年表など歴史が分かる資料など約 500 点を展示している。

— **4. 教育活動**　大学の講義や実習について、年に数回、正課授業（演習）の一環として利用している。「野生動物調査演習」では、解説活動の実践として、展示スペースにおいて博物館展示物を使って解説する実習を行っている。「動物機能解剖学」では、授業で学習した「動物の骨格」の実物を観察・スケッチすることで理解の醸成に努めている。

— **5. HP**　https://life-museum.azabu-u.ac.jp/

（島津徳人）

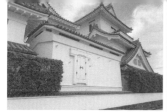
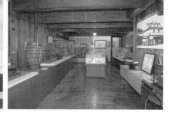

外郎博物館
ういろうはくぶつかん

〒 250-0012　小田原市本町 1-13-17　電話：0465-24-0560
博物館資料の種類：薬学系資料　野外部（薬草園）の有無：無　開館年：2005 年　職員配置：ういろう社員による案内
休館日：水曜、第 3 木曜、1/1、12/31　開館時間：10:00～17:00（最終入館 16:40）　入館料：無料
設置者：株式会社ういろう

関東　神奈川県　外郎博物館

— **1. 沿革**　「ういろう」は外郎家が二十五代に亘り営む、製薬・製菓とその販売を行う会社で、1368（正平 23）年に大陸より博多に渡来した陳延祐を初祖とし、京都を経て 1504（永正元）年に現在の小田原に来住した当該地域最古の老舗である。医薬に長じ、文化人・知識人として室町幕府に重用され、また家伝薬の「透頂香」は幅広い薬効により多くの逸話を残している。全国的に有名な「お菓子のういろう」の発祥の家でもあり、おもてなしの菓子として創作し評判となり、家名から名が付いた。砂糖の精製技術がまだ無かった時代に薬の一種として南方から仕入れた高価なサトウキビ（黒砂糖）と米粉を蒸した棹菓子が始まりである。薬屋だから作れたお菓子で、暖簾分けはせず、600 年以上、家伝薬と菓子を一子相伝で守っている。外郎家の歴史や関連する文化を紹介するだけでなく、日本の物造り気質を感じる場として、また城下町小田原への地域貢献を目的に、古い蔵を改装して 2005 年に開館した。ういろう本店内で、見学希望を伝えると店員が案内する。

— **2. 展示の概要**　1885 年築の家蔵（間口 2 間半・奥行 4 間半の 2 階建て）は、四囲に 5 寸角と 3 寸角の柱を密に巡らす堅固な造りで、震災が繰り返された地域ならではの建物である。関東大震災でも倒壊を免れた数少ない建物で、2 階の天井の樹齢数百年といわれる欅の牛梁も見所となっている。1 階は関東大震災前の店舗の写真や資料、明治まで使用していた丸薬の製造道具や看板、家財品、また中央にあるガラスケースには 500 年前の埋蔵文化財が展示されている。2 階は昔の蔵の雰囲気を出しながら、外郎家に関係する伝統文化―京都の祇園祭蟷螂山、遠州森町舞楽、歌舞伎十八番外郎売―を紹介する品々が展示されている。

— **3. 収蔵資料**　非公表

— **4. 地域活性化活動**　ういろうの来店者だけでなく、近隣地域への観光ツアーの受け入れを行っている。博物館の案内で小田原の魅力を紹介するなど、観光街づくりに協力をしている。歌舞伎の「外郎売」の台詞は早口言葉の入門書となっており、役者、俳優、アナウンサーなど滑舌練習に活用されている。毎年ＴＢＳの新人教育中のアナウンサーが博物館に研修に訪れ、老舗の歴史と経営学を学んでいる。

— **5. 参考文献**　HP、パンフレット

— **6. HP**　http://www.uirou.co.jp/museum.html

（外郎藤右衛門）

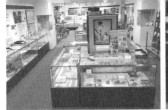
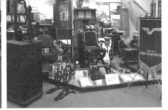

神奈川県歯科医師会・歯の博物館
かながわけんしかいしかい・はのはくぶつかん

〒 231-0013　横浜市中区住吉町 6-68　電話：045-681-2172
博物館資料の種類：歯学系資料　野外部(薬草園)の有無：無　開館年：1987 年　職員配置：歯科医師、事務員対応
休館日：月・金、土・日・祝、年末年始
開館時間：13:30〜14:30　※完全予約制。団体は別途相談。視聴覚室での講演もあり。
入館料：無料　ショップの有無：無　設置者：公益社団法人神奈川県歯科医師会

— **1. 沿革**　1865（慶応元）年にアメリカ人歯科医、W.C. イーストレーキが、横浜居留地 108 番地で外国人居住者を対象に歯科医院を開業した。横浜は歯科医学発展の基礎を築いた西洋歯科医学の発祥の地であり、イーストレーキは"近代歯科医学の父"と呼ばれている。横浜居留地で開業した外国人歯科医は、日本人を診療助手に雇った。やがて助手たちは近代歯科医学を学び、資格試験に合格して歯科医になっていく。そんな縁の地横浜に 1987 年、神奈川県歯科医師会館の竣工と同時に「歯の資料室」を設置した。その後、歯学、歯科医療、歯科保健等の歴史研究、資料の収集、保管、展示を広く一般に公開し、歯科の歴史に関する理解と歯科医療の発展、普及を図る事を目的とし、「歯の博物館」に改称した。

— **2. 展示の概要**　日本と西洋の歯にまつわる歴史的な品物を展示しており、日本の展示品は、主に江戸時期から明治、大正、昭和期(戦前)のもの、西洋の展示品は、16〜20 世紀を中心に揃えてある。日本と西洋の歯科の歴史を対比しながら、学べるようになっている。

— **3. 収蔵資料**　日本の展示品は、明治・大正期の診療室、お歯黒道具、歯科風俗の浮世絵、江戸や明治期の歯ブラシ(房楊枝)、江戸〜明治、昭和期の歯みがき粉、江戸時代の歯痛治療や抜歯、木製入れ歯、時代による頭蓋骨の変化パネル、昔の歯の衛生週間ポスター、看板や広告、居留地の外国人歯科医たち、明治〜昭和の歯科料金表など。
西洋の展示品は、陶製や象牙製の入れ歯、ゴム床入れ歯（西洋義歯）、理髪外科医が使用した抜歯道具（ペリカン、歯鍵、エレベーター）、西洋の骨柄歯ブラシ、陶製歯みがき粉容器、抜歯の版画、1923 年リッター社製 X 線装置など。その他、古代中国の口腔清掃用具、歯科機器、歯科技工道具、歯科に関する陶製人形など。

— **4. 刊行物**　『目で見る日本と西洋の歯に関する歴史』『見て楽しい歯的博物館』、オリジナルグッズ（日本と西洋の絵ハガキ 各 5 枚セット）

— **5. 参考文献**　歯の博物館リーフレット、歯の博物館ガイドブック、HP

— **6. HP**　https://www.dent-kng.or.jp/museum/ja/

（大野粛英）

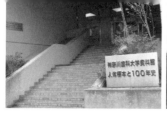
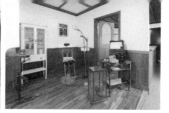

神奈川歯科大学資料館(資料室)

〒238-8580　横須賀市稲岡町 82　電話：046-822-9351
博物館資料の種類：歯学系資料　野外部(薬草園)の有無：無　開館年：2013 年
学芸員配置：無(ガイド付/担当職員が館内を案内)　休館日：土・日・祝、夏期、年末年始他
開館時間：9:00〜17:00（見学受付 10:00〜15:00）※完全予約制／HP 参照、人体標本室見学含　入館料：有
ショップの有無：有　設置者：学校法人神奈川歯科大学

— **1. 沿革**　本学の前身は 1909 年女性歯科医師の養成を目指すために開かれた東京女子歯科医学講習所から 1910 年東京女子歯科医学校を設立したのが始まりである。110 年以上の歴史を持つ歯科医学教育機関であり、本学 100 周年記念三大事業の一つとして 2013 年 5 月に【神奈川歯科大学資料館〜人体標本と 100 年史〜】を開館した。「量り知れないものを形にする」ことをコンセプトに本学の軌跡や歯科 100 年の流れを忠実に再現した歯科診療室など約 500 点（人体標本を含）の所蔵品をそれぞれ異なった構成で展示している。

— **2. 展示の概要**　〔歯科診療室の 100 年〕は、1912 年頃、1950 年頃に当時実際に使用していた、100 年前の足踏み式回転切削器具・研磨機等多数、日本初口腔パノラマ写真撮影機、診療器具等を集めて展示している。当時の歯科診療室や待合室を忠実に再現した資料室は大変貴重である。〔骨室〕は、成人・小児の骨格標本や複数の頭蓋骨標本、動物の骨格標本、「奇形歯」等の他、横須賀市内でほぼ完全な形で発掘された縄文人骨等を展示している。〔100 年資料室〕は、開学からの本学の軌跡を展示している。100 年前の女子学生等の生活や実習風景等の貴重な記録も展示している。また、本学の現在の所在地は、海軍機関学校の跡地であり、芥川龍之介が英語教師として教鞭をとっていた場所であった縁から、芥川龍之介自筆草稿『レオナルド・ダ・ヴィンチの手記』も所蔵している。

— **3. 収蔵資料**　100 年資料室：芥川龍之介自筆草稿『レオナルド・ダ・ヴィンチの手記』(抄訳) 1 枚(1914 年頃執筆)／ウィンザー城王国室図書館蔵本ファクシミリ『解剖手稿』レオナルド・ダ・ヴィンチ(著)岩波書店(発行ナンバー付・限定書籍)　／『解体新書』杉田玄白訳。

— **4. 教育活動**　〔歯科診療室の 100 年〕は、歯科医師を目指す学生及び歯科衛生士を目指す学生が、歯科診療の歴史を直接見て学ぶことができるよう配慮している。〔100 年資料室〕は、女性歯科医学教育の貴重な資料を見ることができ、100 年前も現代も働く女性の姿、学ぶ姿を識ることができる。

— **5. HP**　http://www.kdu.ac.jp/museum/

(熱田由美子)

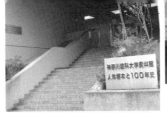
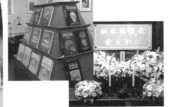

神奈川歯科大学資料館(人体標本室)

〒238-8580　横須賀市稲岡町82　電話：046-822-9351
博物館資料の種類：歯学系資料　野外部(薬草園)の有無：無　開館年：2013年　学芸員配置：無(ガイド付／担当職員が案内)
休館日：土・日・祝、夏期、年末年始他　開館時間：9:00～17:00(見学受付10:00～15:00)　※完全予約制／HP参照
入館料：有　ショップの有無：有
設置者：学校法人神奈川歯科大学

— 1. 沿革　〔人体標本室〕は、本学解剖学の初代教授である横地千仭名誉教授が、在任中の20年間(1966年～1986年)に作製した約220点の人体標本を展示している。当時は解剖実習室に併設された「標本室」に雑然と並べられていたものを、資料館開館(2013年5月)に伴い系統的に配置し新たに整備した。

— 2. 展示の概要　〔人体標本室〕には、『解剖学カラーアトラス』に掲載してある多数の標本体が並んでおり、本学が世界に誇る標本室である。液浸人体標本(自然な状態でホルマリン液浸になっている)・臓器標本・成人・小児骨格標本等、約220点を展示している。標本体は、筋肉や内臓、微細な毛細血管や神経等を一目見て人体の仕組みが理解できるように工夫されている。『解剖学カラーアトラス』は、横地千仭名誉教授と解剖学者J.W.Rohen氏他の共著で解剖のバイブル的存在である書籍である。世界約26か国で翻訳されており、現在もなお世界各国の医学を学ぶ学生等の教本として使われている。約26か国翻訳本と初版は、併設している〔横地千仭の世界館〕に展示している。〔横地千仭の世界館〕には、解剖学者横地千仭名誉教授が手掛けた絵画作品を多数展示しており、「生と死は表裏一体であり、生をユーモラスに語れるのであれば、死もユーモラスに語ることができる」という横地の作品には、題名〔口は禍のもと〕(口からトランプを出している骸骨)など、独特のユーモアが取り入れられている。

— 3. 教育活動　解剖学で使用する教本『解剖学カラーアトラス』に掲載されている多くの標本体写真を実際に見て人体の構造を学ぶことができる。本学歯学部生は人体解剖実習時に、短期大学部歯科衛生学科・看護学科においては、解剖学や人体構造と機能入門を学ぶ際に見学をしている。また、液浸人体標本は大変貴重であり、本学以外の医療系学生の見学も積極的に受入れており、医学教育の一翼を担っている。

— 4. ミュージアムショップ　横地千仭名誉教授が描く骸骨をモチーフにしたデザイン画のTシャツ、雑貨(文具・ハンドタオル・ペンケース)、絵葉書、マグカップ／横地千仭名誉教授自身が描いた分身「よこちくん」ぬいぐるみ等

— 5. HP　http://www.kdu.ac.jp/museum/

(熱田由美子)

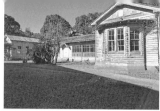
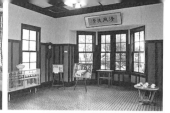

旧長濱検疫所一号停留所
（厚生労働省横浜検疫所検疫資料館）

〒236-0011　横浜市金沢区長浜107-8　電話：045-212-1510（横浜検疫所総務課）
博物館資料の種類：医学系資料　開設年：1986年　職員配置：無（横浜検疫所が対応）　開館日：移築工事中のため閉館
入館料：無料　ショップの有無：無
設置者：厚生労働省

— **1. 沿革**　長濱検疫所（横浜検疫所の前身）は、コレラの大流行に対して明治政府が日本の主な開港に設置した消毒所の一つで、敷地約14,370坪、建物約1,244坪、棟数38、建物内には上等船客用に14の停留室、一般客用に100人収容の停留室と食堂、談話室の他、消毒施設、伝染病院、火葬場が備わった当時としては本格的な検疫所であった。一号停留所は、長濱検疫所の上等船客用の停留施設として1895年3月に完成した建物で、長濱検疫所の建物の中で最も建築意匠的に重要な施設であり、明治の面影を残すものとして評価され、2018年5月に国の登録有形文化財（建造物）に登録された。長濱検疫所の多くの施設は取り壊されたが、残された一号停留所は1986年より「検疫資料館」として活用され、検疫業務等に使用した器具や与謝野鉄幹・晶子など著名人が訪問した際の記録を保管、展示していた。2023年の厚生労働省横浜検疫所の移転に伴い、旧長濱検疫所一号停留所は解体及び海の公園に再構築された後、横浜市に寄付される予定である。

— **2. 展示の概要**　一号停留所は、東西に長く南面の両端が突出したコの字型、左右対称の平屋で、所内は八つの停留室（一室2人用）、食堂、談話室がある。食堂には当時の食器類、停留室には、「横濱検疫所」の看板や鍵・部屋のプレート、検疫業務関連の器具と写真、剥製標本、医療器具などが展示されていた。野口英世が従事した記録部屋として野口関連の資料と著名人の訪問時の記録、当時の停留室が再現されていた。

— **3. 収蔵資料**　消毒噴霧器、「横濱検疫所」の看板、ペディメント（切妻屋根の下部）に設けた装飾、各施設で使用されていた鍵と部屋のプレート、野口英世に関する資料・写真、徳川家達・与謝野晶子などの訪問時の記録、検疫業務に用いた器具、検疫所の写真、検疫業務用の手旗信号、検疫に使用した検査機器、捕獲されたラットの剥製、患者診察器具、消毒作業服、防毒メガネなど多数。

— **4. 参考文献**　横浜検疫所検疫史アーカイブ、厚生省公衆衛生局1980年『検疫制度百年史』ぎょうせい、日本検疫衛生協会1979年『検疫制度100周年記念誌』、横浜検疫所2015年『一号停留所の歴史的価値について』、1896年『細菌学雑誌　明治29年11月号』巻末（学校法人北里研究所所蔵）、建設省関東地方建設局営繕部1986年『横浜検疫所長浜措置場建築調査記録』

— **5. HP**　https://www.forth.go.jp/keneki/yokohama/museum/index.html

（落合広倫）

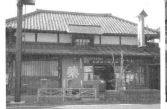
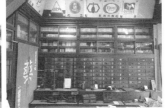

薬博物館（街かど博物館）

〒250-0012　小田原市本町4-2-48 済生堂薬局小西本店　電話：0465-22-2014
博物館資料の種類：薬学系資料　野外部（薬草園）の有無：無　開館年：1998年　学芸員配置：無（案内対応あり）
休館日：1/1（臨時休館あり）　開館時間：9:30～17:00　入館料：無料　ショップの有無：無（グッズあり）
設置者：株式会社済生堂薬局

— 1. **沿革**　小西薬局は1633（寛永10）年から東海道旧中宿町で薬種商を営み、江戸時代には代々小田原宿の問屋役を務めた名主・町年寄であった。店舗は瓦葺寄棟造の主屋の前面に銅板葺の下屋を付した端正な外観で、天井が高く、その両側と背面に薬種を展示し、それらを収納する硝子戸と抽出付きの珍しい陳列家具を造り付けた室内の意匠が特徴となっている。現在の店舗は1925年頃に、関東大震災で倒壊した旧店舗の部材を一部用いて建てられたとされ、2002年8月21日には国の登録有形文化財に指定された。小田原には古くから栄えた産業文化を今に伝える地域文化資産がたくさんあり、工夫を凝らした展示、店主との会話、体験を通して小田原の魅力を高めることを目的として「街かど博物館」構想を推進している。薬博物館は街かど博物館を周遊するモデルコースの構成要素となっている。

— 2. **展示の概要**　現在も薬局を営みながら店舗の一部に薬に関わる資料を展示しており、中でも百味箪笥は今もなお現役で使われている資料である。薬研、秤、明治時代と大正時代の旧店舗の写真等が展示され、展示資料はすべて触ることができるハンズオン展示になっている。ミュージアムグッズとしてロゴ入りのエコバック、巾着袋等を購入することができる。

— 3. **収蔵資料**　百味箪笥、薬研、秤、湯煎器、製丸器、膏薬練板、「初荷」の版木、昔の受領証（版画）、昔のレジスター、古写真（明治20年～30年、関東大震災前）、アルコール小売り業の看板（大正～昭和初期）、ゴム印（明治後期～大正）、虫かご（先代の愛用品）、薬学教科書（東京薬学専門学校）等。

— 4. **刊行物**　リーフレット「国登録有形文化財済生堂薬局小西本店」

— 5. **参考文献**　リーフレット、街かど博物館ガイドマップ

（落合広倫）

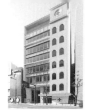
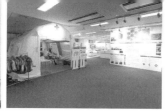

日本赤十字社神奈川県支部
「かながわ赤十字情報プラザ」

〒231-8536　横浜市中区山下町70-7 日本赤十字社神奈川県支部2階　電話：045-681-2123
博物館資料の種類：医学系資料　開館年：2010年　職員配置：有
開館日：月〜金曜日(土日祝は団体予約のみ)　休館日：土・日・祝、年末年始(12/28〜1/3)、臨時休館日(設備点検等)
開館時間：〈個人見学〉10:00〜12:00、13:00〜17:00　※予約不要　〈団体見学〉10:00〜17:00　※要予約
WEB見学：Googleインドアビューを導入　入館料：無料　ショップの有無：無　設置者：日本赤十字社神奈川県支部

— **1. 沿革**　日本赤十字社神奈川県支部は、全国47都道府県にある日本赤十字社の支部の一つとして1887年に設置。県民から寄せられた寄付を財源とし、「人道」及び「人のいのちと健康・尊厳を守る」という理念のもと、医療事業、血液事業(献血)、救急法等の普及などを行っている。また、災害時には医師や看護師、薬剤師等を中心に医療救護班を編成し、被災された方のこころのケアや医療支援などの活動を行う。そのほか、国際活動や社会福祉事業、ボランティア活動の推進など、幅広く事業を展開している。同プラザは、広く一般市民に赤十字の起源や事業を知ってもらうことを目的に、2010年「日本赤十字社神奈川県支部」新社屋完成と同時に開館した。以来、いのちと健康を守る知識・技術について伝え、赤十字の活動を身近に感じてもらうことを目的として、個人および団体見学を広く受け入れている。

— **2. 展示の概要**　同プラザは、日本赤十字社神奈川県支部2階に常設している。明治時代から続く赤十字の歴史や事業に関するパネルのほか、災害時に赤十字の医療救護班が使用するエアーテント(仮設診療所)や医療セット、災害時持ち出し品、赤十字関連書籍および資料を多数展示。また、見学者が実際にさわって体験できる展示室をコンセプトとしており、AED(デモ機)や一次救命処置訓練人形も展示している。図書コーナーには、医療や看護、紛争や社会福祉など、赤十字関連書籍及び資料400点以上を所蔵している。図書及び映像資料は自由に閲覧可能。
団体見学では、職員または「かながわ赤十字情報プラザ援助奉仕団」(赤十字ボランティア)が案内の上、解説を行う。WEB上での見学や団体見学の下見に対応できるよう、ホームページにGoogleインドアビューを導入。来館での下見も随時受け付けている。

— **3. 収蔵資料**　赤十字歴史紹介パネル、事業紹介パネル(災害救護、救急法等普及、赤十字ボランティア、青少年赤十字、血液事業、医療事業、国際活動)、エアーテント(仮設診療所)、医療セット、簡易ベッド、救援物資、災害時持ち出し品、AED(自動体外式除細動器)や一次救命処置訓練人形(成人、幼児、乳児)、地雷模型、成分別血液バッグ(模型)、映像資料、図書資料など。

— **4. 教育活動**　個人見学のほか、小中学校の校外学習や民生委員児童委員協議会、社会福祉協議会などの団体研修先として多数受け入れを行っている。また、7〜8月には小学生とその保護者を対象とした体験イベントを企画。同プラザの見学とあわせて、AEDを使った救命手当てや担架を使用した搬送など、「いのちを守る」体験教室を開催している。

— **5. 参考文献**　日本赤十字社神奈川県支部　ホームページ

— **6. HP**　https://www.jrc.or.jp/chapter/kanagawa/

(西條好江)

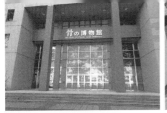
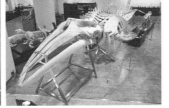

日本大学生物資源科学部博物館

〒252-0880　藤沢市亀井野1866　電話：0466-84-3892
博物館資料の種類：獣医学系資料（博物館相当施設）／神奈川県）　野外部(薬草園)の有無：無　開館年：1974年
職員配置：大学教職員　休館日：日・祝・土(第2・4・5)、その他大学の休日に準ずる
開館時間：月～金 10:00～16:00（最終入館 15:30）、土(第1・3) 10:00～12:30（最終入館 12:00）　2・3展示室 木曜のみ
入館料：無料　ショップの有無：無　設置者：日本大学

— **1. 沿革**　当博物館は1974年に設置された標本模型管理委員会から発展してきた。当初、委員会が設置された目的は、旧農学部(藤沢校舎、横須賀校舎)所蔵の標本類(昆虫・植物腊葉標本、海産脊椎動物、海産無脊椎動物)、旧東京獣医畜産大学所蔵の標本類(脊椎動物・家畜病理標本・同模型標本類)、および農獣医学部発足後に入手した大型脊椎動物の骨格標本や、各学科所蔵の標本模型類を学部で統一して管理、運営をはかるためであった。その後、少しずつ標本類を収集しながら計画を進め、1978年には藤沢校舎に資料室を設置。1981年に完成した新資料室に標本類を移設し、1984年には名称を日本大学農獣医学部資料館とした。そして1990年に神奈川県教育委員会教育長から博物館相当施設としての指定を受けた。2005年に1階、2006年には3階を改修し、日本大学生物資源科学部博物館と名称を改めた。さらに2019年には「骨の多様性と進化」を博物館の展示テーマとし、呼称を「骨の博物館」として1階展示室をリニューアルした。

— **2. 展示の概要**　当博物館は大学内にあるが、一般の見学も自由である。展示では、クロミンククジラ、アフリカゾウ、キリン、シロサイ、ミナミゾウアザラシなど大型哺乳類からその他多様な脊椎動物の骨格標本が見どころである。特にウシ、ウマ、ブタ、イヌ、ニワトリなどの家畜や伴侶動物は多数の品種を同時に観察可能。木曽馬などこれらの何点かは、剥製と骨格を対比しながら観察できるよう配置している。ダチョウなど世界の鳥から日本の山野の鳥、海鳥など鳥類剥製標本や身近な両生類の液浸標本のほか、サメ類など軟骨魚類の全身骨格や透明標本、プラスティネーションなど変わった標本も多い。脊椎動物以外では、昆虫類(特にチョウ類)、古農機具などが充実しているほか、木幹標本、木製品、栽培イネなどの標本がある。これらは大学の授業で活用されており、スケッチ用の画板やイスの貸し出しも行う。イベントホールでは学内研究などをテーマとした企画展示を年に1～2回行う。

— **3. 収蔵資料**　現在、日本大学生物資源科学部の12学科に関連する資料を中心に約3万点を収蔵、保管している。特に高等植物や海藻類の腊葉標本や昆虫類(特にチョウ類)の展翅標本は多い。カザリシロチョウ類では複数のタイプ標本がある。また、パプアニューギニアなどの植物標本、シロサイ、イルカ類、ダチョウなどの分離骨格標本、昔の獣医学で用いられた教育的資料、文化財保護の第一人者でおられる森八郎氏収集による家屋木材害虫による食痕など、様々な分野の資料を収蔵している。

— **4. 刊行物**　博物館研究報告・館報『生物資源科学 -Bioresource Sciences-』（年1回）

— **5. 参考文献**　HP、パンフレット

— **6. HP**　https://hp.brs.nihon-u.ac.jp/~NUBSmuseum/index.html

（田中雅宏）

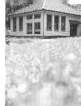
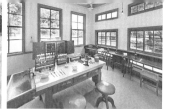

よこはましながはまほーる・きゅうさいきんけんさしつ
横浜市長浜ホール・旧細菌検査室

〒236-0041　横浜市金沢区長浜114-4 長浜野口記念公園内　電話：045-782-7371
博物館資料の種類：医学系資料　開館年：1997年　職員配置：延べ人数9名
休館日：毎月第3月曜、年末年始12/29～1/3　開館時間：9:00～17:00（ホールは22:00閉館）
入館料：無料　ショップの有無：無
設置者：横浜市

1. 沿革
横浜市金沢区の野口記念公園内にある横浜市長浜ホールは1895年に「長濱検疫所」に建てられた事務所棟を1997年に外観復元し、音楽を中心とした文化活動に利用できるホールとなっている。別棟に1895年当初から建設された細菌検査室が一般公開されており、自由に見学が出来る。

1889年に「横浜海港検疫所」と改名。その一か月後に世界的細菌学者と有名な野口英世博士が検疫医官補として検疫業務を行っていた。横浜港に入港しようとしていた「亜米利加丸」の乗員から、検疫所初となるペスト患者を発見し国内にペスト菌の蔓延を防いだ功績を上げた。

野口英世博士ゆかりの研究施設としては日本に現存する唯一の建物である。

2. 展示の概要
細菌検査室：細菌培養室を復元した旧細菌検査室には窓際のカウンター、籐の椅子、テーブル（天板以外）、流し台などは当時のままで保存されている。実験器具等は当時のものではないが、昭和初期頃のものを横浜市大医学部より借りて展示している。この研究室で野口英世博士は横浜港に入港しようとしていた「亜米利加丸」の船員から、検疫所初となるペスト患者を発見、隔離し国内に蔓延するのを阻止。ここから野口博士の新しい門出が始まった。

3. 収蔵資料
ホール棟1階に野口英世の生家模型、長浜検疫所ジオラマ。
『野口英世』（編集者　丹実）　第一巻伝記・第二巻書簡・第三巻業績・第四巻回想。
『野口英世知られざる軌跡』（山本厚子著）、『医聖　野口英世を育てた人々』（小桧山六郎著）、『フィラデルフィアの野口英世』（淺倉稔生著）、『偉人野口英世』（池田宜政著）他。

4. 研究の特色
横浜検疫所の明治時代の歴史的建造物、野口英世博士の細菌研究施設。

5. 教育活動
横浜市内・金沢区内の小・中・高等学校の社会見学時には職員による解説。

6. 刊行物
細菌検査室の説明パンフレット

7. HP
http://www.nagahama-hall.com

（猿田和則）

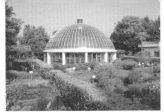
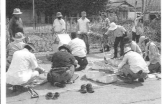

北里大学薬学部
附属薬用植物園

〒 252-0373　相模原市南区北里 1-15-1　電話：042-778-9307
博物館資料の種類：薬用植物園　標本室の有無：有　開園年：1965 年（現敷地での開園は 1972 年）
学芸員配置：有（一部の大学教員が兼務）　開園日：大学の休校日を除く毎日（温室のみ日・祝休館）
開園時間：9:00〜17:00　入園料：無料
設置者：北里大学薬学部

— **1. 沿革**　当園の歴史は、1965 年 7 月の福島県二本松市の大学実習所内での開設に始まる。当時はキハダや薬用ダイオウなどが植栽され、毎年採取されたキハダの樹皮は生薬「黄柏」として生薬学実習の教材に供されていたとのことである。1972 年、現在でも重要な薬用植物の一つであるミシマサイコがかつては自生していたこの相模原の地に、大学附属施設としてキャンパス内の敷地にて再スタートを切った。

— **2. 展示の概要（薬用植物の種類）**　薬用植物園は学生や市民に開放している標本園と薬学研究に資する研究圃場とに分かれ、両エリアに約 900 種の薬用植物を保全している（ドーム温室内には約 200 種）。標本園は植物の役割や形態ごとに薬用木本区、薬用果樹区、薬用草本区などいくつかの展示エリアに分かれている。特に薬用草本区では、日本薬局方に収載されている生薬の基原植物を消炎作用、鎮咳・去痰作用、利尿・発汗作用、駆瘀血・補血作用などの作用性ごとに植栽し、季節ごとにそれらの色、形、香りなどを五感で体験してもらえるよう工夫している。ドーム温室は当園の中心的な存在で、温度や灌水の環境制御を行いながら熱帯・亜熱帯産の薬用植物園を展示している。研究圃場では、生薬の基原植物であるキク、ジャノヒゲ、ボタン、オケラ類などを系統保存し、生薬の国産化につながる生育習性の解明や新たな栽培技術の開発を進めている。

— **3. 研究の特色**　生薬の国産化に寄与することを目的として、薬用植物の栽培法を構築するとともに、本学薬学部生薬学教室および薬学部附属東洋医学総合研究所との共同で NMR メタボローム解析法などを導入して生薬の品質向上を目指した研究を推進している。医薬基盤・健康・栄養研究所薬用植物資源研究センターとともに薬用植物種苗供給の実装化を指向した AMED 研究や日本民族工芸技術保存協会、製薬会社との受託研究にも取り組んでいる。

— **4. 教育活動**　薬学の歴史の原点としての薬用植物を生きた教育材料として学生に提供するとともに、各種団体への案内も実施している（要事前予約）。また、相模原市との「新都市農業推進協定」に基づき、相模原市民向けに「薬用植物栽培・加工体験講座」の実施や薬用植物シンポジウムなどを開催して、広く市民に開かれた施設を目指している。

— **5. 刊行物**　『北里大学薬学部附属薬用植物園紀要』

— **6. 参考文献**　バイオガーデンガイド、HP

— **7. HP**　https://www.kitasato-u.ac.jp/pharm/research/laboratory/attached/

（古平栄一）

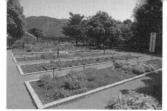
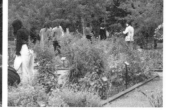

帝京大学薬用植物園
<small>ていきょうだいがくやくようしょくぶつえん</small>

〒252-0176　相模原市緑区寸沢嵐1019-1　電話：042-685-1121（代表）
博物館資料の種類：薬用植物園　標本室の有無：有(非公開)　開園年：1977年　職員配置：技術職員
開園日：平日(但し大学の都合や天候により閉園する場合あり)　開園時間：9:00〜16:00（10〜2月は10:00〜15:00）
入園料：無料　設置者：帝京大学

- **1. 沿革**　1977年帝京大学薬学部創立時に研究と教育を目的として、神奈川県相模原市緑区(旧表記は神奈川県津久井郡相模湖町)に帝京大学薬学部附属薬用植物園として開園した。相模湖・津久井湖の近くに位置し、周囲を山に囲まれた豊かな自然環境の中にある薬用植物園である。2012年3月薬学部キャンパス移転にともない、園は一時公開中止しケシ園は廃止となった。閉園中に温室の改築、園内遊歩道の一部バリアフリー化、池の整備などが行われ、2014年に帝京大学薬用植物園と名称を改め、再び公開された。現在約5,000㎡の敷地内にある見本園室は、要所が車椅子の通行可能となり、隣接する高齢者施設のリハビリテーションガーデンとしても利用されている。

- **2. 展示の概要(薬用植物の種類)**　園内では約500種以上の植物を植栽・管理している。入口周辺は、香りのよいハーブ類などを中心に、教育用見本園・樹木園では、「日本薬局方」に収載される生薬の基原植物を多く栽培している。その中には、昔から良く知られ民間で利用された薬草や、漢方薬の材料として使用される植物がある。また食品として香辛料や矯味剤、着色料などに使われるものや、最新の医薬品原料となる植物を見ることができる。見本園のほとんどの植物に案内板があることで、来園者の誰もが植物観察を楽しめるようになっている。また周辺で自生のホオノキなどの観察ができることから、周囲の環境も含めて自然の中で植物観察ができるという点が本園の特色の一つとしてあげられる。

- **3. 研究の特徴**　学生への薬用植物・生薬の教育。植物の成分研究ならびに栽培研究。

- **4. 教育活動**　薬学部3年生の授業で薬用植物の見学を行っている。その他には、薬剤師研修会の実施、近隣の小学校の校外学習などがある。また帝京大学公開講座(相模湖キャンパス)後に園の公開が行われることがある。

- **5. 参考文献**　帝京大学薬用植物園ホームページ

- **6. HP**　http://www.pharm.teikyo-u.ac.jp/lab2/yayuyo2/index.html

（山岡法子）

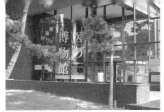
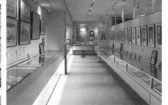

医の博物館
（いのはくぶつかん）

〒951-8580　新潟市中央区浜浦町1-8 日本歯科大学新潟生命歯学部内 8号館2階　電話：025-267-1500
博物館資料の種類：医歯薬学系資料　野外部（薬草園）の有無：無　開館年：1989年　学芸員配置：有
休館日：土・日・祝、大学創立記念日(6/1)、8/12～16、12/29～1/4　開館時間：10:00～16:00　入館料：無料
設置者：学校法人日本歯科大学

— **1. 沿革**　医の博物館は、日本で初めての、また唯一の医学博物館として1989年9月に開館した。歴史的資料（史料）を通じて医学史を教育研究し、史料を一般公開することにより、学術文化に寄与することを目的としている。日本歯科大学は1907年に創立され、新潟歯学部は1972年に設立された。本学部設立当初より学内に歯科医学史料室を開室し、医学・歯科医学関係者などに公開していた。そこで収集した史料を広く一般公開することになり、史料室での収蔵品が基となり、現在では多くの篤志家から寄贈および寄託品が寄せられている。2020年で開館32周年を迎えた。毎日、県内外の小中高校生をはじめ多くの方々が全国から年間4,000人以上来館されている。

— **2. 展示の概要**　当館では歯学のみならず、医学や薬学に関する史料(16世紀から現在に至る東西の古医書、浮世絵、医療器械器具、薬看板、印籠など)約5,000点を展示、保管している。博物館内に展示されている史料は、いずれも大変貴重なオリジナルである。また、19世紀の足踏みエンジン（現在の歯を削る器械）やペダルを踏んで昇降する治療椅子を実際に動かしてみることができ、当時の歯科医療に思いを馳せてみるのも面白い。

— **3. 収蔵資料**　歯科医学の父、P. フォシャールが18世紀に出版した「外科歯科医」の初版・2版・3版本、古代ギリシャの医聖ヒポクラテスの「全集」、ローマ医学の権威ガレノスの「脉拍入門」、近代解剖学の祖ベサリウスの「ファブリカ」、近代外科学の祖パレの「全集」、天然痘を根絶したジェンナーの「牛痘法の研究」、世界でも稀覯本の解剖書アルビヌスの「人体筋骨構造図譜」、生物進化論のダーウィンの「種の起原」など。日本初の近代解剖学の翻訳本である杉田玄白の「解体新書」、日本初の解剖書である山脇東洋の「蔵志」、緒方洪庵の「扶氏経験遺訓」、貝原益軒の「養生訓」など。他に「はしか絵」や御歯黒を塗る浮世絵、御歯黒の道具類や19世紀からの抜歯器具など。江戸時代の往診鞄や薬研、薬看板。さらに、W. レントゲンをはじめとする医学史に名を遺した先人の書簡など多数展示している。

— **4. 研究テーマ**　医学史・歯科医学史、歯科人類学、歯科医学教育

— **5. 参考文献**　本学ホームページ、研究年報、医の博物館リーフレット、中原 泉 2017『歯科医学史の顔』学建書院、坂井建雄 2008『人体観の歴史』岩波書店

— **6. HP**　https://www.ngt.ndu.ac.jp/museum/index.html

（佐藤利英）

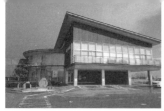
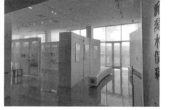

新潟県立環境と人間のふれあい館
新潟水俣病資料館

〒950-3324　新潟市北区前新田字新々囲乙 364-7　電話：025-387-1450
博物館資料の種類：医学系資料　野外部(薬草園)の有無：無　開館年：2001年　職員配置：職員対応
休館日：月曜(月曜が休日の場合は翌平日)、年末年始　開館時間：9:30〜16:30　入館料：無料　ショップの有無：無
設置者：新潟県

- **1. 沿革**　水の公園福島潟に位置する環境と人間のふれあい館は、新潟水俣病の経験と教訓を後世に伝え、水の視点から環境を大切にする意識を育み、公害の根絶と環境保全の認識を高めることを目的として、新潟水俣病被害者の会・共闘会議と昭和電工との解決協定締結を契機に建設された施設である。新潟水俣病と水環境をテーマとし、新潟水俣病の被害や歴史を学び、学校における環境教育や環境保全に関心のある個人・団体の自主的学習を支援している。

- **2. 展示の概要**　1階は「水辺のいきものと阿賀野川のくらし」、2階は「新潟水俣病」「水とわたしたちの生活」である。「新潟水俣病」の展示は「新潟水俣病のあらまし」「新潟水俣病の被害」「新潟水俣病年表」「世界の水銀汚染と環境問題」「情報検索コーナー」から構成され、新潟水俣病の歴史を映像・パネル展示・モニター映像で伝えている。研修室では「新潟水俣病」「新潟水俣病と阿賀野川が教えてくれたもの」が上映される。図書室は水俣病や環境に関する図書、ビデオ・DVDソフト等が収蔵され、閲覧することができる。

- **3. 収蔵資料**　片桐蓊子氏寄贈資料(裁判に関する新聞等)、渡辺喜八弁護士(元新潟水俣病第一次訴訟弁護団団長)遺稿、史料(「新潟水俣病補償闘争について」「新潟水俣病補償闘争のまとめ」「新潟水俣病問題に関する協定書」)、坂東克彦弁護士(新潟水俣病第一次訴訟弁護団幹事長、第二次訴訟弁護団団長)寄贈資料(「近喜代一氏日記」(第一次訴訟原告団長)、「有機水銀中毒症日誌」(枝並福二氏〈元新潟県衛生部医務課副参事〉))など多数。

- **4. 刊行物**　「現場から学ぶ新潟水俣病」(新潟水俣病学習資料現地学習編)、「新潟水俣病が教えてくれたもの」(中学校編)、「新潟水俣病20の疑問」、「新潟水俣病のあらまし」(令和元年度改訂)、「事業実施報告」等。

- **5. 教育活動**　「新潟水俣病」映像上映、「語り部」口演、などを組み合わせた学習プランによる学校教育を推進している。

- **6. 参考文献**　リーフレット、「令和元年度事業実施報告」

- **7. HP**　http://www.fureaikan.net

(落合知子)

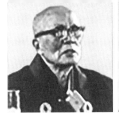
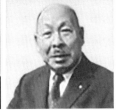

新潟市曽我・平澤記念館
にいがたしそが・ひらさわきねんかん

〒950-1261　新潟市南区味方 213-1　電話：025-373-6610
博物館資料の種類：人物記念館　開館年：1991 年　職員配置：館長、職員
休館日：月曜及び祝日の翌日（その日が土・日・祝の場合は翌平日）、12/28～1/3、その他臨時休館あり（新潟市 HP 参照）
開館時間：9:00～17:00（最終入館 16:10）　入館料：大人（高校生以上）500 円、小人（小・中学生）300 円（団体 20 人以上は大人 400 円、小人 200 円）、※小人は土日祝無料、身体障がい者手帳等提示で無料　※観覧料は重要文化財旧笹川家住宅と共通
ショップの有無：有（書籍等）　設置者：新潟市

— **1. 沿革**　当館は、旧味方村（現在の新潟市南区味方地区）名誉村民「曽我量深」・「平澤興」の功績をたたえ、ふたりの偉人を生んだふるさと旧味方村を広く紹介するため、1991 年 10 月に開館した。2005 年 3 月に旧味方村は新潟市に合併し、「新潟市曽我・平澤記念館」と名称を改めた。

— **2. 展示の概要**　記念館は、2 階建て建築物に望楼が付属している。1 階は、一般展示のためのそれぞれの記念室及び多目的ロビー、2 階は、味方ゆかりの芸術家を紹介するアッパーロビー及び特別展示のための企画展示室、さらに、2 階から木製のらせん階段を上ると望楼へ。ここでは、記念館の中庭や隣接する重要文化財旧笹川家住宅を一望できる。1 階の記念室には、偉人の年表、写真、書籍、手紙、遺品などが展示されている。ロビーでは、ふたりを紹介するビデオ映像を常時閲覧可能で、売店もある。売店にはふたりの著書や紹介書籍、色紙、DVD などを販売している（現金のみ）。2 階のアッパーロビーには、旧味方村出身の漆工芸家吉田醇一郎の紹介とその作品が展示されている。企画展示室では、主に味方地区住民の芸術作品（陶器、書、植物画）展示会が、例年それぞれ 1 か月程度開催されている。

— **3. 収蔵資料**
(1) 曽我量深関係：曽我量深選集、曽我量深研究誌、浩々洞編「歎異鈔」、「法蔵菩薩」（原本）、曽我量深論集（初版本）、法然と親鸞、浄土の問題、真宗再興の指標、義父への見舞い文、北米教校卒業証、金子大栄への書簡、精神界、暴風駛雨、七祖系統論稿、遺品（帽子、筆、杖等）など。
(2) 平澤興関係：平澤興先生論文集、自筆による脳神経の図、小学校時代のノート、京都府立二中特待生の認定証、京都帝国大学卒業証書、「勇気を出せ」色紙、四高制服、京都大学名誉教授の称号、勲一等瑞宝章と勲記、日本学士院選定書、下書き原稿類、書「努力」、日本教材文化研究所理事長机、遺品（扇子、腕時計、手帳等）など。

— **4. 教育活動**　中学校対象行事「先人に学ぶ集い」：若者に人生の手本として地元の偉人の生い立ちや業績を語る講演会を開催する。

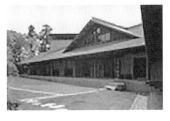

5. 刊行物　『名誉村民　曽我量深・平澤興先生　味方稽古岬子 8』（曽我・平澤記念館編、味方村発行）
6. 参考文献　新潟市ホームページ、「重要文化財旧笹川家住宅　曽我・平澤記念館」パンフレット
7. HP　https://www.city.niigata.lg.jp/minami/shisetsu/yoka/bunka/sogahirasawa.html

（川村健雄）

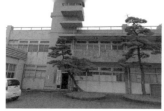
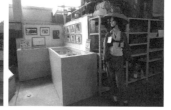

新潟市巻郷土資料館
にいがたしまききょうどしりょうかん

〒 953-0041　新潟市西蒲区巻甲 3069-1　電話・FAX：0256-72-6567　Mail：bz141382@bz03.plala.or.jp
博物館資料の種類：薬学系資料　野外部(薬草園)の有無：無　開設年：1974年　職員配置：職員対応
休館日：月曜(祝日の場合その翌日)、祝日の翌日(祝日が土曜の場合、その翌々日)、年末年始(12/28～1/3)
開館時間：9:00～16:30 (最終入館 16:00)　入館料：無料　ショップの有無：無
設置者：新潟市西蒲区地域総務課

- 1. 沿革　新潟市巻郷土資料館は、地上2階、一部6階(望楼)建で、敷地面積 1,135.57㎡、延床面積 637.41㎡の旧消防庁舎を利用した施設で、収蔵室、図書室、特別展示室、事務室から構成されている。新潟市西蒲区巻地区の考古学・歴史・民俗その他の郷土資料を収集・保存・公開することにより、市民の歴史及び文化に対する理解を深めるとともに、市民文化の向上に資するために開設された。年に2～3回企画展が開催される。

- 2. 展示の概要　巻地区の歴史文化をテーマとした、郷土色豊かな資料を展示している。とくに「のぞきからくり一式」(新潟市指定有形民俗文化財)は、当時の状態のまま保存されている全国的にも貴重な資料である。
薬学系資料としては、江戸後期から明治・大正・昭和にかけて越後の代表的風物詩であった越後毒消し売りに関する資料(越後毒消しコレクション／新潟市指定有形民俗文化財)から、製丸機・薬材・製造用具・行商衣裳・薬袋・印刷凸版などコレクションの一部が展示されている。越後毒消しは、巻地区の角海浜にあった寺院の家伝薬「毒消丸」を村人が全国的に行商販売したことに始まり、昭和中頃まで続いた地域の一大産業であった。

- 3. 収蔵資料　越後毒消しコレクションとして、薬材(菊目石・硫黄・米の粉・天花粉・澱粉・甘草・白扁豆)・製薬関係文書(明治15年薬品方剤表・明治29年調剤帖)・製薬用具(製丸機・製丸板・合薬用ヘラ・こね鉢・へぎ・簀の子・丸薬入れ・さじ等)、薬、効能書、薬袋、版木、製薬元・発売元関係文書、配置薬袋、行商関係文書(免許鑑札の寫)、行商衣装、記録写真等、展示品も含め約258点。

- 4. 教育活動　「のぞきからくり」実演、資料館所蔵資料の特別展、古文書等講座、他施設と連携しての出張展示会、西蒲区内学校との連携の推進。その他、各分野の研究者、県内外の来館者に対する情報提供を行っている。

- 5. 刊行物　「越後毒消し」解説リーフレット、「新潟市巻郷土資料館」(施設紹介)リーフレット

- 6. 参考文献　リーフレット、HP、「公の施設【基本情報】」

- 7. HP　https://www.city.niigata.lg.jp

(落合知子)

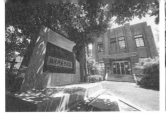
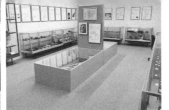

新潟大学旭町学術資料展示館

〒951-8122　新潟市中央区旭町通2-746　電話：025-227-2460
博物館資料の種類：科学系資料　開館年：2001年　学芸員配置：有　開館日：水～日曜
開館時間：10:00～12:00 / 13:00～16:30　入館料：無料　ショップの有無：無
設置者：新潟大学

— **1. 沿革**　新制新潟大学創立50周年を記念し、収集・蓄積された標本類、実験機器、考古資料等を学内外に公開する展示会を1999年に開催した。この展示会をベースに2001年12月、新潟大学旭町学術資料展示室(通称あさひまち展示館)を開設、2004年4月、新潟大学旭町学術資料展示館へ改称、2021年6月にリニューアルオープンした。2022年10月には博物館相当施設の指定を受けた。将来の新潟大学総合博物館設置の足がかりと位置づけられている。

— **2. 展示の概要**　建物は1929年に新潟師範学校記念館として建てられたもので、国の登録有形文化財となっている。常設展は1階「自然・技術の歩み」と2階「人類史」から構成され、2階には企画展示室がある。「自然・技術の歩み」：新潟県内ジオパークの特色(理学部)。新潟地震など県内で発生した地震資料(災害・復興科学研究所)。近世から近代の歯科医療・口腔衛生に関する資料(歯学部)。旧制学校時代の物理学や心理学の歴史的実験機器を通じて科学・技術教育の原点を紹介(工学部・人文学部)。「人類史」：縄文から現代に至る人骨標本(医学部)。主に県内から出土した考古資料(人文学部)。

— **3. 収蔵資料**　トキ剥製。岩石・鉱物・化石標本：異常巻アンモナイト化石、県内ジオパークの岩石など。歯科医学資料：近世のお歯黒用具、木床義歯。近代のゴム床義歯、器械、歯科医学書、口腔衛生資材など。旧制学校時代の実験機器：キログラム原器、経緯儀、ジャイロスコープ、象限電気計、六分儀、水銀蒸気整流器など。心理学実験装置：落下式瞬間露出器(タキトスコープ)、驚盤(ストロボスコープ)、キルヒマン式混色器(色彩混合器)など。小片コレクション：医学部の故小片保教授が収集した人骨標本1,800体(縄文人骨約400体、古墳人骨約300体など)の一部。佐渡市堂の貝塚第6号人骨(新潟県指定文化財)など。考古資料：県内初出土の壺形埴輪など。佐渡金山関係：佐渡之国金銀山敷内稼方之図、水上輪(坑道内の揚水装置)。ほか脳科学者・中田瑞穂博士の絵画・書など。

— **4. 教育活動**　博物館見学実習をはじめ学内の講義・実習、作品展示、放送大学面接授業、一般向けフォーラム、講演会、ギャラリートーク、体験イベントなど。

— **5. 刊行物**　ニューズレター『あさひまち』、『博物館ボランティア養成セミナー記録集』(2004年)、『佐渡金銀山に関わる資料をヨーロッパに訪ねて』(2010年)、『新潟大学旭町学術資料展示館開館十周年記念特別展 新潟大学所蔵貴重学術資料公開展示会記録集』(2012年)など。

— **6. 参考文献**　リーフレット、HP、ニューズレター、収蔵資料リスト。

— **7. HP**　https://www.lib.niigata-u.ac.jp/tenjikan/

(永藤欣久)

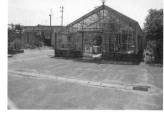
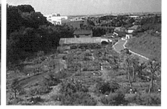

新潟薬科大学薬学部
附属薬用植物園

〒956-8603　新潟市秋葉区東島265-1　電話：0250-25-5000
博物館資料の種類：薬用植物園　標本室の有無：無　開園年：1979年　職員配置：大学教職員
開園日：平日　開園時間：9:00～17:00　入園料：無料
設置者：新潟薬科大学薬学部

— **1. 沿革**　薬用植物園は、1979年に新潟市上新栄町(現、新潟市西区)に開園し、その後、2005年の6年制校舎建設・移転に合わせて新津市(現、新潟市秋葉区)に移転し、現在に至る。当初、約300㎡ほどの敷地であったが、移転に伴い、敷地面積が約3,000㎡に拡大し、管理棟(約130㎡)を備えている。約300種余りの薬用資源が栽培されており、薬用植物学、生薬学の教育・研究や市民の見学に利用されている。

— **2. 展示の概要（薬用植物の種類）**　温室で熱帯や亜熱帯地方の薬用植物が栽培されており、冬の気候の厳しい新潟地域にあっても季節を問わず観察することができる。見本園内には医薬品の原料となる薬木や漢方薬に使用される生薬が栽培され、ラベルや解説とともに展示・管理されている。

— **3. 研究の特色**　薬用植物園で栽培されている各種資源植物の生活史と環境要因の関連性などの研究のほか、野外調査なども実施しながら、コケ植物を中心とした新潟県内植物の同定及び分布分析を行っている。

— **4. 教育活動**　学生が落ち着いた環境でスケッチや観察、標本の収集・整理ができるように園内路が整備されており、管理棟には作業スペースも確保されている。4～6年次開講科目「卒業研究」における研究の場として活用されているほか、高大連携講座や市民大学講座を通して、高校生や一般の方の学びにも利用されている。

— **5. 刊行物**　『新潟薬科大学薬用植物園目録2018』

— **6. 参考文献**　HP

— **7. HP**　http://www2.nupals.ac.jp/garden/

（酒巻利行）

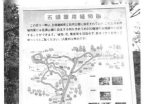
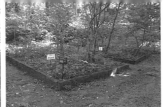

五頭薬用植物園

〒959-1924　阿賀野市畑江　電話：0250-25-5000（新潟薬科大学）／0250-62-2510（阿賀野市商工観光課）
博物館資料の種類：薬用植物園　標本室の有無：無　開園年：1986年　学芸員配置：無
開園日：平日・土・日・祝　※ただし、冬期間は閉園　開園時間：常時　※ただし、野生動物が来るため早朝、夕方は避ける
入園料：無料　設置者：新潟薬科大学薬学部・阿賀野市

— 1. 沿革　五頭薬用植物園は、1979年に新潟市上新栄町（現、新潟市西区）に本園が開園したのち、1986年に新潟県北蒲原郡笹神村（現、阿賀野市）の五頭山麓にある「いこいの森」の中の約13,000㎡の敷地に開園した。遊歩道沿いの薬用植物（約200種）を学習したり、人と薬草との結びつきや健康づくりを学ぶことができる。また、阿賀野市・五頭薬用植物園管理組合との共同管理となっており、多くの観光客や市民に親しまれている。

— 2. 展示の概要（薬用植物の種類）　見本園内には薬草や山野草があり、ラベルや解説とともに管理されている。

— 3. 研究の特色　阿賀野市との協賛により五頭薬用植物園の園開き・薬草観察会などの実施や薬用植物に親しむための催しなどにより研究成果の社会還元を進めている。

— 4. 教育活動　毎年5月に薬学部1年生を対象に五頭薬用植物園研修会を行っている。この研修会は、実際の薬用植物を観察・学習する貴重な機会となっている。

— 5. HP　http://www2.nupals.ac.jp/garden/gozu/index.html（新潟薬科大学）
　　　　https://niigata-kankou.or.jp/spot/7391（阿賀野市商工観光課）

（酒巻利行）

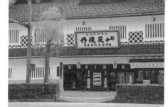
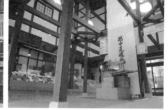

池田屋安兵衛商店
いけだややすべえしょうてん

〒930-0046　富山市堤町通り1-3-5　電話：076-425-1871
博物館資料の種類：薬学系資料　**野外部(薬草園)の有無**：無　**開館年**：1936年　**職員配置**：職員対応
休館日：年末年始　**開館時間**：9:00～18:00　**入館料**：無料　**ショップの有無**：有
設置者：株式会社池田屋安兵衛商店

― **1. 沿革**　1936年創業。富山市内の薬種問屋に勤めていた初代池田実が独立し開業、薬種問屋(漢方薬の原料卸)を始めた。第二次世界大戦の富山大空襲にあった翌年店舗を再建(現店舗)、薬の製造も開始した。

看板商品である「反魂丹」は、江戸時代の中頃富山で製造が始まったとされ、当時には珍しい大陸の原料等を用いた画期的な薬であった。「反魂丹」は富山藩の厳しい統制のもと製造販売され、貧しい藩を支える大きな柱となった。明治維新以降は江戸時代一世を風靡した反魂丹も忘れられた存在になっていたが、池田屋安兵衛商店は反魂丹の復活を願って製造を開始、そのほかにも様々な和漢薬を製造販売してきた。

全国的にも珍しい製造直販の和漢薬専門店であるが、歴史を感じさせる建物と売薬文化を体感できる店舗として、富山市内でも随一の観光スポットとなっている。

― **2. 展示の概要**　店内中央には明治期より使用されていた「手動式製丸機」が置かれ、丸薬師が昔からの作り方で実演をしている。また、一部工程の体験もできる(予約不要、無料)。

店舗は昔ながらの座売りスタイルとなっており、お客様とじっくり向き合いながら症状を聞き、その方に最適な薬を選びお勧めしている。時代を感じさせる帳場、漢方薬専門の調剤室など、和漢薬の香りが充満する空間である。

珍しい「金看板」、実際に売薬さんが使用していた「柳行李」、店内で使っていた生薬を刻む道具なども展示している。

― **3. 収蔵資料**　預け箱、薬の製造道具、昔の店舗の写真など。
― **4. 参考文献**　リーフレット、HP
― **5. HP**　http://www.hangontan.co.jp

（池田安隆）

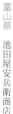

中部　富山県　池田屋安兵衛商店

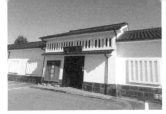
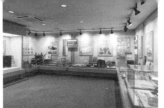

廣貫堂資料館 ※2022年3月25日閉館

〒930-8580　富山市梅沢町2-9-1　電話：076-424-8580
博物館資料の種類：薬学系資料　野外部(薬草園)の有無：無　開館年：1991年　職員配置：案内対応あり
休館日：年末年始　開館時間：9:00〜17:00　入館料：無料(来館者には栄養ドリンクのサービスあり)　ショップの有無：有
設置者：株式会社廣貫堂

— **1. 沿革**　越中売薬の祖、2代目藩主前田正甫公の「医療の仁恵に浴せざる寒村僻地にまで広く救療の志を貫通せよ」という言葉が廣貫堂の由来である。江戸時代に全国に広まった「富山のくすり」の顧客との信頼関係が明治期の製薬会社誕生につながり、その第1号となったのが組合立廣貫堂である。1876年に「売薬結社廣貫堂」が創業、1894年に私立共立薬学校、1914年に「株式会社廣貫堂」、1939年に廣貫堂薬学青年学校、1955年には廣貫堂薬学院が設立された。資料館は昭和30年代に設置されたが、現在の資料館は国の要人対応から、地域の学校教育にまで幅広く活用され、新たな建設の要望が高まったことにより1991年に開館したものである。

— **2. 展示の概要**　「江戸城腹痛事件」のジオラマ導入展示からはじまり、反魂丹役所、富山藩10代目藩主前田利康公、江戸時代の製薬、薬業教育、お得意さんへのおみやげ品、くすりやさんと柳行李、くすりの商い、廣貫堂の光栄、時代を先取した広報活動、薬業王国への発展をテーマに構成され、売薬に関する古文書や製薬の道具、当時おみやげとして配られた売薬版画が展示されている。展示室の他には、富山のくすりの歴史と製造工程の今昔を大型スクリーンで紹介する廣貫堂シアター、壁面に生薬実物標本の展示、伝統和漢薬コーナー、富山県内の家庭配置薬を展示販売する富山のくすり百選コーナー、ミュージアムショップがある。

— **3. 収蔵資料**　神農像、古文書類(名方はんごん丹・『富山近郊彩品写生』(前田利保公)・『信筆鳩識』・廣貫堂懸場帳の證・売薬懸場帳・廣貫堂規定・売薬行商鑑札等)、漢方処方基準の医学書、反魂丹の扁額、乳鉢(備前焼乳鉢・鹿角製乳棒)、手動式製丸機、鹿茸、廣貫堂薬學院の看板、下桝、くすりのさじ、携帯用さお秤、天秤、創業当時の薬、売薬版画、大学東校からの売薬免許札、売薬印紙規則、富山廣貫堂映画説明本、宣伝映画フィルム(『廣貫堂実写並びに富山売薬の沿革』)等。

— **4. ミュージアムグッズ**　オリジナルグッズ多数

— **5. 参考文献**　リーフレット、HP

(落合知子)

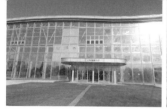
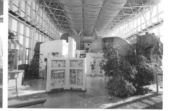

富山県国際健康プラザ生命科学館 ※2024年現在、2階の展示のみ
<small>とやまけんこくさいけんこうぷらざせいめいかがくかん</small>

〒939-8224　富山市友杉151（とやま健康パーク内）　電話：076-428-0809
博物館資料の種類：医学系資料　野外部（薬草園）の有無：無　開館年：1999年　学芸員配置：無（職員対応あり）
休館日：月曜（祝日の場合は翌日）、施設点検日、元旦　開館時間：10:00〜17:30　入館料：無料　ショップの有無：無
設置者：富山県

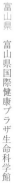

中部　富山県　富山県国際健康プラザ生命科学館

― **1. 沿革**　富山県では、1988年「富山ふるさとづくり基本計画」に「とやま健康村整備事業」が盛り込まれ、翌年「とやま健康村構想懇談会」が設置された。1999年、「生命科学館」「健康スタジアム」「国際伝統医学センター」（2011年廃止）「屋外健康づくり施設」が一体となった「富山県国際健康プラザ」が開館した。2012年には「富山県立イタイイタイ病資料館」が開館した。

― **2. 展示の概要**　健康づくりの大切さや健康的な生活習慣を身に付けることの重要性を学ぶことができる科学館である。1階は食生活が体に及ぼす作用や役割を学習できる「栄養ゾーン」、大きな遊具で体を動かすことの楽しさを体験できる「運動ゾーン」、リラックスドームで睡眠の仕組みを学べる「休養ゾーン」、最新の健康づくりの情報がわかる「健康情報コーナー」から構成されている。2階はチベット医学の聖典『四部医典』を図解した『四部医典タンカ』を基にチベット医学の脈診の様子を描いた「チベット医学解説絵図（製作1991年）」、『四部医典タンカ』など伝統医学に関する貴重な資料や疾病予防に関するパネルが展示されている。

― **3. 収蔵資料**　「チベット医学解説絵図（製作1991年）」、『四部医典タンカ』全80編、重ね柳ごうり（昭和）、掛場帳（大正・昭和）、昔の配置薬おまけのこま（昭和）、「越中立山之図・「熊谷直美の市川団十郎・安藤太夫阿っ盛の尾上菊五郎」」（富山市売薬資料館所蔵品複製）、大字正誤本草綱目（複製）等。

― **4. 参考文献**　HP、リーフレット

― **5. HP**　http://www.toyama-pref-ihc.or.jp

（落合知子）

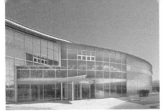
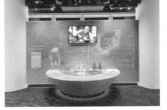

富山県立イタイイタイ病資料館
とやまけんりついたいいたいびょうしりょうかん

〒939-8224 富山市友杉151「とやま健康パーク」内 電話：076-428-0830
博物館資料の種類：医薬学系資料 野外部（薬草園）の有無：無 開館年：2012年 学芸員配置：無（職員対応あり）
休館日：月曜（休日の場合は翌日）、元日 ※臨時休館あり 開館時間：9:00〜17:00（入館は16:30まで） 入館料：無料
ショップの有無：無 設置者：富山県

— **1. 沿革** 日本の四大公害病の一つと言われるイタイイタイ病は、大正時代頃から富山県の神通川流域で発生し、患者やその家族、地元住民等に深刻な影響を及ぼしてきたが、被害者団体、原因企業、行政など関係者のたゆまぬ努力によって、今日まで多くの困難を克服してきた。
一方、長い年月の経過とともに、関係資料の散逸や関係者の高齢化に伴う風化が懸念されるようになったため、富山県では、2009年6月に、有識者や関係団体の代表からなる「イタイイタイ病関係資料継承検討会」を設置し、関係資料の継承のあり方などについて議論を重ねた。
この検討会の報告等をふまえ、子どもたちをはじめ幅広い年代の人々が、①イタイイタイ病の恐ろしさを知り、②克服の歴史を学び、③環境と健康を大切にするライフスタイルの確立や地域づくりに取り組むことをめざす未来志向型の資料館として2012年4月に開館した。2020年3月末で約237千人が来館している。

— **2. 展示の概要** イタイイタイ病について、被害の発生から現在までの動きを時間の流れに沿って、パネルやジオラマ、映像、絵本などを組み合わせて子どもでもわかりやすいよう解説している。さらに詳しい資料をタッチパネル端末からみることができる。来館者が感じたことをメッセージとして残し、大型モニターで紹介している。
なお、受付では、音声ガイド（日本語、英語、中国語、韓国語、ロシア語）を貸し出している。また、10名以上の団体を対象に、①職員による展示解説、②「ガイダンス映像」の視聴、③患者のご家族からの語り部講話を提供している（要予約）。

— **3. 収蔵資料** イタイイタイ病に関する論文や報告書、裁判記録をはじめ公害や環境に関する一般図書など約5,400冊が閲覧可能。

— **4. 刊行物** 「よみがえった美しい水と豊かな大地」（小学5年生向け副読本）、「甦った豊かな水と大地」（中学生向け副読本） いずれもHPからダウンロード可

— **5. 参考文献** 展示ガイド、リーフレット、HP

— **6. HP** https://www.pref.toyama.jp/1291/kurashi/kenkou/iryou/1291/index.html

（有沢 徹）

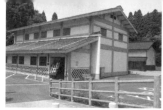
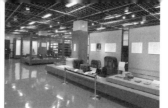

富山市売薬資料館
とやましばいやくしりょうかん

〒930-0881　富山市安養坊980　電話：076-433-2866
博物館資料の種類：薬学系資料　野外部(薬草園)の有無：無　開館年：1984年(別館旧密田家土蔵2001年移築開館)
学芸員配置：有　休館日：年末年始(12/28～1/4)、展示替期間等　開館時間：9:00～17:00(最終入館16:30)
入館料：100円(20名以上の団体90円・高校生以下無料)　ショップの有無：有
設置者：富山市

- **1. 沿革**　売薬資料館は、300年余の歴史を有する「富山売薬」関係史資料を保存・活用するために、1984年に富山市民俗民芸村に開館した。売薬に関する資料が5,000点ほど収蔵され、その一部を本館で常設展示、別館の旧密田家土蔵とは渡り廊下で繋がっている。密田家は江戸時代から能登屋と号し、富山を代表する売薬商家で、売薬蔵と称された土蔵は江戸時代中期頃の創建とされ、富山旧市街地に残る江戸期の商家建築として唯一のものである。土蔵と密田家資料の寄贈に伴い、1998年から移築解体事業が開始され、2001年に別館として開館した。寄贈資料は2階で保存され、1階は企画展示室として利用されている。

- **2. 展示の概要**　展示は、「富山売薬について」(反魂丹旧記ほか)「富山売薬のあゆみ」(年表)「行商人の用具」(柳行李・懸場帳など)「行商人の服装・持ち物」「売薬のおまけ・土産」(売薬版画・紙風船など)「反魂丹の材料(薬種)」「薬作りの用具」(薬研・下枡など)「薬袋作りの用具」(薬袋版木など)「さまざまな薬の容器」「店売りの用具」「売薬さんの信仰」(神農像など)から構成されている。館内は各種の薬のうち、丸薬の製造工程順に薬作りの道具を展示して、丸薬作りの実際を映像でも見ることができる。

- **3. 収蔵資料**　製薬関係用具(貯蔵用具・秤量用具・乾燥用具・きざみ用具・選別用具・製丸用具・衣掛用具・製袋包装用具)、売薬関係用具(看板・暖簾・箪笥・懸場帳・柳行李・預袋・預箱・行商人衣装・携行用具・みやげ品)、信仰儀礼用具(神農像)、売薬関係文書など合わせて約5,000点を収蔵。そのうち1,818点は国重要有形民俗文化財「富山の売薬用具」に指定されている(1981年指定)。

- **4. 刊行物**　特別展図録『明治の売薬版画』『密田家の売薬―能登屋のくすり―』『富山の薬―反魂丹―』『飢えに備えて―救荒策にみる薬草―』『富山の売薬道具』『富山藩の薬草・植物画』など。

- **5. ミュージアムグッズ**　みやげ品の代表であった売薬版画の絵はがき、同複製画4種類(黄金丸・越中富山神通川船橋之図名物あいのすし・役者見立壇ノ浦兜軍記阿古屋琴セメの段・市川団十郎の伴左衛門と中村福助の名古屋山三)、展示図録を販売している。

- **6. 参考資料**　HP、リーフレット
- **7. HP**　https://www.city.toyama.toyama.jp/etc/minzokumingei/baiyaku/baiyaku.html

(落合知子)

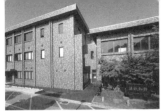
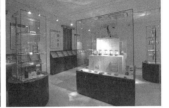

富山大学和漢医薬学総合研究所 民族薬物資料館

〒930-0194　富山市杉谷2630　電話：076-434-7151
博物館資料の種類：薬学系資料　開館年：1985年　職員配置：館長（併任）、事務員
開館日：原則非公開（一般公開日を設定）　入館料：無料
設置者：富山大学

- **1. 沿革**　1973年、富山大学薬学部附属和漢薬研究施設に生薬標本室が増設されたことに端を発し、1975年の富山医科薬科大学開学後、1980年、同大附置和漢薬研究所内への生薬資料室の設置を経て、1985年、現在の地に民族薬物資料館が設置された。2005年、富山医科薬科大学は再編統合により富山大学となり、2020年の改組により本館は現在の名称になった。1994年に一部増築を行い、2010年には新館が完成した。
- **2. 展示の概要**　世界各国で伝統薬物を半世紀にわたり蒐集し、日本漢方・中国医学・インド医学で用いられるものを中心として30,000点余の生薬標本を保存展示している。また、腊葉標本（約33,000点）、生薬製剤、配置薬資料、本草書及び医方書を資料として保管している。展示室1には、漢方医学や中国医学、そして日本の民間薬など、東アジアで用いられる生薬を、展示室2には、インド医学（アーユルヴェーダ）や南アジア・東南アジア・西アジアで用いられる生薬を展示している。
- **3. 研究の特色**　日本及び海外で行った学術調査において蒐集した生薬などを保存しており、一部の資料は研究に用いて有益な知見が得られている。蒐集の歴史に加えて蒐集地域の広さや異物同名品の多さは日本のみならず世界に類がなく、研究・教育用資料として高い評価を受けている。これらの保有資料について、国内外の研究者に情報提供するため、2000年より民族薬物データベースを公開している。現在、漢方医学、中国医学、アーユルヴェーダ、ユナニー、タイ、インドネシアで用いられる計1,873種13,175点の生薬標本がデータベース上で閲覧可能である。また2008年からは証類本草データベースを公開している。本データベースには、経史証類大観本草ならびに本草衍義の原文に加えて、専門家によって翻訳された翻訳文が掲載されており、広く研究者や一般市民へ公開している。
- **4. 教育活動**　年数回一般公開を行っているほか、国内外からの研究者や医療従事者、医薬学を志す学生等に対して個別に見学対応をしている。
- **5. 刊行物**　ニュースレター、民族薬物資料館目録。
- **6. 参考文献**　HP
- **7. HP**　https://www.inm.u-toyama.ac.jp/mmmw/index.html

（三宅克典）

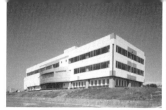
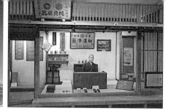

滑川市立博物館
（なめりかわしりつはくぶつかん）

〒936-0835　滑川市開676　電話：076-474-9200
博物館資料の種類：薬学系資料　野外部（薬草園）の有無：無　開館年：1979年　学芸員配置：有
休館日：月曜、祝日の翌日（翌日が土・日・祝の場合は開館）、年末年始（12/29～1/3）
開館時間：10:00～18:00（最終入館17:30）　ミュージアムカフェ（10:00～15:00）　入館料：無料
ショップの有無：有（書籍）　設置者：滑川市

- **1. 沿革**　滑川市立博物館は、1979年に吾妻町の中央公園に所在する図書館との複合施設「滑川市文化センター」内に開館した。以来20余年に亘り「香り高い文化のまちづくり」政策の拠点施設として活動してきたが、2001年に滑川市開の地に移転し、単独の施設として開館し現在に至る。歴史資料、民俗資料（農具・売薬関係）、考古資料、美術資料、自然科学資料を収集、展示、調査研究する総合博物館で、講演会や各種教室としても利用されるなど、教育普及活動を推進している。

- **2. 展示の概要**　博物館は、1階の第1常設展示室、2階の多目的ホール、3階の企画展示室1・2、第2常設展示室から構成される。第1常設展示室は、幕末から明治初期にかけての町並み「橋場風景」、「薬種商 鷹取嘉十郎商店」、「売薬行商人と関係資料」、「神田屋と常夜灯」を縮小再現している。その他滑川の自然、郷土の先賢者を紹介するコーナーがある。明治・大正期に使用された薬の諸用具は、製薬会社に組織されていく中で廃棄されるものが多く、滑川市の伝統産業である売薬業関連資料を収集し調査することが求められた。市民の協力などにより集められた資料は本博物館に収蔵・展示されている。

- **3. 収蔵資料**　【文書資料】賣藥製造簿・往来証文・奉公人受合証文・売薬印紙税・売薬場所譲り渡し証文・売薬稼ぎにつき、旅行証・新川組売薬人旅先取り締り書、【製造道具】扇型製丸器（下桝・手切ます）・押出式製丸器・練り鉢・乳鉢・乳棒・片手盤・薬研・おろし板・箱型ふるい・丸剤用ふるい・手秤・さじ・上皿さお秤・つや出し桶・朱打ち桶・箔打ち・薬味たんす、【営業用具】売薬営業看板・売薬請売営業看板・商標登録・紙看板・版木・預け箱・預け袋・薬入箱・売薬版画・越中立山絵図、【信仰】神農座像（市指定文化財）・神農像掛軸、【行商用具】懸場帳・売薬行商人通行手形・売薬行商鑑札・柳行李・厚司・背中当・前垂れ・矢立て・早道・丸薬品々入れ・送り箱・しきり箱・売薬界の符牒・売薬行商員募集広告など多数。

- **4. 刊行物**　『民俗文化財 滑川の売薬資料集』など多数

- **5. 参考文献**　富山県博物館協会HP、滑川市立博物館編 1980『民俗文化財 滑川の売薬資料集』

- **6. HP**　https://www.city.namerikawa.toyama.jp/museum/index.html

（落合知子）

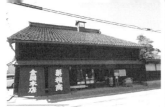
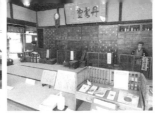

薬種商の館金岡邸
やくしゅしょうのやかたかなおかてい

〒930-0992　富山市新庄町1-5-24　電話：076-433-1684
博物館資料の種類：薬学系資料　野外部（薬草園）の有無：無　開館年：1981年　職員配置：職員対応あり
休館日：火曜、年末年始　開館時間：9:30～17:00　入館料：一般（大学生を含む）200円、児童生徒無料（団体割引あり）
ショップの有無：有　設置者：公益財団法人富山県文化振興財団

— **1. 沿革**　富山売薬は、富山藩2代目藩主前田正甫が、江戸城で急病になった大名を薬で救い、各大名から薬の販売を頼まれたことがその始まりとされる。金岡家は江戸時代末期より家祖金剛寺屋又右衛門以来4代に亘り薬種商を営んできた。土地面積1,967㎡、建物延806㎡で国の登録有形文化財の金岡邸は、1981年に富山県が寄附を受け、富山県民会館分館金岡邸として、300年の歴史を持つ富山売薬業に関する資料を中心に、薬業全般に亘る資料が保存展示されている。国内でも稀な薬業資料の館として一般公開され、「売薬王国とやま」の成り立ち、発展の秘密などを紹介している。母屋部分は江戸時代の建築で当時の商家の屋形を示し、特に店舗は薬種商の典型的な遺構を留め、新屋は大正期の総檜造りの建物で、豪壮で格調高い折上げ格天井の座敷を有する。母屋は明治初期の金岡薬店を復元するとともに薬業資料を展示して、富山県の伝統産業「富山薬売」を紹介している。

— **2. 展示の概要**　展示は、「明治初期の薬種商店舗」「生薬展示」「製造道具」「手動式製丸機」「売薬の包装」「正甫公とくすり」「反魂丹製剤」「懸場帳」「富山と薬の深い関係」「柳行李・薬袋」「売薬版画」「くすりの富山の取り組みと未来」「売薬進物」から構成されている。その他薬研体験コーナー、金岡家資料室、短冊展示、文献室、新屋、文化催事場がある。

— **3. 収蔵資料**　1860年の薬たんす、「丹霞堂」書額、中国科学院から寄贈された麝香鹿の剥製（雄は腹部に香袋を持ち高貴薬に使用される）、中国・東南アジアから輸入した最高の生薬（富山の薬種商が仕入れて売薬さんに販売）、原料を粉にするための薬研、富山の薬売りの象徴ともいえる柳行李（中には薬の他に懸場帳、算盤、お得意さんへのお土産品の紙風船等）、売薬版画（お土産品として人気が高く、各地の庶民文化を刷り込んだ絵紙は三都等の中央から地方の人々に対して文化的情報を与えた）、扇型製丸器、箱型ふるい、薬臼、木製薬研、両手盤、片手盤、携帯用秤、薬匙、計粒匙、『本草通串』『万香園裡花壇項目』『本草通串証図』、売薬版木、薬箱等多数。

— **4. 参考文献**　HP、リーフレット

— **5. HP**　https://www.bunka-toyama.jp/kanaoka/

（落合知子）

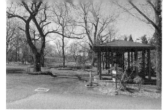
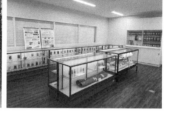

富山県薬事総合研究開発センター
薬用植物指導センター

〒930-0412　中新川郡上市町広野2732　電話：076-472-0801
博物館資料の種類：薬用植物園　標本室の有無：有　開園年：1967年　職員配置：研究員
開園日：常時開放　入園料：無料
設置者：富山県

- **1. 沿革**　富山県薬事総合研究開発センターは、薬事に関する研究機関で、その前身は1929年に設置された富山県売薬同業組合立売薬試験場である。1932年には富山県に移管され、現在の研究所に至る。1980年に薬草園が付設機関となり、1983年には薬用植物指導センターに改称された。同センターは、薬用植物の栽培普及を図り、あわせて山村振興の一助とするため、薬用植物の栽培・調製加工法の確立、種苗の供給及び栽培普及指導を行っている。薬草教室などを開催し、一般市民にも施設を常時開放している。

- **2. 展示の概要（薬用植物の種類）**　4.3haの敷地には、2.9haの栽培圃場と0.9haの薬草標本園、育苗ガラスハウス、生薬乾燥室、温室がある。本館の生薬標本室には約170種の生薬標本と写真が展示され、温室にはショウガ科やフトモモ科の植物など熱帯・亜熱帯植物が植栽されている。薬草標本園は、ハーブ園（香りの植物約130種）、シャクヤク園（約230品種）、ボタン園（約50品種150本）、砂地（ハマナス）、池（ガマ・セリなど水生植物）、落葉樹林と日陰の植物（エンジュ・コブシ・キハダ）、藤本植物（クズ・マタタビ）、日向の植物（トウキ・ミシマサイコ）、針葉樹林（スギ・アスナロ）、常緑樹林（トウネズミモチ・ゲッケイジュ）から構成されている。

- **3. 研究の特色**　医薬品開発研究では、薬用植物指導センターで栽培しているシャクヤクの中から、薬効、成分及び栽培面で優れた品種を探し出すための成分分析試験、栽培試験など各種試験が行われている。

- **4. 教育活動**　広く県民に薬草に親しんでもらうことを目的とした「野外で薬草を観察する会」（参加費無料）、県立高等学校薬業科への出張講義（きらめきエンジニア事業）、中学生の職場体験（14歳の挑戦）、薬用作物生産者を対象とした栽培技術指導、調製加工研修など多数。

- **5. 参考文献**　HP、「薬草栽培だより」

- **6. HP**　http://www.pref.toyama.jp/branches/1285/center/index.html

（落合知子）

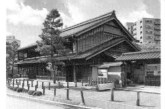
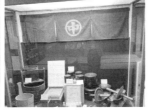

金沢市老舗記念館
（かなざわししにせきねんかん）

〒920-0865　金沢市長町2-2-45　電話：076-220-2524
博物館資料の種類：薬学系資料　野外部（薬草園）の有無：無　開館年：1987年　職員配置：職員対応
休館日：月（祝日の場合は翌平日）、展示替え休館、年末年始（12/29～1/3）
開館時間：9:30～17:00（入館は16:30まで）　入館料：大人100円、高校生以下無料　ショップの有無：無
設置者：金沢市

— **1. 沿革**　中屋家は、1579（天正7）年彦兵衛が薬種業を始めたのが始まりで、藩政初期から今も続く金沢の代表的な老舗の一つである。また、三代藩主前田利常からは「宿老役」を命ぜられ、五代藩主前田綱紀からは御殿薬の処方を拝領し、以降代々町年寄り、蔵米裁許、銀座役を務めた格式の高い家柄である。金沢市中心部にあって、間口10間の店構えとそれに続く10間の門塀は壮観で、「薬の中屋」の風格とともに、城下町金沢の重厚な伝統と歴史を伝えるものとして、広く市民に親しまれてきた。

金沢市老舗記念館は、1987年金沢市が、伝統的町民文化の展示施設として設置したものである。建物は藩政時代からの薬種商であった中屋薬舗から寄付を受け、その文化的に価値のある外観を保存し、藩政時代の商家の面影を残す「みせの間」部分を復元したものである。

旧中屋薬舗は、尾山町（旧南町）にあって、1878年明治天皇行幸の際、行在所とともに建築された。家伝薬の製造を継承している中屋家当主中屋済美氏は、建物の改築（1987）に際し、歴史的建造物の保全に深い理解を示され、店構えを寄贈された。金沢市はこの地に建物を移築、さらに行在所・門塀等は江戸村壇風苑に移築し、ともに永く保存されることとなった。

— **2. 展示の概要**　1階は当時の店先を再現した「みせの間」があり、商いの様子を伝えている。さらに薬の原料となる薬草や製造のための諸道具（国登録有形民俗文化財含む）などを展示している。和室には花嫁のれんや加賀てまりの展示もある。2階は金澤老舗百年會による金沢老舗百年展や婚礼水引など婚礼模様の常設展示をしている。

— **3. 収蔵資料**　神農像、金沢城通行手形、生薬標本、調合とおし、じくろ、竿はかり、大福帳、そろばん、煙草盆、硯箱、銭箱、標本瓶、手動式秤量器、薬研、半製品用容器、扇形製丸器、丸薬粒数え器、練り薬用容器、し過器、桶等。

— **4. 参考文献**　リーフレット、HP

— **5. HP**　http://www.kanazawa-museum.jp/shinise/

（岡田孝司）

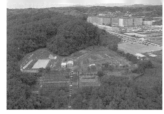
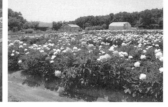

金沢大学医薬保健学域薬学類附属薬用植物園

〒920-1192　金沢市角間町　電話：無（管理研究室：076-234-4491）
博物館資料の種類：薬用植物園　標本室の有無：有（非公開）　開園年：2004年　職員配置：大学教員
開園日：公開講座の日程・時間帯のみ（本文参照）
設置者：金沢大学

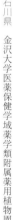

- **1. 沿革**　1867年、加賀藩卯辰山養生所に舎密局が設置され、ここに製薬所と「薬圃」が開設された（金沢大学薬学部の起源）。1870年頃、金沢医学館（金沢大学医学部の前身）とともに現在の金沢城付近に移設され、1949年の新制金沢大学設置とともに城内キャンパス内（金沢市丸の内）に開設される。1953年、薬学部の移転に伴い宝町キャンパスに移設される。2004年、薬学部の再度の移転に伴い角間キャンパスに移設、開設され、現在の体制に引き継がれている。面積は39,000㎡であり里山エリア、中央エリア、階段エリアから構成される。面積の大部分を占める中央エリアおよび階段エリアには生薬生産目的の原植物が栽培されており、この規模は全国の薬系大学附属薬用植物園では有数の規模を誇る。

- **2. 展示の概要（薬用植物の種類）**　管理が行き届かず、展示植物は他園と比較して大きく見劣りしている。基本的に非公開であるため、ラベル等の案内は十分に設置されていない。里山エリアではキクバオウレン、トキワイカリソウ、クロモジ、ササユリなど、この地域特有の植物が自生し、また植栽されている。中央エリアでは、根の生産を目的にシャクヤクを試験栽培しており開花期には見ごたえのある風景になる。階段エリアでは主に樹木類が植栽されており、開花植物を上から観察することができる。いずれも公開日とタイミングが合えば教員による解説とともに観察もできる。

- **3. 研究の特色**　生薬生産目的でシャクヤク、トウキ、キキョウなどの草本植物、ナツメ、ゴシュユ、麻黄原植物などの木本植物を栽培している。数百個体単位での試験規模での栽培条件および加工条件検討を実施できることが特色である。

- **4. 教育活動**　学内薬学生：学生実習では生薬生産に携わり、その生産物は実際に医薬品原料になっている。学外者、市民：毎月1回程度、公開講座を実施している（実施日はHPを参照）。この時間帯のみ、参加者に対し薬用植物園が限定公開されている。

- **5. 参考文献**　HP
- **6. HP**　https://www.p.kanazawa-u.ac.jp/~yakusou/2index.html

（佐々木陽平）

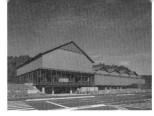
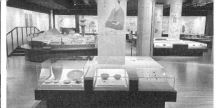

福井県立一乗谷朝倉氏遺跡博物館
ふくいけんりついちじょうだにあさくらしいせきはくぶつかん

〒 910-2151　福井市安波賀中島町 8-10　電話：0776-41-7700
博物館資料の種類：医学系資料　開館年：1981 年（2022 年改組）　学芸員配置：有
休館日：月曜、年末年始、その他臨時休館あり　開館時間：9:00～17:00（入館は 16:30 まで）
入館料：一般 700 円、高校生 400 円、小中学生 200 円、70 歳以上 350 円　ショップの有無：有
設置者：福井県

— **1. 沿革**　特別史跡一乗谷朝倉氏遺跡のゲートウェイとしての役割を果たす。1971 年に約 278ha におよぶ範囲が、わが国を代表する戦国期の城下町跡として特別史跡に指定された。1972 年に福井県教育庁朝倉氏遺跡調査研究所を開所し、本格的な発掘調査と環境整備を開始。その後、資料館がその業務を引き継ぐとともに、遺物や史資料、学術成果を公開する機能を有した。2007 年には出土遺物のうち 2,343 点が重要文化財に指定された。貴重な史資料を適切な環境で収蔵し、展示するため新しい博物館の整備基本計画を 2016 年に策定。そして本館「展示・ガイダンス棟」として新棟を建設し、これまでの資料館を分館「調査・研究、収蔵棟」として改修した。2022 年 10 月 1 日、福井県立一乗谷朝倉氏遺跡博物館として開館した。

— **2. 展示の概要**　展示のゾーニングは、1 階にガイダンス・探究ラボ・体験学習スペース、そして遺構展示室を配置し、遺跡と発掘調査・整備の沿革、朝倉氏の歴史概説などの基本情報を提供し、発掘・整備・科学分析の最新の成果を映像・デジタルサイネージ等で紹介している。2 階には発掘調査に基づく膨大な考古資料の中から厳選した実物資料と戦国期の生活をリアルに感じとることのできる城下町ジオラマを展示した基本展示室、当主館の室内に入って戦国大名の暮らしぶりを見学することのできる朝倉館原寸再現展示室、および特別展示室があり、体験しながらより深く特別史跡一乗谷朝倉氏遺跡と朝倉氏に関わる歴史について知ることができる。

— **3. 収蔵資料**　特別史跡一乗谷朝倉氏遺跡から出土した資料約 170 万点、朝倉氏に関係する歴史や文化を物語る古文書、巻物などの史資料。考古資料のうち 2,343 点が国指定重要文化財。1985 年の第 51 次発掘調査で明らかとなった「医師の屋敷」からの出土品（青磁乳鉢・片口鉢・匙・『湯液本草』の炭化紙片）や遺跡内で出土した越前焼薬研や乳棒。『勿聴子俗解八十一難経』版木の複製（実物は西福寺蔵［福井県敦賀市］）など。

— **4. 研究の特色**　半世紀以上継続している特別史跡一乗谷朝倉氏遺跡の発掘調査と環境整備。考古学や歴史学、美術工芸、建築史学、庭園史学、造園学、文化財保存科学などの多分野による学際的研究を行い、その調査・研究成果を展示などの教育普及事業に反映している。

— **5. 教育活動**　特別展示やテーマ展などの企画展示を年 4 回程度開催。講演会・講座、展示解説、遺跡見学会などを開催。朝倉館再現展示室での能舞台などの公演。

— **6. 刊行物**　『福井県立一乗谷朝倉氏遺跡博物館　ガイドブック』ほか企画展示図録、など多数。

— **7. 参考文献**　『一乗谷朝倉氏遺跡博物館　年報・紀要 2022』2024 年

— **8. HP**　https://asakura-museum.pref.fukui.lg.jp/　　　　　　　　（川越光洋）

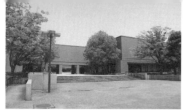
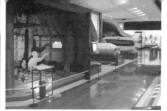

福井県立歴史博物館
ふくいけんりつれきしはくぶつかん

〒910-0016　福井市大宮 2-19-15　電話：0776-22-4675
博物館資料の種類：医学系資料　開館年：1984 年　学芸員配置：有
休館日：第 2・第 4 水曜、および年末年始(12/29～1/2)　開館時間：9:00-17:00（入館は 16:30 まで）
入館料：一般 100 円、高校生以下・70 歳以上無料／20 名以上の団体 80 円　ショップの有無：有
設置者：福井県

— 1. 沿革　福井県立博物館は、福井県民が郷土の過去と現在を理解し、未来への思索を深めるための「学習の場」として 1984 年に開館した。2000 年、自然分野に関する資料を福井県立恐竜博物館に移管し、福井県立歴史博物館に改称。1 年間の休館を経て、2003 年にリニューアルオープンし、現在に至る。

— 2. 展示の概要　「歴史ゾーン」は、福井の歴史を追って、現代から旧石器時代までさかのぼる展示構成で、ジャカード機・越前焼など、福井ならではのモノと時代背景を組み合わせて展示している。「ミュージアムシアター」は、昭和 12 年完成当時の福井県人絹会館の意匠を再現したシアターで、昭和 20～30 年代の記録映像やオリジナル番組を上映している。トピックゾーンの「昭和のくらし」は、高度経済成長を経て、日本のくらしが大きく変化した時代、昭和 30 年代後半から昭和 40 年代の村や町のくらしを再現している。「情報ライブラリー」では、福井県の考古・歴史・民俗について紹介した番組の視聴や図書の閲覧ができる。「オープン収蔵庫」では、福井県内から集められた衣食住や生業に関わるモノを、保管状況など博物館の舞台裏とあわせて紹介している。

— 3. 収蔵資料　総資料数は約 4,950 件。医学史関係資料としては、近世・近代の医学書を収集している。小浜藩医杉田甫仙の子として生まれた杉田玄白が刊行した『解体新書』『和蘭医事問答　巻之下』、杉田玄白の子で小浜藩医となった杉田立卿が刊行した『眼科新書』『皰瘡新書』、杉田立卿の弟子で養子となった杉田玄瑞が刊行した『民間内外科要法』、福井城下で医者となり、天然痘予防に効果のある種痘を始めた笠原白翁が刊行した『牛痘問答』など。

— 4. 研究の特色　福井県の歴史と文化について、歴史・考古・民俗・美術工芸・歴史地理の 5 分野を軸として調査研究を実施している。

— 5. 教育活動　県内の小中学校での出前授業の実施、遠足・校外学習における展示解説・講師、各学芸員による講演会「ふくい歴博講座」など。

— 6. 刊行物　広報誌『ふくいミュージアム』・『福井県立歴史博物館紀要』ほか多数

— 7. 参考文献　『福井県立歴史博物館総合案内』、『特別展　越前若狭の医学史―ふくいの医人たち―』、ホームページほか。

— 8. HP　https://www.pref.fukui.lg.jp/muse/Cul-Hist

（一瀬　諒）

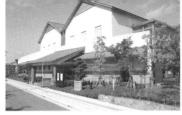
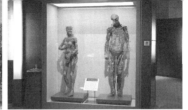

福井市立郷土歴史博物館

〒910-0004　福井市宝永 3-12-1　電話：0776-21-0489
博物館資料の種類：医学系資料　開館年：1953 年　学芸員配置：7 名
休館日：年末年始(12/28～1/4)、展示替え等による臨時休館あり　開館時間：9:00～19:00（11/6～2 月末は 17:00 閉館）
入館料：一般 220 円　ショップの有無：有（書籍・グッズ）
設置者：福井市

- **1. 沿革**　福井市立郷土歴史博物館は、あいつぐ戦災と震災から復興した福井市のシンボルとして、1953 年足羽山に開館した。以来、郷土福井に関する資料の収集に努め、福井市春嶽公記念文庫をはじめとする福井藩、越前松平家に関する資料が充実している。2004 年 3 月 21 日、越前松平家の別邸であった「養浩館庭園(旧御泉水屋敷)」に隣接し、また福井城の門「舎人門」が復原された「福井城舎人門遺構」を擁する現在地に移転新築オープンし、さらなる博物館活動の充実を図っている。

- **2. 展示の概要**　1 階の平常展示(常設展示室・松平家史料展示室・館蔵品ギャラリー)と 2 階の企画展示室で構成される。常設展示室は、先史古代から戦後の復興期に至る歴史を、「ふくいのあゆみ」「古代のふくい」「城下町と近代都市」「幕末維新の人物」の四つのテーマに基づいて分かりやすく解説し、地域の歴史に目を向けるきっかけを提供している。松平家史料展示室は、福井藩主越前松平家に伝来した什宝・文書などを展示し、大名家の暮らし・文化や、福井藩の歴史について紹介を、年間 6 回程度の展示替えを通じて実施している。館蔵品ギャラリーは、館蔵品の紹介や、季節・行事などをテーマとし、年間 10 回程度の展示替えを行っている。企画展示室は、収蔵品や地域の歴史を核としながら、日本および東アジア一円の歴史の流れに目を向けることのできる展示を企画している。

- **3. 収蔵資料**　福井藩 16 代藩主松平春嶽関係の資料群「福井市春嶽公記念文庫」、歴代福井藩主の遺品や伝来の什宝、文書を含む「越葵文庫」をはじめ、旧福井藩にゆかりのある資料が多い。医療関係では、福井藩医学所済世館伝来のキュンストレーキ男女二体(福井県指定文化財)、北陸地域における種痘導入の先駆者・笠原良策(白翁)の関係文書群、福井藩医でのちに日本赤十字病院初代病院長を務めた橋本綱常ゆかりの資料群など、福井ゆかりの医療・医師に関する資料を多数収蔵している。

- **4. 刊行物**　『福井市立郷土歴史博物館　名品選』ほか多数
- **5. 参考文献**　『福井市立郷土歴史博物館要覧』、ホームページ。
- **6. HP**　https://www.history.museum.city.fukui.fukui.jp

（山田裕輝）

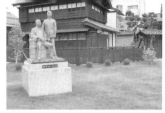
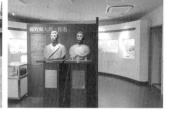

ふじのげんくろうきねんかん
藤野厳九郎記念館

〒 910-4104　あわら市温泉 1-203　電話：0776-77-1030
博物館資料の種類：人物記念館　開館年：1984 年　職員配置：あわら市職員が対応　休館日：火曜日、年末年始（12/28〜1/3）　開館時間：9:00〜18:00　入館料：大人（大学生以上）210 円、高校生以下・身体障害者手帳・精神障害者保健福祉手帳、療育手帳の交付を受けている人は無料　ショップの有無：無　設置者：あわら市

— 1. 沿革　1983 年に芦原町と中国浙江省紹興市が締結した友好都市を記念して、藤野家遺族から三国町宿第 35 号 14 番地にあった旧宅が寄贈された。芦原温泉開湯 100 周年祭の 1984 年 7 月に「藤野厳九郎記念館」としてあわら市文化会館横に移築され、2011 年には、あわら温泉湯のまち広場に移築されて現在に至る。藤野厳九郎は、解剖学教授として周樹人（魯迅）と師弟の交わりのあった仙台医学専門学校（現東北大学医学部）を辞して以来、生まれ故郷の本荘村（現あわら市）で医師として診療に当たり、1933〜1945 年までの 12 年間、文夫人とこの屋敷に暮らした。藤野は、日本に留学した魯迅が生涯敬愛した師とも言われている。藤野と魯迅との関係は、魯迅の自伝短編小説「藤野先生」として発表され、日中両国で国語の教科書に取り上げられた。2013 年、記念館（藤野厳九郎旧宅）は登録有形文化財（建造物）に登録された。

— 2. 展示の概要　記念館は、新設の展示室と藤野厳九郎旧宅で構成されている。展示室は藤野厳九郎と魯迅の胸像とともに、二人に関する資料が展示されている。旧宅は、1 階と 2 階に藤野に関する資料（医療機器、衣服、生活道具など）が展示され、撮影も可能である。

— 3. 収蔵資料　展示室：藤野厳九郎銅像、魯迅銅像、「福井県尋常中学校修了証書」「愛知医学校卒業証書」「仙台医学専門学校教授任命辞令」、耳鼻科講習のノート、医学科 1 年次日課表、藤野の医療器具とかばん、薬瓶、藤野の写真、息子の為に作った自筆のフランス語教科書、中川愛咲からの葉書、内山完造・増田渉・佐藤春夫からの手紙、印鑑、日露戦争幻灯タネ板、魯迅の成績表・脈管学ノート・解剖学ノート、魯迅が使用したピンセット、魯迅が厳九郎からもらった写真、『魯迅選集』（岩波文庫）、魯迅の写真など。

旧宅：眼鏡、鞄、水筒、薬瓶、試験管、医療器具整理棚、吸入器、額帯鏡、洗顔用受水器、医療マホービン、膿盆、洗眼瓶、六神丸、長男藤野恒弥が使用した医療器具、あんか、掛軸（孝経）、蓄音機、玩具など。

— 4. 刊行物　藤野明監修 2003『魯迅と藤野厳九郎 日中友好の絆 百年前の出会い』、藤野厳九郎顕彰会 1986『藤野厳九郎記念館写真集』、藤野厳九郎先生顕彰会 1981『郷土の藤野厳九郎先生』

— 5. 参考文献　藤野明監修 2003『魯迅と藤野厳九郎 日中友好の絆 百年前の出会い』

— 6. HP　http://www.city.awara.lg.jp/annai/7200/kankoshisetsu/p000263.html

（落合広倫）

中部　福井県　藤野厳九郎記念館

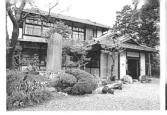
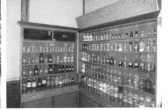

昭和町風土伝承館杉浦醫院

〒409-3865　中巨摩郡昭和町西条新田850　電話・FAX：055-275-1400
博物館資料の種類：医学系資料　野外部（薬草園）の有無：無　開館年：2014年　学芸員配置：無（職員対応あり）
休館日：土曜、祝日、年末年始　開館時間：9:30～16:30（最終入館16:00）
入館料：大学生・一般200円、小中高生100円（20名以上の団体50円割引）　ショップの有無：無
設置者：昭和町

— **1. 沿革**　甲府盆地を中心に県内にまん延した地方病（日本住血吸虫症）の研究と治療に生涯をかけた医師杉浦健造、三郎父子の業績を顕彰し、地方病終息に至る先人の足跡を伝承していくため、また昭和町の歴史、文化の拠点として、町が杉浦家の土地・建物を購入し2014年にオープンした。

約3,300㎡の敷地に1892年に建てられた母屋を中心に土蔵や納屋、医院棟など6棟の建造物（内5棟は登録有形文化財）と庭園で構成されている。

— **2. 展示の概要**　1929年に建設された医院棟は、玄関、待合室、調剤室、応接室、診察室などがほぼ当時のまま保存されており、来館者は自由に見ることができる。
1階には健造、三郎先生の略歴年表、地方病に関連する新聞記事の展示、昭和天皇巡幸の写真、医学関係の書籍、衛生列車（寄生虫列車）のパネル、宮入慶之助記念館の紹介、ミヤイリガイ・カワニナの水槽、ホタルの成長パネル、地方病終息パネルなどが掲示されている。展示ケースには、教科書、副読本（健造、三郎先生が掲載）、奏上書（天皇に申し上げる言葉を綴った報告書）、研究レポート、各種受賞メダルなどが展示されている。
2階は、児童向けの地方病予防冊子（『俺は地方病博士だ』）や地方病関連書籍等があり、地方病関係のDVDが自由に視聴できる。展示ケースには映画の台本、チラシ、地方病患者の写真等が展示されている。
また、玄関正面には、地方病流行終息の碑（2002年12月26日建立）が建つ。

— **3. 収蔵資料**　『杉浦健造先生頌徳誌』、『杉浦先生記念寫眞帳』、『地方病とのたたかい』3部作（1977年、79年、81年、山梨県地方病撲滅協力会）、『寄生虫との百年戦争』（2000年、林正高）等地方病関係の書籍、「寄生虫学雑誌」等の医学雑誌、「人類の名のもとに」（1977年、日映科学映画製作所）などのDVD、顕微鏡、スチブナール（治療薬）、注射器、消毒細菌用機器、血圧計等医療器具、薬品戸棚、第5改正日本薬局方極量表、イギリス製浄水器、健造先生胸像、山葉ピアノ（上皇様誕生祝）等。

— **4. HP**　http://www.sugiura-iin.com/

（出井 寛）

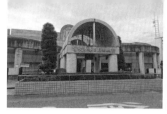
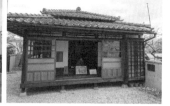

笛吹市春日居郷土館・小川正子記念館

ふえふきしかすがいきょうどかん・おがわまさこきねんかん

〒406-0013　笛吹市春日居町寺本170-1　電話：0553-26-5100
博物館資料の種類：人物記念館　野外部(薬草園)の有無：有(小川正子療養の家を移築)　開館年：1991年
学芸員配置：無(教育委員会学芸員対応)　休館日：火曜、祝日の翌日、年末年始、展示替え期間
開館時間：9:00～17:00(入館は16:30まで)　入館料：一般・大学生200円、小・中・高校生100円
ショップの有無：無(書籍販売)　設置者：笛吹市

— **1. 沿革**　小川正子記念館は、ハンセン病患者の救済活動に生涯を捧げた春日居町名誉町民第1号の女医・小川正子女史の功績を称え、後世に伝えるために春日居郷土館の特別展示室に設置された。小川は、1902年に春日居町桑戸に生まれ、東京女子医学専門学校に入学してハンセン病患者救済活動を始める。1932年に長島愛生園に医官として迎えられたが肺結核になり、故郷の桑戸に戻り実家の一角で療養生活を送った。郷土館の屋外には小川が病気療養中に暮らし、自らが「療養小屋」と呼んだ家の一部が移築復元されている。愛生園のある岡山県では「郷土に輝く人々」の一人として、中学校副読本に登載されその偉業が語り継がれている。郷土館には貞明皇后の御歌が刻まれた「恵みの鐘」のレプリカが展示されている。

— **2. 展示の概要**　移築された「療養小屋」内部には小川正子の等身大レプリカ、家具、寝台、古写真等が展示されている。特別展示室の入口には、導入展示として小川正子女史の胸像が置かれている。展示室壁面はパネルや写真等、壁面に沿ってローケースが配置され、床面には国立療養所長島愛生園立体模型が展示されている。展示室からはガラス越しに移築の家が見えるため、一層の臨場感を創出している。

— **3. 収蔵資料**　学生時代の医学教科書、聖書、正子使用の注射器、嫁入り衣裳、結納目録、書籍(『小島の春』・機関誌『愛生』)、小島の春出版記念寄せ書き、愛生園内通用票、手簡(父への手紙、石原家への手紙、二見少年への手紙、光田園長への手紙等)、ハーモニカ組み立て機、近藤宏手作りの点字楽譜等多数。

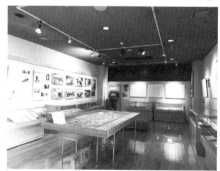

4. 刊行物　『名誉町民小川正子女史生誕100周年記念「悲しき病世に無からしめ」—ハンセン病患者救済に尽くした女医小川正子の生涯—』、『小島の春—ある女医の手記—』

5. 参考文献　リーフレット、図録

6. HP　https://www.city.fuefuki.yamanashi.jp/kosodate/bijutsukan/kyodokan/index.html

(落合知子)

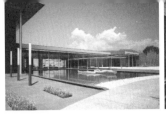
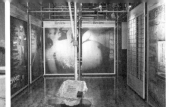

山梨県立博物館

〒406-0801　笛吹市御坂町成田1501-1　電話：055-261-2631
博物館資料の種類：医学系資料（公立・登録博物館）　野外部（薬草園）の有無：無（桃・葡萄等の栽培畑あり）
開館年：2005年　学芸員配置：有　休館日：火曜、祝日の翌日、年末年始　開館時間：9:00～17:00（入館は16:30まで）
入館料：一般520円、大学生220円　ショップの有無：有
設置者：山梨県

― 1. **沿革**　山梨県においては、1990年代に博物館の整備を県の長期計画に掲げた。1997年に県出身の歴史学者網野善彦氏を中心として基本構想の検討に着手し、1999年にまとめられた報告書において、人類が直面しつつある重大な転換期のなかで、正確な歴史像を追求し、山梨県の豊かな自然と、そのなかでいかに人々が生き生きと生活を営んできたかを発信する博物館のあり様と必要性を提言した。基本テーマは「山梨の自然と人」として、自然と人とのかかわりについて総合的に考える博物館として準備が進められ、2005年10月15日、山梨県笛吹市に開館した。

― 2. **展示の概要**　78％を山林が占め、高低差3,000m以上、日本有数の甲府盆地など、特異な自然環境を持つ県土を衛星写真で再現した導入展示「山梨の舞台」からスタートし、歴史資料や美術作品を展示した鑑賞学習型展示室と、五感で楽しむことができる体験型展示に分かれる。鑑賞学習型展示室は、「山梨の風土とくらし」と「甲斐を往き交う群像」、「共生する社会」の展示エリアに分けられており、それぞれに時代やジャンルごとのテーマ展示が配されている。「共生する社会」は山梨における戦争・水害・地方病を紹介する内容となっている。地方病（日本住血吸虫症）の展示では、日本最大の流行地であった甲府盆地における流行と、その終息にいたる過程について、さまざまな実物資料やパネル、5分程度の映像で紹介している。

― 3. **収蔵資料**　総資料数は約27万点（2020年3月末現在）。地方病関係資料としては、展示室に日本住血吸虫の中間宿主であるミヤイリガイを樹脂で固めたパネルが設置されているほか、殺貝用の火焔放射器、「地方病予防溝渠」表示、駆虫薬スチブナール、予防啓発冊子『俺は地方病博士だ』（1917年発行）などが展示されている。これらを含む、旧県衛生公害研究所から継承した研究文献、行政資料、調査研究用具などの関連資料を収蔵するほか、地方病研究者・医師から寄贈された文献、海外医療活動などの資料も収蔵している。また、そのほかの歴史資料群のなかにも、地方病関連資料が散見される。

― 4. **刊行物**　『山梨県立博物館展示案内』ほか多数。

― 5. **参考文献**　『山梨県立博物館展示案内』、ホームページ

― 6. **HP**　http://www.museum.pref.yamanashi.jp

（小畑茂雄）

中部　山梨県　山梨県立博物館

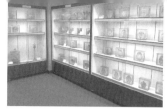
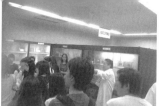

山梨大学医学標本館

〒409-3898　中央市下河東1110　電話：055-273-1111（医学域事務部総務課）
博物館資料の種類：医学系資料　開館年：1992年　職員配置：無（職員対応あり）
休館日：土・日・祝　開館時間：9:00～17:00　※事前予約制（教育・学習のための見学利用）　入館料：無料
設置者：山梨大学医学域

- **1. 沿革**　医学部標本館は、山梨大学医学部の前身であった山梨医科大学初代学長の「医学学習において標本観察は根幹であり、標本なしには真の医学学習はあり得ない」との理念に基づいて医学生、医師、看護師をはじめとする医療従事者の教育・学習の場として計画され、1992年5月に開館した。展示標本360点余を有する。

- **2. 展示の概要**　展示室は「人体の正常構造」と「諸臓器の疾患」に大きく分けられている。「人体の正常構造」の展示では、人体の構造と機能ならびに発生についての理解を助けるために系統的に配置されている。さらに、臓器の立体的な位置関係の理解に役立つように人体割断大標本が展示されており、胸部や腹部をいくつかの高さで横断的に観察することができ、CTやMRIの断層画像の理解にも有用な標本となっている。「中枢神経系」のコーナーでは、脳の矢状断、水平断、前額断の連続割断標本が配置され、さまざまな脳領域の立体的な配置とともに、脳の疾患標本と比較観察することができる。「諸臓器の疾患」では、循環器、呼吸器、消化器、泌尿器、生殖器の代表的な疾患標本が展示されており、臓器の血色素の色を再現する処理により、体内での本来の状態に近い病変の臨床像を直接観察することができる。その他、顎形成手術前後の顔面石膏標本や寄生虫標本、日本住血吸虫の生活環展示コーナーも設置されている。

- **3. 研究の特色**　標本館としての研究活動は行っていないが、一部の展示コーナーでは、拡張現実（AR：augmented reality）を用いた展示解説システムの開発も試みている（参考文献）。

- **4. 教育活動**　標本館の管理を担当する総合分析実験センターの教員・職員が、見学希望者に対して展示解説を行っている。事前予約が必要であるが、地域の医療系大学や専門学校の学生に対して解剖生理学分野の教育活動を行っている。また、中学校・高等学校の理科担当教員の自主研修等の場としても利用されている。

- **5. 参考文献**　Sugiura A., Kitama T., Toyoura M., Mao X., 2019 The Use of Augmented Reality Technology in Medical Specimen Museum Tours. Anat Sci Educ 12, pp.561-571.

（北間敏弘）

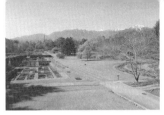
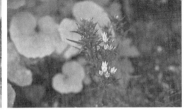

シミック八ヶ岳薬用植物園

〒408-0041　北杜市小淵沢町上笹尾3332-3　電話：0551-36-4200
博物館資料の種類：薬用植物園　標本室の有無：無　開園年：1997年　職員配置：研究員
休園日：(5～10月)月曜(月曜が祝日の場合は火曜)　(11～3月)土・日・祝
開園時間：(5月～10月) 9:30～17:00　(11月～3月) 9:30～16:00 (入園は閉園30分前まで)
入園料：無料　設置者：山梨県(山梨県森林総合研究所)

― 1. **沿革**　昭和30年代まで、「県営篠尾苗畑」として県有林造林のために利用。1984年に山梨県林業技術センターが高冷地の試験地と特用樹の展示園として整備を行った。1994年から1996年に山梨県森林総合研究所の付属施設として、特用林産の普及啓発を行うことを目的とし、八ヶ岳薬用植物園を整備、1997年に開園した。2012年から、ネーミングライツによりシミック八ヶ岳薬用植物園と愛称変更を行った。

― 2. **展示の概要（薬用植物の種類）**　植物園は、薬用花卉類展示園、薬用樹木園、食用実木園、特用樹展示林、山菜園、ハーブ園、クリ園、どんぐりの森、温室、展示館などから構成されており、約300種類の植物を目的別に観察することが可能となっている。春には、カタクリ、オウレン、アーモンドなどの花が咲くほか、ハーブ園などでも色とりどりの花を見ることができる。また、山菜関係では、ウコギ（五加木）類、あくなしワラビなどが植栽され、自生している毒草のトリカブト類やハシリドコロなどと比較し、実物を観察することが可能になっている。

― 3. **研究の特色**　林業関係の試験研究機関のため、栽培方法が研究の中心となっているが、一部薬効等に関する研究も行っている。主なところでは、ワラビのプタキロサイド含有量に関する研究や初期腎機能障害対策のための薬草類の効能についても検討を行っている。

― 4. **教育活動**　主に県民を対象とした山の幸教室として、特用林産物に関する講座を年間10回ほど行っている。きのこの栽培方法やオリジナルの野草茶（薬草を含む）作成教室、ハーブ料理教室などを行っている。

― 5. **刊行物**　『山梨県森林総合研究所事業報告』、『山梨県森林総合研究所研究報告』

― 6. **HP**　https://yatsu-garden.sakura.ne.jp/

(戸沢一宏)

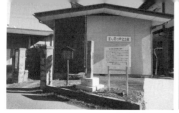
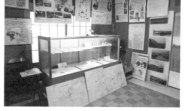

NPO法人宮入慶之助記念館

〒388-8018　長野市篠ノ井西寺尾2322　電話：026-293-4028
博物館資料の種類：医学系資料　開館年：1999年　職員配置：常駐なし　開館日：年末年始を除く年中
開館時間：10:00～16:00　入館料：無料　ショップの有無：無
設置者：NPO法人宮入慶之助記念館

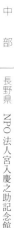

- 1. 沿革　日本住血吸虫症の中間宿主（ミヤイリガイ）を発見した宮入慶之助の活躍の場はもっぱら九州、山梨、東京であり、また長野県内では日本住血吸虫症の発症がなかったため、生誕地である長野市ではその業績はほとんど知られていなかった。慶之助の長兄の三女の婿養子耕一郎は、慶之助の輝かしい業績が風化していく現状を憂い、多くの人に知って欲しいという思いを抱いていた。第2次世界大戦の混乱期や年月の経過により、慶之助関係資料は思うように集まらなかった。しかしながら、九州大学や久留米大学の医学部、親類縁者の協力、宮入家に伝えられた資料をもとに、十数年の歳月を要し、その思いを結実させて記念館を設立した。

- 2. 展示の概要
　○ミヤイリガイ標本　《国内》福岡県久留米市、広島県福山市、山梨県甲府市・韮崎市、千葉県木更津市《国外》フィリピンレイテ島、カンボジアクラチェ省、中国湖南省・湖北省ほか
　○日本住血吸虫　フィリピンレイテ島での生態写真、日本住血吸虫症患者の脳組織・肝臓超音波画像、住血吸虫セルカリア拡大写真、成虫体実物標本、日本住血吸虫生活環パネル図ほか
　○日本住血吸虫症撲滅に至る記録　山梨県・広島県・福岡県・佐賀県における日本住血吸虫症撲滅への歩み報告書、新聞記事、有病地のミヤイリガイ撲滅対策パネルほか
　○慶之助の足跡をたどる　東京大学予備門在籍時代の写真、帝国大学卒業證書、ドイツ留学時の写真、九州大学研究室での写真、エジプト調査時の写真、慶之助年譜パネルほか
　○慶之助の素顔をしのぶ　自筆杜甫漢詩、書簡類（父宛、兄弟宛等）、雑誌投稿自筆原稿、若き日の写真、晩年の夫婦写真、授与勲章（瑞宝章・旭日重光章）、宮入家家系図パネルほか

- 3. 収蔵資料　著作刊行物・論文　『寄生原虫研究之栞』、『生理学』、『衛生学』、『新栄養論』、日本住血吸虫や肺ジストマに関わる研究論文など慶之助著作研究論文多数を収蔵。

- 4. 研究の特色　次代に継承するべく、展示及び収蔵資料の整理を行い、データベースを構築し、慶之助の業績や生涯を伝える一般向けの冊子を作成するべく準備をしている。

- 5. 教育活動　来館者への展示解説案内や近隣の小学校にて6年生向けに「日本住血吸虫症とミヤイリガイ」の紙芝居を行っている。

- 6. 刊行物　『住血吸虫症と宮入慶之助～ミヤイリガイ発見から90年～』（宮入慶之助記念誌編纂委員会　2005年11月）、『宮入慶之助記念館だより』（年1～2回発行）

- 7. 参考文献　HP

- 8. HP　https://miyairikinenkan.com

（山口　明）

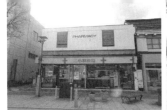
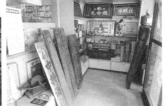

くすり博物館(まちかどミニ博物館)

〒380-0845　長野市西後町1579-1　電話：026-234-2491
博物館資料の種類：薬学系資料　野外部(薬草園)の有無：無　開館年：1998年頃
職員配置：職員対応　休館日：日曜・祝日　開館時間：9:00〜18:00　入館料：無料　ショップの有無：無
設置者：(株)小林薬局

— **1. 沿革**　善光寺表参道周辺の門前商家では、長野オリンピックの頃から「まちかどミニ博物館」構想を推進して、店舗の一角に貴重な資料や建物の一部、調度品、道具類、美術品を無料で展示公開し収蔵資料を展示して、観光客を楽しませている。小林薬局は江戸時代から現在まで営まれている薬局である。

— **2. 展示の概要**　店舗内での展示とショーウインドーでの展示の2タイプがあるが、小林薬局はその両方の展示形態となっている。通りからは百味箪笥、珍しい生薬包丁、薬研等が説明と共に展示されている。店舗内には小林薬局の店名入りの看板をはじめとし、これまで保存されてきたくすりに関する貴重な資料が展示されている。

— **3. 収蔵資料**　薬研、看板(小児薬用延寿養栄丸・登録商標健胃固腸丸・活寿丸・金原胃散・中将湯・寶丹・メンソレータム・肝油ドロップス・懐中良薬特約店小林薬局仁丹等)、久能木式吸入器、大川式吸入器、艾、上皿天秤、木筒入れ、応急セット、生薬梱包品、点眼瓶、薬包紙、金銭出入帳(大正11年)、秤、片手盤、亀の甲羅、陶鎮、尿瓶(藁で梱包保護)、小林薬店特製木箱、小林薬局古写真、百味箪笥、生薬包丁等。

— **4. 教育活動**　社会科の勉強等に地域の小学校が利用し、子どもたちの学びの場となっている。また、善光寺参りの観光客をはじめとして、同業者による見学に利用されている。見学の際には説明を受けることができる。

— **5. 参考文献**　『長野市街散策案内』(株)JTBパブリッシング

(小林　勝)

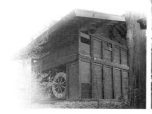
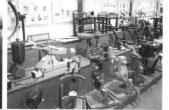

民蘇堂資料館
（みんそどうしりょうかん）

〒 399-6202　木曽郡木祖村大字菅 917　電話：0263-32-3404
博物館資料の種類：医・薬・医療機器系資料　野外部（薬草園）の有無：無　学芸員配置：無
開館日：眼科医療の発展に貢献する団体・医師に限り公開　※要連絡　入館料：無料　ショップの有無：無
設置者：医療法人民蘇堂野中眼科

- **1. 沿革**　1785（天明5）年、初代院長野中李杏が菅村に「民のための医療」を掲げて民蘇堂野中医院を開業して以来、野中医院は地域医療に従事してきた。民蘇堂資料館は、長野県木曽郡木祖村の旧医院跡地に、1785年から230年以上続く野中眼科に代々受け継がれてきた医学書、医学史料、医療機器などを保存し、展示している資料館である。今日の眼科医療の礎となる治療や検査の歴史と、開業から今日までの野中眼科の地域医療に対する思いが収められている。明治時代は手術を含め、ほとんどの患者が泊まり込みの受診であったため、医院前には2軒の門前旅館があったとされる。

- **2. 展示の概要**　先代の医師たちが実際に使用していた数千点もの医学書、医療機器をテーマごとに5つの建物に分けて保存・展示している。当時は医師自らが薬研で粉砕した薬草を調合して製薬し、現代では通院治療で済む患者も1ヶ月入院して治療を受けた時代である。先代が使用した医学書や検査機器には、今なお使われている機器の原理や治療の基礎があり、過去の発展が現代の治療に生かされていることがわかる。初代が購入した日本最初の図説百科事典と称される全105巻の和漢三才図会は、「医師たらんとするものは、天・地・人の三才を明らかにしなければ、疾患を治癒することはできない」の考えから作成されたもので、野中家の家宝とされている。ガラス瓶から近代のパッケージ付きのものまで多種多様の点眼瓶、乱視の状態を診る道具・近視度数を測る道具など歴史を感じる検査道具、歴代野中眼科の医師たちが使用してきた視野計や眼圧計、顕微鏡等を数多く展示し、年代ごとの機器の特徴をパネル展示している。当時の重症患者を診るために使用した駕籠、医師が自ら薬を作っていたことを示す、薬研をはじめとする薬作りの道具が展示されている。

- **3. 収蔵資料**　「くすりおろし」(薬草を粉砕する道具)、「双眼蒸気噴霧器」、「鉾形刀・眼科用メス日本号」、「点眼瓶」、往診で使用された駕籠、看板、製薬道具(薬研・薬湯煎器・薬匙等)、視野計、眼圧計、顕微鏡、手術台、『和漢三才図会』、『新訂眼科学(上中下3巻)』(河本重次郎著)、『泰西眼科全書』(宇田川玄眞による日本初のオランダ眼科書和訳)、『銀海叢林』、『眼目明鑑』、『眼科方鈔』、『バクテリア圖鈔』、『病理通論』、『禮施布篤(レセプト)』(明治時代のカルテ)等多数。

- **4. 刊行本・参考資料**　『医の歳月—野中眼科二百年史』(野中杏一郎)

- **5. HP**　http://nonakaganka.jp/minsodo-library/

（落合知子）

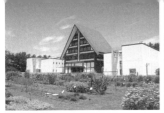
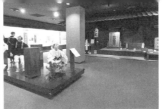

内藤記念くすり博物館
ないとうきねんくすりはくぶつかん

〒501-6195　各務原市川島竹早町1 エーザイ川島工園内　電話：0586-89-2101
博物館資料の種類：医薬学系資料　　野外部(薬草園)の有無：有　開館年：1971年　学芸員配置：有
休館日：月曜、年末年始　　開館時間：9:00～16:30(最終入場16:00)　入館料：無料
ショップの有無：有　　設置者：エーザイ株式会社

― **1. 沿革**　日本初の医薬に関する総合的な博物館である。1971年にエーザイ(株)創業者で内藤記念科学振興財団の設立者である内藤豊次によって、内藤記念くすり資料館の名称で開設された。豊次は「薬学・薬業の発展を伝える貴重な史資料が失われ、後世に悔いを残すおそれがある」と考え、多くの賛同者の協力を得て開設するに至った。主な活動内容は、(1)医薬の歴史・文化にかかわる史資料および図書の収集・保存・調査研究・展示・普及活動、(2)薬草園の管理と一般公開である。1986年には、増加する資料の保管と展示の充実のために展示館を増設、2005年に付属図書館を開館した。

― **2. 展示の概要**　1～2階の常設展示館では、「健康への願い」「医療のあけぼの」「くすりを作る」「くすりを商う」「蘭方医学の伝来」「錦絵広告に見る病との闘い」「彩る」「くすり入れ」「はかる」「海外コレクション」「近代の医薬」といったコーナーや、明治初期の薬屋の店先を再現したジオラマによって、医薬の歴史を伝える約2,000点の資料を展示している。年1回の企画展ではテーマに応じて収蔵庫の資料が随時公開される。敷地内には付属薬用植物園が併設され、約700種類の植物が見学できる。

― **3. 収蔵資料**　白沢(はくたく)(病魔除けの神獣)、神農像(薬祖神)、華岡流手術道具、往診用百味箪笥、経穴人形、流行り病の錦絵、薬屋の引札、碧素(へきそ)(初期のペニシリン)、黄帝内経、傷寒論、神農本草経、本草綱目、解体新書、日本薬局方(初版)など、約65,000点の資料と約62,000点の図書を収蔵している。

― **4. 刊行物**　『目で見るくすりの博物誌』(収蔵資料集)、『くすり看板』(収蔵資料集)、『くすり入れ』(収蔵資料集)、『くすり広告』(収蔵資料集)、『はやり病の錦絵』(収蔵資料集)、『薬と秤』、『くすりの夜明け』、『病まざるものなし』、『麻酔薬のあゆみと華岡青洲』、『くすり創りの歴史』、『薬局方のあゆみ』、『薬用植物に親しむためのハンドブック』①②③など。

― **5. 参考文献**　展示図録、リーフレット、Webサイト
― **6. HP**　http://www.eisai.co.jp/museum/index.html

(野尻佳与子)

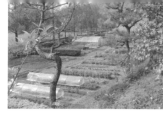
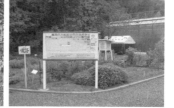

岐阜薬科大学薬草園

〒502-0801　岐阜市椿洞字東辻ヶ内935　電話：058-237-3931（大学三田洞キャンパス代表）
博物館資料の種類：薬用植物園　**標本室の有無**：無　**開園年**：1971年
開園日：4～10月の月・水・金・日（8月と祝日、振替休日は休園）　**開園時間**：10:00～16:00　**入園料**：無料
設置者：岐阜薬科大学（岐阜市）

- **1. 沿革**　1932年岐阜薬学専門学校として設立し、1937年には市内の金華山山ろくに薬草園を開園している。1971年からは現在の岐阜市椿洞字東辻ヶ内935（本部学舎、三田洞学舎よりそれぞれ約4km）に定着している。薬剤師教育用の薬用植物見本園と研究用の試験圃場があり、少人数での研修ができる管理棟と温室も備えている。一部ブナ、アベマキの自然林を残しており、林床にはセリバオウレンが広がっている。1985年ごろからは、全国に先駆けて大学薬草園の一般公開を実施している。1994年にはガイドボランティアの会が設立され、規模の変遷はあるが現在も続いている。薬草園は、植物を介して人が集まる場であり、ガイドボランティアの存在は学生のコミュニケーション力の向上にも役立っている。また、1977年から乗鞍岳中腹（岐阜県高山市高根：標高1,500m）に、寒冷地系薬草栽培研究の施設（非公開）を開設している。
- **2. 展示の概要（薬用植物の種類）**　日本薬局方に収載されるボタン、シャクヤク、トウキ、マオウなどの薬用植物を中心に、ユキノシタ、スイカズラ、カキなど民間薬についても栽培展示を行っている。またセイヨウニンジンボク、クミスクチン、コリアンダーなど海外の植物も栽培している。さらに、有毒植物には、医薬品原料となるものもあり、重要性と危険性の注意喚起の観点から、ニチニチソウ、イヌサフラン、トリカブトなども栽培している。
- **3. 研究の特色**　国産生薬生産の機運が高まり、各地で薬用植物の生産が試みられている。発芽や含有成分の季節変動、基原植物の鑑定に関する研究を通して、栽培指導ができる体制を整えている。
- **4. 教育活動**　薬剤師を目指す学生への教育はもちろん、近年増えている植物中毒（誤食）を防ぐ意味で、ガイドボランティアへの教育を通して基原植物や使用部位に関する正しい薬用植物の知識の普及に努めている。薬草の効能ばかりが注目されがちであるが、『薬はリスク』の立場を忘れない教育普及を目指している。また近隣の小学生が遠足で訪れることもあり、植物に触れて親しんで、興味を持ってもらう活動も実施している。
- **5. 参考文献**　HP
- **6. HP**　https://www.gifu-pu.ac.jp/yakusou/

（酒井英二）

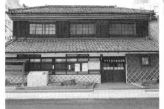
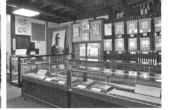

伊東市立木下杢太郎記念館
（いとうしりつきのしたもくたろうきねんかん）

〒 414-0002　伊東市湯川 2-11-5　電話：0557-36-7454
博物館資料の種類：人物記念館　野外部（薬草園）の有無：無　開館年：1985年　学芸員配置：無（教育委員会対応）
休館日：月曜（祝日の場合は翌日）、年末年始（12/28～1/4）　開館時間：9:00～16:30（4月～9月）／ 9:00～16:00（10月～3月）
入館料：大人100円、小人50円（団体割引有）　ショップの有無：無（窓口にて絵葉書・書籍等の販売あり）
設置者：伊東市

- **1. 沿革**　伊東市立木下杢太郎記念館は、医学者にして、詩、文学、美術など広い分野で優れた功績を残した木下杢太郎（本名太田正雄 1885～1945）を讃え、その資料を展示公開し、その人物を広く周知するために、1985年10月、生誕100年を記念して開館した。記念館建物は杢太郎の実家である太田家商店部分にあたる1907年築の土蔵造りの建築物で、国の登録有形文化財となっている。記念館奥には1835（天保6）年に建てられた生家が残り、これは伊東市内に現存する最古の民家であり、市文化財に指定されている。
- **2. 展示の概要**　記念館の展示は大きく2テーマに分かれている。主体となっているのが文学者「木下杢太郎」に関する展示で、生い立ち・文学的業績・作品等の資料を配し、その生涯にわたる業績を紹介している。医学者「太田正雄」は東京帝国大学医科大学を1912年に卒業後、土肥慶蔵教授の皮膚科学教室に入局、1916年に満州奉天にあった南満医学堂の教授に就任したのを皮切りに、1921年～1924年まで欧州に留学した後、1924年愛知医科大学、1926年東北帝国大学、1937年東京帝国大学と皮膚科教授を歴任した。絲状菌やハンセン病の研究は著名であり、彼の名を冠した「太田母斑」（眼上顎部褐青色母斑）は現在も病名として使われている。当館では、これらの医学業績を編年的に展示し、医学者「太田正雄」を通覧できるようなコーナーを作っている。また、明治時代の雰囲気が漂い、杢太郎の幼少時の生活を彷彿とさせる「生家」も公開している。
- **3. 収蔵資料**　木下杢太郎の著書・初出雑誌、自筆絵画・原稿や学生時代のノート、書簡類をはじめ、本人使用の顕微鏡・眼鏡・帽子といった遺愛品、実家である太田家に伝わった民具・調度品・文書類などの資料を収蔵している。ただ、木下杢太郎の一次資料は、遺族によって神奈川近代文学館に寄贈されており、当館蔵のものはほとんど無い。また、太田正雄の医学関係資料は東京大学医学図書館に収蔵されている。
- **4. ミュージアムグッズ**　杢太郎絵画絵葉書・詩集等のオリジナルグッズ販売
- **5. 参考文献**　パンフレット、HP
- **6. HP**　http://www.city.ito.shizuoka.jp　伊東市ホームページ内

（島田冬史）

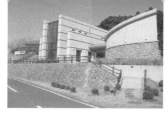
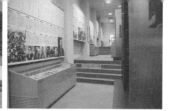

掛川市吉岡彌生記念館
<small>かけがわしよしおかやよいきねんかん</small>

〒 437-1434　掛川市下土方 474　電話：0537-74-5566
博物館資料の種類：人物記念館　野外部(薬草園)の有無：無　開館年：1998 年　学芸員配置：有
休館日：月曜、第 4 火曜(祝日の場合は開館し、翌日休館)、展示替え、年末年始　開館時間：9:00～17:00(入館は 16:30 まで)
入館料：高校生以上 200 円(団体 160 円)、中学生以下無料　ショップの有無：有
設置者：掛川市

― **1. 沿革**　日本で 27 番目の女性医師であり、東京女子医科大学の創立者である吉岡彌生の偉業を顕彰するため、出身地の静岡県掛川市に 1998 年 11 月 26 日に開館した。彌生が医師であったことから、医療や看護、健康を中心とした内容の展示やセミナーも開催している。

― **2. 展示の概要**　館内には、吉岡彌生記念展示ゾーン、看護とケアの展示ゾーン(MONAC Museum of Nursing and Care)、生家・長屋門がある。吉岡彌生記念展示ゾーンでは、年表やアニメ、晩年の頃の書斎を復元し、肉声が流れるなど、彌生に関するさまざまな資料から、「至誠一貫」を座右の銘にした生涯を学ぶことができる。看護とケアの展示ゾーンでは、掛川市民を対象として行った健康調査結果の展示や、看護・医療・健康に関する図書の閲覧が可能。生家・長屋門では、吉岡彌生が幼少期を過ごした家を見学することができる。生家は移築したもので、市の指定文化財に指定されている。長屋門は明治末期まで存在していたものを復元した。

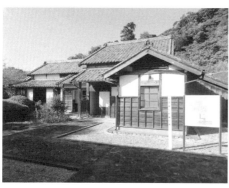

3. 収蔵資料　吉岡彌生に関する資料。直筆の「至誠一貫(1948 年)」扁額、「至公無私(1941 年)」色紙。著書の「私の実験したる安産と育児(丁未出版社・1921 年)」、「来るもの、為に(相模書房・1937 年)」、「女性の出発(至玄社・1941 年)」等。その他にも手紙、写真、医学資料など多数。

4. 刊行物　館冊子、絵葉書等

5. HP　https://yayoi-kinenkan.jp/

（伊藤由李奈）

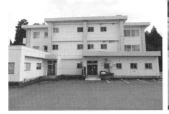
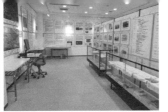

国立駿河療養所
駿河ふれあいセンター

こくりつするがりょうようしょするがふれあいせんたー

〒412-8512　御殿場市神山1915　電話：0550-87-1711（代）
博物館資料の種類：医学系資料　野外部（薬草園）の有無：有（療養所内施設見学可）　開館年：2006年　学芸員配置：有
休館日：土・日・祝、年末年始　開館時間：9:00～16:00　入館料：無料　ショップの有無：無
設置者：厚生労働省

— 1. 沿革　日中戦争から第2次世界大戦へと戦争が拡大する中、ハンセン病のため内地送還される傷痍軍人が増加したことからハンセン病傷痍軍人の処遇が問題となり、1942年軍事保護院は治療を目的として、ハンセン病傷痍軍人療養所を日本で初めて御殿場市神山に設立することを決定した。1945年6月10日初めての患者が入所したこの日をもって開所記念日とした。駿河ふれあいセンターは1983年7月に国立駿河療養所准看護学校として建てられたもので、2001年3月に閉校し2006年7月より新たに駿河ふれあいセンターとして開館した。ハンセン病について、「正しい知識と理解をもつこと」「そして私達とふれあうこと」を目的としている。

— 2. 展示の概要　駿河療養所設立経緯の説明と駿河療養所のあゆみ（年表）の導入展示から始まり、療養所設立当初の建物写真、患者作業写真、運動会写真、所内小学校写真、航空写真等各種写真、駿河療養所模型、ハンセン病に関する展示（らい菌について・症状について）、ハンセン病治療薬の展示、ハンセン病療養所での入所者の生活に関する展示、らい予防法に関する展示、療養所の患者運動に関する展示、所内で使用された映写機、駿河療養所入所者の文学作品、入所者家族の勲章、全国のハンセン病療養所の状況等の展示がある。駿河療養所のみではなくハンセン病及びハンセン病療養所についての歴史や現在に至るまでの流れを理解出来るような展示となっている。1階には展示室の他にOA機器を使用しながら60名程度で会議・研修の出来る講義室があり、2階には12名の宿泊が可能となっている。

— 3. 収蔵資料　患者作業で使用した道具類（のこぎり、鉋、ハンマー、釘、長靴等）、患者作業で作られた道具（火鉢・タンス、はしご等）、日本棋院駿河支部看板、囲碁盤、将棋盤、入所者の作品（絵画、補助具、工作物等）、入所者の生活用品（二重湯飲み、機械編み機、レコード、掛け時計、鳥かご、着物等）、入所者自治会看板、文化祭トロフィー、全患協運動ゼッケン、入所者自治会関係書類等

— 4. 刊行物　駿河療養所ガイドマップ、パンフレット

— 5. 参考文献　パンフレット、HP

— 6. HP　https://www.mhlw.go.jp/seisakunitsuite/bunya/kenkou_iryou/iryou/hansen/suruga/

（杉山富貴子）

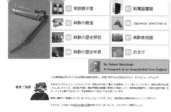
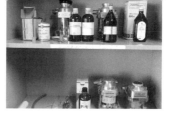

The virtual museum of anesthesia

ざ ゔぁーちゃる みゅーじあむ おぶ あねすしーじあ

博物館資料の種類：医療機器系資料　開館年：2002年　職員配置：担当者／牧野洋
開館日・開館時間：インターネット上に常時公開　入館料：無料
設置者：浜松医大麻酔科

— **1. 沿革**　麻酔科医は比較的多くの医療機器を日常的に用いている。麻酔器やモニターといった機器は麻酔科医にとって欠かす事の出来ない重要なパートナーだが、耐用年数が切れるといつの間にか手術室からあっさりと廃棄されてしまう。そんな麻酔関連の機材を写真に残して記憶に残すために、浜松医科大学麻酔・蘇生学講座HP内にバーチャルミュージアムを設立した。

— **2. 展示の概要**　The virtual museum of anesthesia
当HPは麻酔関連医療機器を記憶にとどめるための画像アーカイブであり、内容は以下のとおりである。

常設展示：国内外の麻酔器、挿管器具、人工呼吸器、ポンプ、モニター、気化器、麻酔薬、その他掘り出し物の写真を1,000点以上収蔵している。

麻酔の殿堂：エーテル麻酔、鉄の肺を特集している。

麻酔の歴史探訪：国内外の医学博物館への旅行記。

麻酔の歴史年表：麻酔関連の歴史を年表にまとめている。

附属図書館：電子化した貴重書を閲覧できる。

Japanese anesthesia：日本の麻酔器を英語で紹介している。

麻酔美術館：その他の写真を閲覧できる。

— **3. 収蔵資料**　実物の収蔵資料無し。

— **4. HP**　http://www.anesth.hama-med.ac.jp/Anedepartment/hakubutsukan.asp

（牧野 洋）

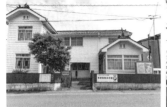
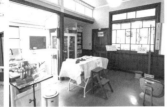

澤野医院記念館
さわのいいんきねんかん

〒437-0064　袋井市川井444-1　電話：0538-44-2324
博物館資料の種類：医学系資料　開館年：2001年　職員配置：世話人会が対応
開館日：土・日・祝　※年末年始(12/29～1/3)は休館　開館時間：10:00～16:00　入館料：無料
設置者：袋井市

1. 沿革
澤野医院記念館は、1727(享保12)年に作られた『山名郡川井村差出明細帳』に、本道(内科)医としてその名が記されている。代々地域医療を担ってきた澤野氏から袋井市が建物の寄付を受け、病棟・居宅・渡り廊下・洋館の4棟と、便益施設の整備を行い、公開と管理業務を澤野医院記念館世話人会の協力を得て、2001年1月20日に開館した。居宅は1854(安政元)年の大地震の翌年に再建され、洋館は1916年、病棟は1934年に建築された。医療活動の拡大に伴い増改築が行われ、別病棟が記念館敷地南側に建築された時期もあり、多くの人々の病気を治療をしてきた。これらの建物群は、袋井市の近代化と地方医療の歴史を物語るものとして、1999年4月23日に袋井市指定文化財に指定された。

2. 展示の概要
敷地面積1,333.69㎡、延べ面積383.16㎡のうち病棟(195.56㎡)、居宅(91.09㎡)、洋館(59.62㎡)、渡り廊下(29.44㎡)が袋井市指定文化財である。病棟1階の診察室と手術室は開業当時の医療器具が残されている。その他待合室、受付(薬局)、レントゲン室があり、病棟2階は病室5室で構成されている。居宅は懐かしい面影を残す座敷、袋井出身の書家川村驥山の書が展示されている座敷、昔の生活道具が並ぶ土間、その他仏間、居間、便所で構成されている。洋館と渡り廊下の一部は公開されていない。

3. 収蔵資料
「麻酔器」(常設展示。参考文献2参照)
「病棟、居宅、渡り廊下、洋館」(袋井市指定文化財)

4. 教育活動
毎年、袋井西小学校が、昔の暮らしの体験学習のため、澤野医院記念館を訪れている。その際、施設の見学や、世話人会による説明が行われている。

5. 刊行物・参考文献
1、「袋井市指定文化財　澤野医院記念館」リーフレット
2、内藤記念くすり博物館 2020『麻酔薬のあゆみと華岡青洲：2020年度企画展図録』

6. HP
袋井市ホームページ(含「【市指定文化財】澤野医院記念館をVRで見る・学ぶ」)
https://www.city.fukuroi.shizuoka.jp/kanko_bunka/bunka/bunkazai/8667.html

（袋井市教育委員会・落合知子）

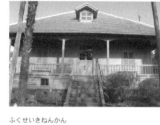
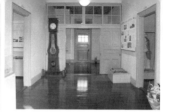

<small>ふくせいきねんかん</small>
復生記念館

〒412-0033　御殿場市神山109　電話：0550-87-3509
博物館資料の種類：医学系資料　野外部(薬草園)の有無：無(院内散策可)　開館年：2004年　学芸員配置：有
休館日：土曜午後、日曜、祝祭日、年末年始、12/25　開館時間：月～金 9:00～12:00 / 13:00～16:00　：土 9:00～12:00 (要予約)
入館料：無料　ショップの有無：無
設置者：一般財団法人神山復生会

- **1. 沿革**　神山復生病院は、1886年にパリ外国宣教会のジェルマン・レジエ・テスウィド神父が宣教の中、1人のハンセン病者と出会い、社会で放置された同病者の救済のため、御殿場の市街に家屋を借用して6名の患者を保護したことから始まった。1889年に神山に病院を設立し、日本初のハンセン病療養施設として多くの病者が治療と生活をしてきた。

  ハンセン病への理解とここで暮らしてきた人々の歴史を後世に残すため、1897年に建てられ、2002年まで事務所として使われてきた建物を記念館として開設した。2016年に創建当時の建物へ復元しリニューアルオープンした。

- **2. 展示の概要**　展示室はホールを挟んで、左右に二部屋ずつ、四つの展示室に分かれている。ホールには、グランドファーザークロックと復元前の建物の模型があり、来館者を迎える。展示室1には、大正時代の病院敷地図をもとに作られた敷地模型や年表など復生病院の歴史とハンセン病に関する展示があり、展示室2には在院者たちの暮らしぶりや娯楽(お芝居・楽団・スポーツ等)の写真や映写機・蓄音機・院内通貨・在院者の著作物の展示がある。展示室3には、6代目院長岩下壮一神父、初代婦長井深八重氏に関する物や遺品、聖堂の移り変わりの写真、祭具などが展示されており、展示室4には、フランス人院長の頃の司祭室を再現し、歴代院長の遺品やハンセン病に関わる事業に尽力した貞明皇后御遺品の花瓶と祭服などが展示されている。

  敷地内のキリスト像などの御像や碑、季節を彩る植物を散策することができる。隣接する地域の共同墓地には、ここで亡くなった多くの患者と職員が眠る病院墓地があり、合わせて案内している。

- **3. 収蔵資料**　病院設立願や宣教届など、病院設立当時からの文書や患者や病院を写したガラス乾板などの写真類。在院者たちが使っていた、日用品や娯楽のための楽器やスポーツ用具。治療に使われていた医療用具や薬剤。祭具・祭服などの宗教用具。歴代院長や職員、在院者の蔵書。

- **4. 刊行物**　『神山復生病院の100年』・『神山復生病院120年の歩み』(未販売)

- **5. 参考文献**　パンフレット、HP

- **6. HP**　http://www.fukusei.jp/memorialhall/

(森下裕子)

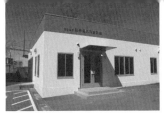
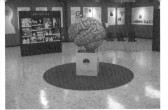

富士脳障害研究所附属病院 脳神経外科資料館

〒418-0021　富士宮市杉田 270-12　電話：0544-23-5155
博物館資料の種類：医学系資料　開館年：2015 年　職員配置：職員が対応
開館日：平日、土曜 12:00 まで（予約制）　開館時間：9:00～17:00（最終入館 16:00）
入館料：無料　ショップの有無：無
設置者：一般社団法人富士脳障害研究所附属病院

— **1. 沿革**　1980 年 3 月に静岡県富士宮市に富士脳障害研究所附属病院は創建され、今日まで歴史を積み重ねてきた。創建時のベッド数 97 床が現在は 160 床の規模まで発展し、急性期病棟、回復期病棟、療養病棟を配置し、脳卒中治療の「一病院完結型病院」を目指している。このような当病院の現在があるのは、地域住民の皆様、各医師会、東京大学脳神経外科をはじめ、各大学、各病院の諸先生方の支援の賜物といえる。

脳神経外科資料館は、長きにわたり当病院の理事長、病院長を務めた佐野圭司東京大学名誉教授（富士脳障害研究所附属病院名誉院長）の、医学への大きな貢献と多彩な人柄が後世に語り継がれることを願い、先生の略歴と業績並びに日本の脳神経外科発展の一端を展示することを目的として、2015 年に完成しオープンした。

— **2. 展示の概要**　脳神経外科資料館は、富士脳障害研究所附属病院の敷地内に所在し、佐野圭司名誉院長の少年時代の様子から、脳神経外科の発展への貢献及び当時の貴重な資料を展示している。佐野先生は、静岡県富士郡大宮町（現富士宮市）で出生。旧制静岡高校、東京大学医学部卒業後、1963 年日本初の脳神経外科学講座が東京大学医学部に創設されると、初代教授に就任。その後、富士脳障害研究所附属病院の院長、理事長を歴任する。資料館内では、佐野圭司名誉院長の紹介から、著書、共著、訳書、随筆集、叙勲、学会での活動をはじめ、海外での活動や、業績集、自筆画などを展示している。また、佐野先生が使用していた机を当時のまま再現し、歴代看護師のユニフォームや、佐野先生の少年時代の資料、脳神経外科の礎を確立した佐野圭司名誉院長の功績を展示している。

— **3. 収蔵資料**　佐野圭司教授業績集（著書：和文 125 編、欧文 93 編、自署論文：和文 510 編、欧文 168 編）、勲章（紫綬褒章、勲三等旭日中授章）、佐野圭司生前の略歴、世界脳外科学会連合の歴史、佐野圭司の著書・共書・訳書など、生前の研究結果多数。

— **4. 刊行物**　佐野名誉院長が執筆した書物、『脳と神経』、『脳腫瘍の外科』、『脳神経手術管理法』、『新脳波入門』、『脳神経外科手術書』、『脳腫瘍、その病理と臨床』、『JAMA 五人の椅子』など多数。

— **5. HP**　http://www.fuji-nouken.or.jp

（杉本憲滋）

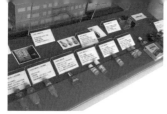
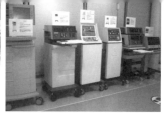

眼の資料館
海仁ギャラリー

〒430-0903　浜松市中央区助信町27-27　電話：053-476-7337
博物館資料の種類：医学系資料　開館年：2012年　職員配置：希望あれば説明対応あり　開館日：木曜
開館時間：13:00～17:00（※祝日を除く）　入館料：無料　ショップの有無：無
設置者：医療法人社団海仁

— **1. 沿革**　医療法人社団海仁は、2000年12月に設立された、浜松市内に2医院、掛川市に1医院を展開する、あらゆる眼科疾患領域の診療を行なう総合眼科である。患者の視力の質の向上を常に追求し、高度医療や最新の手術機器などを積極的に取り入れている。「眼の資料館　海仁ギャラリー」は、地域の方々に眼科の歴史や最新医療情報を紹介することを目的に、2012年5月に開館した日本では珍しい眼を専門とする資料館である。ギャラリーは、海谷眼科から徒歩4分の場所にあり、当グループに通院中の患者や、眼の健康に関心のある地域の方々に活用頂いている。

— **2. 展示の概要**　日頃あまり知る機会のない、紀元前から現在に至る眼科医療の歴史年表や、緑内障、加齢黄斑変性症、白内障の治療に関する情報などを、分かりやすく展示や映像で紹介している。特に、白内障手術発展の歴史を感じられる展示となっている。また、当法人海仁グループの歩みなども展示しており、眼科医療に関する情報を目で見て学ぶことができる。当グループと患者様の信頼関係の醸成、受診の際のアドヒアランス向上にもつながっている。

— **3. 収蔵資料**　海谷眼科で過去に使用された手術装置や、手術器具、眼内レンズや目薬、海谷眼科建物模型など分かりやすいアイテムを各種展示している。
①点眼薬の展示：1590（天正18）年の「清眼膏」、1785（天明5）年頃の野中眼科医院（松本市）所蔵の陶磁製の容器（写真展示）、岸田吟香が発明した1867（慶応3）年の最初のガラス点眼瓶入り液体目薬（清キ水）、1897（明治30）年の参天製薬製造の最初の目薬「大学目薬」の各写真、1932（昭和7）年～太平洋戦争頃の一口たたき点眼瓶・両口ガラス瓶（自動点眼容器）、1962（昭和37）年の世界発のプラスチック製点眼容器ポリカーボネート製、1966（昭和41）年～の3ピース容器、1977（昭和52）年～のボトルパック容器、1992（平成4）年～のチップ＆キャップ容器の実物資料。比較的新しい手術器具の展示。

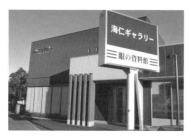

②手術装置：クーパービジョン　Cavitoron － Kelman8000V（1978年発売　超音波白内障手術装置）からアルコン 20000 レガシー（1994年発売）まで主に白内障手術装置の変遷が分かる6機種を常時展示する。
4. 教育活動　看護学生、若手眼科医の教育、研究の場として開かれている。
5. HP　https://www.kaiya-eyes.com/　　（関屋 中）

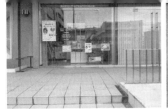
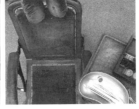

愛知学院大学歯学部
歯科資料展示室

〒464-8650　名古屋市千種区楠元町1-100　電話：052-751-2561(内線1609)
博物館資料の種類：歯学系資料　標本室の有無：有　開館年：1986年　学芸員配置：有(歯学部教員)
開館日：火曜・金曜　開館時間：10:00～16:00（要事前連絡）　休館日：大学の休校に準ずる　入館料：無料
設置者：愛知学院大学歯学部

- **1. 沿革**　愛知学院大学歯学部歯科資料展示室は、1986年に愛知学院大学図書館歯学部分館の資料室として設立された。その後、1995年に歯学部創立35周年記念事業として図書館より独立し、今日に至るまで大学研究・教育ならびに大学の社会貢献の一翼を担ってきた。
　このような展示室はややもすると古い器械・器具の収集のみになりがちだが、当展示室としては[過去]・[現在]・[未来]を見つめながら、「見ることができる」「触ることができる」「聞くことができる」を基本理念に、展示・教育・研究活動を行っている。
- **2. 展示の概要**　歯科に関する診療器具や国内外の歯の清掃用具などの歴史的資料を多数展示。貴重な江戸時代の入れ歯(木床義歯)やヒトの顎の動きを再現する咬合器の収集品などの世界的にも貴重な資料も保管している。また、ヒトを含む哺乳類の頭骨標本を多数展示しており、歯や骨の発生学および比較形態学、そして生物多様性について学ぶことができる。
- **3. 収蔵資料**　○歯科用器械・器具：木製診療椅子、足踏み式回転切削具、足踏み式レーズ、デンタルキャビネット、日本・世界の咬合器、人工歯
　○義歯：木製義歯、ゴム床義歯、レジン床義歯、金属床義歯、インプラント歯
　○世界・日本の口腔清掃用具：歯木、歯磨剤、歯ブラシ
　○口腔衛生教材：昭和初期口腔衛生教材、むし歯予防ポスター
　○動物の歯：ライオン、バンドウイルカ、ウマ、ウシ、ニホンカモシカ等
　○図書：B.V.Black、Davis等の歯科古書、医学古書、歯の本・絵本
- **4. 参考文献**　リーフレット、HP
- **5. HP**　http://www.dent.agu.ac.jp/facility/museum

（石川明里・本田雅規・後藤滋巳）

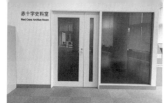
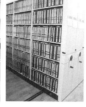

がっこうほうじんにっぽんせきじゅうじがくえんにっぽんせきじゅうじとよたかんごだいがくがくじゅつじょうほうせんたー・としょかんせきじゅうじしりょうしつ

学校法人日本赤十字学園
日本赤十字豊田看護大学学術情報センター・図書館赤十字史料室

〒471-8565　豊田市白山町七曲 12-33　電話：0565-36-5119
博物館資料の種類：看護学系資料　開館年：2004 年　職員配置：大学図書館課職員が兼務
開館日：一般公開なし　ショップの有無：無
設置者：日本赤十字豊田看護大学

— **1. 沿革**　2004 年 4 月、大学開学と同時に設置された。保管する史料はすべて博物館明治村(愛知県犬山市)の所蔵であり、大学開学(2004 年)に合わせて同館から借り入れたものである。日本赤十字社が作成した文書等を、博物館明治村を経由して本学が保管・管理するに至った経緯は次のとおりである。

- 1877 年　博愛社創立、1887 年日本赤十字社に改称
- 1974 年　日本赤十字社創立 100 周年記念事業として本社再建工事着工
- 同年　本社解体に伴い史料の一部を博物館明治村へ寄贈
- 2004 年　4 月本学開学。翌 2005 年 1 月 12 日付で、同館と本学との間で協定書を締結し、研究目的のため史料を借り入れる。

— **2. 展示の概要**　赤十字史料室で保管する史料は、1877 年から 1945 年までに日本赤十字社が作成した内部文書の原簿冊 1,896 冊、記録写真 2,571 枚、国内外発行図書 1,656 冊である。これらはすべて博物館明治村の所蔵である。史料室は保管が目的であり、展示や一般公開は行っていない。原簿冊に綴られた文書はすべて日本赤十字社本社(東京都港区)によりマイクロフィルム化され、写真も同様にデジタル化されている。赤十字、近代史の研究者は本学に申請し、許可を得たのちマイクロフィルムでのみ閲覧可能となっている。史料原本は保全のため閲覧不可となっている。

— **3. 収蔵資料**
①文書の原簿冊 1,896 冊
- 国内災害救護記録、各種会議記録、看護師(婦)養成関係、赤十字連盟等海外関係、本社・支部関係などの一般文書 1,151 冊
- 日清戦争、日露戦争、北清事変、欧州戦乱などの戦時救護記録 745 冊

②記録写真 2,571 枚

③国内外図書 1,656 冊

— **4. HP**　大学 H P　日本赤十字豊田看護大学／愛知県 看護大学（https://www.rctoyota.ac.jp/）
（ただし、赤十字史料室に関する情報は掲載されていない）

(池上健二)

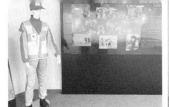
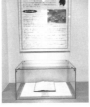

学校法人日本赤十字学園
日本赤十字豊田看護大学赤十字展示室

〒471-8565　豊田市白山町七曲12-33　電話：0565-36-5111
博物館資料の種類：看護学系資料　開館年：2004年　職員配置：常駐なし（見学者に応じて大学職員が案内）
休館日：土・日・祝、年末年始、その他大学の休日に準ずる　開館時間：9:00～17:00　入館料：無料
ショップの有無：無　設置者：日本赤十字豊田看護大学

- **1. 沿革**　広く一般の方に赤十字の思想・活動・看護の発展等について理解を広めることを目的とし、2004年4月の大学開設と同時に展示室を設け史料を収集し、2007年より公開している。
- **2. 展示の概要**　世界での赤十字思想のはじまりから、博愛社・日本赤十字社の誕生、看護の発展（日本赤十字社の看護師養成の歴史）、災害救護・戦時救護などの日本赤十字社の活動について、文書、写真、パネル、制服などの展示を通して理解を深められるよう工夫している。
見学者や来客訪問時、式典やオープンキャンパス等のイベント開催時などに公開している。
- **3. 収蔵資料**　・初版本『ソルフェリーノの思い出』…（写真右）のガラスケースの中の書籍。赤十字思想の創設者、アンリ・デュナンが1862年11月に自費出版し知友に贈呈した初版本1,600冊のうちの1冊である。現在では入手困難な貴重な書籍。
・主なパネル「赤十字思想のはじまり」、「日本赤十字社の誕生」、「日本赤十字社の看護の発展」、「博愛社・日本赤十字社の設立に尽力した人々」、「国内災害救護、戦時救護活動」、「日本赤十字社篤志看護婦人会」などについて記録写真を使用しながら紹介。
・赤十字救護服（救護員作業衣）…赤十字看護師が災害救護に向かう際に実際に着用する救護服を展示。
・式服…戦時中、赤十字看護師が傷病者を助ける際に着用した救護服を展示。
・2005年愛知万博「愛・地球博」の国際赤十字・赤新月館（赤十字パビリオン）で使用した展示パネルや物品を展示。
- **4. 刊行物**　大学の刊行物である広報紙『いとすぎの丘』を年2回刊行。
- **5. HP**　大学HP　日本赤十字豊田看護大学　https://www.rctoyota.ac.jp/

（日本赤十字豊田看護大学）

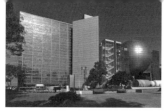
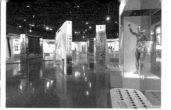

名古屋市科学館
(なごやしかがくかん)

〒460-0008　名古屋市中区栄 2-17-1　電話：052-201-4486
博物館資料の種類：科学系資料　開館年：1962 年　学芸員配置：有
休館日：月曜(祝日の場合は直後の平日)と毎月第 3 金曜日(祝日の場合は第 4 金曜日)、年末年始、他
開館時間：9:30～17:00　入館料：一般 400 円、高大生 200 円、中学生以下無料(団体料金あり、各種減免あり(各種手帳所持者：本人と介護者 2 名まで無料等))　ショップの有無：有　設置者：名古屋市

— **1. 沿革**　「近代科学に関する知識の普及啓発」を目的として名古屋市市政施行 70 周年記念事業の一つとして 1962 年に天文館開館。1964 年に理工館、1989 年に生命館を開館。その後天文館・理工館の改築を行い、2011 年にリニューアルオープンした。2021 年に「あいち・なごやノーベル賞受賞者記念室」を生命館地下 2 階に開設した。

— **2. 展示の概要**　「みて、ふれて、たしかめて」をコンセプトに掲げ、楽しみながら科学に触れることのできる施設。天文館・理工館・生命館の三つの建物で 11 の各常設展示室ごとにテーマを設定し約 260 以上の展示品がある。天文館には世界最大級のプラネタリウム(内径 35m)、理工館には自然のダイナミズムを体感できる四つの大型展示(水のひろば、竜巻ラボ、放電ラボ、極寒ラボ)を設置。学芸員による生解説のプラネタリウム投影、天文館の「サイエンスステージ」、理工館の「モノづくり都市パノラマ」、生命館の「生命ラボ」及び「あいち・なごやノーベル賞受賞者記念室」での職員・スタッフによる実験・実演も見どころである。
医歯薬系に関連する展示として、主に生命館のうち三つの常設展示室について例を挙げる。
5 階「生命のひみつ」(細胞と DNA について解説し、バイオ技術について紹介)内：「細胞ラボ」のヒト染色体上の遺伝子紹介をはじめとする各展示。「遺伝子ミニラボ」の骨格筋に緑色蛍光タンパク質 GFP を発現させたメダカの生体展示は一般向け常設展示としては国内で唯一である。
4 階「人体のふしぎ」展示室(自分自身の「からだ」のふしぎさ・大切さについて学ぶ)内：全展示で体験や知識を提供(「自分の血管を見てみよう」、「胎児の成長」、「内臓パズル」等)。地下 2 階「あいち・なごやノーベル賞受賞者記念室」(愛知・名古屋ゆかりのノーベル賞受賞者の業績や研究内容を伝える)内：「下村脩」(2008 年化学賞、GFP 発見)、「大隅良典」(2016 年生理学・医学賞、オートファジーのしくみを解明)についての解説や関連の実物展示(実験道具や研究に関わる書籍等)、体験的な展示(例「オワンクラゲを捕まえよう」「オートファジーのしくみ」等)。

— **3. 教育活動**　プラネタリウム投影や実験・実演の他、天文・理工・生命環境の各分野の教育普及活動(各種ワークショップ、講座、講演会、観望会等)、オンラインによる情報発信、出前ミュージアム等の館外事業、ボランティアの養成及び活用、友の会、連携事業、コンクール事業、実習生受入れ、職場体験学習・職場訪問学習等、多数の活動を行っている。

— **4. 参考文献**　名古屋市科学館要覧(各年度)、名古屋市科学館紀要(各年度)、HP 他。
— **5. HP**　http://www.ncsm.city.nagoya.jp　(内容はいずれも執筆時)

(堀内智子・柏木晴香)

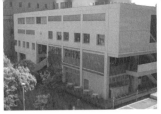
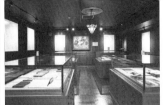

名古屋大学医学部史料館

〒466-8550　名古屋市昭和区鶴舞町65　電話：052-744-2505
博物館資料の種類：医学系資料　野外部(薬草園)の有無：無　開館年：1986年
職員配置：無(図書館職員による案内対応有)　休館日：土・日・祝、附属図書館医学部分館の休館日
開館時間：13:00～17:00(事前予約制)　入館料：無料　ショップの有無：無
設置者：名古屋大学医学部

— **1. 沿革**　旧終会(1954年に名古屋大学医学部を卒業された方々)の卒後30周年記念事業として、附属図書館医学部分館(1971年開館)に従来からあった資料室を「医学部の歴史資料の展示」を目的に、1986年から1998年にかけて整備し、「医学部史料室」と名称を変更して医学部に寄贈された。医学部史料室は、2021(令和3)年に医学部創基150周年基盤整備支援事業の一環として医学部図書館の4階から2階に移設・再整備され、医学部史料館として新たに開館した。

— **2. 展示の概要**　名古屋大学医学部の歴史を東海地区や全国の中で位置づけ、将来を展望する場として、医学部及び医学史、医療史に関連する古医書、歴史的医療器具、写真等を収集、保存するほか、以下の内容で展示を行っている。

(1)医学の歴史・発展　日本の医学の歴史・発展の流れがわかる、書籍や医療器具を展示。杉田玄白『解体新書』、人体発汗天秤、桐原式軟性胃鏡等。

(2)名古屋大学医学部の歴史　①洋医学校発足への曲折：名古屋大学の創基にあたる仮病院・仮医学校時代を取り上げ、名古屋大学最初のお雇い外国人教師ヨングハンス(L. H. Junghans)関連資料を展示。②洋医学校の確立：洋医学校の基礎を築いたローレツ(Albrecht von Roretz)関連資料を展示。明治初年愛知県公立病院外科手術の図等。③愛知医学校長後藤新平：愛知医学校長として洋医学校を確立した後藤新平と、奈良坂源一郎、熊谷幸之輔ら日本人教師たちの関連資料を展示。④存亡のとき：明治20年代前半の廃絶の危機と、経営改革による危機脱却について解説。⑤医専から医大へ：愛知県立医学専門学校から愛知県立医科大学に昇格した際の記録等を展示。⑥県立医大から官立医大へ：官立医科大学への移管を目指した時代の資料を展示。⑦官立医大から帝大医学部へ：帝国大学への昇格に至るまでの時代を取り上げ、開学記念式典の記念品、当時の学生証などを展示。⑧戦災から復興へ：昭和20年の空襲により被災した図書、病院における空襲時の処置に関する資料等を展示。

(3)現代から未来へ　旧愛知病院本館の外観を3DCGで忠実に再現したVRコーナー、企画展示コーナー。

— **3. 参考文献**　蒲生英博編著・髙橋昭監修 2019『名古屋大学メモリー：創基から新制名古屋大学へと至る歴史資料解説図録 第2版』名古屋大学附属図書館医学部分館　http://hdl.handle.net/2237/00029235

— **4. HP**　https://www.med.nagoya-u.ac.jp/medlib/museum/

(布施典子)

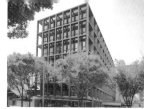
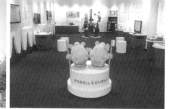

歯の博物館～歯と口の健康ミュージアム～

〒460-0002　名古屋市中区丸の内3-5-18 愛知県歯科医師会館1階　電話：052-962-8020
博物館資料の種類：歯学系資料　開館年：1989年11月（2012年10月建替えに伴いリニューアル）　学芸員配置：無
休館日：月・火・水・金、お盆（8/13～15）、年末年始（12/29～1/5）　開館時間：10:00～12:00 ／ 13:00～16:00　入館料：無料
ショップの有無：無　設置者：一般社団法人愛知県歯科医師会

- **1. 沿革**　1988年愛知県歯科衛生士専門学校の移転に伴い、愛知県歯科医師会館3階部分に「歯の博物館」創設のきっかけとなる。愛知県からの要望として、県民に対して歯科全般への一層の理解と、歯科医療の啓発ならびに歯科口腔衛生を通じての健康増進を図り、そして、昨今の歯科医療のめざましい進歩発展並びに、歯科関連の歴史的文化的遺産の保存、収集、さらには先人たちの苦労を省みる場として「歯の博物館」の設立が計画され、1989年11月にオープンした。その後、2012年10月4日、愛知県歯科医師会館建替えに伴い「歯と口の健康に関する知識や情報発信の場」として、広く県民に開放し、教養を高めるとともに、憩いの場となることを目的に、あいち口腔保健センター内、歯の博物館～歯と口の健康ミュージアム～として愛知県歯科医師会館1階にリニューアルオープンとなった。

- **2. 展示の概要**　歯科の歴史展示ゾーンでは「歯科治療のあゆみ」としての年表と、1780年頃フランスで作製されたむし歯の苦しみを模型化した歯虫の復元模型、縄文時代の人頭蓋骨（レプリカ）に見られる叉状研歯の模型、昔の抜歯器具、江戸時代のお歯黒道具、木床義歯（サクラ属、ツゲ属、カキ属の木で作られた入れ歯）、歯ブラシのルーツの歯木、房楊枝などの展示。他に、歯の体験ゾーンではクイズコーナー、噛む力測定コーナー、乳歯のパズル。歯の基礎知識ゾーンでは、歯と口に関する10項目を説明したパネル展示など。

- **3. 収蔵資料**　歯科用キャビネット、木製ショーケース、足踏レーズ、患者と歯科医師の人形、上顎第一大臼歯50倍模型、乳歯発生の立体模型、咬合圧計、成人頭蓋骨、ほ乳類の頭蓋骨、サメの頭蓋骨、マンモスの頭蓋骨、チラノザウルスの歯のレプリカ、マッコウクジラの歯、歯科治療料金表、卑弥呼～現代の復元食、顎関節展示模型、歯牙疾患立体模型、X線管球、エアータービン（初期）、ロール（金の板を延ばす）、ゴム床義歯、技工義歯模型、宇宙食、蒸和釜、技工箱、電気炉、はかり、煮沸消毒器、遠心鋳造機、乳鉢・乳棒、メロットメタル、無縫冠形成器、アルコールランプ、フットベルとガソリンタンク、根管長測定器、イオン導入器、技工士用クラスプなど、印象用トレー、薬ビンスタンド、オートマチックマレット、銀爪楊枝、槌、白檀油

- **4. 教育啓発活動**　小・中学生等の社会見学、小学生親子に対しての体験型学習セミナー、歯科衛生専門学校の学生への歯科の歴史についての講義並びに見学、高年大学・シルバーカレッジ等の団体見学者へのミニ講習。

- **5. HP**　http://www.aichi8020.net/

（新道正規）

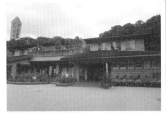
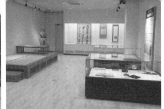

ひがしやまどうしょくぶつえんいとうけいすけきねんしつ
東山動植物園
伊藤圭介記念室

〒464-0804　名古屋市千種区東山元町3-70　電話：052-782-2111（代表）
博物館資料の種類：人物記念館（相当施設）　野外部（薬草園）の有無：有　開館年：伊藤圭介記念室設置1980年（東山植物園開園1937年）　職員配置：職員対応あり　休館日：月曜（ただし月曜が国民の祝日又は振替休の時は、その翌平日）、12/29〜1/1　開館時間：9:00〜16:30（ただし、閉館時間は16:50）　入館料：動植物園共大人500円、中学生以下無料
ショップの有無：有（伊藤圭介関係ショップはなし）　設置者：名古屋市

— **1. 沿革**　当園二代目園長・水野耕一（1907〜1991）の岐阜高等農林学校（現・岐阜大学農学部）の恩師が伊藤圭介翁の孫にあたる伊藤秀雄（1885〜1933）であった。その縁で、1951年水野がご遺族に懇請して圭介翁の遺品を植物園に寄贈いただいたことに始まった。1968年に遺品は、郷土史家である吉川芳秋（1908〜1992）により『理学博士・男爵伊藤圭介翁／遺品調査・鑑定報告書』として整理された。植物園では遺品の補修を毎年少しずつ行っていたが、1983年から愛知県医師会と名古屋市医師会の継続的な援助を受けることができ、1992年に補修作業が完了した。1980年に植物会館が完成し、館内に伊藤圭介記念室を開設し、顕彰と遺品の展示を行っている。

— **2. 展示の概要**　パネルで伊藤圭介の業績である『泰西本草名疏』の出版、種痘の普及等を紹介するとともに、定期的にテーマを変え、収蔵資料の展示を行っている。

— **3. 収蔵資料**　圭介翁のご子孫の方々、研究者の方々より圭介翁の遺品がたびたび寄贈され、2018年5月23日までに名古屋市指定有形文化財に指定された伊藤圭介関係資料は、1,690点に及んでいる。当園の収蔵資料の特徴は240冊に及ぶ日記などの私文書にある。

— **4. 刊行物**　伊藤圭介とシーボルトとの関係をよく知りたいという研究者が集まり、圭介翁が1827（文政10）年に記した『瓊浦游紀』の解読を始めた。1995年に解読が完了し、『伊藤圭介日記』第1集として刊行した。会の名前は「圭介文書研究会」として日記の解読作業を続けており、毎年1回、その成果を出版している。2020年10月現在までに『伊藤圭介日記』第25集を刊行している。その他、図録『生誕二百年記念　伊藤圭介の生涯とその業績』などがある。

— **5. 参考文献**　HP

— **6. HP**　http://www.higashiyama.city.nagoya.jp/05_plant/05_05shisetsu/ito_keisuke.html

（三浦重徳）

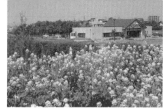
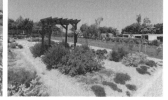

あいち健康の森薬草園
<small>あいちけんこうのもりやくそうえん</small>

〒474-0038　大府市森岡町9-319　電話：0562-43-0021
博物館資料の種類：薬用植物園　標本室の有無：有（ボランティア交流センター・研修展示室）　開園年：2015年
学芸員配置：無　休園日：月曜（祝日の場合は翌日）、12/29～1/3　開園時間：9:30～16:30　入園料：無料
設置者：愛知県

— **1. 沿革**　あいち健康の森薬草園は、2015年4月28日に、薬草の活用を通じて心とからだの健康づくりに対する意識の向上を図り、自然との共生や薬・食を学ぶことができる場、子どもから高齢者まで誰もが楽しめる憩いの場として開園した。薬草園には四季折々に花や実をつける150種類以上の薬用植物を展示し、見て、触れて、体験して楽しめる薬草園を目指している。

— **2. 展示の概要（薬用植物の種類）**　薬草園は、薬草園1～4、ハーブ園、薬木の森、体験薬草園、圃場、芝生広場、ボランティア交流センター・研究展示室から構成されている。薬草園1は「実りと香りを楽しむ園」として、ボタン、トウキ、カラタネオガタマ、カリン等、薬草園2は「暮らしの中の薬草の園」として、ナツメ、クリ、ハナノキ、リンゴ等、薬草園3は「地域の薬草展示園」としてヤマザクラ、ガマズミ、ウメ等、薬草園4は「薬草木を知る園」として、ワタ、ローゼル、フジバカマ、カワラナデシコ等四つのテーマに沿った薬草園が芝生広場の周辺に展開している。ハーブ園は、料理やアロマテラピーなどに用いるハーブを庭園風に展示し、花や香りを楽しみながらハーブについて学ぶことができる。体験薬草農園では薬用植物の栽培の体験を通じて、栽培や活用方法を学ぶことができる。薬木の森では様々な薬用・有用樹木を植栽し、観察することができる。ボランティア交流センター・研修展示室は薬用植物に関する講座や展示を行うスペースである。

— **3. 教育活動**　薬草園では、「藍の生葉染め体験」（日本の伝統的な藍の生葉で絹のストールを染め、染め物を学ぶ）、「初心者のためのハーブ教室～栽培体験を通してハーブを楽しみましょう～」（初心者対象にハーブやその栽培について学ぶ講座。種まきから利用方法まで1年を通じてハーブの栽培体験ができる）、「七味づくりワークショップ」（七味唐辛子の歴史と薬用を学び、薬草園にある薬草で七味唐辛子を作る）、「アロマハンドクリーム作り」、「ヨモギの摘みとりと草もち作り」、「チョコミントムースづくり」等様々な講座が開催されている。

— **4. HP**　http://www.aichiyakusouen.com

（鈴木博文）

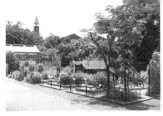
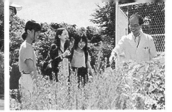

金城学院大学
薬用植物園

〒463-8521　名古屋市守山区大森 2-1723　電話：052-798-0180（代表）
博物館資料の種類：薬用植物園　**標本室の有無**：有　**開園年**：2005 年　**職員配置**：薬学部生薬学教科担当教員が対応
開園日：原則非公開（オープンキャンパスで公開・他の時期に見学を希望する場合は要相談）
入園料：無料　**設置者**：金城学院大学

---

1. 沿革　金城学院大学薬用植物園は、2005 年に金城学院大学に薬学部が設置された際、薬学教育の一環として、薬用植物や生薬の生きた知識を学べる環境を提供することを目的に設置された。学生が気軽に立ち寄り観察して学習ができるよう、学生からのアクセスの良い大学敷地内にオープンな環境で整えている。開設当初は約 1,100 ㎡だったが、2015 年に約 2,000 ㎡へ拡張した。標本室は、本学 W1 棟の地下 1 階にある。2005 年に愛知県で開催のあった愛・地球博 EXPO2005 においてシンガポール館で展示されていた当地の市場品生薬標本の寄贈を受けたのを機に設置した。

2. 展示の概要（薬用植物の種類）　薬用植物園は、約 2,000 ㎡の敷地に圃場 140 区画と約 50 ㎡の温室、水生植物区画、樹木区画を配置し、日本薬局方収載生薬の基原植物を中心に約 220 種類の植物を栽培している。休憩用の東屋もあり、平坦でコンパクトに作られている。類似生薬の基原植物どうし、あるいは同じ生薬の基原となる複数の植物どうしを比較しやすい配置に植えるなど、学習者にとってわかりやすいということを念頭に栽培している。

標本室には、愛・地球博 EXPO2005 シンガポール館から会期後に寄贈された当地の市場品生薬標本約 300 種のほか、株式会社ツムラからご寄贈いただいた漢方薬原料生薬標本、日本や中国の市場品生薬、近隣の薬局などからご寄贈いただいた貴重生薬や古道具などを展示している。

3. 教育活動　薬用植物園、標本室ともに、本来の設置目的である薬学部の講義の教材としての利用のほか、全学共通教育科目の講義でも利用されている。オープンキャンパスや学園祭の際に開放し、高校生や地域の人々に楽しんでいただいているほか、漢方薬生薬認定薬剤師の資格取得・資格更新のための研修会をはじめとする薬剤師の生涯教育の場としても利用されている。

4. HP　https://www.kinjo-u.ac.jp/ja/

（永津明人）

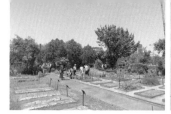
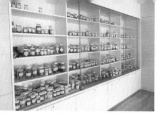

名古屋市立大学薬学部
薬用植物園

〒467-8603　名古屋市瑞穂区田辺通3-1　電話：052-836-3402
博物館資料の種類：薬用植物園　標本室の有無：有　開園年：1884年　職員配置：大学教員
開園日：平日（盆休み、年末年始を除く）※原則、非公開　開園時間：9:00～17:00
設置者：名古屋市立大学大学院薬学研究科

- **1. 沿革**　名古屋市立大学薬学部は、1884年に日本で2番目に開学した薬学校、私立名古屋薬学校を源流とし、その後、1936年に名古屋薬学専門学校、1949年に名古屋薬科大学となり、1950年に名古屋女子医科大学と統合して名古屋市立大学薬学部となった。現在の薬用植物園は、1951年に田辺通キャンパスに大学が移転した時に整備されたものである。

- **2. 展示の概要（薬用植物の種類）**　田辺通キャンパスは名古屋市のほぼ中央部に位置する閑静な住宅地の中にある。薬用植物園はキャンパス西南の一画にあり、3,500㎡の面積を占めている。ブロックによって整理された区画に各種植物が展示植栽されている標本園に加えて、遊歩道の周囲に自然状態で植物を植えている自然植生区や水生・湿生植物区が配置され、温室も設置されている。本園は、薬学教育の一環として、学生に薬用植物や生薬についての生きた知識を学ばせることを目的として、日本薬局方に収載されている生薬の原料となる植物だけでなく、香辛料や機能性食品、染料などの原料となる有用植物を幅広く展示するように心がけ、実物を継続的に観察できる環境を作り、教科書だけでは学びえないことも学べる学習環境を提供している。住宅地の中に緑を集中的に残した、都市環境的にも貴重な存在となっている。

　薬草園の一画には、名古屋市指定有形文化財である「薬草庫」が設置されている。この建物は、18世紀から明治初期まで尾張藩に典医として仕えた高橋家に伝わった薬草の保管倉庫で、校倉造りの古建築として貴重なものである。

　図書館には大神文庫が保管されている。この文書は、名古屋薬学専門学校時代の卒業生、大神薫氏が収集した古医書コレクションが寄贈されたものである。

　標本は、教員が中国をはじめとする生薬市場で購入してきた生薬原料サンプルを収集し、同名異物や、年々劣化している生薬の品質が比較できるようにしている。

- **3. 研究の特色**　生薬学の原点を忘れず、畑、市場から、臨床まで幅広くカバーできる研究を心がけている。

- **4. 教育活動**　在学生だけでなく、年に4回開催している市民公開講座、日本薬剤師研修センターの薬剤師研修などに利用している。

- **5. 刊行物**　「名古屋市立大学薬学部薬用植物園植物目録2009」

- **6. HP**　http://www.phar.nagoya-cu.ac.jp/hp/yse/guide-j.html

（牧野利明）

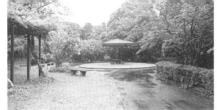
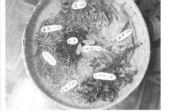

中山薬草薬樹公園・元丈の館

〒519-2204　多気郡多気町波多瀬412-2　電話：0598-49-3933
博物館資料の種類：人物記念館・薬用植物園　展示室の有無：有　開園年：1992年　職員配置：元丈の館に5名
開園日：常時開園　開園時間：常時開園　入園料：無料　※元丈の館は火曜・水曜休館、開館時間9:00~17:00
設置者：多気町

1. 沿革

1989年：ふるさと創生事業の一環として、多気町波多瀬地区に運動場を設置
1992年：中山薬草薬樹公園開園
2000年：元丈の館開館
2003年：薬草の足湯を設置
2005年：体験工房設置
地域活性化施設として運営され、現在に至る。

2. 展示の概要

①薬用植物園　200種類以上の薬草・薬樹・ハーブが区分して植えられており、地元の団体（薬草部会・ハーブの会）が委託を受けて管理している。
②元丈の館　江戸時代の本草学者「野呂元丈」の偉業を後世に残す目的と、地域の活性化施設としての役割をもって、2000年5月に開館。
・野呂元丈の活動の年譜や肖像画などを展示
・地元の産品や、地域で採れた野菜類を販売
・食堂を併設し、薬膳カレーや薬草を練り込んだ元丈うどんなどを提供
・薬草・ハーブを煮出してお湯に溶かし入れ、薬草の足湯を提供

3. 教育活動 など

・毎年、元丈の里秋まつりを開催。地元の子供たちが楽しめる催しを行っている。
・多気町社会福祉協議会の協賛で、写経や音楽会など地域の住民向けにイベントを開催。
・薬草の足湯は、元丈の館の開館日に無料で提供。よもぎ・どくだみ・フジバカマ・びわ・レモングラス・ローリュ・ローズマリーなど、毎朝6・7種類の薬草・ハーブを煮出してお湯に溶かし込んでいる。足の末端から身体の芯まで温まり、血流が良くなって自律神経の働きが正常化され、免疫力や自然治癒力を強くすると言われている。

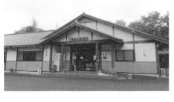

4. 刊行物　リーフレット

5. 参考文献　大西源一 1915『野呂元丈伝』三重県史談会、松島博 1974『近世伊勢における本草学者の研究』講談社

6. HP　http://www.ma.mctv.ne.jp~genjyo（高橋孝範）

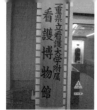
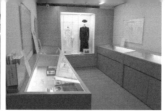

三重県立看護大学附属
看護博物館

〒514-0116　津市夢が丘1-1-1　電話：059-233-5600（大学事務局代表）
博物館資料の種類：看護学系資料　開館年：2009年　職員配置：無（職員対応あり）
開館日：平日（土・日・祝、年末年始、本学附属図書館の休館日〈毎月第1木曜日〉は閉館）
開館時間：10:00～16:00　入館料：無料　ショップの有無：無
設置者：三重県立看護大学

— **1. 沿革**　三重県立看護大学は、地域の特性に応じた看護教育・研究を積極的に推進し、社会の要請に応じられる質の高い看護職を育成するとともに、看護教育・研究の中核機関として保健・医療・福祉の向上に寄与し、あわせて地域に根ざし地域とともに歩む大学として1997年に開学した大学である。

2009年、開学15周年記念事業の一環として、「(三重)県内看護職者の足跡を物語る資料を収集・整理・展示して看護の歴史を視覚的に示すとともに、現役看護職者や引退看護職者と本学をつなぐ架け橋となる看護博物館開設」構想が掲げられ、各方面から資料の寄贈・寄託を受けて、2009年5月8日（開学記念日）に三重県立看護大学附属看護博物館が開館した。

— **2. 展示の概要**　看護博物館は、三重県立看護大学附属図書館2階の一角に設置されており、教職員、学生、図書館を利用する一般市民に開放されている。展示室には、縦長の展示ケース1台と覗きケース4台、モニター機1台が置かれ、約1,400余の収蔵資料をテーマ別に公開し、1～2年ごとに展示替えを行っている。モニター機では、手に取って見ることができないアルバムの写真をスライドショーで映している。

— **3. 収蔵資料**　明治から令和までの看護学・看護教育に関する教科書、看護学・医療看護に関する書籍、戦前・戦後の看護婦（看護師）の免許証、保健師・助産師の免許証類、明治から令和までの看護婦（看護師）の制服、アルバム、薬品（薬品瓶を含む）、実習用ガラス注射器など学校の実習用器具類、明治期のものと思われる産婆臨床携行品一式、助産師（産婆さん）が使用した多数の器具類など、看護学に関する貴重な資料を収蔵。

— **4. 参考文献**　『看護教育 第9号』、HP
— **5. HP**　https://www.mcn.ac.jp/about/museum/

（田川太一）

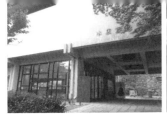
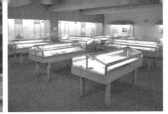

本居宣長記念館
もとおりのりながきねんかん

〒515-0073　松阪市殿町1536-7　電話：0598-21-0312
博物館資料の種類：人物記念館　登録博物館　野外部(薬草園)の有無：無　開館年：1970年　学芸員配置：有
休館日：月曜(祝日の場合は翌日)、年末年始　開館時間：9:00〜17:00(最終入館16:30)
入館料：大人400円・大学生300円・小人(小学校4年生〜高校生)200円　※団体割引あり
ショップの有無：有　設置者：公益財団法人鈴屋遺蹟保存会

— **1. 沿革**　伊勢国松坂(三重県松阪市)で、医業の傍ら、『古事記』や『源氏物語』など日本古典の研究を行った国学者・本居宣長(1730〜1801)の旧宅(鈴屋)と遺墨遺品を管理公開する鈴屋遺蹟保存会が運営する。保存会の歴史は1909年に旧宅鈴屋を市街地から松坂城址内に移築、公開したことに始まる。本居家からの資料寄贈や文化財指定を受け1970年に本居宣長記念館が開館、現在に至る。

— **2. 展示の概要**　展示への導入として、受付前の床面に、宣長が薬箱を下げて歩いた、また40年にわたって古典講釈や歌会を開き、『古事記伝』等多くの本を執筆した松阪の地図を設置、展示室までの階段の壁面には、宣長が17歳で描いた「大日本天下四海画図」のパネルを置く。二階の展示室では、学問や日常生活に関わる史料を中心に、門人や知人との交流、長男春庭ら一族のものまで、年四回テーマを設け、わかりやすく、面白く、深くを目標に展示を行っている。常設展はなし。ほかに館内では、宣長の描いた地図や、版木など出版史料の展示コーナー、ビデオの上映も用意している。また、本居宣長記念館に隣接して、移築された宣長旧宅鈴屋(国特別史跡)がある。ほの暗い部屋に座すと、宣長の気持ちに触れることができる。

— **3. 収蔵資料**　宣長の稿本、記録類など国重要文化財1,949点を含む約16,000点。医学関係では、薬箱のほか、独自の「医論」や診療記録『済世録』、「製薬の広告案と処方の覚え」、「方剤歌」、調剤用匙、使用の医書、「療治他行願」など藩に提出した文書の控えなどがある。また失明により鍼医となった長男春庭が使用した鍼や子女の「疱瘡祝」等の記録も残る。

— **4. 刊行物**　関連図書など

— **5. 参考文献**　鈴屋遺蹟保存会 本居宣長記念館編 2013『新版本居宣長の不思議』、HP

— **6. HP**　http://www.norinagakinenkan.com/

(井田もも)

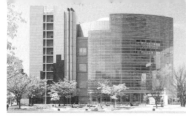
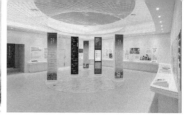

四日市公害と環境未来館

〒510-0075　四日市市安島1-3-16　電話：059-354-8465
博物館資料の種類：医学系資料　開館年：2015年　学芸員配置：有
休館日：月曜（月曜が休日の場合は翌平日）　開館時間：9:30～17:00（最終入館 16:30）
入館料：無料　ショップの有無：有
設置者：四日市市

— 1. 沿革　四日市公害と環境未来館は、四日市公害の歴史と教訓を風化させることなく次世代に伝えるとともに、環境改善の取り組みや、産業の発展と環境保全を両立したまちづくり、経験から得た知識や環境技術を広く国内外に情報発信することを目的に、既存の施設である四日市市立博物館の一部を改修して開設された。四日市公害の発生に至る経緯や被害、環境改善に向けたさまざまな方策等について、子どもから大人までを対象に、映像や写真、絵本などを用いてわかりやすく展示している。そして、歴史を「知る」、これからの環境問題を「学ぶ」、未来のために「活動する」という三つの機能を軸としている。

— 2. 展示の概要　市立博物館3階常設展示「時空街道」と2階常設展示「四日市公害と環境未来館」により古代から現代までの四日市の歩みを一つの流れとして展示。四日市公害と環境未来館の展示エリアは五つのエリア（①産業の発展とくらしの変化、②公害の発生、③まちづくりの変遷、④環境改善の取り組み、⑤四日市の現在と未来）と、二つのコーナー（「四日市公害裁判シアター」、「情報検索コーナー」）で構成され、パネル展示のほかに引き出し解説や絵本型解説、モニター映像、タッチパネルなどを用いた分かりやすい展示を行っている。情報検索コーナーでは60名を超える方々の証言映像を一問一答形式で視聴でき、ここでしか見られない貴重な資料となっている。

— 3. 収蔵資料　四日市公害関係資料約２万点（四日市市史編纂時の四日市公害関連資料、四日市公害裁判当時の記録写真〈市民活動家等贈資料〉、四日市市広報資料等、四日市公害裁判訴訟関係資料等）、図書コーナーの蔵書約１万冊。

— 4. 教育活動　市立小中学校全校（小学５年生、中学３年生）の社会見学を受け入れているほか、市外、県外からも多くの学校、一般団体の見学等を受け入れている。また、自然観察会や講演会など各種環境学習講座を開催している。

— 5. 刊行物　「四日市公害のあらまし」、「四日市公害と環境未来館　小中学生のためのガイダンスブック」、『四日市公害と環境未来館常設展示図録』、「四日市公害と環境未来館年報」等。

— 6. 参考文献　リーフレット

— 7. HP　https://www.city.yokkaichi.mie.jp/yokkaichikougai-kankyoumiraikan/

（谷本智佳子）

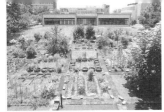
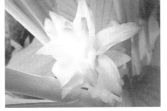

鈴鹿医療科学大学薬学部薬草園

〒513-8670　鈴鹿市南玉垣町3500-3　電話：059-340-0550（代表）
博物館資料の種類：薬用植物園　標本室の有無：有（非公開）　開園年：2008年　職員配置：大学教員
開園日：月曜〜金曜（祝日・大学休暇期間を除く）　開園時間：9:30〜16:40　入園料：無料
設置者：鈴鹿医療科学大学

— **1. 沿革**　鈴鹿医療科学大学薬学部附属薬草園は、薬用植物や生薬についての生きた知識を学習することを目的としており、白子キャンパスに2008年薬学部設置とともに誕生してから、15年が経過している。本学薬草園は、約1,000㎡の圃場を中心に0からの造園を行ってきたが、当初園内で展示・栽培される薬用植物は、他大学教員から分譲された植物や近隣園芸店などから購入した植物であり、その種類と規模は大きくなかった。しかし2009年に、京都府・武田薬品工業京都薬用植物園、長野県・養命酒製造中央研究所、愛知県・名古屋市立大学薬学部附属薬用植物園の3園から、それぞれ数十種単位の薬用植物苗、株、種子の分譲を受け、結果120種以上の薬用植物を保持するようになった。それ以降、これまでに分与や購入などにより、栽培植物の種類を徐々に増やし、現在では約150〜160種類の植物を収集し、その栽培、維持管理を行っている。

— **2. 展示の概要（薬用植物の種類）**　薬草園は、白子キャンパス内の3号館、5号館、6号館に囲まれた圃場（東西、南北とも約32m、面積約1,000㎡）を中心としており、ここに主要な薬用、有用植物を栽培している。薬草園で栽培中の各植物にはラベルを自作して設置。ラベルには、展示植物の名称（和名）のほか、学名、科名、主要な化学成分、薬効薬理の例、生薬として日本薬局方に収載される場合は、その名称などの情報を明示している。

— **3. 研究の特色**　三重県農業研究所との共同研究で、地元栽培農家と連携した薬用植物の生薬原料化の可能性を探求している。また薬用植物をテーマとした薬学部生の卒業研究に対して、素材提供や栽培環境の場としても活用している。2018年には、三重県薬剤師会主催「薬用植物マイスター研修会」に協力し、薬用植物観察の場として薬草園を使用した。

— **4. 教育活動**　薬学部2年次化学系薬学実習において、生薬基原植物の観察実習。また選択科目である薬学部4年次薬品資源学において、医薬品資源の実地観察を目的とした植物観察を行っている。一般向けには、春〜夏期に開催されるオープンキャンパスにおいて、薬草園が薬学部キャンパスツアーの見学コースとなっている。

— **5. HP**　https://www.suzuka-u.ac.jp/　（薬草園のオリジナルHPは現在作成中）

（近藤俊哉・岩島　誠）

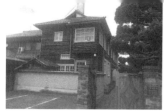
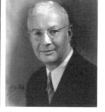

ヴォーリズ記念館

〒523-0841　近江八幡市慈恩寺町元 11　電話：0748-32-2456
博物館資料の種類：人物記念館　開館年：1931 年築　職員配置：館長
休館日：月曜・祝日(不定休あり)、12/15〜1/15　開館時間：9:00〜16:30（要電話予約）
入館料：500 円、中高生 300 円、小学生以下無料　ショップの有無：無
設置者：公益財団法人近江兄弟社

— **1. 沿革**　ウイリアム・メレル・ヴォーリズ(1880〜1964 年、米国カンザス州生まれ、日本名：一柳米来留：ひとつやなぎめれる)は、YMCA の紹介で 1905 年、県立商業高等学校(現・八幡商業高校)の英語教師として来日した。目的であるキリスト教宣教の傍ら、「近江兄弟社」を組織し、全国に広がる「ヴォーリズ建築」の設計をはじめ、結核療養所である近江療養院(現・ヴォーリズ記念病院)や教育事業(現・ヴォーリズ学園)、家庭常備薬メンソレータム(現・近江兄弟社メンターム)の輸入・製造販売等を手掛け、医療・福祉・教育事業を展開して社会貢献を行った。ヴォーリズは生涯私有財産を持たず、すべてを社会事業のために捧げ、自ら住んでいた住居さえも私物化しなかった。1931 年に建築された邸宅は、滋賀県指定有形文化財に登録され、ヴォーリズ記念館として一般公開されている。

— **2. 展示の概要**　近江八幡市第 1 号名誉市民であるヴォーリズとその夫人・満喜子が過ごした居間を公開し、ヴォーリズについて、また近江兄弟社の事業についての DVD 視聴の他、スタッフが解説を行う。愛読書や一部の遺品、ピアノ等を展示している。

— **3. 研究の特色**　外部からの各種史料等への問い合わせにも応えている。

— **4. 教育活動**　年 2 回(春 GW、秋)近江八幡観光物産協会主催のヴォーリズ建築公開巡りでのガイドツアー、その他申込みにより各種(建築巡り、SDGs とヴォーリズ、ヴォーリズの教育、結核医療とヴォーリズ)セミナーも開催する。

— **5. 刊行物**　月刊誌『湖畔の声』(1912 年刊行、頒価 320 円、年間購読 3,840 円〈税・送料込〉)はヴォーリズ及び近江兄弟社グループの機関誌として永年の刊行を続けている。
一柳米来留 1970『失敗者の自叙伝』近江兄弟社、奥村直彦 2006『W・メレル・ヴォーリズ』近江兄弟社

— **6. HP**　http://vories.com/zaidan/

（藪　秀実）

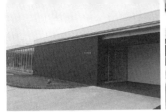
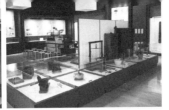

甲賀市くすり学習館

〒520-3431　甲賀市甲賀町大原中898-1　電話：0748-88-8110
博物館資料の種類：薬学系資料　野外部(薬草園)の有無：無　開館年：2010年　学芸員配置：有
休館日：月曜(祝日の場合は翌日)、12/29～1/3　開館時間：9:30～17:00　入館料：無料　ショップの有無：無
設置者：甲賀市

- **1. 沿革**　甲賀市くすり学習館は、「人と薬の関わり、配置売薬などの歴史」を学ぶための施設である。館内の展示を見学し、薬に関する情報を知り、体験学習を通して生命と薬は常に深い関わりを持つことが理解できる。健康な体を守り楽しい生活を送るための方法を一緒に考え、人と薬の関わりについて体験できる場である。歴史の講演会や薬に関する講座の他、企業研修などにも利用されている。
- **2. 展示の概要**　常設展示は、配置売薬など薬業関連の資料が集められ、製薬道具やくすり看板・くすり広告など江戸時代からの資料が時系列で展示されている。また、薬草の検索や美肌診断などの健康データや、薬の歴史映像などにより体験・学習できるコーナーもある。企画展示室はテーマを定めた企画展を開催し、甲賀売薬の歴史や地域の情報を発信している。
- **3. 収蔵資料**　薬研、丸薬製造機などの製薬用具、薬袋、行李などの売薬用具。
- **4. 教育活動**　自分の体験と、仲間とのディスカッションの中から自分の考えや行動を認識する、新しい健康づくりの学習方法を提供している。丸薬つくり体験は、忍者の携帯食「兵糧丸」を題材に、昔の製薬道具である薬研で材料を粉にし、こね鉢で混ぜ合わせて練り上げ、均一に切った材料を製丸板で丸くして、蒸して丸薬を作る工程を学ぶ。ものつくり体験では、甲南高校と連携して万華鏡・絞り染め・七宝焼きなど世界に一つの自分だけの作品を作ることができる。子ども向け健康ワークショップ、大人向け健康ワークショップなど健康に関する活動に取り組もうとしている人を対象に、体験講座を開催している。初心者をはじめとし、地域活動経験者や教育機関の指導者の参加を積極的に受け入れている。
- **5. 参考資料**　HP、リーフレット
- **6. HP**　http://www.kusuri-gakushukan.com

（洛合広備）

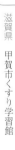

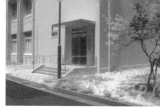
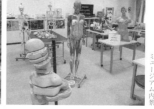

ミュージアム内景

滋賀医科大学（SUMS）メディカルミュージアム
しがいかだいがく めでぃかるみゅーじあむ

〒520-2192　大津市瀬田月輪町　電話：077-548-2111（滋賀医科大学代表）
博物館資料の種類：医学系資料　野外部（薬草園）の有無：無　開館年：2013年　職員配置：大学教員
開館日：見学希望（利用条件あり）を受けて開館　入館料：無料　ショップの有無：無
設置者：滋賀医科大学

— **1. 沿革**　基礎医学とは解剖学、生理学、生化学、病理学、薬理学、社会医学などからなり、『医療』を学ぶ上で最も基盤となる学問領域である。また、中学・高校などで学ぶ理科や生物の延長線上にあり、これらの科目を深く学ぶ際の目標となるものでもある。滋賀医科大学では多くの基礎医学教育の資源を所有しているが、これまでは学生の講義・実習のために、ごく限られた期間に利用されるだけで、せっかくの資源が十分活用されていない"もったいない"状態にあった。そこで教育資源を広く社会に公開して、小中高生の理科教育や医育機関の学生の医療教育にも活かせないかと考えた。この構想は「地域の医療水準向上を目指した開放型基礎医学教育センターの創設」として文部科学省からの支援を受け、当センターの活動の一環として、2013年6月「滋賀医科大学（SUMS）メディカルミュージアム」が開設された。

— **2. 展示の概要**　約130㎡の展示室には、本物のヒトの骨やシリコン処理した病理標本、人体模型、人体の3D画像など、医学部の学生が基礎医学を学ぶ際に用いる様々な教材が展示されている。単に展示物を「見る」だけでなく、それらに直接「触れながら」見学者が積極的に学べるような工夫がなされている。またホームページに所蔵品を掲載し、教育団体・施設への人体模型や講義支援機器などの貸し出しも行っている。

— **3. 収蔵資料**　人体模型、3D人体画像、ヒト分離骨格標本、ヒト交連骨格標本、ホルマリン浸漬ヒト病理標本、シリコン包埋ヒト病理標本、医学古文書（解体発蒙、察病亀鑑、瘍科精選図解など）、医学・看護学関連図書（附属図書館からの除籍図書など）、顕微鏡標本（プレパラート）。

— **4. HP**　http://www.sums-mm.com

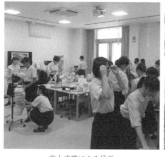
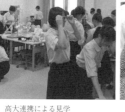
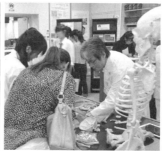

　　高大連携による見学　　　　　　　オープンキャンパス　　　　　　　　　　　（相見良成）

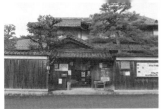
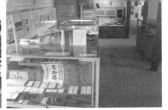

日野町歴史民俗資料館
近江日野商人館

〒529-1603　蒲生郡日野町大窪1011　電話：0748-52-0007
博物館資料の種類：薬学系資料　野外部(薬草園)の有無：無　開館年：1981年　職員配置：職員対応
休館日：月・火曜(祝日の場合は水曜)、祝日の翌日、12/29～1/4　開館時間：9:00～16:00
入館料：大人300円、小・中学生120円(団体割引あり)　ショップの有無：無
設置者：日野町

— **1. 沿革**　近江日野商人館は、江戸時代中期から商業活動を始めた近江日野商人山中兵右衛門家旧本宅の寄贈を受けて、1981年10月3日に日野町歴史民俗資料館・近江日野商人館として開館した。昭和初期建築の主屋・表門・東蔵・西蔵・井戸屋形・物置は国指定の登録有形文化財で、400年に及ぶ近江日野商人の歴史と商法を紹介する歴史的建造物利用の資料館である。

— **2. 展示の概要**　江戸時代初期、日野地方は全国有数の漆器「日野椀」の産地で、半製品を作る下請けの村々が近江国外にもあった。300年前からは「萬病感應丸」など多くの「日野合薬」が作られるようになり、日野商人によって全国の商店や宿屋の取り次ぎ販売店に卸されていた。近江日野商人館の展示は、「行商の持ち下り商品」「日野の千両店」「日野大当番仲間」「日野商人の家訓」「陰徳善事」「お助け普請」から構成され、くすりに関する展示は「行商の持ち下り商品」のコーナーに合薬の展示として、当時の帳場が再現されている。館が収集・所蔵している資料および地元住民から提供された資料をもとに、年数回の企画展が開催される。

— **3. 収蔵資料**　萬病感應丸看板、萬病小児感應丸看板、乳鉢、天秤など薬学系資料多数。旧山中兵右衛門家の西蔵の床下から、2008年に発見された薬の原料である外国産の石薬は、中国・東南アジアからの伝来品である。危機に備えた高価な備蓄資産の一部で、3種類の石薬は、他には東大寺正倉院の御物としてのみ保存されている貴重な資料である。同じ西蔵の床下から発見されたワインは、茨城県牛久町で1905年～1913年頃に生産された現存最古級の赤ワインである。日野商人が商った国産初期のワインで、山中家の静岡醸造店で商われていたとされる。

— **4. 参考文献**　リーフレット「近江日野商人　四百年の歴史と商法」、日野町HP

— **5. HP**　https://www.hino-kanko.jp/sight/hinosyouninkan/

(落合広倫)

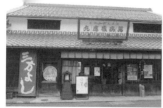
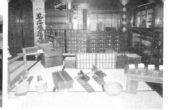

日野まちかど感応館
（国登録有形文化財旧正野玄三薬店）

〒529-1604　蒲生郡日野町大字村井1284　電話：0748-52-6577

博物館資料の種類：薬学系資料　野外部（薬草園）の有無：無　開館年：2005年　職員配置：観光協会職員が対応
休館日：月曜（祝日の場合はその翌日）、年末年始　開館時間：9:00～17:00（軽食コーナー　開店時間はHPを確認）
入館料：無料　設置者：日野観光協会

1. 沿革　近江商人の中でも日野商人は、日野名産の日野椀や漢方医薬の行商を特徴とし、中でも合薬は荷が軽く、携帯に便利で利益も大きかったため重宝された。彼らは行商で財を成すと醸造の店をつくるのが常道で、その活躍は「日野の千両店」として有名で、千両貯まれば各地に支店を出すという多店舗展開を行ったことで知られる。江戸時代、日野商人を発展に導いた合薬の創始者が正野玄三である。玄三は日野椀や茶を携えて越後で行商を営むも、母の病気で帰郷、母の病気を治療した京都の名医名古屋丹水に感銘を受ける。医師を目指した玄三は京都で8年間の修行を終え、1701（元禄14）年に当地に薬店を開業する。医薬に恵まれない山間辺地に暮らす人々や日野商人の道中薬として、1714（正徳4）年に「神農感應丸」（萬病感應丸）を創製し、日野薬の濫觴となる栄誉を得た。はじめは医薬神の「神農」を冠した「神農感應丸」として売り出されたが、全国で万病に効くという評判から「萬病感應丸」と呼ばれるようになった。日野商人がこの合薬を全国に持ち歩くうちにその効き目が評判となり、地元日野で薬を製造する製薬業者も100軒を超え、日野は製薬の町として発展した。日野商人街道筋に建つ旧正野薬店は、「萬病感應丸」の大きな看板が掲げられ、その内部には薬製造の道具や資料が展示され、喫茶コーナーや日野観光協会事務所を有する観光交流拠点施設となっている。江戸時代末期建造の店舗と東蔵は国登録有形文化財に指定されているが、建造から100年が経過し老朽化も進んだことから、2004年に改修が行われ日野町の観光の拠点としてリニューアルオープンした。

2. 展示の概要　10代目正野玄三氏が使用していた薬製造道具の展示及び初代玄三紹介パネル展示など。

3. 収蔵資料　薬たんす、薬研、乳鉢、看板、天秤、片手、箱ふるい、足踏式製丸機、扇型製丸器など。

4. 参考資料　「旧正野薬店～萬病感應丸～」、HP、リーフレット

5. HP　https://www.hino-kanko.jp/

（落合広倫）

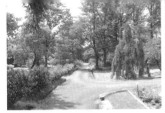
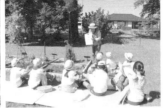

塩野義製薬株式会社
油日植物園

〒 520-3423　甲賀市甲賀町五反田 1405　電話：0748-88-3281
博物館資料の種類：薬用植物園　標本室の有無：無　開園年：1947 年
職員配置：植物園スタッフが対応　開園日：一般非公開
設置者：塩野義製薬株式会社

— **1. 沿革**　薬用植物園は、1947 年に当時の塩野義製薬株式会社 油日農場（現 油日研究センター）内に開設された。当初は医薬品の基原植物の栽培や、天然物からの有用物質の探索を目的とした植物栽培が行われていたが、2012 年度より、環境への取り組みや地域・社会貢献を行う施設として再整備が進められ、現在に至っている。面積は 4.0ha（バックヤードを含む）で、園内には、開設当時に定植された樹齢 70 年以上の高木が並び、数多くの薬用植物を植栽した見本園、薬木を中心とした樹木園、熱帯植物を管理する温室、水生植物を栽培するビオトープおよび滋賀県に自生する植物を集めた築山に於いて、絶滅危惧種や地域の希少種などを含め、1,000 種を超える植物が維持・管理されている。

— **2. 展示の概要（薬用植物の種類）**　見本園には、局方生薬や民間薬、染料などに使われる薬用植物が中心に植栽されており、樹木園には数多くの薬木が植栽されている。植物園全体では約 430 種の薬用植物が栽培されており、ラベルには植物名と併せて生薬名や効能などが記載されている。

— **3. 研究の特色**　近隣地域に自生する希少植物の保全を目的に、これらの植物の栽培方法および繁殖方法の探索が行われている。

— **4. 教育活動**　近隣の小学校や高等学校を対象に、植物を通じた環境教育の場を提供している。このうち、小学校の総合学習支援では、校内に薬草園を設け、そこで栽培されたアイやムラサキを利用した染物体験授業や、植物園内で実際に根・葉・実に触れながら薬用植物について学ぶ授業が行われている。これらの授業は、神戸薬科大学や京都薬科大学の植物園の先生方を講師として招聘し、甲賀市くすり学習館の協力を得て実施されており、産学官で連携し、次世代を担う子供たちの学習を支援する取り組みとして評価されている。

（上田和生）

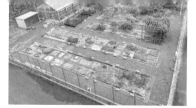
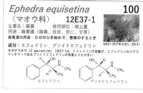

立命館大学薬学部附属
薬用植物園

〒525-8577　草津市野路東 1-1-1　電話：077-561-2563（薬学部事務室）
博物館資料の種類：薬用植物園　標本室の有無：有　開園年：2009年
職員配置：なし　開園日：一般非公開
設置者：立命館大学

— **1. 沿革**　立命館大学薬学部は、2008年に立命館大学びわこ・くさつキャンパスに設置された。翌年2009年に、薬草標本園、樹木園、温室、池からなる薬学部附属薬用植物園が開園した。現在、約100種の薬用植物が栽培・展示されている。

— **2. 展示の概要（薬用植物の種類）**　生薬学・天然物化学・漢方医学の教育に関する重要植物については、写真や構造式を含んだ自作ラベルを作成して掲示している。開設後15年が過ぎ、薬草標本園では、アメリカハッカクレン、イヌサフラン、ウツボグサ、ジギタリス、トウキ等が繁殖し多数開花している。さらに、池の中にはサジオモダカの大きな株があり、毎年開花している。樹木園では、モモ、アンズ、キハダ、カンレンボク等が開花・結実している。ニッケイは株が密生しており、見学時に根の香りが体験できるように工夫している。また、薬用のカンゾウ属植物（*Glycyrrhiza uralensis, G. glabra*）と非薬用のカンゾウ属植物（*G. aspera, G. macedonica, G. pallidiflora, G. echinata, G. lepidota, G. yunnanensis, G. bucharica*）、エフェドリン含有マオウ属植物（*Ephedra sinica, E. equisetina, E. intermedia, E. monosperma* 等）とエフェドリン非含有マオウ属植物（*E. americana* 等）に関しては、多数の種及び系統を栽培しているのが特徴である。

— **3. 研究の特色**　海外の現地調査や国内薬用植物園から導入したカンゾウ属植物、マオウ属植物を用いて、遺伝子配列を用いた系統解析、成分変異に関する成分研究、生合成研究などの各種研究を行っている。特に、グルチルリチン酸のかわりにグルコグリチルリチンを生産するウラルカンゾウ変異系統（83-555）の子孫系統を多数栽培して育種研究も行っている。

— **4. 教育活動**　附属薬用植物園は、生薬学・天然物化学実習を行う実習室に近接しており、実習中の空き時間に、附属薬用植物園での薬用植物の観察を実習課題として行っている。また、夏に行われるオープンキャンパス、高大連携活動のサマースクール等において、高校生に対する見学会も実施し、葛根湯の構成生薬の基原植物を中心に説明している。

（林　宏明）

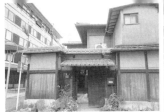
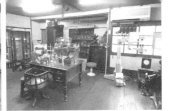

眼科・外科医療歴史博物館

〒600-8126　京都市下京区正面通木屋町東入ル鍵屋町340　電話：075-391-7721
博物館資料の種類：医学系資料　野外部（薬草園）の有無：無　開館年：2001年　学芸員配置：無
休館日：不定休　開館時間：要予約　入館料：無料　ショップの有無：無
設置者：奥沢眼科医院

— **1. 沿革**　医療器械は古くなると直ぐに廃棄処分となり、特に明治・大正時代の診断用器械・医療用消耗用具類は現存するものが非常に少なく貴重な資料である。奥沢眼科・竹岡外科は、両家に保存されていた江戸時代からの医家道具に加え、多くの大学や個人から寄贈された器械などおよそ3,000点を、明治時代に使用されていた診療室に展示し公開している。京都の古い町医者で一般公開されるのは初めてである。
博物館は事前予約が必要である。

— **2. 展示の概要**　実際に眼科として使用されていた病院内に資料が保存されて公開されている。1階診療室にはWegenerが設計し、1929年にZeiss.Jeneによって作成された眼底鏡のWegener式ポリーオフサルモスコープが展示されている。これは9人の学生が同時に患者の眼底を観察できる学習用の器械で、非常に珍しい資料である。検査室や手術台も当時のまま保存されている。2階は木製展示ケースに義眼を中心とした医療関連の資料、壁面には額装された紙資料、机上には人体の一部位の模型が展示されている。3階は館長が収集した冬虫夏草のコレクションが所蔵されている。(3階は非公開)。玄関外の待合所には水眼社、敬震丹、神薬、スキーン、清通丸、大學目薬、ゑびす目薬などの看板が展示されている。

— **3. 収蔵資料**　Wegener式ポリーオフサルモスコープ、キュンストレーキ（右眼模型）、薬瓶、診療器機、手術器機、プラスティック義眼台、ツアイス義眼セット、Liebreich氏検眼鏡（1860年考案）、河本氏検眼鏡、中泉行徳特製集光レンズ、井上達二集光レンズ、竹岡家医療道具やチラシの額装、レンズ類、薬袋額装、傳染病患者輸送機関模型（大阪市保健部防疫歸）、人体模型、義眼模型、胃壁の粘膜細胞組織模型（戦前）、皮膚・毛根の組織模型、トラコーマ模型（大正・昭和初期）、トラコーマ箱装標本（日本医学標本株式会社）、小児衛生糞便標本、看板、薬箱、往診鞄、蘭引、乳鉢、電氣視力計、萬國近距離試視力表、等

— **4. 参考文献**　HP

— **5. HP**　http://www2u.biglobe.ne.jp/~mushokkn/mahm/index_j.html

（落合知子）

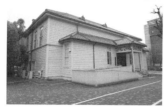
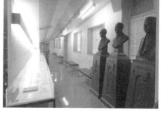

京都大学医学部資料館
きょうとだいがくいがくぶしりょうかん

〒606-8501　京都市左京区吉田近衛町京都大学大学院医学研究科　電話：075-753-4300（総務掛）
博物館資料の種類：医学系資料　**野外部（薬草園）の有無**：無　**開館年**：2014年　**学芸員配置**：無（職員対応あり）
休館日：土・日・祝　**開館時間**：9:00～17:00　※完全予約制（利用1時間）　**入館料**：無料　**ショップの有無**：無
設置者：京都大学

— **1. 沿革**　医学部資料館は、京都帝国大学建築部部長であった山本治兵衛が設計し、1902年に京都帝国大学の医学部系統解剖講義室（旧解剖学講堂）として竣工された木造平屋建て（寄棟造り桟瓦葺）の京都大学歴史的建造物に指定された建物である。老朽化に伴い外観のみが維持されてきたが、多くの寄付により耐震機能改修工事が行われ、階段教室はプロジェクター、スクリーン、音響機器などの機能を有した一般講義室として再生された。階段教室の裏側は、1899年に創立した京都帝国大学医科大学以来の歴史資料を展示する展示室として改修され、2014年から一般に公開されている。

— **2. 展示の概要**　展示室は階段教室を囲むようにコの字型に構成され、医学研究科の歴史資料等が展示されている。入口から荒木寅三郎博士の胸像、文化勲章受章者のパネル、心電計、母子像、3教授の胸像、壁面にはローケースが設置されて、講義ノートをはじめとする紙資料が展示されている。中央部の木製展示ケースにはピンセットなどの生体肝移植用手術器具、液体薬、現場指紋器が展示され、奥には京都大学開学以来、1981年まで使用されてきた大理石製病理解剖台が展示されている。病理解剖第1例は1901年に、初代病理学教室教授の藤浪鑑先生により執刀され、爾来、解剖台は藤浪教授、小川睦之助教授、森茂樹教授、天野重安教授、丹岡省吾教授をはじめとする一万余人が剖検されるのに使用され、後進の研究に供された。天井部は医学部年表となっている。

— **3. 収蔵資料**　荒木寅三郎博士胸像、荒木寅三郎書「不失其正」、歴代文化勲章受章者・文化功労者選出者紹介パネル、母子像（斉藤素厳作）、テーブル型心電計（ケンブリッジ社製・柴田音吉寄贈）、京都大学原爆災害総合研究調査班遭難記念碑（模型）、解体新書（複製）、高橋和利講師と山中伸弥教授のディスカッションメモ、足立文太郎静脈図（複製）、笠原光興教授講義ノート、学生ノート（複製）、大学改革の討議のよびかけ（複製）、京大無給医ニュース（複製）、藤浪鑑先生自筆記録が残る黒板、剖検台、アングルデイベイキーピンセット、クロフォードピンセット、ベビーポッツ血管鉗子、デイマルティー鋏、卒業生集合写真（タッチパネル式）等。

— **4. 参考文献**　HP

— **5. HP**　http://www.med.kyoto-u.ac.jp/shiryoukan/

（落合知子）

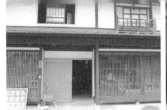
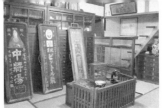

薬の博物館祥風館
くすりのはくぶつかんしょうふうかん

〒620-0038　福知山市東中ノ町 250-1　電話：0773-22-2550
博物館資料の種類：薬学系資料　野外部(薬草園)の有無：無　開館年：2015年　学芸員配置：無(案内対応あり)
開館日：要予約　入館料：無料　ショップの有無：無
設置者：桝屋藤木薬局

― **1. 沿革**　藤木薬局は、1746(延享3)年創業の歴史ある薬局で福知山城の御用達であった。代々藤木喜兵衛を名乗り、9代目は1889年生まれの山科初の女性薬剤師、10代目は京都薬科大学卒業の薬剤師、11代目は京都薬科大学卒業の薬剤師藤木祥治である。12代目は富山で医師を務めている。11代目藤木祥治が、代々引き継がれた珍しい資料を地域にも還元したいという思いから、2015年11月に私設博物館「祥風館」を創設し、以来多くの見学者を受け入れてきた。当時、福知山市から建物を文化財として残すという動きがあったが、京都府や福知山市に補助を出してもらうのは忍びないとの思いからそれを断わり、私設「薬の博物館」と銘打ち、福知山市東中ノ町の築100年の木造住宅を昔のままの庄屋の建物を活かし、薬局の倉庫に眠っていた明治時代からの薬にまつわる資料を展示している。この地域は桃の節句や端午の節句は旧暦で祝う習慣が残り、明治時代の五月人形や鯉のぼりも展示する他、自宅に収蔵していたSPレコードなども見ることができる。博物館の資料整理の途中で11代目は逝去し、現在は非公開となっているが、希望すれば見学することができる。

― **2. 展示の概要**　福知山城の殿様とゆかりの深い掛軸や巻子本、茶道具など数々の骨董品は未だ展示に供されたことはない。誰もいない無人の博物館であるが、アオイ通りの藤木薬局には、薬事法が制定された時から収集された貴重な看板、さとう製薬のサトちゃん人形を展示しており、展示は2か所に分散されている。

― **3. 収蔵資料**　木製看板(大熱病急活丸・中将湯・ビットル散・ヘブリン丸・西瓜糖・大學目薬・貴真膏・千金丹・デルマコール等)、ブリキの看板(サラリン錠・養命酒・藤澤樟脳・柏木体温計・オロナイン軟膏・仁丹・ロート目薬等)、百味箪笥、調剤棚、顕微鏡、毒薬・劇薬天秤、薬瓶、サトちゃん人形、薬秤、扁額、火鉢、黒電話、時計、晴れ着、鯉のぼり、五月人形、戦前のSPレコード、掛軸、巻子本、茶道具等貴重な骨董品多数。

― **4. 教育活動**　地域の学校や文化財・建造物を学ぶ大学生の見学の受け入れを行い、館長自らが案内と解説をして、教育活動に活かしている。

(藤木陽子)

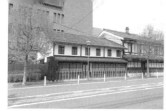
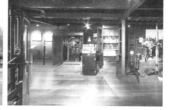

島津製作所 創業記念資料館

〒604-0921　京都市中央区木屋町二条南　電話：075-255-0980
博物館資料の種類：科学系資料　野外部（薬草園）の有無：無　開館年：1975年　学芸員配置：有
休館日：水、土、日、祝、年末年始、その他臨時に定める日（要予約）　開館時間：9:30～17:00（最終入館 16:30）
入館料：大人 300円、中高生 200円、小学生以下無料（障がい者手帳持参介添者1名無料、団体料金あり）
ショップの有無：有　設置者：島津製作所

— **1. 沿革**　1875年、創業者の島津源蔵（初代）が京都木屋町二条で教育用理化学器械の製造業を起こしたのが、島津製作所の歴史の始まりである。1891年に博物学標本の製造を開始する。その後、レントゲン博士がX線を発見した11ヶ月後の1896年にX線写真撮影に成功し、1909年には日本初の医療用X線装置を完成させた。また、人体模型製作で培った技術をベースに1925年にマネキンの試作を開始したが、日本のマネキン産業の祖であることはあまり周知されていない。当資料館の建物は初代・二代目島津源蔵が居住し、約45年間本店として使用したもので、国の登録有形文化財・近代化産業遺産に指定されている。1975年に、創業100年を記念し開館した。

— **2. 展示の概要**　展示室は1階2室、2階3室で、展示室1は「ようこそ創業の地へ」、展示室2は「創業のこころ」、展示室3は「ものづくり事始め・事業の基礎がため・こだわりの片鱗」、展示室4は「試練の中の企業成長・苦節13年初志を貫徹・広がるものづくり」、展示室5は「発展への道・未知への挑戦・実験ラボ・収蔵展示」をテーマに構成されている。手持ちのスマホ・タブレットにダウンロードすると、館内で利用できる多言語対応の館内案内アプリが利用でき、展示への理解を深めることができる。島津親子二代記の漫画が電子ブックで読むことができるなど、学校教育の対応が充実しているほか、ノーベル賞受賞技術を映像・パネルで紹介している。

— **3. 収蔵資料**　初期の医療用X線装置ダイアナ号、明治末期製作丹頂鶴剥製、軽気球飛揚図、初期のGS蓄電池、足踏式木製旋盤、理化器械目録表、大正時代ファンモーター、燐光管、ウイムシャースト感応起電機、教育用エッキス線発生装置、人体解剖模型、ガスクロマトグラフ GC-1A形など多数。

— **4. 教育活動**　理化学、明治期の京都の歴史、田中耕一のノーベル化学賞技術紹介などを幅広く学ぶ場として学校見学に活用され、実験体験ができる。学芸員養成の実習生の受け入れも行っている。

— **5. 参考文献**　HP

— **6. HP**　https://www.shimadzu.co.jp/visionary/memorial-hall/information/

（落合知子）

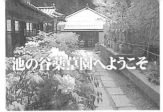
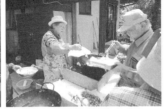

池の谷地蔵尊薬草園 ※2014年5月閉園

〒606-8452　京都市左京区粟田口如意ヶ嶽1-25　電話：075-721-7688（現在閉園中）　mail：kyoto.kusuri@movie.ocn.ne.jp
博物館資料の種類：薬用植物園　標本室の有無：無　開園年：1993年　学芸員配置：無
開園日：現在閉園中　入園料：無料
設置者：公社 京都府医薬品登録販売者協会

— 1. 沿革　池の谷地蔵尊薬草園は1993年10月14日に京都府の補助と、池の谷地蔵尊代表で登録販売者仲間の藪光弘氏の敷地の提供を受けて開園した薬草園で、650種の薬草、薬樹を配する民間団体所有の無料開放薬草園であった。当園には毎年京都を訪れる修学旅行生を含めて、年間3万人の見学者が訪れた。残念ながら後継者が育たず2014年5月をもって閉園した。しかし、閉園後も諸活動は継続され、年1回は薬用植物園の見学を実施していたが、園長死去により見学会は休止され、2020年6月の時点で薬草園から元の山に戻りつつある。

— 2. 展示の概要（薬用植物の種類）　植物図鑑『薬草園』として存在するのみで薬草は見ることができない。

— 3. 教育活動　1995年4月から始まった府民対象事業「薬草に親しむ会」は、毎回100人を超える参加者があり、麓の銀閣寺から大文字山の火床を越え如意ヶ嶽の薬草園まで東海自然歩道を2時間近く山道を登るコースである。インストラクターによる薬草、薬樹の解説を4グループに分かれ歩きながら学んでもらい、薬草園到着後は季節に合った薬膳メニューの昼食、午後は講師による林間学習で学ぶという事業を推進した。薬草に親しむ会は20年のべ100回をもって2014年に終了し、2015年からは「薬草に親しむ会Ⅱ 薬膳インストラクター養成講座」として引き継がれ、生活習慣病たる未病をなくすための事業を立ち上げた。薬膳学概論の講義6回、薬膳実習3回、薬草園への見学1回のカリキュラムで年10回、初級、中級、上級3年間の学習を実施各クラス定員50名で令和2年度、第3期生、第4期生が学んでいる。

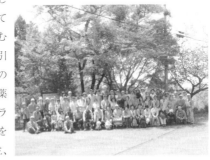

— 4. 刊行物　協会創立75周年記念誌、遺産薬草図鑑『薬草園』
— 5. 参考文献　HP

（畑 忠夫）

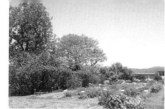
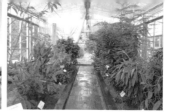

京都薬科大学薬用植物園

〒 601-1405　京都市伏見区日野林 39　電話：075-572-7952
博物館資料の種類：薬用植物園　標本室の有無：有　開園年：1925 年　職員配置：専任教員、事務職員
開園日：原則非公開（ただし団体に限り要予約で見学可）　入園料：無料
設置者：京都薬科大学薬学部

- **1. 沿革**　1925 年、山科区（当時は宇治郡山科村）御陵に、「京都薬学専門学校薬草園」として設置され、数回の移設を経て、1968 年、現在地に全面移転した。山の中腹に位置し（標高 60m）、起伏がある立地条件をほぼそのまま活かして整備されている。約 13,000㎡ の敷地には見本園、栽培圃場、樹木園、温室、講義室・標本室を備えた管理棟がある。2011 年には、本学グラウンド隣接地に、見本園と温室を備えた、面積約 2,700㎡ の薬用植物園御陵園（以後、御陵園）が整備され、現在、薬用植物園（伏見区日野林）および御陵園の 2 園で活動している。
- **2. 展示の概要（薬用植物の種類）**　日本薬局方収載生薬の原植物を中心に、染料、香料植物などの有用植物を展示植栽している。薬用植物園では、樹木園の林床でオウレンやオタネニンジンを栽培するなど、園内の多様な環境を活用した展示植栽も行っている。一方、御陵園では、学生が個人的に訪れても学習しやすいように、個々の植物を独立した形で展示植栽している。薬用植物園の講義室には、植物の地下部を樹脂に包埋した樹脂封入標本や、法規制植物（ケシ、アサ）のレプリカなどを展示し、実習で活用している。標本室には、メルク生薬標本やこれまでに調査・収集したさく葉（押し葉）標本の一部が収蔵されている（一部は、本学本校地標本室に収蔵）ほか、かつて講義で使用された植物図の掛け幅などの資料類も保管している。
- **3. 研究の特色**　人工授粉や発芽条件の検討、栽培・加工条件が生薬の品質に与える影響など栽培に主軸を置いた研究を行っている。また、本学標本室および薬用植物園標本室に所蔵される数万点のさく葉標本や生薬標本の調査も進めている。さらに、本学生薬学分野と共同で植物を素材とした難治性疾患治療薬の開発研究に取り組んでいる。
- **4. 教育活動**　初年次教育（早期体験学習、基礎演習）の一環としての見学、学生実習（必修）での利用のほか、在学生・職員向けに開放している。本学で 3 年次後期から始まる総合薬学研究では薬用植物園に配属された学生が、植物の栽培管理を学びながら、卒業論文研究に取り組む。そのほか、（公益財団法人）日本薬剤師研修センター主催の漢方薬生薬研修・薬用植物園実習も実施している。
- **5. HP**　https://labo.kyoto-phu.ac.jp/mpgkpu/

（月岡淳子）

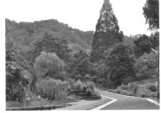
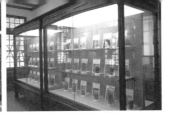

武田薬品工業株式会社
京都薬用植物園

〒606-8134　京都市左京区一乗寺竹ノ内町11　電話：075-781-6111
博物館資料の種類：薬用植物園　標本室の有無：有　開園年：1933年　職員配置：社員対応
開園日：一般公開はしておらず、特別見学会のみ開園　年間で4回（3月または4月、6月、9月、11月または12月）
開園時間：8:30〜16:30　入園料：無料
設置者：武田薬品工業株式会社

— **1. 沿革**　1933年に「京都武田薬草園」として開園。1945年に「武田研究所京都試験農園」に改称し、天然物由来の新たな医薬品開発のための研究材料調達を目的として、多くの薬用植物の栽培研究や育種研究が盛んに行われ、研究所の一端を担う組織として活動する。その後、1994年に名称を現在の「京都薬用植物園」とし、研究所とは一線を画す形で、三つのミッション（①生物多様性保全活動、②栽培研究と技術継承、③教育・研修支援活動）を柱に据え、当社のCSR活動拠点としての役割を果たす。

— **2. 展示の概要（薬用植物の種類）**　保有植物数は約2,900種。94,000㎡の敷地を有し、大きく八つのエリアに分けて薬用植物を中心に展示を行っている。①中央標本園…主に『日本薬局方』に収載されている重要な生薬の基原植物を展示、②漢方処方園…代表的な漢方薬の構成生薬を生きた植物を用いて展示、③温室…熱帯・亜熱帯の薬用植物や果樹類など約500種を展示、④樹木園…薬用、有用樹木を中心に約1,000種を展示、⑤香辛料園…メディカルハーブを中心に展示、⑥民間薬園…世界各地で伝承的に用いられている薬用植物を展示、⑦ツバキ園…1950年代から収集した560余りの品種を展示、⑧展示棟…生薬標本などを展示

— **3. 研究の特色**　重要な生薬の基原植物および絶滅危惧植物を中心に社員ごとにテーマ植物を決めて、主として「栽培」に関する研究を行っている。研究テーマの多くは、大学や公設試等の研究機関との共同で研究を進めている。栽培に関する実験は当園で実施し、成分等の分析は大学や公設試等の研究機関で実施するなどして、役割を分担することで共同で研究にあたることが多い。共同研究の申し込みは随時受け付けている。

— **4. 教育支援活動**　大学の講義の一部として当園での見学研修が運用されている。また、全国の薬学部の学生を対象とした「薬学生研修会」では、生薬の基原植物の収穫・加工体験、成分の確認試験等を実施し、学生が生薬に関する知識を深掘りできる機会を提供する。(公財)日本薬剤師研修センター主催の漢方薬・生薬研修会における薬用植物園実習機関としても登録されている。加えて、地元小学校の児童とその保護者を対象として、フィールドを活用した環境教育支援活動も定期的に開催している。

— **5. 参考文献**　HP、リーフレット
— **6. HP**　https://www.takeda.co.jp/kyoto/

（野崎香樹）

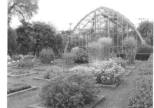
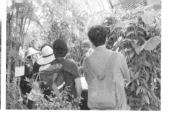

日本新薬株式会社 山科植物資料館
（にっぽんしんやくかぶしきがいしゃやましなしょくぶつしりょうかん）

〒607-8182　京都市山科区大宅坂ノ辻町39　電話：075-581-0419
博物館資料の種類：薬用植物園　標本室の有無：有（非公開）　開園年：1994年（山科植物試験農場としての開園は1934年）
職員配置：社員が対応　開園日：月～金（原則、平日のみ）　開園時間：9:00～17:00　※見学は要予約。ガイドツアー形式で行う。
入園料：無料　設置者：日本新薬株式会社

— **1. 沿革**　1934年ミブヨモギの栽培育種研究を目的とする山科試験農場として開場。ミブヨモギは、日本新薬㈱が1927年に、回虫駆除薬サントニンの原料植物であることを見出し、ヨーロッパから導入した植物である。1953年薬用植物研究所に改組、その後1994年山科植物資料館として再出発し現在に至る。現在所有植物種数は3,000種を超える。植物目録も刊行している。総面積7,920㎡で、鑑賞用大温室、セミナールーム、管理棟、養生温室2棟のほか、日本新薬株式会社の社史博物館「ミブヨモギ記念館」を併設する。公益社団法人日本植物園協会会員園。同協会の2017年度アボックカルタ賞を受賞。

— **2. 展示の概要（薬用植物の種類）**　3か所ある見本園では、ミブヨモギをはじめとするサントニン含有ヨモギ類を主とするヨモギ属、日本薬局方に収載される生薬の基原植物や抗癌剤などの医薬品原料植物、健康食品の原料植物、染色植物、香草、地方野菜、繊維植物などの有用植物を展示する。観賞用温室では熱帯・亜熱帯の薬用植物、香辛料や薫香料の原料植物、熱帯果樹のほかキソウテンガイ・トゲオニソテツなどの絶滅危惧種も見ることができる。周囲の樹木園では生薬基原の薬木、バラ科およびミカン科果樹などの有用樹木を植栽する。ビオトープでは京都府RDB記載の植物を中心に集める。また「ミブヨモギ記念館」では弊社の歴史・医薬品研究開発・CSR活動の概要を見ることができる。

— **3. 研究の特色**　薬用・有用資源植物や有用絶滅危惧植物を中心とした資源植物の探索・収集およびその栽培方法や展示方法の検討。組織培養を用いた希少植物増産の検討。

— **4. 教育活動**　医薬農学系大学の薬用植物学、生薬学、天然物化学、植物資源学等の教員・学生、漢方薬・生薬製剤を扱う薬剤師や各地薬剤師会、植物愛好家等の団体などからの見学要望が多く、主に薬用・有用植物の生きた生態を観察できるガイドツアーを行う（写真右）。

— **5. 刊行物**　植物目録（不定期）

— **6. 参考文献**　リーフレット、HP

— **7. HP**　https://yamashina-botanical.com

（山浦高夫）

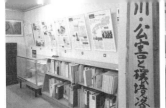
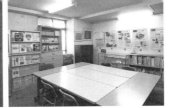

あおぞら財団付属西淀川・公害と環境資料館（エコミューズ）

〒555-0013　大阪市西淀川区千舟1-1-1 あおぞらビル5階　電話：06-6475-8885
博物館資料の種類：医学系資料　開館年：2006年　職員配置：職員対応　開館日：月曜と金曜（要予約）
開館時間：10:00～17:00　入館料：無料　ショップの有無：有
設置者：（公益財団法人）公害地域再生センター（あおぞら財団）

― 1. 沿革　大阪市の西の端、阪神工業地帯に位置する西淀川区は、戦時下から続けられた工業用水の地下からの汲み上げによる地盤沈下や高度経済成長期に急拡大した工場からの排煙や自動車からの排気ガスによって人々はひどい公害に苦しんだ。1978年以降、被害者のうち四次にわたる提訴で多数の被害者のうち726人が原告となって企業と国・道路公団を相手に起こした西淀川公害裁判では企業や国の責任が認められ、1998年に全面和解による解決にいたった。企業との和解金を基に、公害地域の再生をめざして、あおぞら財団が設立され、その活動の柱の一つとして公害の経験を伝えるために西淀川・公害と環境資料館（愛称：エコミューズ）を開館した。

― 2. 展示の概要　展示パネル：「公害　みんなで力を合わせて」計13枚、展示ケース：1970年代に使用されていた吸入器、生徒手帳、公害をテーマとしていた文集など。

― 3. 収蔵資料　西淀川公害、西淀川地域に関するものを中心に次のように分類整理。
■書庫資料（約61,400点）：会議資料、メモ、手帳、チラシ、ビラ、新聞スクラップ、たすき、横断幕、機関紙など。
■西淀川大気汚染公害裁判記録（計266冊）：準備書面、書証、弁論調書、証人調書、検証調書など西淀川公害裁判の全訴訟記録。
■開架図書・資料（約7,900点）：図書類、各地患者会の総会議案書やシンポジウム、集会の資料、財団業務のための購入図書、収集資料など。
■ビデオライブラリー（VHSテープ約140本、DVD約310枚）：西淀川公害に関するオリジナル制作ビデオ、報道録画映像、語り部映像など。

4. 刊行物　『エコミューズ活動報告書』
5. 教育・研究活動　研修、見学の受入および資料の調査希望に対応している。環境・地域学習のプログラム体験として空気の汚れを測る、区内の見学コースをまわるなど希望に合わせたプログラムのオーダーメイド、大気汚染によって被害を受けた住民による語り部（要予約）、大学生及び大学院生の研修の受け入れ、資料勉強会など。
6. HP　http://www.aozora.or.jp/ecomuse/

（鎗山善理子）

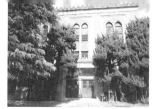
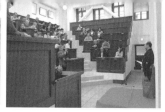

大阪医科薬科大学歴史資料館
おおさかいかやっかだいがくれきししりょうかん

〒569-8686　高槻市大学町2-7　電話：072-684-6738
博物館資料の種類：医学系資料　野外部(薬草園)の有無：無　開館年：2006年　学芸員配置：無(職員対応あり)
休館日：土・日・祝、大学の休業期間　開館時間：9:30～16:00 (最終入館15:30)　※事前の電話連絡が必要
入館料：無料　ショップの有無：無
設置者：大阪医科薬科大学

— **1. 沿革**　歴史資料館はウィリアム・メレル・ヴォーリズが設計した国の登録有形文化財である「別館」を保存し、財団法人大阪高等医学専門学校の設立理念を顕彰する場として、2006年に設置された。また、地域公開型教育施設としての利用も推進している。大阪医科大学は1927年に開校し、1930年に学舎群が竣工されたが、当時の建物はこの別館を残すのみとなっている。建物の特色は階段教室と講堂を3階建て箱型にまとめた合理的な計画と、インドサラセン様式の装飾を付した意匠にあり、2003年に高槻市内で初の国の有形文化財に登録された。近代建築再生博物館の好事例である。

— **2. 展示の概要**　1階の階段講堂は、教室として使用していた当時と同じに机や椅子が復元展示され、同窓会や研究会等に活用されている。医学教育を象徴する講義風景レリーフは1975年まで旧解剖室に掲げられ、その後講義実習棟に移設されたが風雨による劣化から撤去され、現在は修復されて階段講堂に展示されている。1階ホールには、1933年頃の大阪高等醫學専門学校復元模型が展示されている。2階の展示コーナーには、扁額が2面、本学最初の電子顕微鏡やその他の顕微鏡が展示されている。体験コーナーは主に小・中学生を対象に、生命への興味を持つ場として、顕微鏡の体験ができる。3階の大学院多目的講義室にはローケースが配置され、名誉教授の遺品や医療系器機、病院関係史料などが展示されている。壁面には大学の歴史的変遷、高槻市の変遷に関する写真資料、校旗など大学校史が展示されている。

— **3. 収蔵資料**　レリーフ、大阪高等醫學専門學校復元模型(縮尺1：300)、扁額(志賀潔博士筆)、扁額(古武弥四郎博士筆)、電子顕微鏡(島津 SM-C2型 S30年代)、単眼式正立顕微鏡(S20年代)、S-Ke ニコン製顕微鏡(1970年代)、胃カメラオリンパス GTF-S3 (S40)、鈎スミ子名誉教授遺品、医療系器機、聴診器、校旗、第1回卒業記念写真(1952年)、病院関係史料(1937年入院案内)、大阪医科大学付属看護専門学校史料(紀要、日誌)、OB会手ぬぐい、大阪医科大学付属病院愛泉寮銘板、医学・医療の歴史年表、大学年表等。

— **4. 参考文献**　HP、リーフレット

— **5. HP**　https://www.omp.ac.jp/trad/

(落合知子)

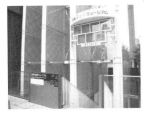
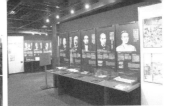

大阪企業家ミュージアム
おおさかきぎょうかみゅーじあむ

〒 541-0053　大阪市中央区本町 1-4-5 大阪産業創造館 地下 1 階　電話：06-4964-7601
博物館資料の種類：人物記念館　野外部(薬草園)の有無：無　開館年：2001 年　職員配置：職員対応
休館日：日・月、祝日、お盆、年末年始　開館時間：10:00〜17:00(入館は閉館 30 分前まで)　入館料：300 円(大人)
ショップの有無：無　設置者：大阪商工会議所

— **1. 沿革**　大阪は、江戸時代に「天下の台所」として繁栄して以来、近代資本主義の形成過程を経て今日にいたるまで、数多くの優れた企業家を輩出してきた。これら企業家たちは、時代の変化と人々の暮らしや社会のニーズを逸早く察知し、果敢なチャレンジ精神、たゆまぬイノベーション、そしてやり抜く鉄の意志・執念で、社会経済の発展や人々の生活向上に大きく貢献するとともに、自立自助の気概をもって自らの社会やまちづくりを担ってきた。大阪企業家ミュージアムは、明治以降、大阪、ひいては日本の経済発展を牽引してきた企業家の功績を今に伝えるとともに次代を担う人材の育成を目的に、2001 年、大阪商工会議所が開設・運営している。企業家たちの高い志、勇気、英知を後世に伝えるとともに、その気概を人々の心に触発することを通じて、企業家精神の高揚、次代を切り拓く人づくり、ひいては活力ある社会づくりをめざす。

— **2. 展示の概要**　①プロローグ映像「大阪の企業家精神のルーツ」…大阪の企業家精神のルーツやその特徴を、豊臣秀吉の時代や江戸時代に遡り、約 15 分の映像でご紹介
②常設展示「企業家たちのチャレンジとイノベーション」…明治以降、大阪を舞台に活躍した企業家たちが、社会経済の発展や生活向上の原動力としていかに重要な役割を果たしてきたかを、彼らの抱いた大きな夢や優れた発想力・着眼点などを織り交ぜながら、パネルやめくり式ファイル、ゆかりの展示物などでご紹介(展示企業家 105 人のうち、医療関係 6 人。武田長兵衛・田邊五兵衛・塩野義三郎・藤沢友吉・森下博・上山英一郎)。
◇第 1 ブロック　　近代産業都市大阪の誕生(産業基盤づくり)　—明治時代—
◇第 2 ブロック　　大衆社会の形成(消費社会の幕開け)　—明治末〜第 2 次大戦前—
◇第 3 ブロック　　豊かな時代の形(復興から繁栄へ)　—第 2 次大戦後—
※4 カ国語(日・英・中・韓国)対応の無料「音声ガイド」による解説サービスあり
③特別展の開催(年に 3 回程度)

— **3. 収蔵資料**　企業家ライブラリー(「図書館」ではありません)…社史・企業家の伝記など約 9,000 冊／企業家デジタルアーカイブ(企業家に関するデジタルデータベース)…現在 123 人／映像フイブラリー…関西企業家映像ライブラリー(収録企業家 24 人。独自制作ビデオ)新井正明氏、安藤百福氏、井植敏氏、家城福一氏、石橋信夫氏、稲盛和夫氏、伊部恭之助氏、岩谷直治氏、小川洋史氏、小嶋淳司氏など／漫画冊子「企業家の人生に学ぶ」シリーズの制作…江崎利一氏、石橋信夫氏、早川徳次氏、上山英一郎氏、岩谷直治氏、久保田権四郎氏、佐伯勇氏、鳥井信治郎氏

— **4. 刊行物**　企業家の名言を集めた冊子「大阪 企業家名言集(総数 83 の名言)」(1 冊、500 円)・展示企業家の解説をまとめた冊子「大阪企業家ミュージアム ガイドブック」(1 冊、500 円)

— **5. HP**　https://www.kigyoka.jp

(阿部真弓)

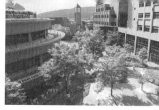
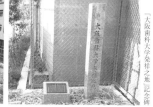

おおさかしかだいがく・しかいがくのれきしてきしりょうてんじしつ しりょうしつ
大阪歯科大学・歯科医学の歴史的資料展示室（史料室）

〒573-1121　枚方市楠葉花園町 8-1　電話：072-864-3101

博物館資料の種類：医歯学系資料　野外部（薬草園）の有無：無　開館年：2011 年　学芸員配置：無
開館日：原則一般非公開（オープンキャンパスなどで公開）　入館料：無料　ショップの有無：無
設置者：大阪歯科大学

— **1. 沿革**　本学は、1911 年 12 月に創設者・藤原市太郎（1864～1939）により、大阪歯科医学校として開校したのを起源とする。建学の精神は「博愛と公益」で、「学校経営事業は営利に非ず、博愛公益に努力するものなること」との創設者の遺訓に基づき、21 世紀の今日まで営々として歯科医学への貢献に邁進してきた。大阪歯科大学・歯科医学の歴史的資料展示室（史料室）は、本学創立 100 周年を記念し、2011 年 10 月に開室したものである。

— **2. 展示の概要**　史料室は、年表形式で本学の 100 年の歩みを当時の写真やパネルで示し、現在に至るまでの大学発展の軌跡を辿ることができる。また、主な展示内容は「歯科医学校の所在地を示した当時の大阪市街地図（複製）」「北原白秋記念館に展示されている北原白秋作詞、山田耕筰作曲の「学歌」楽譜（複製）」「歯科医学専門学校当時の学生の授業ノート（実物）」「日本最古の義歯（室町時代）」「昭和初期の診療ユニット」等で、本学と歯科医学の歴史を刻む貴重な資料を多数収蔵し、往時の記憶を今に伝えている。この史料室は、オープンキャンパスや行事の際には一般向けにも開館し、閲覧することができる。

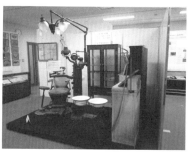

3. 教育活動・研究活動　オープンキャンパス、学園祭時に臨時に公開しており学生への自校史教育に活用している。

4. HP　本学図書館に貴重図書 100 点が所蔵されており、一部についてホームページで紹介している。
https://wwwlib.osaka-dent.ac.jp/?page_id=346

（松村誠一）

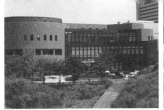
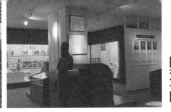

大阪大学医学部医学史料展示室

〒565-0871　吹田市山田丘2-2 大阪大学医学部銀杏会館1階　電話：06-6879-3006
博物館資料の種類：医学系資料　野外部(薬草園)の有無：無　開館年：1995年　学芸員配置：無
休館日：土・日・祝、年末年始他　開館時間：9:30～16:30　入館料：無料　ショップの有無：無
設置者：大阪大学大学院医学系研究科

— **1. 沿革**　大阪大学は1931年に我が国6番目の帝国大学として創設されたが、その源流は1838年に設立された緒方洪庵の適塾とされる。110年余に亘り学舎があった大阪市北区中之島から吹田市への医学部移転に伴い、学友会(現：(公社)医学振興銀杏会)が寄贈した記念館が消滅することになったが、大阪大学医学伝習百年記念事業の一環として、中之島時代からの貴重な医学史料を展示・保存するための医学博物館の設置が計画された。本展示室は学友会、三和銀行、阪急電鉄の寄付により建設された「学友会館・医療情報センター(銀杏会館)」の1階に設置されている。

— **2. 展示の概要**　医学史料展示室は、大阪大学医学部の校史を主軸とした展示室である。大阪大学医学部の前身である大阪医学校以来の写真、教科書などを通して教育のメソッドの変化を研究業績と合わせながら展示している。帝国大学の開学式に際して若槻礼次郎首相が揮毫した書「大阪帝國大學醫學部」は、大学玄関の表札として掲げられ、戦後には「帝國」の2文字が切り取られて、現在は史料展示室に掛けられている。

— **3. 収蔵資料**　江戸時代の薬箱、蘭引、水さし、除痘館発行種痘免許証、幕末・明治期外科手術器具、明治期外科機械、軍隊用外科手術器具、小型天秤、往診カバン、佐多愛彦胸像、「パブロフの犬」の胃液、エルメレンスの講義録『日講記聞』、『越氏生理各論』、『原病学通論』、大阪医科大学卒業証書、「大阪大學醫學部」扁額、九百六十八色標(衛生学教材)、大阪帝国大学創立史、医学部附属病院山口病館立体模型、府立大阪医学校平面図、大阪府立高等医学校写真パネル等。

— **4. 刊行物**　図録(小冊子)、米田該典 2017『大阪大学医学部の歩み』公益社団法人医学振興銀杏会

— **5. 参考文献**　HP、「大阪大学医学部の歩み」

— **6. HP**　https://www.med.osaka-u.ac.jp/icho/gallery

(落合知士)

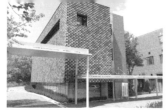
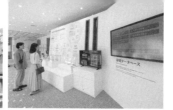

大阪大学 岸本記念医学史料館 展示室

〒565-0871　吹田市山田丘2-2 岸本記念医学史料館1階　電話：06-6879-5111
博物館資料の種類：医学系資料　野外部（薬草園）の有無：無　開館年：2023年　学芸員配置：無（職員配置あり）
休館日：土・日・祝、年末年始他　開館時間：9:30～16:30　入館料：無料　ショップの有無：無
設置者：大阪大学大学院医学系研究科

— **1. 沿革**　大阪大学医学系研究科内には、銀杏会館に医学史料展示室があり、適塾開設を起点とする医学部の歩みについて、中之島時代から受け継いだ歴史的な史料が、年表とともに展示されている。2023年に新設された当館については、吹田キャンパス移転以降に新たに積み上がった阪大医学部の成果にフォーカスした空間づくりを目指して構想が練られた。大阪大学医学部の医学伝習150周年を記念して、岸本忠三氏（第14代大阪大学総長・第28代大阪大学医学部長）の支援により設立され、1階の展示室は一般に公開されている。

— **2. 展示の概要**　展示エリアは、「常設展示」「企画展示」「サロンスペース」の三つのエリア構成になっている。ここでは、生命現象の本質・真髄を見据えて追求された基礎医学研究や、その社会還元を目指した医療について、最新の成果が紹介されている。

— **3. 収蔵資料**
1）研究データベース
阪大医学部でどんな研究がなされているのかを、「身体の部位」「研究者名」「研究キーワード」など、来館者が興味のある切り口から検索できるデータベースを設置。医学系研究科でプレスリリースされた研究成果が全てアーカイブされている。

2）研究成果から生まれた医療応用
岸本忠三教授（当時）の研究から生まれた抗IL-6受容体抗体をはじめとして、阪大医学部の研究から生まれた実際のモノを展示している。阪大病院の未来医療センターで実用化された製品や、基礎研究の成果から生まれた思いがけない臨床応用の実例も紹介している。
最近の成果として、認知症を視線の動きで診断するアプリや、頭蓋内埋込型の脳波測定装置の他、iPS細胞由来の角膜上皮シートと軟骨組織については、実際の臨床研究でヒトに移植されたものと同等品を研究室で調製したものが見学できる。

3）企画展「岸本忠三と教育」他
第一回目の企画として、現在も研究活動を続ける岸本忠三特任教授の著書の中から印象的な言葉を集め、当時を解説している。

— **4. 刊行物**　岸本記念医学史料館リーフレット（日・英）、医学系研究科 広報誌 DOEFF

— **5. HP**　https://www.med.osaka-u.ac.jp/facilities#kishimoto

（大阪大学大学院医学系研究科 医学史料室 野口 悦）

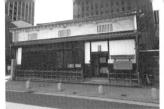
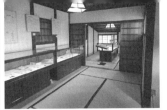

おおさかだいがくてきじゅくきねんせんたー しせき・じゅうようぶんかざいてきじゅく
大阪大学適塾記念センター
史跡・重要文化財適塾

〒 541-0041　大阪市中央区北浜 3-3-8　電話：06-6231-1970
博物館資料の種類：医学系資料　野外部(薬草園)の有無：無　開館年：1980年　職員配置：職員対応
休館日：月曜、祝日の翌日(土・日・祝は開館)、年末年始　開館時間：10:00〜16:00
入館料：一般 400 円、高校・大学生 200 円、中学生以下無料(団体料金あり)　※引率者のいない中学生以下の参観不可
ショップの有無：有　設置者：大阪大学

— **1. 沿革**　1810（文化7）年に備中足守に生まれた洪庵は、父の転勤で大坂に至り、22歳で江戸の蘭学者坪井信道の門に入る。その後大坂に戻るも長崎に蘭学修行に赴き、緒方洪庵とあらためる。1838（天保9）年、勉学を終えて帰郷、大坂瓦町に蘭学塾「適塾」を開く。1845（弘化2）年に過書町の町家(現在の適塾)を購入・移転して拡張を図り、『姓名録』には総勢 637 名の入塾者の記録が残る。福沢諭吉、大村益次郎、佐野常民など多くの著名人を輩出している。幕府奥医師に召された洪庵の後は、養子緒方拙斎らが適塾を守り、1886 年頃まで塾生の教育が継続されたが、明治新政府の教育制度の整備とともに適塾は発展的に解消する。建物は、1940 年に大阪府の史跡に指定、1941 年には国の「史跡緒方洪庵旧宅及塾」に指定され、1942 年に緒方家から国(大阪帝国大学)に寄付された。1952 年に適塾記念会が創立、1964 年には国の重要文化財に指定され、1972 年に大阪大学適塾管理運営委員会が発足された。1976 年から 80 年にかけて文化庁より解体修復工事が行われ、1980 年から一般公開が開始された。2014 年には耐震改修工事が完了し、現在に至る。

— **2. 展示の概要**　適塾は我が国唯一の蘭学塾の遺構で、国史跡・重要文化財として内覧することができる。1階は塾生たちがオランダ語の会読をした教室、客座敷、書斎、蔵など、2階にはヅーフ部屋、28畳の塾生大部屋、女中部屋がある。ヅーフ部屋には貴重な蘭和辞書のヅーフが一揃い置かれ、会読の予習のために学生たちが奪い合うように勉強し、夜を通して部屋の明かりは消えなかったとされる。

— **3. 収蔵資料**　適塾記念会を中心になされてきた研究・顕彰事業及び資料の収集・保存・運営は、2011 年に発足した大阪大学適塾記念センターが引き継ぎ、一層の研究・保存活動を推進している。また、一般に向けて適塾特別展示、適塾見学会、適塾講座、適塾記念講演会などを開催している。

— **4. 刊行物**　『緒方洪庵と適塾』(図録)、『適塾』(会誌)、『緒方洪庵の手紙』(緒方富雄・適塾記念会編)、『緒方洪庵全集』他

— **5. 参考文献**　大阪大学適塾記念センター HP、適塾リーフレット

— **6. HP**　https://www.tekijuku.osaka-u.ac.jp/ja

（落合広倫）

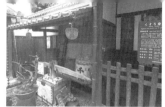
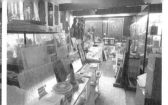

片桐棲龍堂漢方資料館

〒 590-0835 堺市西湊町 3-1-16 電話：072-241-3035
博物館資料の種類：医薬学系資料 野外部(薬草園)の有無：有 開館年：1995 年 学芸員配置：無
休館日：日曜祝日、第 1 第 3 土曜(片桐棲龍堂) 開館時間：非公開(学術研究目的のみ要予約) 入館料：無料
ショップの有無：無 設置者：片桐棲龍堂

- **1. 沿革** 片桐棲龍堂の先祖は鎌倉時代の清和源氏、薩摩島津氏の末裔で、兵法に随伴する医学を実践した。安土桃山時代には今日に至る医業を興し、爾来 400 有余年に亘り、伝統医薬学を継承した日本漢方を基礎に置き、中国伝統医学も取り入れた漢方薬専門店を営んでいる。文化年間から今の片桐の姓になり、片桐音之輔方矩以降の家訓「積善の家に余慶あり」は今も受け継がれて漢方薬の研究が続けられている。国登録有形文化財の片桐棲龍堂西ノ蔵は、日本でも数少ない漢方資料館として貴重な資料を保存・展示している。

- **2. 展示の概要** 2000 年、片桐棲龍堂主屋・東ノ蔵・中ノ蔵・西ノ蔵・洗い場・煉瓦塀・摩利支尊天廟が国の登録有形文化財に、2010 年には片桐棲龍堂庭園と座敷庭が堺市指定名勝の第一号になり、毎年堺文化財特別公開時に公開されている。庭園は築山林泉式の枯山水庭園で、2017 年の復元調査により茶室の露地であることが判明した。建物と庭園は共に歴史的に価値の高い資料である。また、漢方資料館には多種多様の医薬系資料が分類保存されている。

- **3. 収蔵資料** 龍穴牛黄献上御証、東大寺様御下賜木碑、往診用駕篭、片桐家 17 代当主片桐平智識、医薬学史資料(道三切紙・延壽法印医案・馬医草紙・古筆鏡・紺紙金泥・安政時代のコレラの瓦版)、薬関係資料(明治時代絶滅動物・医薬原料)、看板・錦絵(江戸時代女医師診療図・江戸時代医師診療風景図・麻疹絵)、佛教医学資料(釈迦の弟子の仏教医師 Jiva・医学に関する経典類)、チベット医学資料(西蔵薬・百八眼天珠)、南蛮医学資料、紅毛医学資料、華岡青洲関連資料、東大寺関連資料、「春日権現絵巻残簡光明皇后貴子出産図」、錦絵「東錦倭風俗諸侯方御誕生式」、正倉院薬物資料、動物薬物標本、竜骨、生薬標本、石薬資料、シルクロードの遺品、秦始皇帝と戦国時代関連資料、茶道関連資料、銅鏡、玉璧、船鉾町 300 年間史料、八坂神社史料、薬のポスター、ハンセン病資料、重要建築物復元奈良瓦型、その他多数。

- **4. 参考文献** HP、リーフレット、片桐棲龍堂薬局資料

(落合知子)

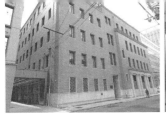
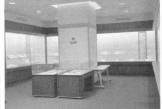

きょううしょおく
杏雨書屋

〒541-0045　大阪市中央区道修町 2-3-6　電話：06-6233-6161
博物館資料の種類：医薬学系資料　野外部(薬草園)の有無：無　開館年：1978 年　学芸員配置：有
休館日：土・日・祝、年末年始、資料整理休館日他　開館時間：10:00～16:00　入館料：無料　ショップの有無：無
設置者：公益財団法人武田科学振興財団

— **1. 沿革**　5 代武田長兵衞が東洋医学書を中心に和漢の善本を収集、その意志は 6 代長兵衞にも引き継がれ東洋医薬学書の一大文庫「杏雨書屋」を形成するに至る。これらは武田科学振興財団に寄附され、武田薬品工業株式会社の寄贈書とともに 1978 年「杏雨書屋」の名称が継承されて、図書資料館として開館した。1991 年の武田科学振興財団の建物完成に伴い全蔵書が収納され、翌年から閲覧展示が再開、2013 年には耐震補強・改修工事を施した武田薬品旧本社ビルに移転して一般公開されている。春秋年 2 回の特別企画展及び研究講演会の開催、所蔵資料関係の出版等の事業活動を行っている。

— **2. 展示の概要**　ガイダンスコーナーに武田薬品・武田科学振興財団の歴史展示、常設展示室に医学・薬学にまつわる素材と道具類(一角・薬研・蘭引・切丸器・薬看板・神農像・経絡人形・本草書等)、『解体新書』『ターヘル・アナトミア』、国宝・重要文化財(複製)展示、医家肖像など約 60 点が展示されている。特別展示は春秋年 2 回、その時々のテーマを立て特別展示室に展示される。

— **3. 収蔵資料**　国宝 3 点、重要文化財 14 点を含む約 4 万点 15 万冊を所蔵。【国宝】説文解字木部残巻(1 巻)・毛詩正義(17 冊)・史記集解(11 冊)、【重要文化財】薬種抄(2 巻)・香要抄(2 巻)・穀類抄(1 巻)・香字鈔(1 巻)・古文孝経(1 帖)・春秋経伝集解(4 巻)・遍照発揮性霊集(7 巻)・聖徳太子伝暦(4 冊)・春記(3 巻)・実躬卿記(51 巻)・黄帝内経太素(2 巻)・新修本草巻第十五(1 巻)・宝要抄(1 巻)・啓迪集(8 冊 附 2 冊)、【重要美術品】自筆稿本 全九集・秘伝眼科龍木総論、【その他】宋版外台秘要方残巻・南宋版 本草衍義・南宋版 備急総効方、元版 経史證類大全本草・元版 聖済総録残巻・元版 類編図経集註衍義本草・金陵本 本草綱目残巻・古写本 香薬鈔・異本病草紙・栗山孝菴自筆解剖図譜・平次郎臓図・狩野芳崖地中海真景図等。

— **4. 刊行物**　研究紀要『杏雨』1-22 号・増刊号、杏雨書屋蔵書目録、杏雨書屋図録、杏雨書屋所蔵書簡集Ⅰ・Ⅱ、杏雨書屋所蔵 医家肖像集初編・二編、杏雨書屋所蔵 病草紙模本集成、本草書の研究、国宝 毛詩正義 第一帙～第四帙(影印本)、重要文化財 宝要抄(影印本)、敦煌秘笈目録冊～影片冊 Ⅸ(影印本) 他多数。

— **5. 参考文献**　HP、リーフレット、武田科学振興財団・杏雨書屋編 2014『杏雨書屋図録』、武田科学振興財団 2019『武田科学振興財団』

— **6. HP**　https://www.takeda-sci.or.jp/business/kyou.html

(落合知子)

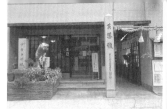
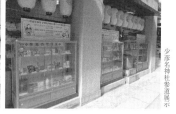

少彦名神社参道展示

くすりの道修町資料館
（くすりのどしょうまちしりょうかん）

〒541-0045　大阪市中央区道修町2-1-8 少彦名神社社務所ビル3階　電話：06-6231-6958
博物館資料の種類：薬学系資料　野外部（薬草園）の有無：有（参道展示）　開館年：1997年　学芸員配置：無
休館日：日曜、祝日（文化の日・神農祭除く）、8/11～16、12/28～1/4
開館時間：10:00～16:00（最終入館 15:30）、土曜3日前までの事前申込制　入館料：無料
ショップの有無：無　設置者：少彦名神社・道修町資料保存会

— **1. 沿革**　1990年に道修町文書保存会準備委員会が発足、江戸時代の近世文書（木箱3箱）の調査が大阪城天守閣で開始され、その史料価値が明らかになった。1992年に道修町文書保存会、1997年には道修町資料保存会が発足し、同年10月、くすりの道修町資料館が開館した。文書の調査と並行してマイクロフィルム化が図られ、目録の刊行、講演会、展覧会などの研究活動が行われている。道修町は、寛永年間に堺商人小西吉右衛門が薬種屋を開いてからくすりの町として発展し、その後も道修町の薬業者たちは団結して事業を展開してきた。そこには、少彦名神社の薬の神様に対する信仰をもとに崇敬団体薬祖講が結成されたことが深く関わっている。資料館は、地域と企業が町ぐるみで展開する道修町ミュージアムストリートの構成館となっている。

— **2. 展示の概要**　展示室は八つのコーナーとして、①「くすりの町のあゆみ」は道修町と少彦名神社に関わるモニター展示、②道修町の商い、③道修町ブランドの品質管理体制の紹介、④映像展示の道修町劇場、⑤結束と繁栄、⑥現在から未来へ、⑦薬業・道修町関連資料などのテーマ展示Ⅰ、⑧道修町近隣遺跡出土品のテーマ展示Ⅱから構成されている。また、少彦名神社参道には「医薬総鎮守 少彦名神社に護られた家庭薬」が展示されている。

— **3. 収蔵資料**　大阪市有形文化財指定「道修町文書」（7,749点。最古の文書は1658〈明暦4〉年「薬種御改指上申一礼控帳」）、『道三師語録』（曲直瀬道三）、『舎密開宗』（宇田川榕庵）、『遠西醫方名物考』（宇田川榛齋）、入札箱（1832年）、そろばん、虎頭殺鬼雄黄圓（疫病除け御薬）、唐薬種（生薬）、

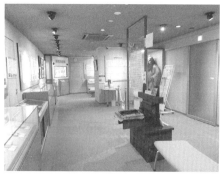

『春琴抄』（道修町を舞台にした谷崎潤一郎の小説）、家庭薬、薬局看板、鍾馗人形、桑根製薬使用丸薬製造機、大正13年頃の道修町町並み模型、大阪市文化財協会所有出土遺物（すき先の鋳型・荷札木簡・手かぎ・唐物茶壺・備前焼大甕・薬種用海亀甲羅）等。

4. 刊行物　『道修町資料保存事業の15年』、『企画展示 展示パネル集』『くすりのまち道修町 展示パネル集』『道修町文書目録』『道修町文化講演会』等。

— **5. 参考文献**　HP、リーフレット、刊行物
— **6. HP**　http://www.sinnosan.jp/dosyoumachi-index.html

（落合知子）

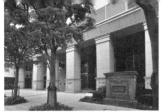
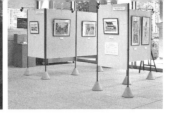

しおのぎせいやくほんしゃてんじこーなー
塩野義製薬本社展示コーナー

〒541-0045　大阪市中央区道修町 3-1-8　電話：06-6202-2161
博物館資料の種類：薬学系資料　野外部（薬草園）の有無：無　開館年：2015 年　学芸員配置：無
休館日：土・日・祝、年末年始、会社の休日　開館時間：10:00～17:00　入館料：無料　ショップの有無：無
設置者：塩野義製薬株式会社

―**1. 沿革**　大阪の道修町は、江戸時代から薬種問屋が軒を連ね、現在も多くの製薬会社の本支店がある「くすりのまち」として知られている。くすりの道修町資料館をはじめ、古くから道修町に本店をおく製薬会社が、くすりとともに歩んできた道修町の歴史・文化・医薬品にまつわる展示をおこない、「道修町ミュージアムストリート」と呼ばれている。塩野義製薬は、1878 年に塩野義三郎が薬種問屋「塩野義三郎商店」を創業以来、140 年以上にわたって道修町を拠点とする製薬会社として、道修町の活性化に貢献すべく、2015 年より本社ロビーの一角に展示コーナーを設置し、塩野義製薬の歴史資料・くすりに関する史料を展示・公開している。

―**2. 展示の概要**　塩野義製薬のシンボルマークである分銅の実物や創業当時の大福帳などのほか、二代塩野義三郎が収集した江戸時代から明治時代に作成された、病やくすりにまつわる絵びらや引き札・紙看板を展示している。

―**3. 収蔵資料**　絵びら（江戸後期から明治にかけて店主からお客様に配ることを目的とした広告物）、引き札（開店披露・大安売り・見世物興業など宣伝のために作られた配り札）、紙看板（明治初頭から昭和初期にみられた木製看板に模した印刷のびら）等。
江戸時代の絵びらは、歌川国芳や歌川広重などの浮世絵師が腕をふるった極彩色の錦絵（版画）で、当時の風俗や広告の歴史資料としてだけでなく、華やかで独特の色合いと大胆な図柄から美術品としても評価され、現在では世界各地の博物館に所蔵されている作品もある。

―**4. HP**　https://www.shionogi.com

（西 陽子）

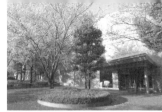
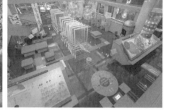

JT生命誌研究館
じぇいてぃーせいめいしけんきゅうかん

〒569-1125　高槻市紫町1-1　電話：072-681-9750
博物館資料の種類：医学系資料　野外部(薬草園)の有無：有(チョウの食草園)　開館年：1993年
職員配置：研究員　休館日：月曜、年末年始(12/29～1/4)　開館時間：10:00～16:30　入館料：無料
ショップの有無：有　設置者：日本たばこ産業株式会社

— **1. 沿革**　株式会社生命誌研究館は1993年4月に設立され、実験研究を行う研究センターと表現研究を行う表現セクターの協働により、生命科学と多分野の学問研究との架け橋となる研究機関として同年11月に開館した。施設面積は1,320㎡、床面積は3,700㎡、主要施設は実験室、研究室、セミナー室、展示ホール、図書室、談話用サロン、ミーティングルーム、食草園、飼育室である。大阪大学連携大学院として学生を受け入れ、若き研究者の育成を推進している。また研究館は、一般来館者にも開かれた施設として「生命科学が明らかにしつつある生きものとしての人間が暮らしやすい社会の実現」に向けて活動している。

— **2. 展示の概要**　1階は、館のシンボル「生命誌絵巻」の他、「〈生きている〉を見つめ、〈生きる〉を考えるゲノム」展、「骨と形」展、「細胞」展、「生命誌の階段」、回廊式の2階には「生きもの上陸大作戦」「エルマー・バイオヒストリーの冒険」の展示、3階は進化・発生・生態系の三つの切り口から生命誌を研究する四つのラボがある。実験室は通常非公開だが、生命誌の日(毎月第3土曜日)には、研究者レクチャーや実験実演などを体験できるオープンラボなどの催しが行われ、最新の研究成果を学ぶことができる。事前の電話申込みによりスタッフの展示ガイドが受けられる。屋上の12㎡の食草園は、飼育された蝶を展示する放蝶園とは違い、自然の蝶のための庭となっている。蜜が豊富な花と幼虫の食草が栽培され、沢山の蝶が訪れ、身近な昆虫と植物の関係を見つめ、進化を読み解く研究の場を形成している。食草園は催しやガイドツアーの際に入ることができる。

— **3. 収蔵資料**　ホームページ「生命誌アーカイブ」(創刊以来の季刊「生命誌」記事の蓄積)、生命誌年刊号書籍蔵書、BRHカードバックナンバー(図書室で閲覧)、生命誌映像ライブラリー(ビデオブースで閲覧)など。

— **4. 刊行物**　季刊「生命誌」、生命誌年刊号書籍、研究館グッズ(紙工作、トランプ、映像)等。

— **5. 参考文献**　HP、リーフレット。

— **6. HP**　http://www.brh.co.jp

(落合知子)

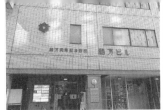
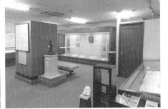

除痘館記念資料室
（じょとうかんきねんしりょうしつ）

〒541-0042　大阪市中央区今橋 3-2-17 緒方ビル 4 階　電話：06-6231-3257
博物館資料の種類：医学系資料　野外部（薬草園）の有無：無　開館年：2004 年　学芸員配置：有
休館日：日曜祝日、年末年始（臨時休館あり）　開館時間：10:00～16:00（土曜は午前中）　入館料：無料
ショップの有無：無　設置者：一般財団法人緒方洪庵記念財団

— 1. 沿革　天然痘はイギリスのエドワード・ジェンナーが開発した牛痘種痘法の普及により根絶した。我が国に牛痘種痘法がもたらされたのは幕末のことで、当時の蘭方医たちによって普及したものである。その一大活動拠点となったのが緒方洪庵を核とする大坂の除痘館である。本資料室はかつての除痘館があった跡地に、その活動と足跡を記念して除痘館に関する資料を展示・公開し、我が国近代医学史上における除痘館を解明し、文化の向上に資するために開設された。緒方洪庵の遺徳を偲び顕彰する目的で、機関誌を刊行しながら天然痘や種痘に関する史資料の収集公開を行っている。

— 2. 展示の概要　展示室は壁面ケースに緒方洪庵関連の資料、エドワード・ジェンナー関連の資料、除痘館に関する資料が展示されている。除痘館資料室内閲覧図書コーナーが設置され、自由に閲覧することができる。また、研究を目的とする来館者には資料を提供している。

— 3. 収蔵資料　『散花錦嚢』（緒方郁蔵著 1850 年）、除痘館種痘日表（1863 年）、除痘館種痘謝金請取書、種痘さとしがき（1852 年）、除痘館 種痘中心得書、大阪種痘館 種痘後心得、『扶氏経験遺訓』『ENCHIRIDION MEDICUM』（C.W.Hufeland 1842 年）、『大阪市種痘歴史』（松本端著）、除痘館 引札（1849 年）

複製資料：當時町請発行名醫大輯（1858 年改正版）、「除痘館記録」（緒方洪庵筆 1860 年）、除痘館分苗免許状（野呂文吾・中川脩筋・津田玄吾・堀脩吉宛）・除痘館種痘済証・除痘館疱瘡済証（塩野屋吉兵衛宛）・『戦兢録』（笠原良策の日記）、除痘館種痘錦絵（1850 年）、除痘館種痘引札（分苗所一覧付載 1849 年）、種痘を讃える詩（伝菊洲筆）、『牛痘の研究』、エドワード・ジェンナー立像等。

— 4. 刊行物　『大坂除痘館の引札と摺り物』『緒方洪庵没後 150 周年記念大阪の除痘館』「除痘館記念資料室だより」

— 5. 参考文献　「緒方洪庵の生涯生誕 200 年記念」冊子・リーフレット

— 6. HP　http://www.klinik-ogata.or.jp/ogata_building/floor/4f-01html.html

（落合知子）

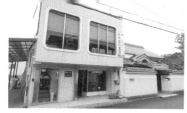
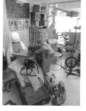

杉本歯科医院
歯の MUSEUM

すぎもとしかいいんはのみゅーじあむ

〒582-0008　柏原市古町2-2-12　電話：072-972-1439
博物館資料の種類：歯学系資料　開館年：2015年　職員配置：有　開館日：月・水・金・土
開館時間：9:00～18:00（土曜9:00～12:00）　入館料：無料　ショップの有無：無
設置者：杉本歯科医院（杉本叡）

― **1. 沿革**　杉本歯科医院の初代杉本一子は1933年に旧制東洋女子歯科医学専門学校（東京）を卒業後、直ちに開業するが1936年に早世した。このため次女禎子が1938年同校に進学、1942年に卒業して以来、2代目院長として長く地域の歯科医療に携わった。三女日出子も1948年に同校を卒業し大阪市で活動した。3代目の現院長がスペインの歯科大学（グラナダ大学、セビリア大学）で講演した際に大学博物館の展示に啓発され、眠っている昭和初期から中期に使用した歯科用器具・器械と現存しない女子歯科医専の資料を公開するため2015年に開館した。

― **2. 展示の概要**　展示室は歯科医院の1階に併設され、公道に面して大きなガラス張りとなっており、外からもある程度見学可能である。見学は個別対応となり、スタッフに余裕があれば解説可能。歯科医院3代のファミリーヒストリーでもある私設の小規模施設であるが、展示室は古道奈良街道に面し、はす向かいには杉本家の祖業であった醸造業が栄えた往時を偲ばせる酒蔵が現存するなど、同家を含む街並み全体が生きた博物館とも言え、街歩きの一環としても楽しめる。

― **3. 収蔵資料**　木製看板「Dental Office Dr. Sugimoto 東洋歯科医学士」、陶製表札、三姉妹ポートレート、戦時短縮の東洋女子歯科医学専門学校得業証書（1942年）、歯科用木製キャビネット（昭和初期、治療器具を収納）、初代が在学中に実習用で購入した昭和初期のデンタルボックス（小型の治療器具一式を収納）、同皮革製デンタルボックス、明治期の足踏み式歯科用エンジン（歯の切削器具）、明治期の電気式エンジン（ハンドピース用外付けモーター）、防音ガラスケース入歯科用コンプレッサー（輸入品、空気圧縮機）、ゴム床時代の義歯見本、フットベル（金属を溶かすガソリンバーナー用フットブロア）、圧延器（歯科技工用プレートローラー）、鉄ちん（鍛造・板金作業に使う鋳鉄製作業台）、エジソン式電球と燈具、ゼネラルエレクトリック製扇風機、待合室で使用した火鉢、1950～60年代のヨシダ製歯科治療ユニット2台など。

― **4. 研究の特色**　納富哲夫に師事してその補綴の研究を行い、これを利用して補綴の進歩に寄与する研究をしている。

― **5. 教育活動**　歯科医師を対象に歯内療法による治癒を目的とした治療法の教育を行う口腔医療研究会（エンド実習）、杉本補綴塾を主宰。

― **6. 参考文献**　HP

― **7. HP**　http://www.d-sugi.jp/museum.html

（永藤欣久）

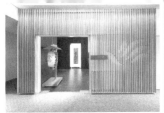
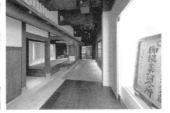

田辺三菱製薬史料館

〒541-8505　大阪市中央区道修町3-2-10　電話：06-6205-5100
博物館資料の種類：薬学系資料　野外部(薬草園)の有無：無　開館年：2015年　職員配置：職員対応あり
休館日：土・日・祝、年末年始、会社の休日　開館時間：10:00〜17:00(最終入館16:30)(要予約)　入館料：無料
ショップの有無：無　設置者：田辺三菱製薬

— **1. 沿革**　2015年5月に、本社ビル二階に開館した田辺三菱製薬史料館。本社所在地である大阪・道修町は、江戸時代から日本の薬種取引の中心地として栄え、今でも田辺三菱製薬のほか、武田薬品工業や塩野義製薬など、日本を代表する製薬企業が本社を構え、ここから世界に画期的な新薬を届け続けている、現役の「くすりの町」である。館では、日本で最も歴史ある製薬企業である田辺三菱製薬のあゆみをたどりながら、くすりの町・道修町の歴史や文化、日本の医薬品産業の変遷、およびくすりや身体の仕組みを紹介している。また、道修町には医薬品に関する展示施設が集まっており、それらを「道修町ミュージアムストリート」と名付け、町を挙げてくすりの町・道修町と医薬品の歴史を発信している。

— **2. 展示の概要**　館は三つのゾーンに分かれる。「くすりの道修町ゾーン」では、1678(延宝6)年に初代田邊五兵衛が合薬「たなべや薬」の製造販売で創業した当時の看板や提灯が、来館者を出迎える。また、原寸大で再現された明治期の店先では、12代田邊五兵衛が企業と道修町のなりたちを語る映像が流れ、まるで近代の道修町にタイムスリップしたようだ。「あゆみゾーン」では、和漢薬の販売から研究開発型の製薬企業にいたるまでのあゆみを、日本の医薬品産業の変遷とあわせてたどる。さらに「いまと未来ゾーン」には、現在の医薬品や研究開発を紹介する展示のほか、リアルな人体の3D映像「バーチャル解体新書」や、タッチパネル形式のクイズとパズルが用意され、大人も子供も楽しみながらくすりについて学べるようになっている。

— **3. 収蔵資料**　「たなべや薬」軒下看板、勅許看板、明治期店先原寸大再現および1/50模型、医薬品製造器具、田邊五兵衛商店提灯、神農像、基準天秤、田邊屋関連古文書、本草綱目、サリチル酸総発売元看板、純良薬品特約店看板、大正〜昭和期一般用医薬品宣伝ポスターおよび医療用医薬品包材、日本サッカー史関連資料、現在の医療用医薬品およびOTC医薬品包材等。

— **4. 参考文献**　パンフレット
— **5. HP**　https://www.mtpc-shiryokan.jp

(松本佑子)

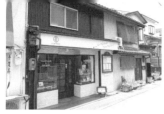
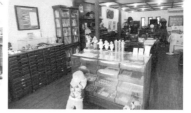

歯ブラシ専門館
(はぶらしせんもんかん)

〒 567-0883　茨木市大手町 7-23　電話：072-645-1031
博物館資料の種類：歯学系資料　開館年 2001 年　職員配置：1 名　開館日：土・日・祝日を除く平日
開館時間：10:00～17:30　入館料：無料　ショップの有無：有
設置者：株式会社エーデンタル

- **1. 沿革**　当館創設者で歯科医師の吉原正彦は大阪歯科大学で教鞭をとりながら大阪府茨木市で開業して 50 年余り、学生時代より歯ブラシの重要性に関心を持ち、その動向を調査するため世界各国を視察した。日本人の口にあった歯ブラシが必要と考え、1980 年代には年齢別に選べる小児用歯ブラシを開発。口腔ケア、口腔衛生、歯科技工の指導に携わり、口腔機能の発育と発達について日本口腔衛生学会などで研究発表をしてきた。その経験と成果をもとに 2001 年、株式会社エーデンタルを設立し、研究資料として収集した歯ブラシや口腔ケア製品を展示する「歯ブラシ専門館」を社屋に開館した。
- **2. 展示の概要**　歯みがきが生活に取り入れられ始めた頃は、枝の先端で歯と歯の隙間を清掃し、反対側を細かく割り、毛束のような形状を作って歯面をこすっていたと言われている。以来、歯ブラシは現代に至るまで世界各国で進化し続けてきた。約 150 年前に日本で初めて歯ブラシが製造されて以来、植毛形状には大きな変化が無かったが、2000 年代に入るとその毛束の植毛形状に着目し、丸い穴型から平たい溝型に進化した「平穴植毛歯ブラシ」が誕生した。現代は SDGs に基づき、環境にも配慮した次世代の歯ブラシが求められていると考える。歯ブラシ専門館では世界中から集まった新旧約 3,000 点に及ぶ歯ブラシをアンティーク家具に収納し、オルゴールや蓄音機などとともに展示している。オルゴールや蓄音機は、ゼンマイが動力として歯車を回し音楽を奏でる。ゼンマイは人体の筋力にあたり、歯車の噛み合わせは歯の噛み合わせと共通性があり、どちらも適切なメンテナンスをすれば長持ちする。「人生 100 年」と言われる今日、オルゴールや蓄音機が 200 年近くもの間、音楽を奏でてきたように、人の身体も筋力と歯の噛み合わせを適切にメンテナンスしていれば幾つになっても楽しく笑い、話し、美味しく食事ができる「健康寿命」を達成できるという思いが込められている。展示は実際に見て、聞き、感じ、寛いだ空間で楽しく口腔衛生に関する知識を学習できる場を意図している。
- **3. 収蔵資料**　歯ブラシなど約 3,000 点、恐竜やマンモスの歯の化石など。
- **4. 研究の特色**　より良い口腔ケアアイテムの発想と創造。
- **5. 教育活動**　ブラッシングコーナーを設け、歯みがき体験、歯ブラシの選び方、予防対策など口腔ケアのアドバイスを行っている。
- **6. 刊行物**　吉原正彦 1984『赤ちゃんからの健康育歯学』主婦の友社、吉原正彦 2009『噛めば噛むほど子どもは伸びる』現代書林。
- **7. HP**　https://www.adental.co.jp/museum/

(吉原正和)

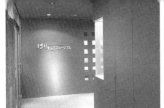
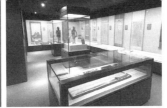

はりきゅうミュージアム

〒537-0022　大阪市東成区中本4-1-8 森ノ宮医療学園3階(受付2階)　電話：06-6976-6889
博物館資料の種類：医学系資料　野外部(薬草園)の有無：無　開館年：2001年　職員配置：教員対応
休館日：土・日・祝、学校休校日　開館時間：13:30〜18:30(入館18:00まで)　※要電話予約　入館料：無料
ショップの有無：無　設置者：森ノ宮医療学園

- 1. 沿革　森ノ宮医療学園は鍼灸関連史料を中心とした伝統医学関係資料を多数所蔵している。質量ともに世界的に類をみないもので、これらのコレクションは初代森秀太郎理事長が中心となり、1973年の開校当初から学園が蒐集してきた資料と寄贈品である。2000年には細野史郎初代校長が蒐集した翠心文庫が寄贈され、さらなるコレクションの充実が図られた。はりきゅうミュージアムは、新校舎竣工記念として、これらの収蔵品を一般公開し、伝統医療に対する知識を広めることを目的として設置された。
- 2. 展示の概要　導入部には平安時代、国内に現存する最古の日本語医学書『医心方』を執筆し、鍼灸学校の祖とされる丹波康頼像が展示され、博物館の象徴展示となっている。壁面には鍼灸院の看板とテキスト類、金杉毘沙門乙などの浮世絵、増補灸穴早合点、動物のツボ、明堂銅人図や童顔経絡図などの紙資料が展示されている。中央部のローケースには古医学書や望診の本の他、小児鍼、鍼管、古代の鍼などの実物資料、もぐさの精製過程が展示されている。2台のセンターケースには銅人形がそれぞれ1体ずつ展示され、博物館の中心的資料となっている。
- 3. 収蔵資料　銅人形(佐賀武田家伝銅人形・知新流銅人形・松本藩中村家伝銅人形)、鍼資料(夢分流打鍼具・古画職人絵等)、小児鍼資料(脾肝薬王園ちらし・看板・はり灸ポスター等)、灸資料(村井灸艾図・灸箱・看板等)、整骨資料(支體全骨銘之図・骨継療治重宝記等)、解剖資料(解体鍼要・解観大意)、外科資料(華岡流外科・乳癌手術・九相詩絵図等)、あんま資料(按腹図解・あんぷくりょうぢ看板)、婦産科資料(産科探頷図訣)、獣医資料(療馬針灸経・牛科撮要等)、医神・医聖資料(吉益東洞像・支那名医肖像画巻・神農図等)、浮世絵資料(小児灸の風景・麻疹能毒合戦図等)、漢方薬資料、引札・絵ビラ資料(和胸丸・脾肝楽王円等)、秘伝資料(秘伝要穴図・大鍼道功聖伝・針灸口伝集)。
- 4. 刊行物　『はりきゅうミュージアム Vol.1　銅人形・明堂図篇』『はりきゅうミューンアム Vol.2　日本の伝統医療と文化篇』
- 5. 参考文献　リーフレット、刊行物
- 6. HP　http://www.morinomiya.ac.jp

(落合知子)

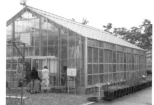
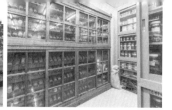

大阪医科薬科大学薬用植物園

〒569-1094　高槻市奈佐原 4-20-1　電話：072-690-1000
博物館資料の種類：薬用植物園　標本室の有無：有　開園年：1924 年　職員配置：大学教員対応
開園日：第 3 土曜（8 月及び 12 月〜3 月を除く）　開園時間：10:00〜12:00　入園料：無料
設置者：大阪医科薬科大学

- **1. 沿革**　薬用植物園は、1924 年に帝国女子薬学専門学校守口校舎に開園し、その後、松原キャンパスを経て 1996 年に高槻キャンパスに移転して現在に至る。薬用植物園の面積は 4,995m² で、管理棟区域と見本園区域から構成されて 800 種余りの薬用植物が栽培されている。薬用植物学、薬用天然物化学、生薬学、漢方薬学等の教育・研究や卒後研修、市民との交流の場として利用されている。

- **2. 展示の概要（薬用植物の種類）**　温室では熱帯や亜熱帯の薬用植物が栽培され、季節を問わずに様々な薬用植物を観察することができる。見本園内には漢方薬に使用される薬草や抗癌剤などの医薬品原料となる薬木が栽培され、日本薬局方に収載される柴胡や当帰などの重要生薬の基原植物はラベルや解説と共に展示されている。また、重要生薬・甘草の基原植物（*Glycyrrhiza* 属植物）を広く収集・栽培し、様々な系統を観察できる他、研究用のアシタバは伊豆諸島から収集して展示している。講義・実習棟（C 棟）の標本室には、貴重なメルク生薬標本が展示ケースと共に保存されている他、リリー標本なども保有している。その他、歴代教授が収集した標本および現市場品の収集も進められており、教育・研究に供されている。関連古書も標本室に保存され、図書館とリンクしている。

- **3. 研究の特色**　大学教員による薬用植物園を利用した研究も盛んに行われている。武田薬品工業（株）京都薬用植物園や北里大学などの薬用植物園等との共同研究を重視し、研究者の交流を実現している。さらに、薬用植物の育種研究を通じて、国内での生薬生産に向けた取り組みにも各自治体と協力してその使命を果たしている。

- **4. 教育活動**　学生が落ち着いた環境で観察やスケッチができるように課題植物が配置されているなど、教育的配慮がなされている。さらに、日本薬局方に収載されている生薬の基原植物を重要視し、収集・植栽されている。また、生涯学習教育など様々な研修会にも組み込まれて、その役割を果たしている。一方、月 1 回の公開日には大学教員の指導のもと、一般市民に対する見学会が行われている。

- **5. 参考文献**　HP

- **6. HP**　https://www.ompu.ac.jp/research/oups/garden.html

（芝野真喜雄）

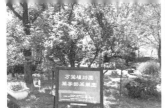
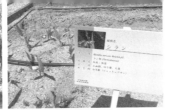

おおさかおおたにだいがくまんようしょくぶつえん・やくがくぶやくそうえん
大阪大谷大学万葉植物園・薬学部薬草園

〒584-8540　富田林市錦織北 3-11-1　電話：0721-24-0381（代表）
博物館資料の種類：薬用植物園　標本室の有無：有　開園年：1972 年　職員配置：大学教員
開園日：月曜〜土曜（祝日・大学休暇期間・登学禁止日を除く）　開園時間：9:00〜16:00　入園料：無料
設置者：大阪大谷大学

- **1. 沿革**　1966 年、大阪府富田林錦織北に大谷女子大学を開学。1972 年、文学部国文学科の定員増加に伴い、「万葉集」に登場する植物を栽培する場所として 1 号館（本館）前庭 1,500 ㎡の敷地に万葉植物園を設置した。当初は、文学分野を専攻する国文学科の教員の指導のもと管理運営されていた。2006 年、男女共学制に移行し、大阪大谷大学と改称するとともに、薬学部薬学科を設置したときに万葉植物園と同敷地に薬学部薬草園も併設された。現在、万葉植物園・薬学部薬草園の運営は文学部および薬学部教員が共同で務めている。園内には、展示植物は 250 種程度と見込んでいる。元来、文学部の附属施設であったために、万葉集や古くから我々日本人に馴染みのある植物も多く栽培されている。また、薬学部設置後には、薬用植物学・生薬学の教育のためにシャクヤク、クズ、ウイキョウ、ダイダイなど多くの生薬も栽培されている。

- **2. 展示の概要（薬用植物の種類）**　植物の案内説明板には植物名、学名（ラテン語）、生薬名、薬用部位、漢方での薬効、漢方処方例を掲載している。また、万葉集などに詠われている植物に関してはその「和歌」も掲載されている。近年、高知県牧野植物園などから提供を受けた植物も増えてきたことから、新たな案内板には上記情報に加えて花の写真も掲載している。大学の正門近くにあり、展示用植物は自由に見学することができる。また、園内には池もあり、夏には蓮や河骨が綺麗な花を咲かせ、カワセミなど数々の野鳥が飛来する。さらには、植栽の「刈込葉」を利用した「腐葉土」を作成していることで、昆虫をはじめ多くの小動物も棲息していることから、これら小動物も観察することができる。

- **3. 研究の特色**　現在、生薬の栽培の専門家が薬学部教員として所属しており、薬草園を用いて薬用植物の効率的な栽培方法を開発しようとしている。

- **4. 教育活動**　薬学部では年に数回、薬草園の見学会および薬用植物のスケッチを行っている。文学部国文学科では、毎年見学会を行って、日本文学における植物の役割について教授している。また、教育学部の授業や近隣幼稚園児や小学校児童達の情操教育など環境教育の一助として万葉植物園・薬学部薬草園を活用している。

- **5. HP**　https://www.osaka-ohtani.ac.jp/about/campus/

（伊藤卓也）

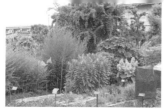
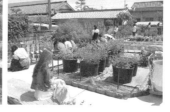

近畿大学薬学部薬用植物園

〒577-0818　東大阪市小若江 1-9-7　電話：06-6730-6277
博物館資料の種類：薬用植物園　標本室の有無：無　開園年：1954 年　職員配置：大学教員・技術職員
開園日：月〜金　開園時間：10:00〜16:00　入園料：無料
設置者：近畿大学薬学部

- **1. 沿革**　薬用植物園は、1954 年の薬学部創立と共に東大阪キャンパス内に設置され、2015 年 7 月には、新たなキャンパス整備計画に伴い、近鉄長瀬駅からキャンパスへ向かう道沿いである現在地へ移転した。約 400 種類の薬用植物を栽培管理し、生きた生薬標本として薬用資源学、天然物薬化学、漢方薬学などの講義や生薬学実習などにおいて薬学部生の教育に活用されている。また、地域住民を対象とした見学会・公開講座、さらには附属中学校などの課外授業の受け入れも行っている。

- **2. 展示の概要（薬用植物の種類）**　面積は 2,400 ㎡ 余りと小さいが、漢方薬や、その他医薬品原料として利用されている植物をメインに、香水原料などの有用植物、稲田モモや原始ハス、河内木綿の材料として引き継がれてきたワタなど、所在地の東大阪やその近郊にちなんだ地域性のある植物などを植栽、展示している。

  住宅街の中にあり、多くの地域住民が訪れることから、一般の方々にもなじみのある観賞価値の高い植物や話題性のある植物も植栽するように意識している。また、誰でも理解できる平易な言葉を使った説明書きを多く設置することにより、薬用植物の理解を深めていただけるよう努めている。

- **3. 研究の特色**　東大阪・八尾地域にちなんだ植物の遺伝子解析や系統保存、中河内地域の産業振興につながる薬用・食用資源の高付加価値化をめざした科学的評価などを進めている。

- **4. 教育活動**　園内にて講義やスケッチも行われることから、特に重要な薬用植物においては、学生が身近で観察できるように配置している。また、クラブなどの課外活動で植物園を利用する際には、活動しやすいように協力するなどの配慮を行っている。地域住民対象の見学会では、内外講師による講演と園内の見学を行い、薬用植物の普及・啓蒙を進めると共に、地域社会への還元を行っている。その他、薬用植物を紹介する「四季便り」を定期的に作成、HP に掲載している。

- **5. 参考文献**　HP

- **6. HP**　https://www.phar.kindai.ac.jp/yakusouen/index.html

（川村展之）

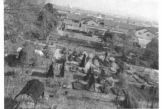
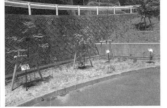

摂南大学薬学部
附属薬用植物園

〒573-0101　枚方市長尾峠町 45-1　電話：072-866-3145
博物館資料の種類：薬用植物園　標本室の有無：無　開園年：1983 年　職員配置：大学教員
開園日：不定期　入園料：無料
設置者：摂南大学薬学部

— **1. 沿革**　当園は、1983 年の薬学部開設時に設置された、薬学部附属施設である。薬学部と同じ摂南大学枚方キャンパスに位置しており、設置後現在まで、薬学部の学生及び教職員の教育、実習、そして研究利用を目的として管理・運営されている。園内は草本類からなる薬草園と熱帯植物からなる大温室、そして 2020 年度に新設された果樹・薬樹園で構成されており、その総面積は約 2,000 ㎡となっている。

— **2. 展示の概要(薬用植物の種類)**　薬草園では、日本薬局方に収載されている生薬の基原植物約 100 種が、ラベル及び説明とともに宿根草区と一年草区、つる植物区、水生植物区に分けて栽培・展示されている。また、隣接する大温室では、熱帯植物約 50 種が栽培・展示されている。その他、100 種を超える薬用・有用植物が管理区にて栽培管理されている。キャンパス各所に整備された果樹・薬樹園では、日本薬局方に収載されている生薬の基原植物を含む約 50 種の木本植物が、ミカン園やリンゴ園などのエリアに分けて栽培・展示されている。その他、歴代スタッフが収集した生薬標本コレクションが資料室に保管されており、教育用に供されている。

— **3. 研究の特色**　絶滅が危惧される薬用植物を中心に、薬草園の管理区にて系統保存を行なっており、それら系統を用いた遺伝的多様性解析も行なっている。また、栽培実験として、ムラサキとセイヨウムラサキの混植実験なども行なっている他、日本国内での栽培法が確立されていない薬用植物について、栽培条件や栽培方法の検討を行なっている。

— **4. 教育活動**　地域の小中学校を対象とした理科教室を開催している。当園受け入れ型講座では、園内に栽培されている植物を使って、身近な生活の不思議を体験する講座を開設している。出張型講座では、鉢栽培の植物に加えて生薬標本も展示することで、匂いや味に関する簡単な実験を行なっている。その他、生涯教育として、地域住民を対象とした薬草見学会及び植物学セミナーを年 2 回行なっている他、秋には薬草の出張展示と健康茶の試飲会を開催している。

— **5. HP**　http://www.setsunan.ac.jp/~p-yakuso/
　　　　　https://www.instagram.com/setsunan_garden　(Instagram)

(伊藤 優)

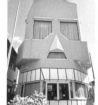
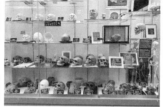

シャレコーベミュージアム

〒660-0062　尼崎市浜田町5-49　電話：06-6417-7069
博物館資料の種類：医学系資料　開館年：2011年　開館日：日曜・祝日(不定期)
開館時間：10:00～17:00（最終入館16:30）　入館料：大人1000円、小学生以上500円　ショップの有無：有
設置者：河本圭司

- **1. 沿革**　初代館長の河本圭司は、関西医科大学脳神経外科で教授をしており、職種から頭蓋骨に興味をもち、『アトラス頭蓋骨学』を出版し、頭蓋骨に関する新しい学問体系を提唱していた。1988年サンフランシスコで国際学会があり、とあるbone shopで装飾されたチベット製の本物のシャレコーベを見つけ、全身に電気が走るような衝撃を受け、そこから収集を始めるようになった。

　当初は自宅に保管していたが、2003年3月3日3時3分3秒にシャレコーベの外観をした3階建てのシャレコーベ・ミュージアムを設立し、2011年11月11日11時11分11秒に一般公開を行った。

- **2. 展示の概要**　1階は喫煙具、燭台、文房具、アクセサリー等、普段の生活の中にあるスカルグッズなどを展示している生活展。2階は動くおもちゃ、世界の祭祀に使用した道具などを展示している文化展、3階は頭蓋骨学、人類考古学、美術品などを展示している科学展。

- **3. 収蔵資料**　展示品は、本物の頭蓋骨から、絵画、ヒト古代骨から現代までの頭蓋骨のレプリカ、生活用品などシャレコーベに関するすべてのアイテムを揃えており、その数は約1,000点を3フロアにテーマごとに展示している。高僧の頭蓋骨を彫刻し加工したものでチベット密教儀式の際に用いる法具の頭蓋杯、3年かけて1本の桐の木をくり抜いて作成され内部も完全に彫り抜かれて解剖学的に正確な世界最大の木製頭蓋骨、頭蓋骨腫瘍の3Dプリントモデル、世界最大級に大きいクリスタル・スカル、インカ時代に王族が平民との違いを誇示するために頭の形を人工的に変形させたと言われているペルーの変形頭蓋骨、胎児から成人までの頭蓋骨の変遷、狭頭症・水頭症の頭蓋骨、インカ時代ペルー地域に見られた三つの骨片が形成された珍しいインカ縫合線のある頭蓋骨など、他ではみられないものが多く展示されており、ヒトの定位脳手術の創始者として、世界的に有名な米国テンプル大学名誉教授であるワイシス博士が所有していた歴史的な骨標本は貴重な歴史的スカルである。

- **4. 教育活動**　スカルを通して、ヒトとはなにか、人類の未来はあるのか、生きているということ、自分の人生とは何かを考えるきっかけとなるミュージアムである。

- **5. 刊行物**　『アトラス頭蓋骨学』、『シャレコーベの謎紀行』、『スカルを探ねて―世界のミュージアムめぐり』、『SKULL MUSEUM COLLECTION』

- **6. 参考文献**　HP

- **7. HP**　https://x.com/skull_museum、http://skull-museum.jp、https://instagram.com/skullmuseum

（山本佳代）

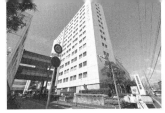
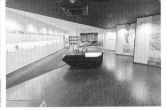

兵庫医科大学アーカイブズ室

〒663-8501　西宮市武庫川町1-1 兵庫医科大学教育研究棟3階　電話：0798-45-6173
博物館資料の種類：医学系資料　開館年：2018年　職員配置：無（職員対応あり）
休館日：土・日・祝、大学の休業期間　入館料：無料
開館時間：9:00〜16:30 ※但し、本学関係者及び学長の許可を得た方に限る　ショップの有無：無
設置者：学校法人兵庫医科大学

- **1. 沿革**　兵庫医科大学は1972年に開学し、2022年4月、開学50周年を機に医学部、薬学部、看護学部、リハビリテーション学部の4学部を擁する医系総合大学としてスタートした。兵庫医科大学アーカイブズ室は、開学40周年記念事業の一環として新設された教育研究棟の一角に、2018年に設置された展示室である。本展示室は、兵庫医科大学の歴史資料を保存・公開し、兵庫医科大学の過去と未来の架け橋となる施設として、在校生、教職員、卒業生、父兄等関係者が大学への理解をより深め、愛校心を育み、未来を語り合う場として活用されている。

- **2. 展示の概要**　展示室は五つのコーナーから構成されている。入口の「建学の精神」の展示からはじまり、「兵庫医科大学のあゆみ」では、開学から現在に至るまでの兵庫医科大学のあゆみのグラフィック展示及び各時代の大学誌や授業で使用された顕微鏡、学生のノートなどが展示されている。「名誉教授の方々」では、兵庫医科大学の発展に寄与し、多大な功績を挙げた名誉教授の写真プレートが展示されている。「大学創設までのあゆみ」では、兵庫医科大学の原点となった武庫川病院の開設から大学設立までのあゆみを、創設者森村茂樹先生の姿とともに紹介している。「アーカイブズ・ラウンジゾーン」は、卒業アルバムを閲覧しながら思い出などを語り合い、互いに未来を語らう、卒業生や在校生の交流スペースで、優勝トロフィー等を展示して学生のクラブ活動などを紹介している。「兵庫医科大学のあゆみ」と名誉教授の写真プレートは、タッチパネル式のモニターで閲覧できるデジタル化の整備が進められている。

- **3. 収蔵資料**　森村茂樹先生が揮毫した兵庫医科大学の門標、兵庫医科大学学生便覧（1972年発行）、第一回大学祭（1972年11月22日開催）のアルバム、兵庫医科大学誌の創刊号（1973年3月発行）、基礎医学各講座の授業で使用された顕微鏡、一期生の教科書（GENERAL OPHTHALMOLOGY）・ノート、解剖学実習マニュアル、兵庫県南部地震（阪神淡路大震災）被災時の在学生への新聞広告と入学志願者への新聞広告、兵庫県南部地震に関する兵庫県知事からの感謝状、兵庫医科大学開学25周年記念誌（1997年11月発行）、白衣授与式で使用した白衣と The Arnold P. Gold Foundation 提供のピン、兵庫医科大学40年史、武庫川脳病院の門標、新武庫川病院案内パンフレット（1959年11月発行。レプリカ）、総合病院 新武庫川病院案内パンフレット（1968年9月発行）、兵庫医科大学設置認可申請書、兵庫医科大学設置認可記念品、森村茂樹先生が任地ジャワから出した手紙2通（いずれもレプリカ）など。

- **4. 参考文献**　兵庫医科大学アーカイブズ室リーフレット、兵庫医科大学HP
- **5. HP**　https://www.hyo-med.ac.jp/corporation/about/history/archives/

（田川太一）

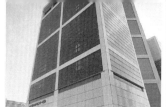
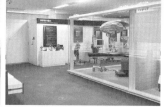

麻酔博物館

〒650-0047　神戸市中央区港島南町1-5-2 神戸キメックセンタービル3階　電話：078-306-5945
博物館資料の種類：医学系資料　野外部（薬草園）の有無：無　開館年：2009年　学芸員配置：無（職員対応あり）
休館日：土・日・祝、年末年始　開館時間：10:00～17:00（最終入館16:30）　入館料：無料　ショップの有無：無
設置者：公益社団法人日本麻酔科学会

1. 沿革
日本の現代麻酔科学史は、1950年の日米連合医学教育者協議会におけるMeyer Sakladの講義によって始まり、麻酔科学はその発展に伴い、他学会に先駆けて本邦初の専門医制度を作り上げた。1954年に日本麻酔学会（2001年に日本麻酔科学会に名称変更）が設立され、2011年には公益社団法人日本麻酔科学会として認定された。日本麻酔科学会では、これら日本現代麻酔科学史に係る貴重な資材、資料の収集、展示を目的として、2009年日本で最初の学会が運営する博物館「麻酔資料館」を発足した。2011年には1.5倍の展示スペースと内容の拡充が図られて「麻酔博物館」として開館した。開館10周年にあたる2021年には、大改修を行い展示内容を一新した。今回の改修においては、館内の解説を二つに分け、麻酔科医向けの解説に加え、一般の来館者にもわかりやすい解説を追加した。麻酔博物館は、日本の麻酔の歴史を正しく後世に伝えることに加え、学会会員に対しては麻酔科学史を通して医療の安全性向上の教育活動を行い、公益社団法人として広く国民の皆様へ麻酔科学を啓発することに寄与している。

2. 展示の概要
新設のオープニングシアターでは、一般の方向けに麻酔科医の役割を理解していただく動画を、博物館のイントロダクションとして放映している。現在と過去の手術室を展示する手術展示は、麻酔関連機器の発展など麻酔の歴史と進歩を学ぶことができるこの博物館の象徴的展示である。日本の麻酔科学の歩みを時系列的に展示する麻酔機器展示に加え、新たに日本の麻酔科学史において欠かせない、華岡青洲・セボフルラン・パルスオキシメータの特別展示を追加した。特に華岡青洲コーナーは医学史のプロの目に堪えうる本物をコレクターの方から寄託していただき、展示している。麻酔科医の周術期における役割を解説した展示や、麻酔科学に関する貴重書籍・資料を収蔵する書庫、昔の麻酔の映像資料を閲覧できるコーナーもある。

3. 収蔵資料
初期の麻酔科学教科書『ARTIFICIAL ANAESTHESIA』、『JOURNAL of the History of Medicine』『麻酔』、『Journal of Anesthesia』など関連学術誌の第1巻1号、厚生省標榜科認定審査委員依頼書、指導医認定に関する規定書、標榜許可名簿、マッキンタイアコレクション、オンブレダン吸入器、国産麻酔器の数々、ラリンジアルマスクプロトタイプ、華岡青洲関係資料、パルスオキシメータ開発者青柳卓雄関連資料、セボフルラン治験関係資料。麻酔科学会会員および麻酔関連企業からの寄贈品が収蔵資料の中核を構成している。

4. 参考文献
HP、博物館受付にてリーフレット無料配布。

5. HP
日本語　https://anesth.or.jp/users/common/museum
英　語　http://anesth.or.jp/english/museum/

（牧野 洋）

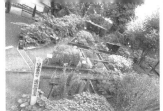
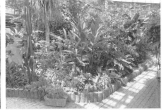

神戸薬科大学薬用植物園

〒658-8558　神戸市東灘区本山北町 4-19-1　電話：078-441-7514
博物館資料の種類：薬用植物園　標本室の有無：有　開園年：1935 年　学芸員配置：有（大学専任教員含む）
開園日：月〜金（11 月〜3 月を除く）　開園時間：9:00〜15:00（予約制）　※見学に関してはホームページを確認
入園料：無料　設置者：神戸薬科大学

- **1. 沿革**　本園は 1935 年に開園し、近隣の土地を校外薬草園として活用する期間を経て、1965 年に本学敷地内に移設され、現在に至っている。管理室・冷温室を含める敷地面積は 2,776 ㎡あり、山の傾斜を利用したひな壇状の圃場・冷温室において、約 1,000 種類の植物を栽培展示している。

- **2. 展示の概要（薬用植物の種類）**　圃場には日本薬局方収載の基原植物を中心に（写真左）有用・有毒植物を栽培展示している。温室では熱帯の薬用植物を中心に、アフリカやボルネオ・中国などが原産の珍しい植物を（写真右）、冷室では高山帯や寒冷地などの薬用植物を栽培展示している。また、生物多様性保全の観点から希少野生植物、絶滅危惧植物の種の保存にも協力している。標本室では局方生薬を中心に、歴代の先生方が収集した生薬なども保管・展示している。

- **3. 研究の特色・教育活動**　植物園では、観察やスケッチがスムーズに行えるように案内やラベルを設置し、学生への生きた教材となるよう講義に合わせて植物を栽培・展示しているほか、顕微鏡の観察実習で用いる植物材料の作成・提供も行っている。さらに、学生向けに植物を用いた染物体験などを開催し、薬用以外の植物の利用法についても学べる機会を作っている。また、研究室の依頼を受け、研究や実験材料の栽培・提供のほか、学外に向けて栽培植物データ等の資料提供を行っている。植物園の研究としては、栽培条件が含有成分（量や種類）に与える影響について検討を行っている。そして、地域貢献として予約制で見学者に植物や生薬の説明・案内を行っており、本園が地域の方々にとっても学びや憩いの場となることを目指している。

- **4. 刊行物**　薬用植物目録（初版 1978 年）、薬用植物園のしおり（初版 2000 年）、薬用植物園レター（2020 年 4 月 Vol. 1 刊行）

- **5. その他**　「神薬大のど飴」、「神薬大薬膳ナツメカレー」をプロデュース販売（大学内生協）

- **6. HP**　https://www.kobepharma-u.ac.jp/botanical-gardens/

（西山由美・平野亜津沙）

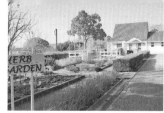
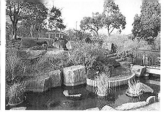

しあわせの村薬草園
（しあわせのむらやくそうえん）

〒 651-1106　神戸市北区しあわせの村 1-1　電話：078-743-8000
博物館資料の種類：薬用植物園　標本室の有無：無　開園年：1993 年　職員配置：技術職員
開園日：年中無休　開園時間：不定　入園料：無料
設置者：神戸市

- **1. 沿革**　1977 年に、神戸市は健康で文化的な生活水準を全市民に保障する目的で、全国に先駆けて「神戸市民の福祉をまもる条例」を制定した。1989 年には市政 100 周年記念事業として、すべての住民がリフレッシュできる都市公園を一体的に整備した総合福祉ゾーン「しあわせの村」が開村し、1993 年、その一部に薬草園が開園した。薬草園の面積は 8,000 ㎡、種類約 200 種が栽培されている。しあわせの村は、神戸市須磨区と北区の境界部の白川・藍那に位置し、このあたりは平安時代から朝廷に献上するヤマモモを栽培してきた地である。
- **2. 展示の概要（薬用植物の種類）**　薬草園は、古くから民間薬として栽培されている薬用植物のうち、基本類を集めた家庭薬草園（ドクダミ、ツワブキ、ナルコユリ、ゲンノショウコなど）、家庭薬木園（ニッケイ、サンシュユなど）、染色植物園（アイ、クチナシ、アオバナ、アカネ、ムラサキ、キンミズヒキなど）、西欧ハーブ園（レモングラス、ローズマリー、フェンネル、カモミールなど）、オセアニアハーブ園（ティーツリー、ユーカリなど）、ツル性薬草園（サネカズラ、テイカカズラなど）、製薬原料園（アマチャ、クララなど）、薬草の池（ガマ、ミソハギ、ハンゲショウなど）、健康野菜園（シソ、トウガラシなど）、山菜園（ゼンマイ、ウド、フキなど）、秋の七草園から構成されている。かつて癌の特効薬と言われたキジュは、秋にはバナナの房を小さくしたような実を沢山付ける。ラベンダー園にはラバンジン系のラベンダーが 300 株ほど植えられ、夏と秋の 2 回、開花を楽しむことができる。
- **3. 活動**　2014 年から様々な形で利活用されており、しあわせの村の各地を巡るイベントなどで薬草園の解説や、ハーブに直接触れることができる機会がある。併設された果樹園では、ウメ、スモモ、ブルーベリー、カリン、イチジク、カシグルミ、柑橘類など約 30 種類以上が栽培されている。また、障がいを持つ人との協同で活動するユニバーサル農園も隣接しており、サツマイモ、トマト、ニンジンなどが栽培されている。※薬草園は果樹園 (2ha) の中の内数 (0.8ha)。
- **4. 参考文献**　HP、しあわせの村ぶらり MAP
- **5. HP**　http://www.shiawasenomura.org

（落合知子）

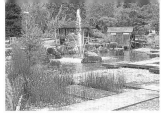
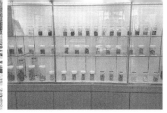

丹波市立薬草薬樹公園
（たんばしりつやくそうやくじゅこうえん）

〒669-3157　丹波市山南町和田 338-1　電話：0795-76-2121
博物館資料の種類：薬用植物園（公園）　標本室の有無：有（展示コーナー）　開園年：1988 年　学芸員配置：無
開園日：水曜以外の全日（年末を除く。祝日の水曜は開館）　開園時間：10:00〜18:00（11 月〜3 月は 17:00 まで）
入園料：無料　設置者：丹波市

1. 沿革　丹波市山南町和田地域は、江戸時代、オウレンの栽培が始まったことをきっかけに、薬用植物栽培地として発展してきた。その歴史的背景を基に「漢方の里」と銘打ったまちづくりが進められる中で、地域の観光拠点となることを目的とし、1988 年に薬草薬樹公園が設置された。庭園部分の敷地面積は 11,746㎡。公園として整備されているため、気軽に散策し、四季それぞれに変化のある景観を楽しむことができる。
　公園内に建てられた「リフレッシュ館」では薬草風呂への入浴や薬草を活かした食事ができるほか、「遊工房」では薬草を使用した染め物体験などが開催されている。

2. 展示の概要（薬用植物の種類）　公園内の薬草エリアでは、オウレン、セネガ、トウキ、モクレン、カリン、ニッケなどの薬用植物約 250 種が栽培されている。ハーブエリアではローズマリー、タイム、エキナセアなど、花や香りを楽しめる植物が栽培されている。リフレッシュ館の中にある薬草資料コーナーでは、51 種類の生薬標本のほか、明治・大正・昭和にかけて使われていた製薬関連の道具や文書、薬の広告などが常時展示されている。

3. 教育活動　薬用植物の名札についている QR コードを読み取ると、各植物の薬効などが記載されているホームページにアクセスできる。また、兵庫医療大学薬活オウルズ・山南町薬草組合・薬草薬樹公園で社学連携を行い、トウキ葉を使った商品の開発と販売をしている。トウキ葉栽培や催事での販売には、兵庫医療大学の学生も参加している。2019 年 4 月からは、地元小中学校との社学連携活動として、児童・生徒によるトウキ葉の栽培・収穫を開始した。このトウキ葉は、リフレッシュ館の薬草風呂で活用されている。

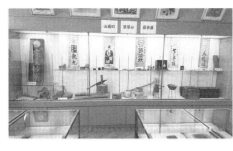

4. 参考文献　HP、丹波市立薬草薬樹公園条例
5. HP　http://www.yakuso.gr.jp/

（丹波市産業経済部観光課）

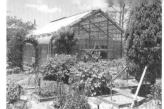
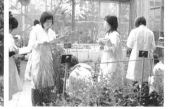

武庫川女子大学薬用植物園
(むこがわじょしだいがくやくようしょくぶつえん)

〒663-8179　西宮市甲子園九番町11-68　電話：0798-45-9942
博物館資料の種類：薬用植物園　標本室の有無：有　開園年：1962年　職員配置：大学教員
開園日：月曜～土曜　開園時間：10:00～16:00　入園料：無料
設置者：武庫川女子大学

- **1. 沿革**　1962年の薬学部創設と同時に設置され、1986年の薬学部の移転に伴い現薬学部(浜甲子園キャンパス)に新たに開園した。キャンパス内ということで、面積はわずかではあるが、標本園(約563㎡)のほか、温室および寒地性植物栽培室(約340㎡)も備え、主に日本薬局方収載生薬の基原植物や民間薬として使用される薬草など約250種類がコンパクトに栽培されている。本キャンパス内の樹木のほとんどが薬木であるが、2016年に南西側の一区画を薬樹園(約2,000㎡)として整備した。教育、研究および社会貢献を主たる目的とするが、園内には四季折々の観賞用の花も植栽され、ガゼボハウス、藤棚、ベンチなども置かれ、学生や教職員、一般見学者の憩いのスペースとなっている。

- **2. 展示の概要(薬用植物の種類)**　標本園は、見学しやすいように、小区画ごとに植物が植えられ、学名や薬効などを確認できるQRコード付きラベルが添えられているほか、季節ごとに開花や結実状況を提示した配置図を用意している。温室および寒地性植物栽培室(冷室)には温度変化に弱く、栽培の難しい山野草類を植栽している。また、冷室内には標本棚が設置され、その年に採集した薬用植物を乾燥させて「生薬」にしたものを展示し、自由に触れることで基原植物と生薬の関係を実感できる。さらに、実習棟3階にある標本室では約600種の生薬の標本が保存され、今では手に入れることが難しい全形生薬の標本も有する。

- **3. 研究の特色**　学部学生の論文テーマとして、スイフヨウなどの花びらの色が変化する植物の花色変化メカニズムの解明、園内の多彩な薬用植物をシーズとした新機能(抗アレルギー、抗かゆみ、駆瘀血活性など)探索研究を行っている。また、学外団体や企業への研究試料の提供も行う。

- **4. 教育活動**　植物情報を確認できるラベルや季節ごとの園内配置図を準備し、学生が四季折々の植物に触れ、時には香りや味も試しながら、薬用植物や生薬に関する基本的知識を修得できるようにしている。また、日本薬剤師研修センターによる「漢方・生薬認定薬剤師」資格試験のための実習、シニアカレッジや地域住民を対象とした見学会や講習会を行っている。

- **5. HP**　https://ph.mukogawa-u.ac.jp/~botanic/index.html

(奥 尚枝)

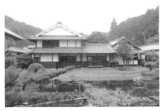
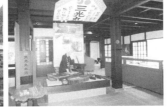

(一財)三光丸クスリ資料館

〒639-2245　御所市今住700-1　電話：0745-67-0003
博物館資料の種類：医薬学系資料　野外部(薬草園)の有無：有　開館年：1990年
職員配置：館長による案内・解説あり　休館日：土・日・祝、年末年始（第2土曜は開館）
開館時間：9:00〜16:30（団体要予約）　入館料：無料（粗品進呈）
ショップの有無：有　設置者：株式会社三光丸

― **1. 沿革**　和漢胃腸薬三光丸は、鎌倉末期の元応年間(1319〜21)にはすでに「紫微垣丸」という名で創製されており、その後南北朝時代に至り、後醍醐天皇から「三光丸」の名を賜ったと伝えられる。製造元の米田家は、中世大和国で一大勢力を築いた大和武士・越智氏の流れをくむ家で、越智氏滅亡後、三光丸をはじめとする家伝薬の製法を守り伝えた。
江戸時代に入ると、製薬の知識と技術を生かして大和売薬の発生に深く関与し、幕末期以降は「大和の置き薬」の牽引役として業界の発展に貢献した。
1990年、大和売薬に関わった先人たちの足跡をたどり、配置薬の歴史を広く紹介するために、米田家および株式会社三光丸本店(現社名は株式会社三光丸)が所有する資料を整理して資料館を設立した。
以来、2度にわたるリニューアルを経て現在に至る。

― **2. 展示の概要**　「まほろば館」には映像コーナー、生薬見本コーナー、クイズコーナーがあり、「見る・聞く・触れる・匂いを嗅ぐ・味見する・考える」といったように、五感をフルに活用して薬の歴史や漢方薬に関する知識を学ぶことができる。
「こころの館」では、「先用後利」を基本とする配置のシステムについて紹介。江戸時代以降、大和の置き薬に携わった数多くの先人たちの足跡をたどりながら、古い道具を使って昔の薬づくりも体験できる。

― **3. 収蔵資料**　神農図(掛軸)、古文書：『仲間取締議定書連印帳』(大和と富山の売薬業者が結んだ紳士協定)・『家法副』『薬の法書』(薬の製法を記した秘伝書)・『商況記録』(大正時代の廻商日誌)・明治〜昭和初期の得意帳(顧客の管理台帳)、江戸〜昭和初期の薬看板、行商土産：紙風船、引札、待ち針、食合わせ、昔の製薬道具、古い薬のパッケージほか多数

― **4. 刊行物**　『同盟人百年の軌跡』『越智氏の勤王』(いずれも非売品)

― **5. 参考文献**　資料館リーフレット、各種印刷物

― **6. HP**　https://sankogan.co.jp/

(浅見 潤)

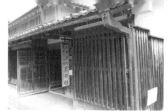
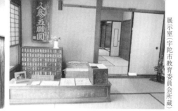

展示室（宇陀市教育委員会所蔵）

宇陀市歴史文化館「薬の館」
（宇陀市指定文化財・旧細川家住宅）

〒633-2174　宇陀市大宇陀上2003　電話：0745-83-3988
博物館資料の種類：薬学系資料（博物館類似施設）　野外部（薬草園）の有無：無　開館年：1995年
職員配置：管理人在住　休館日：月・火（祝日の場合は水曜）、12/15～1/15　開館時間：10:00～16:00
入館料：大人310円、小・中学生150円（団体割引あり）　ショップの有無：無
設置者：宇陀市

— **1. 沿革**　薬の館は、1806（文化3）年から代々薬問屋を営んでいた細川家の屋敷を改修した資料館である。国の重要伝統的建造物群保存地区に選定された宇陀市松山地区は、江戸時代の最盛期には50軒以上の薬問屋が軒を並べた製薬の町として知られる。かつては阿騎野と称され「日本書記」にも薬猟が行われていたことが記載されるほど、古くから宮廷の薬草を採取する地であった。1729（享保14）年に森野賽郭が薬園を開き、「史跡森野旧薬園」として保存公開されている。細川家は1806年に薬商となり、1835（天保7）年に人参五臓圓・天寿丸という腹薬を販売、建物前の銅板葺唐破風付看板「天寿丸」は、往時の繁栄ぶりを今に伝えている。館内には細川家資料や藤沢薬品に関する資料とともに、町の薬にまつわる文化・歴史も紹介されている。江戸時代末の創建とされる旧細川家住宅は改修工事が行われ、1992年に旧大宇陀町指定文化財に指定、大宇陀町歴史文化館「薬の館」として開館、2006年から町村合併により宇陀市歴史文化館「薬の館」として運営されている。

— **2. 展示の概要**　薬問屋を営んだ、地元名士細川家の旧住宅を利用した薬の館は、本館、三つの蔵、離れ、土間などから構成される。本館1階座敷を中心として、松山地区に残る薬関係の資料を展示公開する「薬関係資料コーナー」、一の蔵では細川家と藤沢家の出会い～初代社長友吉翁の実績（樟脳の開発～樟樹増殖）、二の蔵では二代社長の実績～海外雄飛～昭和の医薬品産業、三の蔵では三代社長の実績～社会貢献、藤沢薬品工業株式会社などが開発した薬品のパッケージなどを展示する「藤沢薬品コーナー」、薬問屋など細川家ゆかりの資料を展示する「細川家ゆかりのコーナー」から構成されている。土間部分には、かつて使用された古い竈が保存されている。

— **3. 収蔵資料**　看板（家傳皿の道薬・疝氣妙薬・ロート目薬・猫イラズ特約店・太田胃散・花王石鹸・ホシ胃腸薬・ツヨール特約店・救命丸・サラリン錠）、扁額「元祖太田胃散」・「浅田飴」、薬袋など多数

— **4. 参考資料**　HP、リーフレット

— **5. HP**　https://www.city.uda.nara.jp/bunkazai/shisetsu/bunka/oouda-rbk.html

（落合広倫）

224

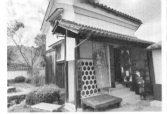
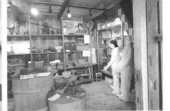

くすり資料館

〒653-0152　高市郡高取町上土佐 20-2　電話：0744-52-1150
博物館資料の種類：薬学系資料　開館年：2002 年　職員配置：観光案内所職員対応あり
休館日：無休(年末年始を除く)　開館時間：9:30〜16:30　入館料：無料　ショップの有無：夢創館(地場産品の販売)
設置者：一般社団法人高取町観光協会

― **1. 沿革**　高取町のくすりの歴史は古く、西暦 612 年の飛鳥時代に遡る。推古天皇が聖徳太子とお伴の者を率いて、薬の原料となる動植物が豊富であった高取羽田の山野で薬狩りを行ったと伝わる。当時中国から医薬術や薬効を伝え聞くとともに、秘伝の処方から家伝薬がつくられ、それが修験者によって大和の薬は全国に広まった。江戸時代には高取城植村藩主が江戸参勤の際に、他の藩主に薬を贈ったのがきっかけで販路が拡大、江戸中期には奉行の許可を得て置き薬の行商が行われるようになった。現代の配置販売の嚆矢である。明治期には高取の薬種業が急速に発展し、くすりを得意先に預け置き、使用した分のみ代金を支払う「先用後利」の商法が行われるようになる。大正時代には高取薬業会が設立され、奈良県の重要産業に指定されて、製薬業及び配置販売業が成長を遂げた。1952 年には、昭和天皇が高取町の製薬会社を見学され、現在も大和の薬の中核的生産地として、薬の研究と開発に取り組んでいる。

― **2. 展示の概要**　城下町の観光の拠点として、大正時代に呉服屋として栄えた旧山崎邸を改修し、2002 年に高取町観光案内所「夢創館」がオープン、ギャラリーや資料の展示、地場産品の販売をしている。くすり資料館は、旧山崎邸の蔵を改装し、薬を手作業で作っていた頃の道具や器具類など薬業に関する資料を展示している。蔵を活用した展示は、製薬、売薬、現代のくすりをテーマに構成されている。

― **3. 収蔵資料**　薬研、乳鉢、練り鉢、押出式製丸器、丸薬に金コーティングする器、ふるい、片手切、薬匙、薬瓶、天秤、さお秤、銀秤、化学天秤、朱、印籠、墨打器、神農像、売薬トランク、矢立、売薬ごうり、置きくすり箱(西川榮壽堂、カゼサラリ二粒父)、くすり袋(三光丸、六神丸、扇屋製品本舗、西川榮壽堂最新式家庭薬スートン A 錠、扇屋製品本舗友心、トンプク駆熱散・天妙丸)、看板(クロンビター、オロナイン、若心、トンプク一發、婦人湯、グンイチメンタム、薬種商売業、赤くすり、カゼロン、モダンバス)、生薬標本(霊芝、黄柏、甘草、ニッキ、せんぶり)、文字印刷用型版、版木(小児薬王救命丸、西川トンプク、六神丸、タンナルビンはらに妙薬)、薬花主名簿、売薬得意帳、薬事法令集、売薬製剤帳、薬行商用おまけの品物類(紙風船、鉛筆、杯、うちわ)、人体模型図クリアファイル、現代のくすり、大和高取くすり年表など。

― **4. 参考文献**　「高取町のくすりの歴史とくすり資料館」(高取町観光協会)、『奈良のくすりのプロフィールⅢ』(奈良県)、『高取町史』、HP

― **5. HP**　https://sightseeing2.takatori.info/kusurinomati

(落合広倫)

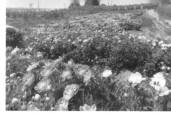
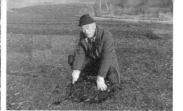

シャクヤクガーデン平原（花は観光・根は生薬に…）

〒 638-0035　吉野郡下市町栃原 2353-5　電話：0747-53-0015（株式会社大紀農園部）
博物館資料の種類：薬用植物園　標本室の有無：無　開園年：2013 年　職員配置：有(6 名)
開園日：4 月下旬～5 月上旬頃　開園時間：9:00～16:00　入園料：800 円（芍薬の花 20 本贈呈）
設置者：株式会社大紀・農事組合法人旭ヶ丘農業生産販売協同組合

- **1. 沿革**　奈良県南部に位置する下市町は人口 4,500 人の山間地域で、おもな産業は木工、木製品の製造業と農林業が中心の町で、古くは商業手形発祥の地として知られている。その中でも栃原地域で㈱大紀農園部と農事組合法人旭ヶ丘農業生産販売協同組合が、2013 年から共同で取り組んでいるのが芍薬栽培である。

  栃原地域は近年高齢化が進み、60 歳以上の人口が 45％に迫る勢いである。特に高齢者が農作業に従事することは大変な重労働であり、また今まで落葉果樹「柿・梅・桃」を中心に栽培をしていたが、高齢化により離農する農家が後を絶たない。そこで同組合と㈱大紀農園部が、高齢者を中心に薬用作物「芍薬」の植栽を試みた。

- **2. 展示の概要**　今回植栽した圃場は、霜害等で落葉果樹の栽培に適していない圃場 4ha に薬用作物「芍薬」40,000 株を植栽した。関係機関の指導を受けながら、試行錯誤して芍薬の開花に成功した。しかし、薬用作物は栽培技術が確立されていない部分がある。圃場管理として、土壌改良材の木質チップを投入することで、夏場の乾燥による土壌保水力を高めたり、作業の機械化を見据えて畝幅を広げる等、植栽の工夫を行っている。また、低農薬栽培を行っている為、病害虫の駆除が大変である。

  植栽の特色として、芍薬は、薬草として根を使う場合は花を摘み取るのが普通であるが、その花は地域で観賞用に圃場を開放し観光資源として活用、期間中は 4,000 人が来場する。また、根の部分は消炎・鎮痛剤などの漢方薬の原材料として販売を定着させ、奈良県南部農業の活性化につなげている。また高齢者が芍薬栽培にかかわる事で、少しでも長く農業がつづけられるようにする事と、若い人にも地域の担い手として農業に取り組んでもらう糸口になる事が目的である。

- **3. 教育活動**　近畿圏内の大学と共同して、住民の参加体験型講座を開催している。また、小中学校等にもその取り組みの実際を紹介し、薬用作物についての理解を深める学習に取り組んでいる。

- **4. 参考文献**　奈良県「漢方のメッカ推進プロジェクト」https://www.pref.nara.jp

- **5. HP**　https://www.daiki-net.jp/farm.html（株式会社大紀）

（堀 光博）

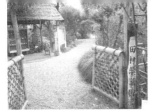
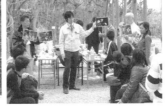

田村薬草園
(たむらやくそうえん)

〒639-2295　御所市西寺田50　電話：0745-66-1521
博物館資料の種類：薬用植物園　標本室の有無：無　開園年：1980年　職員配置：案内対応あり
開園日：平日（4～10月）　開園時間：10:00～16:00　※要申込　入園料：無料
設置者：田村薬品工業株式会社

- 1. **沿革**　田村薬品工業(株)のある御所の地は古くから薬用植物の産地で、修験道の役行者が名薬「陀羅尼助」を作った葛城山麓に隣接している。薬用植物は、健康を願う人々の長い経験や生活の知恵の重ねで選抜・育成された植物群で、漢方薬や民間薬、抽出された有効成分を用いた医薬品など多くの分野で利活用されている。当薬草園は、創業者・田村信一の「何事も原点から始まる」という理念のもと、1980年に当社工場隣接地に開園された。

- 2. **展示の概要（薬用植物の種類）**　標本園8,440㎡、育苗施設を含む実験園13,000㎡に内外の薬草370種と薬木180種が栽培され、季節を問わず多様な薬用植物が観察でき、古代藤原京出土関連など、テーマ別に分かりやすく展示栽培している。

- 3. **教育活動・研究活動**　薬用植物に関心のある方はもちろん、小・中・高生や地域住民にも、美しい花や姿、芳しい香りを楽しみながら薬用植物への理解が深められるような活動を行っている。また、葛城山麓にある当薬草園は、地域に役立つ事業の一環として絶滅危惧種の保護活動に取り組んでおり、2012年には、県行政立会のもと、「ソハヤキイカリソウ・カツラギグミ・ミヤコアオイ・カワチブシ」等を採取・増殖して現地に戻す試みを推進している。

- 4. **参考文献**　HP
- 5. **HP**　http://www.tamura-p.co.jp/yakuso/guide.html

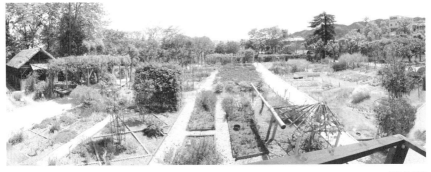

（荒井 滋）

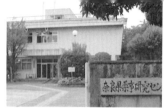
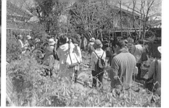

奈良県薬事研究センター薬用植物見本園

〒639-2226　御所市 605-10　電話：0744-45-4500（2020 年 9 月現在）
博物館資料の種類：薬用植物園　標本室の有無：無（受付横に標本あり）　開園年：1947 年以降（詳細年は不明）
職員配置：研究職員　開園日：休園中　入園料：無料
設置者：奈良県薬事研究センター

- **1. 沿革**　薬用植物見本園は、奈良県薬事研究センターが大和高田市から御所市に移転した 1947 年以降に敷地内に開園し、庁舎の周りを囲むように多くの薬用植物が栽培されている。薬用植物見本園の面積は 2,183.7㎡（661 坪）、このうち温室は 18.4㎡ となっており、徐々に数を増やして現在では約 200 種類ほどの薬用植物が栽培されている。年に 2 回春と秋に行う休日を利用した薬用植物見本園の公開イベントの際には、全国各地から老若男女問わず来園があり、近隣の市民との交流の場、教育機関の学生や薬に関連する企業の教育の場としても利用されている。

- **2. 展示の概要（薬用植物の種類）**　栽培するほぼ全ての薬用植物について、初めての方でも理解しやすいように各植物を紹介するラベルが設置されており、自由に見学することができるほか、様々な薬用植物が栽培されているため季節により異なる様子を楽しむことができる。また、奈良県にゆかりのある薬用植物のエリアを設けており、そこには美しい花を咲かせることで知られているボタンやシャクヤクのほか、婦人薬に多く配合されているトウキが見本として栽培されている。なお、トウキの品種のなかでもヤマトトウキは古くから奈良県で栽培されており、県の施策である「漢方のメッカ推進プロジェクト」において最重点作物となっている。

- **3. 研究の特色**　流通する医薬品の品質を保証するための試験・検査等を行っているほか、県内製薬会社からの依頼に基づき、新しい製品の開発に必要となるデータの取得を行っている。また、県の複数の部局が協力して取り組んでいる「漢方のメッカ推進プロジェクト」においては、生薬の生産から漢方薬等の販売までの一貫体制の構築を目指しており、農家や企業と協力することで生薬の供給拡大、研究、製品化、販売を促進し、県内の産業の活性化と漢方薬の普及を図っている。

- **4. 教育活動**　開園中は、薬用植物見本園を自由に見学可能だが、希望に応じて職員によるガイドツアー（要事前申込み）を行っている。また、なら県政出前トーク等では「これでわかった！薬用植物」をテーマとして出張講義を行っており、自治会や自治体、介護施設、大学など幅広い分野の方々に利用されている。

※なお、2020 年 4 月より庁舎の老朽化に伴い、見学者の安全を確保するため薬用植物見本園は閉園している（再開未定）。

- **5. HP**　http://www.pref.nara.jp/1744.htm

（奈良県薬事研究センター）

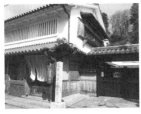
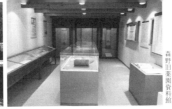

森野旧薬園資料館

森野旧薬園
もりのきゅうやくえん

〒 633-2161　宇陀市大宇陀上新 1880　電話：0745-83-0002
博物館資料の種類：薬用植物園（国指定史跡）　標本室の有無：有（森野旧薬園資料館（1998 年））　開園年：1729 年
職員配置：職員対応あり　開園日：不定休（正月三が日は休み）　開園時間：9:00～16:30
入園料：2024 年 11 月現在 300 円（中学生以下無料）　設置者：株式会社森野吉野葛本舗

1. 沿革　江戸時代末の宇陀松山地区には薬を取り扱う家が多く存在し、日本産の生薬を扱う和薬店が 12 軒、薬用酒を扱う薬酒店が 12 軒、薬剤を調合する合薬店が 23 軒にのぼる。日本書紀には推古天皇が 611 年に薬草摘みをした記録も残る。現在重要伝統的建造物群保存地区に指定されている宇陀松山が薬のまちとして知られる所以である。室町時代創業の森野吉野葛本舗の裏山には、現存する最古の民営薬草園「森野旧薬園」がある。森野 11 代当主森野藤助（賽郭）は薬草に造詣が深く、幕府の採薬使植平左次次とともに近畿一円から美濃、北陸地方の薬草を採取する調査を行った。時の八代将軍徳川吉宗公による漢方薬の自給自足と農事振興の施策に合致し、褒賞として下賜された貴重な薬草を自家薬園に植えたのが森野薬園の興りである。その後、薬園は幕府官園の補助機関となり、平賀源内、皆川棋園、田村元雄、池大雅との交流記録が残る。明治以降は廃藩置県や洋薬輸入の影響を受けて、江戸期以来の藩営薬園は廃絶するが、森野薬園は江戸時代から 300 年も維持され希少な薬園として、1926 年に国の文化財史跡に指定、1998 年 4 月に森野旧薬園資料館が開館した。約 600㎡ の山肌に、約 250 種の薬草木が生育する。

2. 展示の概要（薬用植物の種類）　薬用約 250 種、その他観賞用植物が生息している。60 歳で隠居した藤助が旧薬園内の離れ「桃岳庵」で研究に没頭し纏めた、約 1 千種の薬草・昆虫を掲載した図鑑『松山本草』（全 10 巻）、5 代目藤助による薬草標本集『草木葉譜』が森野家に残る。園内には 1930 年に寄付を基に建てられた薬草に関する古文書を保管する土蔵がある。

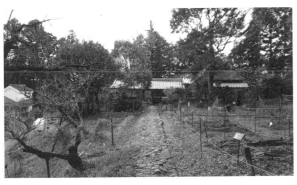

3. 参考文献　高橋京子・森野燾子 2012『森野旧薬園と松山本草―薬草のタイムカプセル』大阪大学出版会、コラム「日本唯一の私営薬園「森野旧薬園」宇陀松山は薬のまち」、奈良県歴史文化資源データベース、「情熱の薬草園 300 年健在」（日本経済新聞）

4. HP　https://www.morino-kuzu.com/kyuyaku/

（落合広倫）

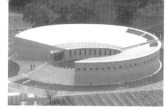
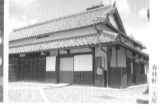

春林軒・主屋

道の駅 青洲の里
(みちのえき せいしゅうのさと)

〒649-6604　紀の川市西野山473　電話：0736-75-6008
博物館資料の種類：人物記念館　野外部(薬草園)の有無：無　開館年：1999年　職員配置：案内対応あり
休館日：火曜、年末年始　開館時間：3～10月/10:00～17:00(受付は16:30まで)、11～2月/10:00～16:30(受付は16:00まで)
入館料：春林軒／大人290円、小中100円　(展示室は無料)　ショップの有無：有
設置者：紀の川市

— **1. 沿革**　江戸時代紀州藩(現在の和歌山県紀の川市)に生まれ、世界初の全身麻酔「通仙散」を創製し、1804(文化元)年に乳癌摘出手術に成功した医師「華岡青洲」の生誕地にある道の駅。彼が実践した医療は「内外合一・活物窮理」を哲理とし、常に客観的な視点で病気や病人について深く観察・実証をおこなうことであった。当時華岡流医術を学ぶため医塾春林軒には全国各地からたくさんの門下生が集まり、やがて全国的な広がりをみせることとなり、我が国における外科医学及び地域医療の発展に多大なる貢献をもたらした。

彼の功績を顕彰し、後世に伝えるべく1999年旧那賀町に「財団法人青洲の里」設立、2005年紀の川市に合併後、2013年「一般財団法人青洲の里」、2016年に道の駅として登録され現在に至る。

— **2. 展示の概要**　華岡青洲の住居兼診療所である「春林軒」が復元されており、当時の様子が人形と音声・ビデオで再現されている。主屋については紀の川市の文化財に指定されている。
総合案内所には華岡青洲考案の軟膏「紫雲膏」が販売されている。
展示室には、華岡青洲がつかった手術道具や眼鏡など貴重な遺品の品が多数展示されている。

— **3. 収蔵資料**　華岡青洲宛杉田玄白書状、漫遊雑記、禁方録、丸散方考、乳疾方筌、コロンメス、バヨネット型剪刀、療治一札之事、乳癌姓名録、門人帳、奥伝誓約文之事、申語、矢言その他

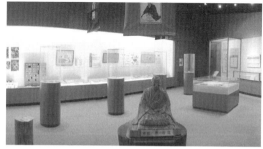

展示室(無料)

4. 刊行物　『華岡青洲先生その業績とひととなり』著：上山英明、『医聖　華岡青洲の偉業』著：田邉達三／華岡慶一、『はなおかせいしゅう』(絵本)和歌山県那賀町文献研究会

5. 参考文献　パンフレット、HP

6. HP　https://seishunosato.com

(木村哲朗)

近畿　和歌山県　道の駅 青洲の里

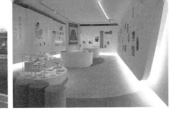

雲南市永井隆記念館
うんなんしながいたかしきねんかん

〒 690-2404　雲南市三刀屋町三刀屋 199-3　電話：0854-45-2239
博物館資料の種類：人物記念館（図書室）　野外部（薬草園）の有無：無　開館年：1970 年　学芸員配置：無（職員対応あり）
休館日：月曜（祝日の場合は次の平日）、年末年始（12/29〜1/4）　開館時間：9:00〜17:00
入館料：19 歳以上 300 円（20 人以上の団体は一人 240 円）　ショップの有無：無
設置者：雲南市

1. 沿革　昭和 43 年に合併前の三刀屋町に対し、「明治 100 年を記念して郷土の偉人『永井隆博士』の顕彰碑を建立したい」旨の申し出が、博士の母校飯石小学校の地元有志からあった。顕彰委員会を立ち上げ、検討を重ねるうちに記念館建設へと機運が高まっていった。全国から約 5,000 人の寄付が集まり、空き地となっていた現在の場所に建設され、昭和 45 年に開館した。記念館の開館と同時に長崎市永井隆記念館と姉妹館の宣言をした。

原爆被災地の復興に尽力した永井隆博士の、誕生から亡くなるまでの人となりに触れるため、小学生の平和教育や戦争経験者など多い時には年間約 5,400 人の来館者があり、平和に対する意識の高さが窺われる。

建設から約 50 年が経過し、施設の老朽化と設備の不備により建て替えが計画され、令和 3 年 4 月のリニューアルオープンとなった。

2. 展示の概要　展示室は、「永井隆博士の生涯」「永井隆博士にふれる」「今も生きる永井隆博士」「世界が讃えた永井隆博士」の四つのコーナーで構成されている。

「永井隆博士の生涯」コーナーでは、誕生から学生生活、従軍、被爆後までを年譜で紹介している。「永井隆博士にふれる」コーナーではカトリック教徒としての博士、体が不自由な中での著作と奉仕活動を紹介している。「今も生きる永井隆博士」コーナーでは図書室を作ったことや、大ヒットした『長崎の鐘』『この子を残して』の著作を映画化したこと等を紹介している。「世界が讃えた永井隆博士」コーナーでは各方面からの見舞いを受けたことや、多国語に翻訳された書籍などを紹介している。

展示室に隣接した顕彰図書室では、博士の著作物や平和関連の図書や書などを紹介している。

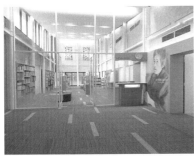

また、博士が造った「うちらの本箱」に因んだ図書室も備えている。

3. 収蔵資料　博士の思い出の写真、直筆の書、学生時代の故郷の友人とやり取りしたはがき、病床時期にお見舞いを受けた返事の手紙やはがき、その他平和関連のものを多数所蔵している。

4. 参考文献　リーフレット（作成予定）

5. HP　雲南市 HP 参照。

（藤原重信）

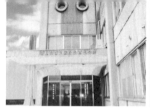
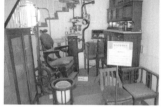

歯の歴史資料館

〒697-0004　浜田市久代町1-8(島根県歯科医師会西部会館内)　電話：0855-28-1960
博物館資料の種類：歯学系資料　野外部(薬草園)の有無：無　開館年：1995年　職員配置：事務員対応
休館日：月・水・金・日　開館時間：10:00〜17:00　※要予約　入館料：無料　ショップの有無：無
設置者：島根県歯科医師会

— **1. 沿革**　この資料館は歯に関する昔からの貴重な資料の散逸を防ぎ、昔の診療風景を後世に伝えることを目的として設立された。
　各展示物、陳列資料等は、初代館長を務められた浜田市の故青笹好之先生が、江津市内の古道具屋でお歯黒の道具を見つけたのをきっかけに、診療の合間をぬって古道具屋を回るなど東奔西走し、長年にわたり収集したものである。ここに展示してある資料の数々は、自身の貴重な財産のみならず、会員の先生方並びに一般の方々から寄贈を受けたもので構成されている。

— **2. 展示の概要**　昔から現代までの歯にまつわる貴重な歴史的資料を展示。能面をはじめ、「歯を露わにした」各地の郷土面が入館者を出迎える館内では、日本古来の歯科風俗や木床義歯、お歯黒道具から近代の歯科医学への流れなどを知ることができる。

— **3. 収蔵資料**　歯を露わにした面のいろいろ、明治・大正期の治療椅子、昭和初期の診療室、歯の健康の啓発ポスター・歯科医院の待合室、昭和初期の治療椅子、昭和中期の治療椅子、お歯黒道具、お化粧道具、木床義歯(木で作った入れ歯)、蒸和ゴム義歯(ゴムで作った入れ歯)など

— **4. HP**　https://www.shimane-da.or.jp/museum

（杉本哲司）

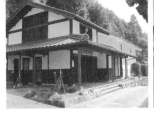
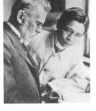

益田市立秦記念館
ますだしりつはたきねんかん

〒698-0203　益田市美都町都茂807　電話：0856-52-2415
博物館資料の種類：人物記念館　開館年1994年　職員配置：有　休館日：火曜・水曜（祝日の翌日）、年末年始
開館時間：10:00~16:00　入館料：一般200円（団体は160円）、中高生100円（団体は80円）、小学生50円（団体は40円）
設置者：益田市

— 1. 沿革　梅毒の特効薬サルバルサンの発見に貢献した、美都町出身の世界的医学者、秦佐八郎博士に関する資料や遺品が多数展示されている記念館。秦博士は、1873（明治6）年美都町都茂に生まれ、26歳の時に上京して北里柴三郎博士に師事、細菌学の研究に励んだ。
その後ドイツに留学し、ノーベル賞受賞者であるエールリッヒ博士とともに梅毒の特効薬サルバルサンを発見した。それ以降も北里博士の下で研究を続け、数々の業績を残した。
館内は、エールリッヒ、北里柴三郎、荒木寅三郎の各恩師を始め、友人として交流のあった野口英世との珍しい写真もあり、秦博士の人柄、功績等が分かりやすく展示されている。

— 2. 展示の概要　秦博士の一生を物語る明治、大正、昭和3代にわたる多くの写真、手紙、参考図書をはじめ遺品類など総点数200点に及ぶ多数の資料と等身大の肖像画、年表などを配置して、その人柄、功績等をより分かり易いように展示している。

— 3. 研究の特色　エールリッヒ博士と出会い、梅毒の特効薬サルバルサン606号の開発を行う。人の細胞組織とは結合せず、病原体のみを退治する魔法の弾丸は、数百回に及ぶ緻密な実験を繰り返し、その有効性を発見し、世に出した人物である。
昭和初期のサルバルサンを注射する内容のパンフレットには、「梅毒による心臓病で亡くなる人は4万人、遺伝梅毒は2万5千人、狂人「脳に梅毒菌が入り発狂してしまう」の1割は梅毒であり、失明した人の一部も梅毒が原因」(カギ括弧内は当時の表現のママ記載)だと、高野六郎が北米合衆国の状況をこのように伝え、サルバルサンを打ちましょうと奨励している。

— 4. 教育活動　秦佐八郎博士顕彰委員が益田市の小中学校に出向いて、子ども達の授業時間内に秦佐八郎博士出前講座を実施している。

— 5. 刊行物　『秦佐八郎博士小伝』、『秦佐八郎伝』、『まんが秦佐八郎』、絵はがき、DVD、テレカ

— 6. 参考文献　『秦佐八郎博士小伝』、『秦佐八郎伝』、『まんが秦佐八郎』

— 7. HP　https://www.city.masuda.lg.jp/soshikikarasagasu/somubu/mitochiikisoumuka/3194.html

（塩満　保）

島根県　益田市立秦記念館

中国・四国

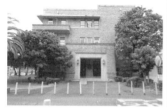
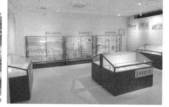

岡山大学医学部医学資料室

〒700-8558　岡山市北区鹿田町2-5-1　電話：086-223-7151（代表）
博物館資料の種類：医学系資料　野外部(薬草園)の有無：無　開館年：1984年　学芸員配置：無
休館日：土・日(要予約)　開館時間：9:00～17:00　入館料：無料　ショップの有無：無
設置者：岡山大学

— **1. 沿革**　岡山大学医学部創立100周年記念事業における百年史編纂のため、岡山大学医学部の中山沃教授を中心に資料収集が進められ、1984年4月、鹿田会館(旧生化学棟)に医学資料室が設置された。その後、耐震改修により2014年5月にリニューアルされた医学資料棟(旧栄養学棟)の3階に資料室は移転した。2022年5月、整備が終了した鹿田会館(旧生化学棟)に再度移転し、再リニューアルオープンした。

— **2. 展示の概要**　常設展示室では、江戸時代後期から明治・大正・昭和にかけての医学資料を展示している。江戸期の医書(「医範提綱内象銅版図」「舎密開宗」「和蘭薬鏡」など)や種痘針・医療道具などの実物資料、岡山大学に所蔵されている池田家文庫の複製などで江戸時代の医学の様子を紹介し、明治時代からは、歴代の卒業アルバムや日本の医学界に多大な貢献をした教授陣の資料などを公開し、岡山と岡山大学医学部に関する医学の流れが分かるようにしている。江戸期の医書は岡山に関連する医学者の著作や岡山で活躍した医師の著作が中心となっている。また、実際に学んだ医学生の直筆ノートなども展示している。OBなどからの寄贈資料も多く、現在、整理・登録作業が進められている。

— **3. 収蔵資料**　緒方洪庵関係資料(「扶氏経験遺訓」など)、津山洋学関係医学書(「増補重訂内科撰要」「遠西医方名物考」「泰西名医彙講」など)、難波抱節著「散花新書」、医学資料(「痘瘡唇舌図」「奇患図」「生理発蒙」など)、岡山大学医学部とその前身校の卒業アルバム、桂田富士郎(日本住血吸虫発見者)関係資料、種痘関係資料(種痘針・種痘済証など)など。

— **4. 参考文献**　岡山大学医学百五十周年記念誌
— **5. HP**　https://oumed.okayama-u.ac.jp/about/anniversary/igakushiryoshitsu/

（木下 浩）

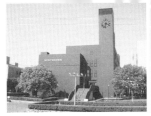
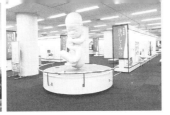

川崎医科大学現代医学教育博物館

〒701-0192　倉敷市松島577　電話：086-462-1111
博物館資料の種類：医学系資料　野外部(薬草園)の有無：無　開館年：1981年　学芸員配置：有
休館日：祝日、年末年始、学園創立記念日(6/1)　開館時間：9:00～16:30　土曜9:00～12:00(団体要予約)
入館料：無料　ショップの有無：無
設置者：川崎医科大学

1. 沿革

川崎医科大学は「人間をつくる」「体をつくる」「医学をきわめる」の三つの建学の理念をもって1970年に創立した。その10年後の1980年に大学創立十周年記念事業として現代医学教育博物館を建設し、翌年の1981年5月に開館した。現代医学教育博物館では、「百聞は一見に如かず」、「百読は一見に如かず」という言葉の通り、医学教育の基本とも言える見学・実習の重要性を認識し、医学を学ぶ人のための自学・自習の場として本学の学生のみならず、他大学の医学生や医療人はもとより地域一般の人まで広く開放している。そして、最新の医学、即ち現代医学の教育を行うことを目的としている。また、現代の若者は幼少の頃からテレビや漫画などに馴染んで育ちその影響を受けていることを踏まえ、豊富な実物標本と視聴覚教材を備えた「第2の実物図書館」「動きを見る図書館」とも言うべき博物館を目指している。

2. 展示の概要

別名をメディカル・ミュージアムと言い、現代の医学・医療に関することを分かりやすく展示してある、世界的にも珍しい博物館である。5階建の建物の内、現在は2階展示室と4階展示室が公開されている。

2階展示室は「健康教育博物館」と呼ばれ、一般に無料で公開している。展示のテーマは、①体のしくみ、②病気の予防、③いろいろな病気、④最新の医療の4項目に分かれており、それぞれパネルを中心に模型やビデオ、コンピュータなどを使って分かりやすく解説している。その他にも、社会的に話題となっている医療情報を展示するトピックスコーナーや人体パズルなどゲーム感覚で学習できるコーナー、反射神経、視力、血圧などを調べることができる測定コーナー、さらには、体の中を探検するかのような、巨大な胃の模型、聴診や内視鏡など実際の診察器具を使い楽しみながら見学できる展示も多くあり、単に見るだけではなく「触る展示」「動かす展示」など体験的・経験的に学習できる見学者参加型の展示を行っている。4階展示室は、医療系の学生や医療従事者の自学自習の場となっている。

3. 収蔵資料

病理肉眼標本5,340点(液浸標本4,098点、樹脂包埋包標本258点、含浸標本、429点、鋳型標本8点、フォリオ標本547点)

4. ミュージアムグッズ

オリジナルエコバッグ

5. 参考文献

リーフレット、HP

6. HP

http://www.kawasaki-m.ac.jp/mm/html

(中村信彦)

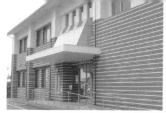
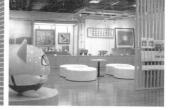

国立療養所
邑久光明園社会交流会館資料展示室

〒701-4593　瀬戸内市邑久町虫明6353　電話：0869-25-0011
博物館資料の種類：医学系資料　野外部(薬草園)の有無：無(施設見学あり)　開館年：2016年10月　学芸員配置：有
休館日：土・日・祝、年末年始　開館時間：10:00〜16:00（※事前予約）　入館料：無料(こみょたんグッズプレゼント)
ショップの有無：無　設置者：厚生労働省

- **1. 沿革**　1907年「癩予防に関する件」が制定され、1909年公立の療養所が日本に五ヶ所開所した。第三区府県立「外島保養院」が、大阪府西成郡川北村外島に開所した。当園の始まりである。1934年9月21日室戸台風が四国・中国・関西地方を襲い、三方を川や海に囲まれ中州に建てられていた「外島保養院」は壊滅した。

　1938年助かった入所者が復興の地として、岡山の瀬戸内海に浮かぶ長島の西端に開園したのが「光明園」である。東端に1931年「長島愛生園」が開園していた。1941年国立療養所「邑久光明園」となり、現在に至っている。

　2016年ハンセン病人権啓発のため社会交流会館が建てられ、裳装小・中学校第三分校内で展示していた資料を交流会館内に新しく開室した資料展示室に移し開館した。

- **2. 展示の概要**　「邑久光明園」のマスコットキャラクター"こみょたん"が来館者を出迎える。入所者の生きがいや生活の様子をお知らせするコーナーから始まり、ハンセン病の時代背景に沿って、「外島保養院」「光明園」「邑久光明園」と名前が変わった園内の様子を年表と写真で展示し、当園の110年の歴史が分かるようになっている。園内で使われていた通貨紙幣、ハンセン病の治療薬として使われていた大風子油、プロミンがある。

　台風で壊滅する前の「外島保養院」の様子や邑久長島大橋が架けられた当時の「邑久光明園」の縮小模型が設置されている。入所者の証言ビデオをゆっくりご覧いただきたい。

- **3. 収蔵資料**　邑久光明園入所者生活用品、趣味の作品、ハンセン病入所者関係
- **4. 刊行物**　邑久光明園自治会80年の歩み『風と海のなか』、大阪市外島保養院の歴史を残す会『大阪にあったハンセン病療養所　外島保養院』、岡山県ハンセン病関連資料集『長島は語る』、入所者自費出版物
- **5. 参考文献**　邑久光明園パンフレット、園内散策マップ、社会交流会館リーフレット
- **6. HP**　https://www.mhlw.go.jp/seisakunitsuite/bunya/kenkou_iryou/iryou/hansen/komyo/

（太田由加利）

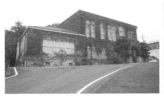
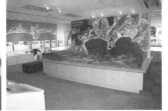

国立療養所
長島愛生園歴史館

こくりつりょうようしょ ながしまあいせいえんれきしかん

〒701-4592　瀬戸内市邑久町虫明6539　電話：0869-25-0321
博物館資料の種類：医学系資料　野外部(薬草園)の有無：無　開館年：2003年　学芸員配置：有
休館日：月曜、夏期(8/10～20)、年末年始(12/28～1/5)　開館時間：9:30～16:00　要事前予約
入館料：無料　ショップの有無：無
設置者：長島愛生園

— **1. 沿革**　国立療養所長島愛生園は、1930年11月に日本初の国立療養所として開園した。現在の歴史館となっている旧事務本館は開園当時、事務管理棟として建築され、1996年まで使用されていた。しかし、老朽化のため事務機能は新事務本館に移転し、建物は保存のための整備が行われた。この空いた旧事務本館に、入所者が収集し、園内の建物に展示していた資料を移し、また新しく資料なども収集して、2003年、長島愛生園歴史館として開館した。

— **2. 展示の概要**　歴史館には四つの展示室と二つの映像室がある。常設展示室では国のハンセン病政策の紹介と長島愛生園での出来事を中心に展示している。中央には入所者が作ったジオラマが展示してあり、昭和30年代の愛生園の様子が詳しくわかる。また、数多くの実物資料が当時の人々の様子を想像させる。医学展示室では感染症としてのハンセン病とその後遺症について、パネルや実物の薬などを使って説明している。ギャラリー・陶芸展示室では、絵画や陶芸作品など入所者の作品を展示している。企画展示室では企画展としてテーマを持って定期的に展示を入れ替えている。
第1映像室ではハンセン病とその歴史や愛生園の紹介を、第2映像室では入所者の証言映像と関連映像を視聴することができる。これ以外に代々の園長が使用した園長室も復元されている。

— **3. 収蔵資料**　入所者の生活資料(着物・園内通貨・飯盒など)、大風子油・プロミンなどの薬・医学の資料、県立邑久高校新良田教室(療養所唯一の高校)関係資料、文芸作品・入所者が演奏した楽器、歌舞伎の劇団愛生座の小道具・入所者のスポーツの道具など

— **4. HP**　https://www.aisei-rekishikan.jp

（木下 浩）

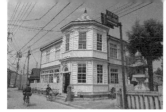
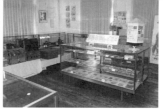

総社市まちかど郷土館
そうじゃしまちかどきょうどかん

〒 719-1126　総社市総社 2-17-33　電話：0866-93-9211
博物館資料の種類：薬学系資料　開館年：1988 年 8 月 18 日　職員配置：館長・事務職員
休館日：月曜(休日の場合は翌日)、年末年始　開館時間：9:00～17:00　入館料：無料
ショップの有無：無　設置者：総社市

- **1. 沿革**　岡山県南部に位置する総社地域は江戸時代中期から置き薬(配置薬)の生産が行なわれ、西日本を中心に戦前は朝鮮半島や中国大陸まで配置され、富山、滋賀、奈良、佐賀県と共に配置薬の産地であった。しかしながら、昭和 40 年代から国民皆保険や県南部に工場地帯ができ若い労働力が求められたため、後継者不足や販売の減少となり、また医薬品の製造規範の施行(GMP)等により、製造業を廃止する事態となった。このため、製造器具、道具類、版木、配置の袋などの資材が散逸し始めたので、後世に伝えるため収集が行なわれ展示された。建物は、1910 年に建築された現存する総社市内唯一の明治洋風建築であり、総社警察署として使用されていたものである。備中売薬の資料以外に吉備の古代からの鉄生産の流れをくむ鋳物産業や県南部で大規模に栽培されていた「い草」の関係の資料も展示してある。
- **2. 展示の概要**　八角形の楼閣風の入り口を入り、らせん階段を 2 階に上がると製造に使用された器具や道具類、個人で製造していた頃の薬袋とそれを印刷した版木、そして家庭に配置した多くの薬品、それを入れた薬箱や大きな紙袋などが展示されている。特に備中売薬の看板薬は「たこ湯」、「犀角湯」でありこれらの薬が展示されている。また、お得意先を回ったときに記帳した帳面(掛場帳、備中売薬では帳面とか得意帳と呼んでいた)や子供達にプレゼントした紙風船などが展示されている。
- **3. 収蔵資料**　備中売薬を製造販売していた業者の製造に関する免許、承認書などの資料、製造機器
- **4. 参考文献**　土岐隆信・木下 浩 2011『備中売薬―岡山の置き薬』日本文教出版株式会社、リーフレット

(土岐隆信)

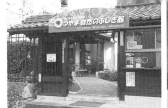
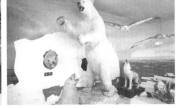

<small>つやましぜんのふしぎかん つやまかがくきょういくはくぶつかん</small>
つやま自然のふしぎ館（津山科学教育博物館）

〒708-0022　津山市山下98-1　電話：0868-22-3518
博物館資料の種類：医学系資料　開館年：1963年　学芸員配置：有（案内対応要予約）
休館日：3・5・7・9・11月／月曜、1・2・6・12月／月曜・火曜、年末年始（12/29～1/2）　※その他の月及び祝日・ゴールデンウィーク期間中は開館　開館時間：9:00～17:00（入館は16:30迄）　入館料：大人（高校生以上）800円、小人（小・中学生）600円、幼児（4・5歳）400円　ショップの有無：受付でグッズ販売あり　設置者：公益財団法人津山社会教育文化財団

― **1. 沿革**　創設者森本慶三により1963年11月3日に開設、「津山科学教育博物館」と命名した。1978年「財団法人津山社会教育文化財団」を設立、財団の一施設となる。同年登録博物館の指定を受けた。1981年「文部大臣賞」、「日本博物館協会賞」受賞。2004年に愛称を公募し、「つやま自然のふしぎ館」とした（登録名称は「津山科学教育博物館」）。2012年「公益財団法人津山社会教育文化財団」を設立、財団の一施設として現在に至る。

― **2. 展示の概要**　動物のはく製をはじめ、化石、貝類、蝶・昆虫類、鉱石・岩石、人体（模型と実物標本）を分野及び生息地毎に第1室～15室に展示。展示床面積は約1,500㎡、約20,000点を常設展示している。中心となるのは世界の動物のはく製で、日本がワシントン条約を批准する前に海外から収集した希少動物が多い。また、創設者森本慶三の遺言により本人の臓器（脳、肺、心臓、肝臓、腎臓）の液浸標本が展示されており、民間の博物館では希有の展示である（当時の岡山県知事展示許可取得済）。
現在当館では魚類・植物・天文（プラネタリウム）・理工学標本の展示は行っていない。

― **3. 収蔵資料**　人体の実物生理標本、動物標本（はく製・液浸）、化石標本、貝類標本、蝶類標本、昆虫標本、鉱石・岩石標本、植物標本、魚類標本、天文資料、理工学資料等。
※併設施設については省略

― **4. 教育活動**
・近隣の学校（小、中学校及び高校、大学）の課外学習授業への協力。
・学芸員資格取得のための博物館実習の受入。

― **5. ミュージアムグッズ**
・絵はがき・トートバッグ等
・当館発行の書籍（『日本ハンザキ集覧』、『津山海の探検』、文庫本『つやま自然のふしぎ館』）

― **6. 参考文献**　財団沿革資料、パンフレット
― **7. HP**　http://www.fushigikan.jp/

（森本信一）

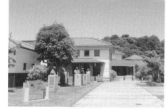
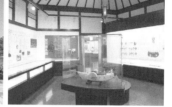

津山洋学資料館
つやまようがくしりょうかん

〒 708-0833　津山市西新町 5　電話：0868-23-3324
博物館資料の種類：医学系資料　登録博物館　野外部(薬草園)の有無：無(ただし、植物園ではないが「薬草の小径」と称して敷地内に薬用植物を植えている)　開館年：1978 年　学芸員配置：有
休館日：月曜(祝日の場合その翌日)、祝日の翌日、年末年始(12/29～1/3)　開館時間：9:00～17:00 (入館は 16:30 まで)
入館料：一般 300 円、高校・大学生・65 歳以上 200 円、中学生以下は無料　ショップの有無：有　設置者：津山市

- **1. 沿革**　津山を中心とする美作地域は、江戸時代に西洋の学問「洋学」を学んだ優れた学者を輩出した。その洋学者の 1 人である箕作阮甫(みつくりげんぽ)の旧宅が、1975 年に国史跡に指定され、それを契機に津山ゆかりの洋学者を顕彰する機運が高まり、1978 年 3 月に旧妹尾銀行林田支店の建物を利用して開館。2010 年 3 月、箕作阮甫旧宅の隣に施設を新築・移転して再オープン。

- **2. 展示の概要**　常設展示と企画展示に分かれ、企画展示は洋学に関するテーマで年 4 回開催。常設展示は下記のとおり。
  ○プロローグ～知は海より来たる(長崎の出島を通して西洋の文物・学問が渡来したことを紹介)
  ○展示室 1 ～人体に隠された科学への扉(「解体新書」など蘭学草創期の資料と、蘭学研究を深めていった津山藩医宇田川玄随(うだがわげんずい)・玄真(げんしん)・榕菴(ようあん)の三代の業績を紹介)
  ○榕菴コーナー～マルチ学者の好奇心(宇田川榕菴の学問的な興味関心の幅広さを紹介)
  ○展示室 2 ～世界へと開かれていく眼(津山を代表する洋学者箕作阮甫と養子の省吾(しょうご)・秋坪(しゅうへい)の活躍を紹介)
  ○スポット展示・映像コーナー(その時々の話題の資料を展示、「洋学史跡めぐり」などの映像 3 種を用意)
  ○展示室 3 ～日本の近代化と津山の洋学(幕末から明治にかけて世界に雄飛した人々や地域に根差して活動した医師たちの業績を紹介)
  ○復元展示室～ある医家の調合の間(美作地域の古い医家の屋敷を参考に幕末～明治期の調合の間を再現)

- **3. 収蔵資料**　津山藩医宇田川家・箕作家歴代の著作物や収集・研究資料、書簡や書画のほか、「解体新書」など蘭学草創期の著作物、美作地域の蘭方医旧蔵の医学書・医療器具などの諸資料合計約 12,000 点(2020 年 4 月現在)。

- **4. 刊行物**　機関誌(年 2 回発行)、洋学研究誌『一滴』(年 1 回発行)、企画展図録(おおそよ年 1 回、おもに秋季発行)

- **5. 参考文献**　リーフレット、HP

- **6. HP**　http://www.tsuyama-yougaku.jp

(小島 徹)

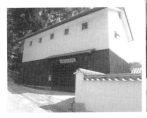
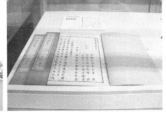

中島醫家資料館

〒701-4232　瀬戸内市邑久町北島 1241　電話：086-942-0577
博物館資料の種類：医学系資料　野外部（薬草園）の有無：無　開館年：2015 年　学芸員配置：有
休館日：臨時休館中　※要問い合わせ　入館料：無料　ショップの有無：無
設置者：財団法人中島醫家資料館

— 1. **沿革**　江戸時代に旧邑久郡北地村（現在の瀬戸内市邑久町北島）で開業していた在村医、中島家の医門 9 世で中島病院前理事長の中島洋一氏が 1969 年に岡山市妹尾で開業し、瀬戸内市の旧宅に残された医療活動に関する伝来の古文書・書籍・器物などの調査・研究を開始した。その活動が順天堂大学医史学教室の酒井シヅ名誉教授の目に留まり、研究会を組織し、科研を利用しての調査が本格的に開始された。その研究は『備前岡山の在村医　中島家の歴史』（思文閣出版 2015 年）という形で一つの成果となった。その調査・研究に並行して、中島家が所蔵する資料を展示する資料館についても設置の機運が高まり、『備前岡山の在村医　中島家の歴史』の出版に合わせる形で、2015 年に江戸時代に中島家が開業していた瀬戸内市邑久町北島の旧宅を利用して開館した。現在は財団法人中島醫家資料館が運営・管理する。

— 2. **展示の概要**　2 階 1 室が展示室兼研究室、また別棟に会議室と収蔵庫がある。展示は年に数回、学芸員がテーマを決めて、所蔵資料を中心に展示替えを行っている。これまでの展示テーマは、「江戸時代の日本と岡山の医学史」、「在村医中島家の蔵書」、「在村医中島家と地域医療」、「病への取り組み（中島家の近代）」、「御目見医者　中島友玄」など。

— 3. **収蔵資料**　中島家が所蔵する古文書・医書・器物などの医療関係資料、漢籍、掛軸。主な資料に、「解体新書」、「胎産新書」、「西説医範提要(附内象銅版図)」、「遠西医方名物考」、「新訂増補和蘭薬鏡」、「本草綱目」、「黄帝内経素問」「黄帝内経霊枢」、「傷寒論」、「金匱要略」、銅人形、らんびき、江戸時代に中島家が製造した薬と版木、薬箪笥など。

— 4. **刊行物**　中島医家資料館・中島文書研究会 2015『備前岡山の在村医　中島家の歴史』思文閣出版、「中島医家資料研究」第 1 号（2018 年）、「中島医家資料研究」第 2 号（2019 年）、「中島医家資料研究　中島家蔵書目録」（2015 年）など

— 5. **HP**　http://nakashima-ika.jpn.org/about.html

（木下 浩）

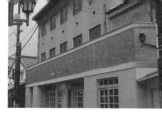
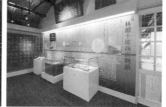

林源十郎商店記念室
はやしげんじゅうろうしょうてんきねんしつ

〒 710-0055　倉敷市阿知 2-23-10 林源十郎商店倉敷生活デザインマーケット 2 階　電話：082-286-3300 株式会社エバルス本社総務人事部(広島市南区大州 5-2-10)
博物館資料の種類：薬学系資料　**開館年**：2012 年 3 月 20 日　**学芸員配置**：無
休館日：月曜(祝日の場合は翌日)、年末年始　**開館時間**：10:00～17:00　**入館料**：無料　**ショップの有無**：無
設置者：株式会社エバルス

— **1. 沿革**　倉敷において 1657（明暦 3)年に薬種屋を創業し、紀伊国屋、林源十郎商店、林製薬株式会社、林薬品株式会社そして株式会社エバルスと名称は変わってきたが、現在まで 360 年あまり薬業に携わってきた社業の歴史を展示している。木造 3 階建ての建物は 1934 年に竣工したもので、近くに新支店ができてから使用されてなかったので、街の発展のために倉敷市、商工会議所など出資の会社に貸与され、2012 年に古民家再生事業としてオープンした。それを機に 360 年あまり続いた薬屋の歴史と地域に貢献した林家の人達を市民に知ってもらうため、展示が企画された。

— **2. 展示の概要**　建物全体は林源十郎商店倉敷生活デザインマーケットとして店舗が入っているが、その中の 2 階に記念室が設けられている。記念室に入ると多くの引き出しのある大きな薬箪笥が目に入る。展示は、幕末から明治にかけて尊王の志士や長州藩を援助し、貧しい人達のために続義倉を興し、郡長として倉敷のために尽力した林孚一、新島襄にあこがれ同志社英学校に学びキリスト教徒となり、孤児を世話した石井十次と出会い、大原孫三郎を助けた 11 代林源十郎に焦点をあて、また、林製薬が製造していた医薬品など年表と共に展示している。

— **3. 収蔵資料**　林孚一、11 代林源十郎に関する資料、林製薬製造の医薬品、緒方洪庵、岸田吟香からの手紙、看板類、頼山陽が欲した瓢箪など

— **4. 参考文献**　林源十郎商店物語編集委員会 2020『林源十郎商店物語』吉備人出版、リーフレット

（土岐隆信）

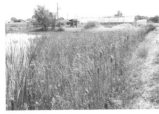
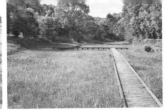

重井薬用植物園
しげいやくようしょくぶつえん

〒710-0007　倉敷市浅原 20　電話：086-423-2396
博物館資料の種類：薬用植物園　標本室の有無：無　開園年：1964 年　職員配置：技術研究員
開園日：事前電話予約で対応　入園料：無料
設置者：医療法人創和会

- **1. 沿革**　重井薬用植物園は、倉敷のしげい病院・重井医学研究所と附属病院を運営する医療法人創和会の施設である。自然保護活動に力を注いだ重井博理事長のもと、1964 年から整備が開始され、地域の自然保護のための活動を続けている。絶滅危惧植物を含む岡山県に自生する樹木、草本類、昆虫の食餌植物など数多くの貴重な野生植物を栽培することにより保護・保全をはかる自然植物園である。また、衛生害虫の研究にも力を注いだ重井博の昆虫コレクションが、しげい病院 1 階の倉敷昆虫館で公開されている。

- **2. 展示の概要（薬用植物の種類）**　植物園の敷地面積は約 5ha で、温室と圃場からなる「温室エリア」と、谷底湿地と山林からなる「湿地エリア」に分かれている。2006 年の調査ではおよそ 140 科 800 種の植物が確認され、県内トップクラスの種類数となっており、「環境省レッドリスト 2020」「岡山県版レッドデータブック 2020」のいずれかに掲載される植物は 80 種以上にのぼる。園内には約 1,400㎡ の湿原があり様々な湿生植物が生育しており、車いすで通行できる木道が整備されている。しげい病院 1 階には半世紀にわたる昆虫愛好家たちの標本と資料を展示・収蔵した登録博物館「倉敷昆虫館」が設置され、絶滅危惧種を含む貴重な昆虫標本を展示している。

- **3. 研究の特色**　栽培した植物の余剰種子は、学術研究目的及び公共の利益を目的とした利用に対して無償で配布し、学術調査・研究活動の成果は倉敷市自然史博物館友の会会報、岡山県自然保護センター研究報告に掲載している。

- **4. 教育活動**　人と自然を大切に、心ゆたかな健康づくりと自然保護、貴重な植物の保護と育成に努めている。また、県内外の施設と情報交換し、誰もが活用できる施設を目指している。月 1 回、定例観察会「植物園を楽しむ会」を開催して市民の自然体験の機会を提供している。その他植物園での夜の虫とり体験、植物園のトンボとり教室、倉敷市立自然史博物館の「自然史博物館まつり」への出展などの教育活動を推進している。

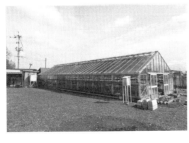

- **5. 参考文献**　片岡博行 2015「身近な自然をまもり残すために―重井薬用植物園の五十年―」『岡山の自然と文化』第 34 号、『ふるさと岡山の自然とともに―しげいの自然保護』（冊子）

- **6. HP**　http://www.shigei.or.jp/herbgarden

（落合広倫）

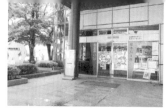
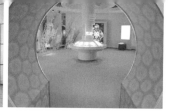

広島市健康づくりセンター健康科学館
ひろしましけんこうづくりせんたーけんこうかがくかん

〒730-0052　広島市中区千田町 3-8-6　電話：082-246-9100
博物館資料の種類：医学系資料　野外部(薬草園)の有無：無　開館年：1989 年
休館日：月曜(祝日の場合は開館)、祝日の翌日(土日の場合は開館)、12/28～1/4、臨時休館あり
開館時間：9:00～17:00(最終入館は 16:30)
入館料：大人 370 円、65 歳以上・高校生 180 円、幼児・小・中学生無料、団体料金・引率者など入館料免除あり
設置者：広島市

— **1. 沿革**　健康科学館は、健康とは何か、どうすれば健康になれるのかをテーマに、1989 年 9 月に広島市総合健康センター内 5 階に開館した。広島市によって設置され、(公財)広島原爆障害対策協議会の指定管理による運営である。1992 年にはクリーブランド健康教育博物館と姉妹館提携が結ばれ、2017 年には入館者数 100 万人達成記念イベントが行われた。健康科学館は、人間のからだのしくみや病気と健康等について、わかりやすい展示となっており、子どもから高齢者まで幅広い年齢層を対象とした健康講座やイベントを実施している。マスコットキャラクターの「けんた」は平和と生命を生むサイエンス・バードで、全国から寄せられた 1,391 通の中から選ばれた、広島市内の小学生が名付けた愛称である。

— **2. 展示の概要**　A ゾーンは「生きているって何だろう？」をテーマにからだの内部を探検して生命の不思議に出会う「心臓コーナー」(心臓の内部構造、血液の循環や役割などを紹介。冠動脈を観察できる立体的な映像ホログラフィー、心筋・血液の成分を拡大模型で展示)、「脳コーナー」(からだの動きをコントロールする脳と神経系の構造や機能について模型や映像、パネルによる立体的解説)、「耳・目・鼻(感覚器のしくみ)」(巨大な耳・目・鼻の模型展示)、B ゾーンは「病気って何だろう？」をテーマに病気の予防という視点から、生活習慣病、子どもの健康などを学ぶ、C ゾーンは「老いるって何だろう？」をテーマに心やからだの変化、高齢者の健康維持、生きがいについて考える、D ゾーンは「健康って何だろう？」をテーマに健康について問い直し、どうすれば健康状態が保てるかを考える、E ゾーンは「原爆放射線と健康」をテーマに原子爆弾による人的被害の実態と放射線・健康を学ぶ、F ゾーンは「健康プレイ」をテーマに遊びながら健康科学を学ぶことができる。トータルヘルスシアターでは、健康に関するビデオが上映されている。健康に関する情報を集めた健康ライブラリー、自由に交流できる「つどいの広場げんキッズ」、研修会議室などの附属施設もある。

— **3. 教育活動**　小学生工作教室、親子でつくる簡単工作、わくわくイベントなど多数開催。
— **4. 刊行物・参考文献**　「健康科学館ニュース」・HP
— **5. HP**　http://www.kenkou.city.hiroshima.jp/

(落合知子)

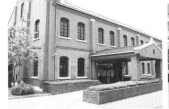
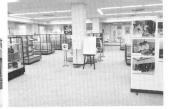

広島大学医学部医学資料館

〒734-8551　広島市南区霞1-2-3　電話：082-257-5099
博物館資料の種類：医歯薬学系資料　野外部(薬草園)の有無：無　開館年：1978年　学芸員配置：無
休館日：土・日・祝、夏季一斉休業日、年末・年始(12/29～1/3)、その他臨時休館あり　開館時間：10:00～16:00
入館料：無料　設置者：国立大学法人広島大学

— **1. 沿革**　広島大学医学部は1957年9月に呉市より霞キャンパスに移転し、明治大正時代に建てられた陸軍兵器補給廠の赤煉瓦造り2階建ての建物を校舎として使ってきたが、近代的な校舎や病院の建築のために次々に取り壊されるに至り、懐かしい赤煉瓦の学舎を残したいとの声が澎湃として起こったことから、1978年、医学部創立30周年記念事業の一環として11号館(大正4年建造)を改装し、日本の国立大学医学部の中で最初の資料館となる医学資料館を設置した。しかし1998年、附属病院棟の建替えのため新築移転を決定。旧資料館は設立の経緯からも、建築学的にも、原爆被爆建物であり、被災者の臨時救護所となった歴史的意義からも由緒ある建物であったことから、新築にあたっては旧資料館の外観を尊重し、傷みの少ない東外壁を中心にできるだけ被爆煉瓦や石材を再利用して建替えることになり、1999年10月に現医学資料館を竣工し、2000年3月に開館した。

— **2. 展示の概要**　第一展示室(1階)は、世界の医学史・日本の医学史・広島県の医学史・広島大学医学部の歴史の4つの分野で構成しており、国重要文化財の骨格模型「身幹儀(星野木骨)」のレプリカや、江戸時代に杉田玄白らが翻訳した「解体新書」の初版本、日本で初めて医学史研究の道を拓いた広島出身の医師・富士川游の書、世界で初めて全身麻酔を行った華岡青洲の書などを展示している。その他に、吉益東洞、土生玄碩、三宅春齢、呉秀三、永井潜など、広島にゆかりのある医学者たちの写真や業績を展示している。2022年には、爆心地として知られる島病院の先祖が収集した、江戸時代後期から明治期にかけての貴重な医学文献資料が寄贈され、国内初の銅版印刷による解剖図「医範提綱内象銅版図」などの展示コーナーを新設した。第二展示室(2階)には、医学部各講座の歴史的な資料と、霞キャンパスの歯学部・薬学部・原爆放射線医科学研究所の各資料、昔の歯科治療用イスや、現代の膝関節治療の礎となった初期の関節鏡などの古い医療器具を展示している。

— **3. 収蔵資料**　身幹儀(星野木骨)、解体新書、富士川游の書、初代 華岡青洲の書、医範提綱内象銅版図、傷寒六書、マルピギーの顕微鏡図譜、エウスタキオの解剖図譜、レオナルド・ダ・ヴィンチの解剖図譜(複製)、レーヴェンフックの顕微鏡(複製)、レントゲンのX線発生装置(複製)、明治初年の医学生ノート、神農像、吉益東洞像、Ludwig Aschoff、田原淳の業績を称える絵、呉秀三胸像、大久野島毒ガス関係資料、広島大学医学部の歴史資料など。

— **4. 参考文献**　HP
— **5. HP**　https://www.hiroshima-u.ac.jp/med/about/Institute_of_History_of_Medicine　(青木由希)

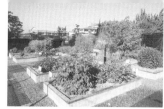
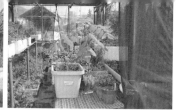

広島国際大学薬学部薬草園
(ひろしまこくさいだいがくやくがくぶやくそうえん)

〒737-0112　呉市広古新開 5-1-1　電話：0823-73-8942
博物館資料の種類：薬用植物園　標本室の有無：無　開園年：2004年　職員配置：大学教員
開園日：原則非公開　入園料：無料
設置者：広島国際大学薬学部

- **1. 沿革**　薬学部薬草園は、薬学部開設時の2004年に呉東キャンパスに開園し、その後、2018年に呉キャンパス内の薬学棟に隣接する場所に移転し現在に至る。開設時の薬草園の面積は約3,500㎡であったが、現在の薬草園の面積は774㎡に縮小され、28の植栽桝、水槽や温室などを設置し、約100種の植物が植栽されている。
- **2. 展示の概要**(薬草の種類)　当園は見本園として、日本薬局方に収載されているカンゾウ、サイコ、トウキなどの生薬の基原植物を中心に代表的な薬用植物を展示している。水生植物コーナーには、コウホネなどを植栽している。学生や見学者が一人でも見学できるよう、それぞれの植物には植物名、学名、科名、生薬名、薬用部位、用途、成分等を記載したラベルを設置している。標本室は設置されていないが、有機化学・生薬学実習で使用する第1実習室には生薬標本棚を設け、多くの生薬標本を展示している。
- **3. 研究の特色**　当園は見本園として、各種生薬の基原植物の栽培を中心に行っているが、研究の一環として各種薬用植物の未利用部位の成分研究を行っている。
- **4. 教育活動**　2年次の講義・実習科目である生薬学や有機化学・生薬学実習の一環として薬草園の見学を行っている。薬草園は、薬学棟に隣接する場所に設置されており、学生が日常的に薬用植物を観察することのできる環境にある。学生には随時、薬草園にて植物を観察し、繁用される生薬については、基原植物も含めて説明できるように指導している。定期的な一般公開は行っていないが、希望があれば見学して頂いている。

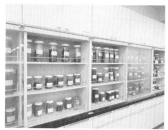

（金子哲夫）

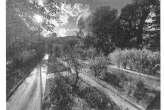
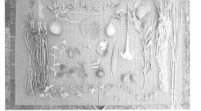

広島大学薬学部附属薬用植物園

〒734-8553　広島市南区霞 1-2-3　電話：082-257-5048（総務グループ）
博物館資料の種類：薬用植物園　標本室の有無：無　開園年：1971 年　職員配置：大学教員
開園日：平日　開園時間：10:00~16:00　入園料：無料
設置者：広島大学

— 1. 沿革　広島大学医学部薬学科（現：薬学部）創設初期の 1971 年に広島市南区の校地に薬草園を開設。1979 年に敷地内で移設し、見本園を 1,100㎡に拡張した際に水生植物用水槽も設置された。1981 年にさらに増設され見本園は 2,000㎡となり、1982 年には温室設備も整い、現在の形となっている。設置当初、本学理学部より植物の譲渡があり、徐々に展示数を増やし、現在は亜熱帯・熱帯産の重要植物を含めた展示・栽培植物数が 200 種程度となっている。霞キャンパス内の東洋医学研究会のメンバーによる栽培圃場もあり、薬用植物学・基礎漢方学の教育を中心に据えた見本園となっている。

— 2. 展示の概要（薬用植物の種類）　学内関係者にだけでなく広く一般にも親しみやすい薬用植物園を目指して管理をしている。日本薬局方に収載されている植物およびその類縁植物も展示しており、両者の違いを観察できるようになっている。山野草やハーブ、バラ園、筒栽培などそれぞれコーナーを作り、敷地面積は広くはないが、教育に必要な薬用植物を整理して展示している。また、それら全ての植物に名前札を設置している。薬用植物園の一年はセリバオウレンの開花から始まり、ボタン、シャクヤク、カギカズラ、カンゾウと花の季節が続き、温暖な地域であるため 10 月の終わり頃まで開花している植物を観察できる。

— 3. 研究の特色　収穫の手間を省き、施肥設計のコントロールが容易な塩ビ管を用いてスペインカンゾウの最適な栽培条件の研究を進めている他、天候に左右されない屋内においても養液法を用いた栽培研究を国内の企業と共同で行っている。

— 4. 教育活動　薬学部の講義・実習、医学部生の漢方教育の場として薬用植物園を活用している他、日本薬剤師研修センターの漢方薬・生薬認定薬剤師の薬用植物園実習施設としても利用している。

— 5. 参考文献　HP

— 6. HP　https://www.hiroshima-u.ac.jp/pharm/about/Affiliated_Institutions

（山野幸子）

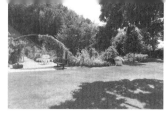
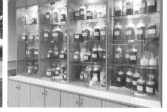

安田女子大学
薬用植物園

〒731-0153　広島市安佐南区安東6-13-1　電話：082-878-8111
博物館資料の種類：薬用植物園　標本室の有無：有　開園年：2010年9月　職員配置：大学教員
開園日：非公開　※オープンキャンパス等のイベント時には見学可　入園料：無料
設置者：安田女子大学

- 1. **沿革**　安田女子大学薬用植物園は、安田女子大学薬学部薬学科設置に伴い2010年9月、安田女子大学安東校地内に開園した。本薬用植物園は薬草園（1,067㎡）と温室を含む圃場（659㎡）から構成され、100種余りの薬用植物が栽培されている。そして薬学科の授業（天然物化学や関連の実習）のための標本園（見本園）として、主に薬学教育のために利用されている。

- 2. **展示の概要（薬用植物の種類）**　麻黄、柴胡などの重要生薬の基原植物は、学名・生薬名・薬用部位などを解説した標札とともに展示されており、薬用植物の初心者でも観察しながら学ぶことができるようになっている。女子大ということもあり、婦人系漢方処方に汎用される当帰、牡丹、芍薬は目立つように展示してある。このうち牡丹と芍薬は毎年、5月初旬にそろって見事な花を咲かせている。温室では熱帯や亜熱帯の薬用植物が栽培されており、それらを季節を問うことなく観察することができる。安田女子大学薬学科ではマダガスカルで有用植物の探索研究を行っていることから、マダガスカル原産の薬用植物（ニチニチソウやバニラ）の展示に力を入れている。さらに模擬薬局（9号館）内の生薬標本室には、貴重な全形生薬が展示ケースの中に保存されており、それらは薬学教育に利用されている。なお図書館には、薬草に関する貴重な歴史的資料である『本草綱目』（江戸期の和刻本）が所蔵されている。

- 3. **研究の特色**　教育利用が主な用途ではあるが、研究用にも植物の栽培を行っている。

- 4. **教育活動**　植物観察に慣れていない学生でも一人で観察ができるようにAboc社の標札を立てている。薬学科の4年生は『天然物化学実習』において、この標札を利用して50種以上の薬用植物について学んでいる。本園は大学の付属施設であるため、全学の共通教育の中でも利用されている。そこでは、薬草として使われる身近な果実（陳皮のウンシュウミカン、琵琶葉のビワ、柿蔕のカキノキなど）の存在が、医と食と自然の関係を考えるために役立っている。そして毎年秋になると、安田幼稚園安東園舎の園児らが栗の実を収穫する。これは、園児たちが自然に触れるよい機会になっている。なお本園は、一般には公開していないが、オープンキャンパスでは希望する高校生や保護者に解説付きの見学会を実施している。

- 5. **参考文献**　HP

- 6. **HP**　https://www.yasuda-u.ac.jp/course/pharmacy/topics//

（川上　晋）

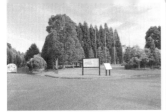
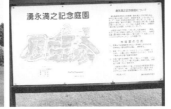

湧永満之記念庭園
わくながまんじきねんていえん

〒739-1107　安芸高田市甲田町糘地　電話：0826-45-5021
博物館資料の種類：薬用植物園　標本室の有無：無　開園年：1993年　職員配置：有
開園日：3月下旬より11月下旬　開園時間：10:00～17:00（入園受付 16:30まで）　入園料：無料
設置者：湧永製薬株式会社

— **1. 沿革**　湧永満之記念庭園は、湧永製薬株式会社が購入・所有していた安芸高田市甲田町糘地の牧場跡地（約45,000坪、広島市民球場約3個分）を地域の憩いの場にすべく、二代目社長湧永儀助が発案・設計した。造成から植栽には、約10年の歳月をかけ、その間の施工はすべて社員自らの手で行われた。1993年6月の開園と同時に一般にも無料公開し、2023年までの入園者は累計190万人を超えている。庭園は、「500種のバラと四季の花の咲く広島県最大級の庭園」であることを謳い、花や緑を美しく調和させた三つの庭園を中心に、バラ、薬用植物園などが整備されている。なお、「湧永満之記念庭園」の名称は、湧永製薬株式会社の創業者湧永満之（1910～1992年）の功績を記念して命名された。

— **2. 展示の概要（薬用植物の種類）**　庭園は、社員の福利厚生施設「憩いの場としての庭園」づくりを目指す一方、広く一般にも公開し、地域の文化、教育面の充実・向上に貢献することを目的として公開されている。特に、花や樹木を十分に鑑賞できる3月下旬から11月下旬までを開園時期と設定しており、薬用植物園の見学も当該時期に限定される。園内の薬用植物園には、花壇内にチョウセンアザミやアカヤジオウなど約70種が栽培されている。また、薬用植物園に至る園路にもオクエゾサイシンやジロボウエンゴサクなどの薬効のある植物が栽培されている。

— **3. 研究の特色**　医薬品の研究開発素材を広く天然物に求めるため、世界各地の薬用植物を収集し、研究している。また、長年にわたり培ったバイオテクノロジーを植物へも応用し、品種の改良・育成を行うと共に、世の中に有用な新品種の創製を目指している。

— **4. 教育活動・地域活動**　園内では、一般に向けたフォトコンテストの開催や、夏休みの小学生を対象とした写生大会を毎年開催している。庭園の一般無料公開と社会貢献が高く評価され、1995年に「花のまちづくりコンクール」で農林水産大臣から最優秀賞、1996年には「緑化推進運動功労賞」で最高位の内閣総理大臣賞を授与された。2020年、公益財団法人都市緑化機構より「第8回みどりの社会貢献賞」を授与するなど、緑地の保全管理、都市緑化の推進や保全活動が高く評価された。

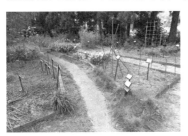

5. 参考文献　HP、同庭園設置の解説パネル。
6. HP　湧永満之記念庭園　https://garden.wakunaga.co.jp/

（中島金太郎）

249

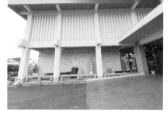
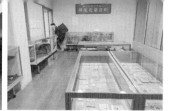

美祢市歴史民俗資料館

〒 759-2292　美祢市大嶺町東分 279-1　電話：0837-53-0189
博物館資料の種類：薬学系資料　開館年：1980 年　職員配置：化石専門職員
休館日：月曜・年末年始（12/28 ～ 1/4）　開館時間：9:00 ～ 16:30　入館料：一般 100 円、小中学生 50 円（20 名以上の団体割引あり）
ショップの有無：無　設置者：美祢市

- **1. 沿革**　伊佐の売薬業の起源は、修験道の山とされる桜山にある南原寺に勤仕した者が江戸時代に始めたとされる。伊佐売薬は伊佐町で栄えた地方産業で、広く家庭の常備薬として親しまれてきた。売薬は各家庭に薬を預け置き、翌年に服用しただけの代金を受け取り、残りの薬を新薬と入れ替える置き薬と呼称された。幕末には 30 軒あった売薬業者は、西洋医学の流入により在来の売薬業が法的規制を受けることになり順次衰退していった。1919 年には 13 軒、1922 年には 5 軒にまで減少し、1943 年内田神功堂の閉店を最後に歴史の幕を閉じた。
伊佐売薬用具 154 点が、1975 年 7 月 10 日に美祢市指定有形民俗文化財に指定され、1980 年 1 月に開館した美祢市歴史民俗資料館に製薬と行商用具が保存されて、一部を展示公開している。また、関連文書類は美祢市立図書館に保存されている。
- **2. 展示の概要**　美祢市歴史民俗資料館の常設展示は、古生代・中生代・新生代の化石を展示する「化石」、考古資料の「埋蔵文化財」、日本最大の無煙炭炭田の「大嶺炭田」、山口県指定文化財の「伊佐売薬」の 4 コーナーで構成されている。
- **3. 収蔵資料**　柳行李、行商用笠、銀秤、矢立、蘭引、薬研、乳鉢、扇形製丸器、製丸器、丸薬舛、丸薬用さじ、片手盤、両手盤、絹篩（トントコ）、預ケ箱（富山株式会社廣貫堂博士薬、天薬株式會社点訳ピタリ、田中大貫堂家庭薬）、預ケ袋（内田光栄堂製薬厚袋）、版木（薬袋）、箔付箱、薬剤（丸薬・煎薬）、薬種（動物性）、薬袋（長州伊佐古屋武兵衛製延壽湯）、風邪薬、ヘブリン剤、實母散、消毒圓、超世丸、かうやく、奇應九、膽丸、健胃固腹丸、龍王湯、熊膽圓、ピラミ散、風邪明治湯、解熱散、肝凉圓）、薬袋：差袋（調血湯、家傳金生丸、調薬處、熊膽黒丸子、人参葛根湯、精薬剤、神農湯、合薬處、調薬處）、効能書（膽丸、本家反魂丹、一氣丸、鶴油膏、奇應丸）、「大宝恵」「大福簿」「入替張」「調合帳」「請状」「売薬検査願」「仕入帳」「請料日雇帳」「薬調合控帳」「売薬行商届済証」「共同売薬調整法」など。
- **4. 刊行物**　『美祢市歴史民俗資料館調査研究報告』
- **5. 参考文献**
美祢市郷土文化研究会 1993『伊佐の売薬用具　民俗文化財調査報告書』
「山口県の文化財」山口県 HP
- **6. HP**　https://c-able.ne.jp/~naganobo/mmhfmfm/mfm_index.html

（落合広倫）

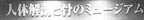
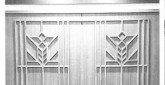
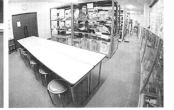

徳島大学歯学部「人体解剖と骨のミュージアム」

〒770-8504　徳島市蔵本町3-18-15 徳島大学歯学部校舎1階東　電話：088-633-7320（口腔顎顔面形態学分野）
博物館資料の種類：医歯学系資料　野外部（薬草園）の有無：無　開館年：2013年　職員配置：徳島大学歯学部教員
休館日：原則予約者のみ入場（休祝日も可）　開館時間：入館を希望する場合は、ホームページを参考に要連絡　入館料：無料
ショップの有無：無　設置者：徳島大学歯学部

— **1. 沿革**　それまで、歯学部校舎内で同様の機能を担っていた既存の標本室は、狭隘で展示できない収蔵標本も多く、入室可能人数も少なかったため、展示室としても、教育プログラムの実施会場としても十分ではなかった。そこで校舎の整備を行うタイミングに合わせ、2013年5月、歯学部校舎1階西にスペースを確保し、展示台・展示ラックを増設した、展示室としての「人体解剖と骨のミュージアム」が開設された。さらに2020年8月には歯学部校舎の改修工事にあわせて、現在の1階東に移動した。

— **2. 展示の概要**　本ミュージアムは、広さ119㎡と決して広くはないが、ヒト・動物の骨標本、シリコン包埋器官標本や人体解剖模型など、約330点の貴重な標本が展示されている。特に骨標本については、頭骨の収蔵が多く、歯学で重要な咀嚼機能を担う、顎骨や歯といったものを学ぶために有意義なものであり、動物間での顎関節や歯の形態の相違を考察することで、咀嚼機能に対する理解を深めることができると考えている。さらには、歯科臨床では重要な、咬合器や人工歯といった歯科用機材が、開発の足跡を辿れる形で展示されている。

— **3. 収蔵資料**　ヒト骨標本、ヒト臓器シリコン含浸標本、哺乳類頭骨標本、爬虫類（ワニ）頭骨標本、サメ頭部標本、解剖模型、咬合器、人工歯

— **4. 教育活動**　展示台・展示ラックの間に、テーブルとイスを設置することで、来訪者がじっくりと標本を観察することができ、セミナーなどの開催も可能になっている。実際、このミュージアムは、予約制で公開するほか、歯学部学生の教育プログラムの一環として使用されている。さらに、毎年8月には子供を対象とした、ヒトを含む動物の、歯や咀嚼についてのプログラムも開催され、大いに活用されている。また毎年徳島大学理工学部で行われる、科学体験フェスティバル in 徳島でも、一部動物標本の展示を行っている。

— **5. HP**　https://www.tokushima-u.ac.jp/dent/faculty/facilities/museum.html

（馬場麻人）

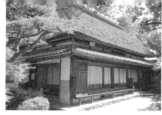
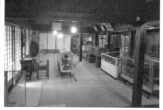

平家屋敷民俗資料館
（三好市重要有形文化財）

〒778-0105　三好市西祖谷山村東西岡 46　電話：0883-84-1408
博物館資料の種類：医薬学系資料　野外部（薬草園）の有無：無　開館年：1974 年　職員配置：職員対応あり
休館日：年中無休（※臨時休館あり）　開館時間：9:00～17:00（12 月～2 月 9:00～16:00）
入館料：大人 500 円、小人 300 円（団体料金 / 20 名以上 1 割引き）　ショップの有無：無
設置者：西岡家

— **1. 沿革**　平家屋敷民俗資料館は、堀川内記を祖先とする西岡家住宅を資料館として、民俗資料を一般公開している。堀川内記は、安徳天皇の御典医として治承～養和～寿永の頃まで宮中に仕え、平家の都落ちの時に安徳天皇を守りながら、屋島に逃げのびた。平家滅亡の後は、残った者と一緒に祖谷に入山し、東祖谷から西祖谷にたどり着き、薬草が豊富なことに感動し、この地で深山を散策し秘薬を採集した。こうして、地元の人たちに医業を施していた。後年、蜂須賀公の阿波入国の時は、反旗を翻した祖谷軍の負傷者の治療もした。祖谷軍は敗れ、共に堀川家も罰せられたが、後に許され、当地西岡の名主となり姓を西岡に改め現在に至る。

— **2. 展示の概要**　現在の建物（母屋・蔵）は慶応 3 年の建造物で、2009 年に三好市重要有形文化財に指定された。茅葺の建物の中には、主に代々の子孫が使用していた書物・民俗資料が展示されている（2021 年に展示レイアウトを変更する予定）。

— **3. 収蔵資料**　医薬に関する資料は、薬箱（大小）、薬の秤（天秤式）、さじ、漢方を煎じる焙烙、医療カバン等で年代は不詳である。以前は、逃げのびた時に身に着けていた、鎧兜・短刀が保存されていたが、盗難に遭いいまだ見つかっていない（鎧兜は兵士が着ていたものとは違い、軽く動きやすいものであった。また、刀ではなく短刀というのも、動きやすさを重視したものであったとされる）。漢方の調合、また、当時の薬草などの煎じ方、調合を痛み・火傷など項目別に独自に書いた覚書のような書物に関しても、やげんと共に貸出後に不明となり、現在も行方が分からなくなっている。

— **4. 教育活動**　地域の小中学校の小遠足・写生大会・自由学習など学校から依頼がある時は随時対応している。

（岸田実弥）

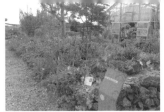
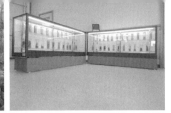

徳島大学薬学部 薬用植物園

〒779-3117　徳島市国府町日開536-3　電話：088-642-1444
博物館資料の種類：薬用植物園　標本室の有無：有　開園年：1966年　職員配置：大学教員、技術専門職員
開園日：毎年10月に1週間、一般開放を行っている　※団体からの見学希望は個別対応している
入園料：無料　設置者：徳島大学薬学部

1. **沿革**　本園は1966年に、薬学部学生の教育と研究を目的として設立された。敷地面積は9,647㎡で、標本園と栽培園から構成され、主に薬用植物や絶滅危惧植物、研究用植物を栽培している。

2. **展示の概要（薬用植物の種類）**　本園では、「絶滅危惧植物」、「漢方薬園」、「染料植物園」、「西洋生薬園」、「温室の植物」、「民間薬園」、「ハーブ園」、「果樹園」、「樹木園」、「水生植物園」の合計10区画に、約700種の植物をテーマ別に栽培している。「絶滅危惧植物」エリアでは、野生絶滅種のコブシモドキ、ナルトオウギや、徳島県にのみ自生するといわれるスズカケソウなど、絶滅危惧植物や地域固有種を中心に約80種を保存栽培している。
「漢方薬園」や「西洋生薬園」、「ハーブ園」では、漢方処方に配合される生薬や西洋生薬の基原植物を中心に栽培し、特に日本薬局方収載生薬の基原植物については、学名、生薬名、薬用部位、含有成分などを詳しく記載した独自の解説プレートを設置している。「民間薬園」では、四国地方で民間療法に用いられる薬用植物を中心に栽培している。薬草園内の研修室には、神農本草経に収載されている生薬を、上品・中品・下品に分けて展示している。

3. **研究の特色**　野生絶滅種や絶滅危惧種の繁殖方法に関する研究を行っている。また、中国科学院広西植物研究所やモンゴル国立医科大学などと民族伝統薬物調査を実施している。

4. **教育活動**　薬学部生を対象として、薬用植物、特に日本薬局方収載生薬の基原植物に関する実習を実施している。また、秋に1週間、一般市民を対象とした開放を実施している。この一般開放では、教員・職員による園内の案内、薬用植物や漢方薬、ハーブなどに関する体験イベントやテーマ展示を行っている。このほか、漢方薬・生薬認定薬剤師の薬用植物園実習も行っている。

5. **刊行物**　高石喜久、柏田良樹、今林潔 編著 2011『薬草園への招待「地球は大きな薬箱」』徳島大学薬学部生薬学研究室

6. **参考文献**　リーフレット、HP

7. **HP**　https://www.tokushima-u.ac.jp/ph/faculty/affiliated_facilities/herb/

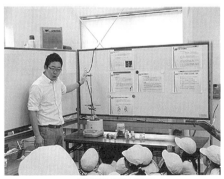
一般開放でのイベントの様子

（瀧澤伶奈）

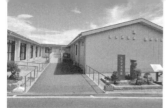
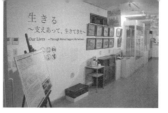

国立療養所
大島青松園社会交流会館

こくりつりょうようしょ おおしませいしょうえんしゃかいこうりゅうかいかん

〒761-0198　高松市庵治町6034-1　電話：087-871-3131（代表）
博物館資料の種類：医学系資料　野外部（薬草園）の有無：無　開館年：2019年　学芸員配置：有
休館日：土・日・祝、年末年始　開館時間：9:30～16:00　要事前予約　入館料：無料　ショップの有無：無
設置者：大島青松園

― **1. 沿革**　大島青松園は、1909年、中国四国地方8県連合立による公立のハンセン病療養所として瀬戸内海の大島に開園、1941年、厚生省に移管され「国立らい療養所大島青松園」となる。1946年「国立療養所大島青松園」と改称、現在に至る。社会交流会館は、2016年10月、瀬戸内国際芸術祭の作品「カフェ・ショル」が館内に移転した際にプレオープンし、療養所創立110周年の節目である2019年4月に展示室と図書室が完成、グランドオープンした。

― **2. 展示の概要**　展示室は3室に分かれている。導入展示／ギャラリーは、ハンセン病の歴史と医学面からみた病気の構造について理解を深める導入展示と、入所者が制作した様々な作品を展示しているギャラリーからなる。

歴史展示室では、入所者の「生(せい)」を主軸にすえ、「生きる」ために必要だったこと、「生きる」支えとなったことを象徴的に表す「入る」・「集まる」・「祈る」・「働く」・「熱中する」・「眠る」という六つのキーワードを挙げている。それぞれのコーナーでは、実物資料や写真、記録文書を中心に、大島青松園の歴史を紹介している。また、離島である青松園にとって避けては通れない課題である水と電気、そして船についてもどのように苦労し、どのように対応していったかをトピックスとして取り上げている。

ジオラマ展示室では、青松園の在園者数が2回目のピークを迎えた1958年前後の園の姿を、入所者の証言をもとに150分の1サイズで再現したジオラマが展示の中心となっている。また、壁面にはジオラマの各再現シーンのもととなった写真なども掲示し、療養所生活をより身近に感じることができるようにしている。

また社会交流会館内には図書室も設けられ、移管された自治会蔵書や寄贈図書、他の療養所関係の書籍などを閲覧室で読むことができる。

― **3. 収蔵資料**　入所者の生活用品、入所者のクラブ活動の写真や作品(陶芸・絵画・七宝焼・書道・文芸作品・詩集など)、自治会記録など

― **4. 刊行物**　リーフレット(日本語・英語)

― **5. HP**　https://www.mhlw.go.jp/seisakunitsuite/bunya/kenkou_iryou/iryou/hansen/osima/memoriarl.html

（池永禎子・木下 浩）

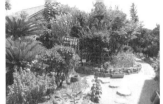
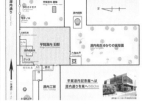

こうえきざいだんほうじんひらがげんないせんせいけんしょうかい げんないせんせいゆかりのやくようしょくぶつえん

公益財団法人平賀源内先生顕彰会
源内先生ゆかりの薬用植物園

〒769-2101　さぬき市志度 46-1　電話：087-894-5513
博物館資料の種類：薬用植物園　標本室の有無：無　開園年：1979 年　学芸員配置：有
開園日：火曜～日曜（臨時休園あり）　開園時間：10:00～16:00　入園料：大人 500 円（平賀源内記念館と共通）
設置者：公益財団法人平賀源内先生顕彰会

- **1. 沿革**　高松藩蔵番の家に生まれた平賀源内は、陶村の三好喜右衛門に本草学（薬学・医術）を学んだとされる。1749（寛延 2）年、父茂左衛門の逝去によって役を継いだ源内は、しだいに藩内で頭角を現し、本草学の才能を認められていった。1752（宝暦 2）年長崎に赴いた源内は、広い世界への目を見開かれ、1756 年江戸に出て当時日本有数の本草学者であった田村藍水に入門した。

  藍水のもとで本草学に出精した源内は、世界最初の博覧会とも呼ばれる「薬品会」を提唱し、1759（宝暦 9）年には主催者となった。翌月、高松藩から与えられた三人扶持を源内は「学問料」ととらえていたようだが、実質的な再仕官であり、藩主の命で薬種採集を続けることになる。

  ただし、1761（宝暦 11）年に再び高松藩を辞して江戸に戻った源内は、翌 1762 年に第 5 回目の薬品会を主催し、これは壬午の大物産会と呼ばれた。その大物産会の成果を中心に、5 回の薬品会を集大成したものが、源内の本草学の主著であるのみならず、当時の本草書の逸品ともなった『物類品隲』（宝暦 13 年刊）である。本文 4 巻、図絵 1 巻、付録 1 巻の計 6 巻より成るこの大作は、源内の本草学の質の高さと斬新さを余す所なく物語る記念碑的な著作であった。中でも付録に記された砂糖製造法は、のちの和三盆に結実する讃岐地方の製糖との深い関わりの歴史に記された第一歩として記憶されている。

  1979 年、源内先生二百年祭記念に当たり、その偉業を偲ぶため、旧邸の一隅に、ゆかりの薬草園を新設。そして 2007 年源内薬草研究会によって、高潮被害の薬草園を再生した。

- **2. 展示の概要（薬用植物の種類）**　平賀源内が過去 5 回開催された薬品会に出品された物の中から、約 100 種類を厳選しまとめた『物類品隲』の中に紹介している薬草を中心に栽培している。
- **3. 研究の特色**　源内薬草研究会の方たちを中心に勉強会や薬草園の手入れを行っている。
- **4. 参考文献**　HP
- **5. HP**　https://hiragagennai.com/

（瀬来孝弥）

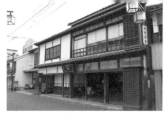 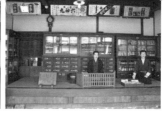

商いと暮らし博物館
（内子町歴史民俗資料館）

〒791-3301　喜多郡内子町内子1938　電話：0893-44-5220
博物館資料の種類：薬学系資料　野外部（薬草園）の有無：無　開館年：1990年　職員配置：職員対応
休館日：年末年始　開館時間：9:00～16:30　入館料：大人200円、小人100円　ショップの有無：無
設置者：内子町

― **1. 沿革**　明治から昭和50年代にかけて営業していた薬商「佐野薬局」の敷地・建物を1986年に内子町が購入、町の歴史と大正期の商家の商いと生活を伝える博物館として整備し、1990年に開館した。館は江戸期以降、商業の中心地として栄えてきた六日市地区に位置している。「佐野薬局」で取り扱われた洋薬、和漢薬、器具などの商品は主に大阪から仕入れたもので、店での小売、医者への卸に分けられ、販売されていた。特に卸部門は広域の商圏を有し、薬局経営を支えていた。卸に強く商圏が広いことは内子の特徴であり、こうしたまちの商いの歴史を伝える役割を担っている。

― **2. 展示の概要**　母屋では1921年頃の薬局の生活を人形や当時の道具類を用いて再現している。店の間では座売りの様子、茶の間では一家の食事、座敷では接客、炊事場では炊事、2階では在庫に囲まれた奉公人の暮らしの様子などの展示を行っており、展示に使われている商品の多くは「佐野薬局」に残されていた実物資料である。
　また、敷地内にある土蔵では内子町の歴史について時代ごとに展示されている。中でも近代以後のコーナーにおいては、「佐野薬局」をはじめとする内子の商店の商圏に関する解説があり、帳簿や薬看板など関係資料の展示を行っている。

― **3. 収蔵資料**　・「佐野薬局」薬関係資料（看板、帳簿、製薬用具ほか）：475点
　・「佐野薬局」生活用品（民具）：1,102点
　・その他資料（民具・古文書・考古資料ほか）：3,069点

― **4. 刊行物**　・「内子町歴史民俗資料館叢書　内子の古文書」1～6
　・「高橋家文書　君命録」1～3

― **5. 参考文献**　リーフレット

― **6. HP**　https://www.town.uchiko.ehime.jp

(小野 翠)

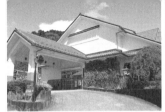
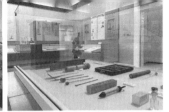

宇和先哲記念館
うわせんてつきねんかん

〒 797-0015　西予市宇和町卯之町 4-327　電話：0894-62-6700
博物館資料の種類：人物記念館　野外部(薬草園)の有無：有(雨山公園)　開館年：1996 年　職員配置：職員対応
休館日：月曜(祝日の場合は開館し翌日休館)、年末年始(12/29～1/3)　開館時間：9:00～17:00(入館は 16:30 まで)
入館料：無料　ショップの有無：無
設置者：西予市

― **1. 沿革**　現在の西予市宇和町の基盤を創った人々の業績を顕彰している記念館として、1996年 5 月 11 日に開館。1833 (天保 4)年、七代目宇和島藩主 伊達宗紀の内命を受け、卯之町で開業医をしたシーボルトの弟子「二宮敬作」や彼に医学を学んだシーボルトの娘「楠本イネ」ら 18 名を紹介しており、往時の医療器具も見ることができる。当館正面からまっすぐに延びる旧宇和島街道(重要伝統的建造物群保存地区・卯之町の町並み)が一望に見渡せ、当時の賑わいが偲ばれる。

卯之町その他に薬草園を営み、投薬に用いただけでなく近郷の医科にも分与した敬作の遺業をたたえ、1976 年雨山公園とその周辺をモデル薬草園として整備し、敬作にゆかりのある種類を中心に薬草の栽培を始め、1977 年 5 月 4 日雨山公園を開園し現在に至る。

― **2. 展示の概要**　1 階常設展示室は、「二宮敬作」や「楠本イネ」をはじめ、江戸時代から現代までの郷土が誇る偉人を紹介。1 階ロビーは、旧宇和町小学校の 50 分の 1 の模型が展示されているほか、市民ギャラリーとして市民の作品の展示会場としても利用されている。2 階企画展示室では、特別企画展ほか、絵画や書道などの館蔵品展を開催。

― **3. 収蔵資料**　人物に関する歴史資料等を約 1,200 点、絵画・書・器などの美術品を約 500 点、古文書約 500 点などを収蔵室に保管している。

― **4. 教育活動**　総合的な学習の時間に人物について調べ学習ができる施設として学びの場を提供し、市内外の小学生を受け入れる。必要に応じて案内や説明をしている。中学生・高校生の職場体験の受け入れを行う。

― **5. 参考文献**　HP、リーフレット等
門多正志 2001『二宮敬作と関係人物』宇和町教育委員会・宇和郷土文化保存会発行
「宇和文化の里あんない」編集委員会 1981『宇和文化の里あんない』宇和町教育委員会発行

― **6. HP**　https://seiyojikan.jp/spot/uwa-sentetsukinenkan/　　　　　　(泉 仁美)

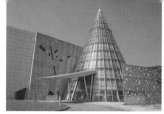
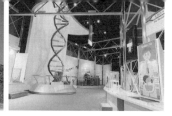

愛媛県総合科学博物館

〒792-0060　新居浜市大生院2133-2　電話：0897-40-4100
博物館資料の種類：医学系資料　登録博物館　野外部(薬草園)の有無：無　開館年：1994年　学芸員配置：有
休館日：月曜(第1月曜・祝日は開館、翌平日休館)、年末年始　開館時間：9:00～17:30(入場は17:00まで)
入館料：大人(高校生以上)540円、65歳以上280円(団体割引等有)、小中学生無料　ショップの有無：有
設置者：愛媛県

— **1. 沿革**　県民に科学技術に関する正しい理解を深めるための学習機会を提供し、科学技術に裏付けされた創造的風土の醸成を図るとともに、科学技術の進歩と本県産業の発展に寄与することを目的として、1994年11月に愛媛県新居浜市にオープンした。2009年には指定管理者制度が導入され、管理運営や教育普及活動部門は民間の指定管理者が担当し、学芸部門を原則県が受け持つ官民併用の愛媛県独自方式を採用した。この制度により、官と民の持ち味をうまくかみ合わせながら連携・協力する、新しい博物館の運営に取り組んでいる。企画展を年5回程度開催。2018年には来館者数が500万人に達した。

— **2. 展示の概要**　常設展示棟には自然館、科学技術館、産業館の三つが設置され、愛媛の自然と産業、科学技術について実物標本、体験装置を中心に展示している。科学技術館では物質とその起源、電磁気や力学の諸法則の紹介に加え、生命の源であるDNA(遺伝子)の構造や全身骨格、神経、胎児の成長など人体の科学について解説している。その他プラネタリウムや屋外に産業遺産の展示、研修室、ミュージアムショップ、レストランなども併設している。

— **3. 収蔵資料**　実際に医学部で研究に使用された顕微吸光測定装置(UMSP-1)を研究成果とともに展示している。細胞拡大模型、染色体拡大模型、骨格、末梢神経模型、胎児の成長模型等で人体の仕組みを説明し、臓器の配置、息を吸う、くしゃみのひみつ、神経の伝わり方、血管年齢や血圧、脳年齢の測定器、全身反射時間チェック、垂直跳びチャレンジ、じれったい手、モスキートーン、視野角測定等の体験装置で、人体の機能や健康、錯覚を体験することができる。

— **4. 刊行物**　毎年度研究報告、年報を刊行、常設展示図録最新版「山と海が育てた愛媛の産業」2021年刊行

— **5. 参考文献**　博物館リーフレット、HP、研究報告(WEB公開)、年報(WEB公開)

— **6. HP**　https://www.i-kahaku.jp/

(久松洋二・進 悦子・橋村美智子)

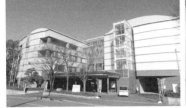
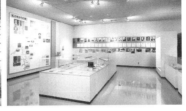

愛媛人物博物館
えひめじんぶつはくぶつかん

〒791-1136　松山市上野町甲650　愛媛県生涯学習センター内　電話：089-963-2111
博物館資料の種類：人物記念館　開設年：1991年　学芸員配置：有
休館日：月曜（祝日及び振替休日に当たる場合は翌日）、年末年始　開館時間：9:00～17:30（入館は17:00まで）
入館料：無料　ショップの有無：無（窓口にて図録の販売あり）
設置者：愛媛県

— **1. 沿革**　愛媛人物博物館は、愛媛県生涯学習センター内に設置された博物館であり、同センターは、県民の生涯学習に対する期待と関心の高まりに応えるとともに、県民の生涯学習を推進する拠点施設として県、市町、企業、各種団体等との連携を図りながら、県民の生涯を通じた自発的な学習を支援することを目的として1991年に開館した。その中において愛媛人物博物館は、ふるさと愛媛をはじめ我が国の発展に力を尽くした県と深いゆかりのある偉人の業績や人となり、生き方について各種事業や出版事業をとおして学ぶ機会を提供し、県民の郷土に対する誇りや愛着心を醸成するとともに、県民自らが郷土の魅力を率先して学ぶ「愛媛学」のさらなる推進を図ることを目的として設置された。

— **2. 展示の概要**　愛媛県に深いゆかりのある偉人190人を学問、教育、政治・行政、産業、社会、芸術、文芸、芸能、スポーツの九つの分野に分けて常設展示している。常設展示室は2階3室、3階2室の計5室で、190人の偉人の略歴をパネルで紹介するとともに常時約250点の関係資料を展示している。医療関係では青地林宗（蘭学者）、高野長英（蘭学者）、二宮敬作（蘭学者）、楠本イネ（日本人初の女医）、三瀬諸淵（蘭学者）、佐伯矩（栄養学の創始者）、真鍋嘉一郎（医学者、内科物理療法の父）、細川一（医師、水俣病発見者）について紹介している。

— **3. 収蔵資料**　総収蔵資料数は約2万1千点（2022年12月末現在）。
上記の医療関係の人物の主な収蔵資料
・青地林宗：著書『氣海観瀾』
・佐伯矩：栄養学研究所や栄養学校の要覧・画報・絵葉書、名刺、写真、佐伯自作の栄養啓発用のパンフレットなど
・真鍋嘉一郎：抜き刷り論文、真鍋直筆の知人宛葉書・書簡、写真、辞令書など
・細川一：研究ノート（複製）、写真など

— **4. 刊行物**　『愛媛人物博物館～愛媛ゆかりの偉人たち～』（常設展示解説書）ほか企画展図録など多数。

— **5. 参考文献**　『愛媛人物博物館～愛媛ゆかりの偉人たち～』、愛媛県生涯学習センターリーフレット、HP

— **6. HP**　https://i-manabi.jp/museum/index.php

（冨吉将平）

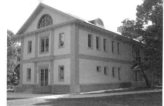
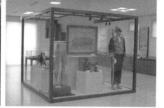

九州大学医学歴史館
きゅうしゅうだいがくいがくれきしかん

〒 812-8582　福岡市東区馬出 3-1-1　電話：092-642-4856
博物館資料の種類：医学系資料　野外部(薬草園)の有無：無　開館年：2015 年　学芸員配置：有
休館日：月・火、年末年始ほか　開館時間：10:00〜16:30（入館は 16:00 まで）　入館料：無料　ショップの有無：無
設置者：九州大学

— **1. 沿革**　九州大学医学部(医学研究院)は、1903 年に京都帝国大学福岡医科大学として創立されてから 100 年以上の歴史を有する。この間多くの卒業生を世に送り出すとともに、多くの研究実績・治療実績を挙げ、医学と医療の発展に大きく貢献してきた。九州大学医学歴史館は、2015 年に九州大学医学部同窓会の寄付により設立された。医系学部に関わる貴重な歴史資料を収集保存し、これまでの医学部の歴史や業績とともに次世代に伝えることを目的としている。同時に、めまぐるしい速さで進む医療技術革新のなかにあって、医学・医療の歴史において九州大学医学部が果たしてきた役割や築いてきた功績を振り返り、次に進むべき道について思索する場としての役割を担っている。

— **2. 展示の概要**　九州大学医学部の淵源は 1867（慶応 3)年に設立された福岡藩の藩校賛生館にさかのぼることができる。常設展示では、九州大学病院キャンパスの歴史を賛生館時代から年表形式で展示している。「第 1 章　創立前史」「第 2 章　福岡医科大学から九州帝国大学へ」「第 3 章　戦前・戦中期の九州帝国大学」「第 4 章　帝国大学から新制大学へ」「第 5 章　高度経済成長と医系学部」「第 6 章　これからの医学を求めて」と六つの章に分け、それぞれの時代のトピックや、時代を象徴する資料を織り交ぜて展示している。さらに、歴史的資料や医療機器など、医学歴史館所蔵資料や病院キャンパス内外の貴重な文化財の展示も行っている。

— **3. 医学歴史館の由来**　九州大学医学歴史館の建物は、1903 年 3 月大学創立当初に建てられた解剖学講堂を復元したものである。当時の医学部新入生は、講堂内の大きな階段教室で講義を受けていた。医学生としての第一歩を踏み出す場所であり、医学部にとって象徴的な建物であった。病院キャンパスの整備が行われ、1976 年に医学部同窓会によって移築保存されたが、1997 年、新病院の建設にともなって解体された。解剖学講堂は、九州大学内最古の建築物であっただけでなく、福岡県内の木造洋風建築物としても最古のものの一つであった。館内の歴史的資料とならびに、医学歴史館外観も展示物の一つとして、往時の医学部をしのぶことができる。

— **4. 参考文献**　九州大学百年史編集委員会編 2014〜2017『九州大学百年史』九州大学(http://hdl.handle.net/2324/1462322)、古野純典編 2004『九州大学医学部百年史』九州大学医学部創立百周年記念事業後援会

— **5. HP**　https://www.lab.med.kyushu-u.ac.jp/rekishikan/

（徳安祐子）

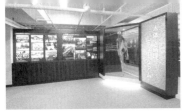
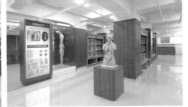

九州大学人体・病理ミュージアム

〒812-8582　福岡市東区馬出 3-1-1 病院キャンパス内基礎研究 A 棟地下 1 階　電話：092-642-6073（10:00～16:00）
博物館資料の種類：医学系資料　開館年：2010 年　職員配置：九州大学病院病理剖検部門スタッフ
開館日：平日（場合によっては土曜も可）　開館時間：14:00 以降で要相談（見学は 60 分間）
入館料：無料　ショップの有無：無
設置者：九州大学医学部病理学教室

— **1. 沿革**　九州大学医学部病理学教室は、1904 年の発足以来、今日まで医学教育を目的に、約 6,000 症例の病理解剖摘出臓器の肉眼標本を作製してきた。古い肉眼標本展示室の写真には、膨大な数の肉眼標本が棚に整理展示され、当時の医学教育に有効な学術教材であったことが窺える。2005 年 3 月に発生した福岡県西方沖地震による破損や、臓器の経年劣化により約 5,000 症例は火葬を余儀なくされ、約 1,300 症例が現存している。基礎研究 A 棟改修工事を機に標本の展示方法が刷新され、2010 年 4 月に当該地下 1 階に、新たな医学教育への活用と病理解剖の意義継承を目的に「人体・病理ミュージアム」が設置された。

— **2. 展示の概要**　入口エントランス、肉眼臓器展示エリア、視聴覚エリアの三つから構成され、約 90 分を目安とした展示物配置と人の動線を配慮したレイアウトである。広さ 20 ㎡の入口エントランスには、病理学歴史的写真パネル、高さ約 180 ㎝のシンボル展示「キュンストレーキ」、ハンセン氏病のムラージュ等を展示している。広さ 90 ㎡の肉眼標本展示エリアには、肉眼標本を臓器系統的に約 160 症例展示するほか、日本医学会を代表する病理学研究者の中山平次郎名誉教授と田原淳名誉教授の特別展示、カール・ツァイス社製の歴史的価値のある顕微鏡を展示している。視聴覚エリアには 50 インチモニターが設置され、自主製作の"病院で病理がどのような役割を果たしているか"という 7 分間の、わかりやすく説明したビデオを鑑賞できる。2023 年 3 月には、日本生理学会第 100 回記念大会において田原淳名誉教授の生理学偉業に関する講演と業績パネル展示が行われ、そのパネル（レプリカ）を記念展示する事になった。

— **3. 収蔵資料**　肉眼標本（展示仕様約 230 個のうち 160 個を展示）、歴史的資料としての紙製人体模型（キュンストレーキ）1 体、凹型標本（ムラージュ）12 個、中山平次郎名誉教授人体骨標本、田原淳名誉教授心臓標本、カール・ツァイス社製顕微鏡 6 台（1897 年製シリアルナンバー 28867・1907 年製シリアルナンバー 45337）、カール・ツァイス社製写真機 1 台、人体模型 3 体、臓器模型 5 個。

— **4. 教育活動**　医学部学生、保健学部学生、医学系学会の要望公開、地域の医療系専門学校、看護専攻科高校を対象に見学実習を行っている。毎年一回、一般にも公開され、病理学医師や病理専門スタッフによる説明ガイドを行っている。

— **5. 刊行物**　『九州大学医学部標本史料集』2013 年（九州大学大学院医学研究院）

— **6. 参考文献**　澁谷秀徳・小田義直・岩城徹「九州大学人体・病理ミュージアムの開設」

（澁谷秀徳・落合知子）

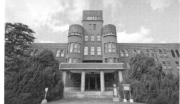
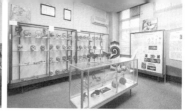

九州大学総合研究博物館
人骨資料開示室

〒812-8581　福岡市東区箱崎6-10-1　電話：092-642-4252
博物館資料の種類：医学系資料　開館年：2000年　職員配置：大学教員
開館日：常設展示室は月～金(土・日・祝、一斉休止日は休館)。各開示室は現在5月の福岡ミュージアムウィーク期間中の土日(年に4回)のみ開館。その他イベントに応じて特別に開館する場合もある。　開館時間：10:00～16:00　入館料：無料
ショップの有無：無　設置者：九州大学

— **1. 沿革**　九州大学では、創設1911年の創設以来、教育・研究の成果として750万点に及ぶ学術標本・資料が蓄積されてきた。これらの貴重な学術標本の体系的な管理と公開を目的として、2000年に九州大学総合研究博物館が設置され、現在所蔵資料は155万点に及んでいる。2018年に九州大学の伊都キャンパス移転が完了した後も、博物館は箱崎サテライト(旧箱崎キャンパス)の旧工学部本館(2023年に登録有形文化財に登録)にて活動を継続している。

— **2. 展示の概要**　人骨開示室は、縄文時代から弥生時代、古墳時代、そして江戸時代まで日本列島に住む人々がどのような形質の変化をしてきたのかを展示している。特に歴史的に重要な変化として縄文時代から弥生時代の顔面部形質の変化、その後に続く古墳時代の形質的地域性の発現が挙げられ、縄文時代人骨と弥生時代人骨、古墳時代人骨を比較しながら観察できるように展示をおこなっている。顎の脆弱化と歯並びの変化なども注目ポイントである。また、骨から生物学的な性別を見分ける方法の紹介、加えて活動などの後天的な影響で骨形質がどのように変化するかなど、形質から文化的な影響を読み解く最新の研究の一端も紹介している。3Dデータ化も進めており、レプリカを用いて自然人類学研究への理解促進を図る試みも行っている。

— **3. 収蔵資料**　1950年に九州大学医学部解剖学第二講座に着任した金関丈夫とその後継である永井昌文(1970年教授着任)両氏によって主に発掘・収集された古人骨資料群を収蔵する。1953年の山口県土井ヶ浜遺跡および佐賀県三津永田遺跡の発見が契機となっており、他にも鹿児島県種子島広田遺跡、福岡県福岡市金隈遺跡など、重要な資料が数多く収蔵される。その他、北部九州地域を中心として西日本の各遺跡から出土した、縄文時代人骨79体・弥生時代人骨1,711体・古墳時代人骨732体・中世人骨179体・近世人骨279体と、数多くの古人骨資料を所蔵している。当館の古人骨資料群は日本列島の人々の形質的変化の歴史的過程を明らかにすることができる世界的に見ても極めて重要な資料群である。

— **4. 研究の特色**　弥生時代人骨を数多く有し公開する国内唯一の研究施設である。自然人類学と考古学分野による学際的な研究が進められている点が当分野の特徴である。

— **5. 教育活動**　大学の講義や実習、学芸員資格取得に関する科目において、年に数回、授業(演習)の一環で利用している。

— **6. HP**　http://www.museum.kyushu-u.ac.jp/

(米元史織)

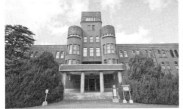
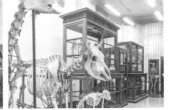

九州大学総合研究博物館
動物骨格標本開示室

〒812-8581　福岡市東区箱崎6-10-1　電話：092-642-4252
博物館資料の種類：医学系資料　開館年：2000年　職員配置：大学教員
開館日：常設展示室は月〜金（土・日・祝、一斉休止日は休館）。各開示室は現在5月の福岡ミュージアムウィーク期間中の土日（年に4回）のみ開館。その他イベントに応じて特別に開館する場合もある。　開館時間：10:00〜16:00　入館料：無料
ショップの有無：無　設置者：九州大学

— **1. 沿革**　九州大学では、創設1911年の創設以来、教育・研究の成果として750万点に及ぶ学術標本・資料が蓄積されてきた。これらの貴重な学術標本の体系的な管理と公開を目的として、2000年に九州大学総合研究博物館が設置され、現在所蔵資料は155万点に及んでいる。2018年に九州大学の伊都キャンパス移転が完了した後も、博物館は箱崎サテライト（旧箱崎キャンパス）の旧工学部本館（2023年に登録有形文化財に登録）にて活動を継続している。

— **2. 展示の概要**　動物骨格開示室では、収集者である進藤篤一氏の意図を重んじ、魚類・爬虫類・鳥類・哺乳類と様々な生き物の骨格を比較することができるように配置している。種間の形態比較から、脊椎動物における器官の相同・相似を論じ、生物とは何かを考え、進化と適応への理解を深めることを意図するものである。動物骨格が納められた木製の展示ケースも収集時に作られたものであり、歪みやゆらぎのあるガラスなど現在では貴重なものとなっている。

— **3. 収蔵資料**　1914年九州帝国大学医学部解剖学第三講座に着任した進藤篤一氏のもと、以降1916年までに収集され、医学部の「比較解剖學」という授業で用いられた現生の脊椎動物の交連骨格標本（生きているときの姿に組み立てられた標本）383体である。脊椎動物の骨格の種間の類似や差異から生物の「進化と適応」を学び、その体系の中で「ヒト」を考えることで、部位名称を暗記するだけになりがちな解剖学にストーリーをもたせていたと考えられている。1920年4月7日九州帝国大学工学部で皇太子裕仁親王（昭和天皇）が台覧した松ケ枝のサイ化石や、ヒクイドリなどの希少種、ハリモグラやカモノハシなど珍しい種の標本をはじめ、ヒラメやマダイなどの各種魚類、イモリやニシキヘビ、アリゲーター、ペンギンやニワトリ、カンガルー、マイルカ、ライオン、トラ、ツキノワグマ、ウマ、シカ、インドゾウ、ニホンザル、セナセンキーなど身近な脊椎動物を数多く含んでいる。九州大学の大学文書館所蔵史料に「標本室に於ける進藤教授（大正4年（1915年）撮影）」という写真も残っており、大学史に残る標本群である。

— **4. 研究の特色**　標本のデータベース化、及び3Dデータ化を進めており、http://db.museum.kyushu-u.ac.jp/jp/ 等にて順次公開していく予定である。

— **5. 教育活動**　大学の講義や実習、学芸員資格取得に関する科目において、年に数回、授業（演習）の一環で利用している。

— **6. HP**　http://www.museum.kyushu-u.ac.jp/

（米元史織）

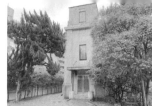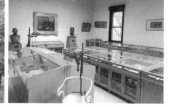

久保記念館
（くぼきねんかん）

〒812-8582　福岡市東区馬出 3-1-1 九州大学耳鼻咽喉科　電話：092-642-5668
博物館資料の種類：医学系資料　野外部(薬草園)の有無：無　開館年：1927 年　職員配置：大学職員・大学教員
休館日：不定　※要事前相談　入館料：無料　ショップの有無：無
設置者：九州大学

— **1. 沿革**　久保記念館は、九州大学医学部耳鼻咽喉科学教室第 20 回創立記念日にあたる 1927 年 5 月 8 日に、同門会の四三会員一同から耳鼻咽喉科学教室初代教授久保猪之吉先生に寄贈され、教授から九州大学に献呈された。献呈式で久保教授は「今日堅牢なる耐震耐火的建築物を完成し（中略）今より教室多年の努力によりて蒐集したる記録、標本、図書を安全に保存し得べし。是等の中には日本に於けるレコードは勿論世界に於けるレコードをも有するを以て之を保存し往くことは吾等及後継者の責任なり。」と述べ、以来貴重な収蔵品は良好に保存されてきた。記念館の老朽化に伴い、1999 年から 2003 年にかけて久保記念館改修事業による改修工事が行われ、現在に至る。

— **2. 展示の概要**　鉄筋コンクリート造 3 階建構造の 2 階部分が展示室である。1907 年の耳鼻咽喉科学教室開講以来の入院患者日誌、外来患者日誌、手術簿、直達鏡検査簿の他、教室史料、手術器機、摘出標本、古書など日本に耳鼻咽喉科学が伝わり、興隆した足跡を辿ることができる医学史的にも貴重な資料が多く展示されている。また、久保教授の胸像、肖像画、記念品、遺品など、関連諸氏からの寄贈資料も展示されている。

— **3. 収蔵資料**　久保猪之吉先生胸像、キリアン先生胸像、片倉元周・賀古鶴所肖像画、インキ壺（キリアン先生から久保先生への贈り物）、ゼモン先生遺品（銀製容器・銀製台付きコップ）、クスマウル教授の食道鏡、ツワアルデマーケル教授の携帯用嗅覚計、片倉元周氏使用医療器械サック、賀古鶴所氏反射鏡及び耳科器械、上顎洞性後鼻孔ポリープ（世界最初の例 1907 年）、日本で最初に摘出された気管支異物（4 歳男子、太鼓鋲 1907 年）、術後性頬部嚢腫、耳鼻咽喉科領域各種摘出標本、杉田玄白著『解体新書』、洋書、和漢古医書、久保教授文学文献、仙崖筆「耳鳴」額装、鍼灸経穴図、宮崎県児湯郡の古墳より発掘された蠟石義歯、中国の耳掃除器械、咽頭手術練習模型、和蘭製古外科治療機械箱入など多数。

— **4. 刊行物**　『久保記念館目録及び解説』

— **5. 参考文献**　『久保記念館目録及び解説』、HP

— **6. HP**　http://www.qent.med.kyushu-u.ac.jp/kubokinen/

（田川太一）

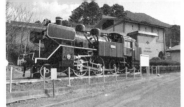
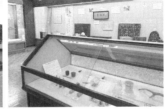

須恵町立歴史民俗資料館

〒811-2114　糟屋郡須恵町大字上須恵 21-3　電話：092-932-6312
博物館資料の種類：薬学系資料　開館年：1974年　学芸員配置：有
休館日：月・火曜（ただし祝祭日の場合は開館）、お盆(8/13〜15)および年末年始(12/28〜1/4)
開館時間：10:00〜17:00（入館は 16:30 まで）　入館料：無料　ショップの有無：無
設置者：須恵町

― 1. 沿革　須恵町立歴史民俗資料館は、昭和 48 年に九州初の町立資料館として開館した。昭和 39 年の国鉄志免鉱業所の閉山に伴い、町の人口流出が止まらない中、祖先の生きざまを後世の人たちに残したいという目的のもと設置した。資料館設立時に町内各区から「民俗資料収集委員」を募り、精力的に各種資料の収集を行い、現在も継続的に収集を行なっている。

― 2. 展示の概要　展示の中心は、中世の山岳寺院である佐谷建正寺の仏教関係資料、筑前国守護所が置かれた高鳥居城、福岡藩の磁器御用窯の「須恵焼」、「眼病人宿」や江戸時代の御典医であった田原眼科・岡(高場)眼科の資料、並びに明治・大正・昭和と日本の発展を支えた石炭関係の資料である。民俗資料収集委員などの協力によって集められた多くの民俗資料および、発掘調査の出土資料も展示している。

― 3. 収蔵資料　【福岡県指定有形民俗文化財　筑前須恵眼目療治関連資料】　江戸時代から現在に至るまで、須恵町には岡(高場)眼科と田原眼科という二つの眼科の家系がある。江戸時代には福岡藩の藩医に登用され、名声を得ていた。診察の状況を記録した『眼目療治帳』によると、年間千人を超える患者が訪れ、西日本一帯はもとより遠くは松前からの来訪者も確認されている。この頃の上須恵村、須恵村の人々は、家の前に薬師堂を配した田原家、岡家を核に農業を営むかたわら、全国各地から治療を求めて訪れる患者のために宿を経営し、宿場町（「眼療宿場」）の様相を呈して栄えた。宿では「肥後屋」、「河内屋」などの屋号を持っており、それぞれの地域の人が宿泊する宿が決まっていたと思われる。その中には田原家、岡家の許可を得て目薬の製造を行う者もおり、明治時代には精奇水や真珠水、大学目薬に似た博士目薬などガラス瓶入りの点眼水も製造された。

現在、須恵町立歴史民俗資料館においては、岡(高場)家、田原家に関する資料を多数収蔵している（寄託資料含む）。内容は、染付青海波文製薬鉢や目薬瓶などの製薬道具、往診箱や駕籠などの往診道具、背負箱や目薬広告版木などの行商関係資料並びに眼目療治帳や眼鏡注文帳などの記録類に分類することができる。

― 4. 刊行物　資料館パンフレットほか

― 5. 参考文献　ホームページ、「須恵町の民俗文化」シリーズ第 15 集「道の記憶　〜目薬と眼科のインパクト〜」https://www.youtube.com/watch?v=tnTHGz0_lFU

― 6. HP　https://www.town.sue.fukuoka.jp/kanko_bunka_sports/shisetsu/6_1/index.html

（山下啓之）

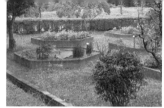
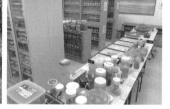

九州大学・大学院薬学府附属薬用植物園
きゅうしゅうだいがく・だいがくいんやくがくふふぞくやくようしょくぶつえん

〒812-8582　福岡市東区馬出3-1-1　電話：092-642-6581
博物館資料の種類：薬用植物園　標本室の有無：有　開園年：1967年　職員配置：大学教員
開園日：平日　開園時間：9:00～17:00　入園料：無料
設置者：九州大学

- **1. 沿革**　薬用植物園は、1967年九州大学薬学部の実験施設として設置された後、1974年4月11日の国立学校設置法施行規則の改正により、薬学部の附属施設として正式に認可された。1999年4月に薬学部組織の大学院重点化に伴い、本施設は大学院薬学研究科の附属となったが、2000年に大学院薬学府附属薬用植物園に変更された。

- **2. 展示の概要（薬用植物の種類）**　病院地区の薬用植物園は、250種超の薬用植物が生育しており、学生、薬剤師、一般人に公開している。
  本園では半夏、当帰、甘草、黄芩など漢方薬に汎用される重要生薬の基原植物を栽培している。特に当帰の基原植物として、ホッカイトウキ、トカチトウキ、ホソバトウキ、ヒュウガトウキなど数多くの品種を栽培している。
  併せて、特定植物（法律で栽培が規制されている植物）の栽培施設を備えており、アヘン原料植物（ケシ、アツミゲシ）、麻薬原料植物（コカノキ）、大麻原料植物（アサ）などの植物を研究している。ケシについては6品種（いずれも東京都立薬用植物園より譲渡された種子を栽培）、アサについては2品種を栽培している。

- **3. 研究の特色**　附属薬用植物園が開園すると同時に、大麻に関する研究を開始し、「無毒大麻」の発見とその固定に成功した。本品種は「とちぎしろ」として種苗登録されており、幻覚成分を含まず、繊維としての品質も優れていることから、現在では、繊維を採取するために、栃木県等で広く栽培されている。また、大麻の研究は、薬学研究院生薬学分野との共同研究により、現在も継続している。

- **4. 教育活動**　本園では学部学生や大学院生に各種薬用植物の栽培法を教授している。フィールドワークを通して薬用植物の実物を提供することによって、生薬学分野で活躍できる人材の育成を行っている。また、生薬学を専攻する学生に対して、薬用植物の栽培に関する技術・知識の教授を行っている。
  また、本園は2000年より漢方薬・生薬認定薬剤師研修施設に指定されており、多くの薬剤師が研修を受けている。本施設では、9回の講義研修と年2回の薬用植物園実習を馬出地区で開催しており、年1回行われる漢方薬・生薬認定薬剤師試験のための会場も提供している。

- **5. 参考文献**　HP

- **6. HP**　http://seigyo.phar.kyushu-u.ac.jp/

（坂元政一）

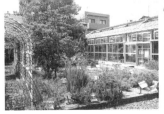
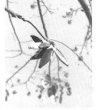

第一薬科大学
薬用植物園

〒815-8511　福岡市南区玉川町22-1　電話：092-541-0161（代表）
博物館資料の種類：薬用植物園　標本室の有無：無　開園年：1960年　職員配置：大学教員
開園日：月曜〜土曜（祝日・大学休暇期間・入試日を除く）　開園時間：9:00〜17:00　入園料：無料
設置者：第一薬科大学

- **1. 沿革**　1982年、薬用植物園温室が整備された。2001年、第一薬科大学薬学部キャンパスから100mほど離れた広さ約800㎡の場所に移設され、約100㎡の温室と管理小屋も備えられて現在に至っている。
- **2. 展示の概要（薬用植物の種類）**　漢方薬の構成生薬となる基源植物を中心に、西洋で用いられるハーブや、医薬品の原料となる植物など100種超を栽培している。また、九州地方で民間薬として用いられるヒュウガトウキも栽培している。植物と薬学に関する基本情報のほか、雑学や名前の由来などを記載した解説板を設置し、薬用植物の知識がない人でも楽しんで観察できるよう工夫している。温室では、ケイなど熱帯性の植物が観察でき、屋外水槽では水生生物のほか、コウホネなど水辺の薬用植物が観察できる。春にはアーチ作りの観察路で頭上に満開のアケビやスイカズラを楽しむことができ、秋には、園内で一際高く、シンボルツリーとなっているカンレンボクが特徴的な種を多数落とすのを観察できるなど、一年を通じて観察ができるよう工夫して薬用植物を栽培している。
- **3. 研究の特色**　栽培したノイバラの偽果や地上部を研究試料として提供している。
- **4. 教育活動**　春秋に1回ずつ学生と教職員を対象として見学会を実施している。また、体験実習など学内で使用するハーブや野草を栽培して利用しているほか、要望に応じて中学生、高校生などの来学者にガイド付きの見学会を実施している。そのほか、学生サークルの植物研究部に栽培用地を提供しており、季節ごとに様々な植物を栽培している。
- **5. HP**　https://www.daiichi-cps.ac.jp/facilities/medicinal-botanical-garden/

（大渡勝史・久保山友晴）

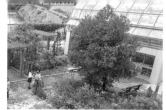
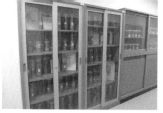

福岡大学薬用植物園

〒814-0180　福岡市城南区七隈8-19-1　電話：092-871-6631(代)
博物館資料の種類：薬用植物園　標本室の有無：有　開園年：1960年　職員配置：大学教員、用務員(4名)
開園日：大学開講期間　開園時間：9:00〜16:00　入園料：無料
設置者：福岡大学

— **1. 沿革**　1960年に本学薬学部設置を受け、福岡大学の付属薬用植物園として開園。1966年3号館別館新設に伴い現地(3号館別館西側)に移転。薬草園と記念樹園を併設する形となった。更に2007年に本学薬学部の6年制移行に伴い17号館西に薬学部50周年記念温室(2009年竣工)と新薬用植物園を増設し、現在に至る。薬用のみならずのべ500種類近くの植物が栽培されており、市中心部から地下鉄乗車16分で訪れられるキャンパス内に、二園を合わせてこれだけの規模の薬用植物園があるのは全国的にも珍しい。

— **2. 展示の概要(薬用植物の種類)**　日本薬局方に収載の生薬の基原植物を中心に、欧米の薬用植物をはじめ広く世界各国の薬用植物を栽培している。ミント類、セントジョーンズ・ワートなどのハーブも多く植栽しており、本園の一つの特徴になっている。3号館別館西側の薬草園は、圃場では研究用・標本用植物を栽培し、希少植物や高山性のリンドウ類などの栽培が難しいものを鉢植えで管理している。また、薬草園の周囲には、自然林を模してキハダ、ニッケイ、ホオノキなどの薬木が植栽されている。17号館西の薬用植物園は、主に標本用の薬草・薬木が中心に植栽されている。温室では、東南アジア〜アフリカの薬用植物などを管理しており、コショウ、クローブやオールスパイスなどのスパイスの原料植物、ビャクダン、乳香樹の仲間などの香料の原料植物、ケープアロエをはじめとしたアロエのコレクションがある。

— **3. 研究の特色**　植物由来抗腫瘍活性成分の臨床応用のための探索研究を行なっており、特に成人T細胞白血病／リンパ腫に対する活性成分の探索研究を行なっている。これらの研究の資材を栽培・提供し研究に貢献している。また、マメ科植物の成分研究を行なっており、それらの研究材料の栽培・提供を担っている。特に栽培研究に関しては行なっていないが、標本維持のための希少植物や高山植物の栽培のノウハウは十分蓄積されつつある。

— **4. 教育活動**　講義に使用する教材の調達。広く一般に公開して観察会等の受け入れを行なっている。また、団体の研修会や市民の観察会の開催に積極的に協力している。

(大川雅史)

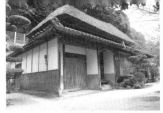
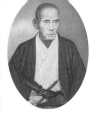

伊東玄朴旧宅
いとうげんぼくきゅうたく

〒842-0123　神埼市神埼町的 1675　電話：0952-37-3593（神埼市教育委員会社会教育課）
博物館資料の種類：人物記念館　開設年：1973 年　職員配置：無
休館日：月曜　開館時間：10:00～16:00　入館料：無料　ショップの有無：無
設置者：神埼市

1. 沿革　伊東玄朴は、神埼市神埼町仁比山で生まれた幕末の医者・蘭学者である。仁比山で漢方医として開業したのち、長崎でシーボルトに学び、その後江戸へ出て「象先堂」という蘭学塾を開いた。種痘の導入を進め、江戸の蘭方医と協力して神田にお玉ヶ池種痘所を作るなど種痘の普及に努めた人物で、蘭方医として初めて当時の医師の最高位である法印になるなど我が国の近代西洋医学の先駆者の一人として、医学界において重要な役割を担った人物である。

伊東玄朴旧宅は、仁比山護国寺として栄えた神埼町仁比山地区にあり、仁比山神社の参道沿いにある。伊東玄朴旧宅は、玄朴が仁比山で漢方医として開業後の 1821（文政 4）年に建てた建物である。当時の外観は、伊東玄朴の孫である伊東栄が書いた『伊東玄朴傳』に掲載されており、佐賀県の民家の特徴である屋根を曲屋とした小規模な農家住宅であった。その後、1925 年に伊東栄によって増改築が行われ、屋根が直屋に、内部は大正末期らしい造作に変更され、現在の伊東玄朴旧宅の形状となっている。

伊東玄朴旧宅のある敷地は、伊東玄朴の近代医学の発展に寄与した業績から、1973 年に佐賀県史跡に指定されている。

2. 展示の概要　玄関と二部屋の座敷を公開しており、伊東玄朴の略式年表、業績、天然痘や種痘などの説明パネルを掲示しており、南側の座敷では、畳に座って伊東玄朴の生涯についての映像を視聴できる。旧宅南側の庭には、2001 年に伊東玄朴生誕 200 年の記念として建てられた伊東玄朴の胸像があり、山際には 1956 年に建てられた「蘭醫伊東玄朴先生誕生之地」の石碑が立っている。

3. 収蔵資料　Bischoff の内科書を伊東玄朴が翻訳した『医療正始』などの翻訳書、伊東玄朴直筆の掛け軸、伊東玄朴の肖像画、伊東玄朴旧宅の建築された年である「文政四年巳ノ七月」と墨で書かれた建築部材や鬼瓦。

4. 教育活動　伊東玄朴の業績や幕末の医学を学ぶ場として、小中学生の社会科見学として活用されている。また、毎年伊東玄朴の生誕祭を開催するとともに、伊東玄朴の足跡を辿る研修などを行い、伊東玄朴の顕彰を行っている。

5. 刊行物　平成 30 年『郷土の偉人の足跡を辿る　伊東玄朴　我が国近代西洋医学の道を拓いた先駆者』

6. 参考文献　HP

7. HP　http://www.kanzaki-museum.com/itogenboku/

（谷 洋一郎）

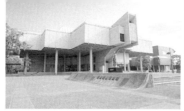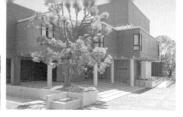

佐賀県立博物館・佐賀県立美術館

さがけんりつはくぶつかん・さがけんりつびじゅつかん

〒840-0041　佐賀市城内1-15-23　電話：0952-24-3947
博物館資料の種類：薬学系資料　開館年：1970年　学芸員配置：有　休館日：月曜（祝日の場合は翌日）
開館時間：9:30～18:00　入館料：無料　※有料展は別に定める額　ショップの有無：有
設置者：佐賀県

- **1. 沿革**　佐賀県立博物館は、旧佐賀城三の丸跡に1970年10月14日明治百年記念事業として開館した博物館である。「佐賀の歴史と文化」をテーマに、自然史・考古・歴史・美術・工芸・民俗の各分野の資料を展示している。1983年には県政100年記念事業として佐賀県立美術館が博物館に隣接して開館した。博物館の東隣には、佐賀出身の洋画家・岡田三郎助の明治期に建てられたアトリエが移築・公開されている。さらに、敷地内には、リコー三愛グループの創始者、故市村清氏（1900～1968年）の遺志により、幸恵夫人から佐賀県に寄贈された茶室「清恵庵」もある。佐賀県についてあらゆる角度から学ぶことができる施設である。

- **2. 展示の概要**　博物館では、「佐賀県の歴史と文化」をテーマに、原始・古代から近代までの各分野の資料（自然史、考古、歴史、民俗、美術、工芸）を通史展示している。自然史部門ではムツゴロウ、ワラスボ、ウミタケなど有明海に生息する独特な生物の標本や、1970年に国立科学博物館から寄贈されたティラノサウルス生態模型を展示。民俗部門では、佐賀県の生業の一つとして江戸時代から昭和戦後期まで続いた西海捕鯨に関する資料も展示している。また、江戸時代中期以降に肥前東部に展開した田代売薬について、百味箪笥、薬研、乳鉢と練棒、絹篩、サギリ、薬の預け箱などの道具類や「諸丸散調合記」のほか、山奈、黄柏、丁子、木賊、阿仙薬などの生薬も展示している。他に、佐賀で丸薬業を営んだ武富家の万金丹の看板も展示している。
美術館では、常設展示室OKADA-ROOMにて、佐賀出身の日本近代洋画の巨匠・岡田三郎助（1869～1939年）資料をはじめとした関係資料を展示紹介している。

- **3. 収蔵資料**　博物館は開館以来、佐賀県にゆかりのある自然史、考古、歴史、書、美術、彫刻、工芸、民俗の各分野にわたり資料収集し、調査・研究を行う。これら各分野の資料は博物館常設展「佐賀県の歴史と文化」の中で展示紹介されている。特に、歴史資料の中で、『徳明一代記・引痘方諸控』が特筆される。幕末佐賀藩の医師松尾徳明の半生を記録した一代記と安政6年・万延元年（1859～60年）に関わった種痘実施の記録であり、資料的価値が高い。また、佐賀県立美術館では開館以来、近代洋画、なかでも岡田三郎助作品の収集・研究・展示を精力的に行っており、そのコレクションは質、量ともに国内を代表するものとなっている。

- **4. 刊行物**　『佐賀県の歴史と文化―佐賀県立博物館常設展解説書―』など多数
- **5. HP**　https://saga-museum.jp/museum/

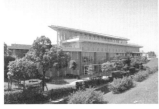
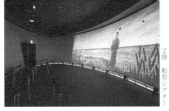

佐野常民と三重津海軍所跡の歴史館

〒840-2202　佐賀市川副町大字早津江津446-1　電話：0952-34-9455
博物館資料の種類：人物記念館　野外部(薬草園)の有無：無　開館年：2021年　学芸員配置：有
休館日：月曜(祝日の場合は翌日)、年末年始(12/29～1/3)　開館時間：9:00～17:00　※最終入館16:30
入館料：大人500円、小中高生200円、20名以上は団体割引あり　ショップの有無：有
設置者：佐賀市

— **1. 沿革**　1972年9月、新設された佐賀郡川副町中川副公民館内に日本赤十字社の創設者の顕彰施設として佐野記念館を併設開館。2004年10月、常民没後100年を記念して現在地に新築移転。日本赤十字社創設までの感動の生涯を年表やシアターで説明、好評を得ている。2007年10月に市町合併。2015年7月には記念館に隣接する、常民が深く関わりをもつ三重津海軍所跡が『明治日本の産業革命遺産 製鉄・鉄鋼、造船業、石炭産業』の構成資産として世界文化遺産に登録。記念館の一部分を世界遺産のガイダンス施設に活用。2021年にリニューアルオープンし、最新の研究成果に基づいて再現映像により、佐野常民の業績と三重津海軍所を楽しく理解できる施設を目指す。

— **2. 展示の概要**　1階：世界遺産ガイダンスコーナー・三重津海軍所跡展示室・映像ホール・イベントホール・多目的室、2階：佐野常民展示室・佐賀藩の近代化事業展示室・赤十字コーナー、3階：三重津海軍所跡が見える展望室・図書コーナー。

— **3. 収蔵資料**　緒方洪庵著『扶氏経験遺訓』(フーフェランド著『Enchiridion Medicum』の蘭訳版を洪庵が訳出)、廣瀬元恭著『人身窮理書』(生理学テキスト。原著はアンテルム・リシュラン『新生理学入門』)、エルメレンス著『原病学通論』(大坂医学校にてエルメレンスが行った講義を訳出したもの)、洪庵著『病学通論』(複製)(師の宇田川玄真が手掛けた病理学書を洪庵が引継ぎ推敲し著述)、洪庵著『虎狼痢治準』(複製)(ポンペ著のコレラ治療の疑問から他医学書をもとに対処法を著す)、博愛社・日本赤十字社・大蔵省・龍池会・日本美術協会・三重津海軍所など関係資料約1,600点、佐賀藩精煉方で製造された蒸気船・蒸気車雛形、佐賀藩精煉方絵図のレプリカ等。

— **4. 刊行物**　吉川龍子2001『日赤の創始社　佐野常民』吉川弘文館、國雄行2013『佐野常民』佐賀県立佐賀城本丸歴史館

— **5. HP**　https://sano-mietsu-historymuseum.city.saga.lg.jp/

(近藤晋一郎)

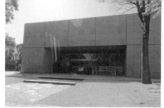
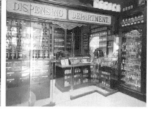

中冨記念くすり博物館
なかとみきねんくすりはくぶつかん

〒 841-0004　鳥栖市神辺町 288-1　電話：0942-84-3334
博物館資料の種類：医薬学系資料　野外部（薬草園）の有無：有　開館年：1995 年　学芸員配置：有
休館日：月曜（祝日の場合は翌日）、年末年始　開館時間：10:00〜17:00（最終入館 16:30）
入館料：大人 300 円、高・大学生 200 円、小・中学生 100 円　※ 20 名以上団体料金あり　ショップの有無：有
設置者：公益財団法人 中冨記念財団

― **1. 沿革**　鳥栖市田代から基山町一帯は、1599（慶長 4）年に対馬藩田代領となり江戸時代に「田代売薬」が興った場所で、その後田代売薬は佐賀県の産業を担う製薬業として成長していった。しかし、近代化に伴いくすりの製造・販売に使用された道具や文書は散逸しているのが現状である。中冨記念くすり博物館は、くすりに関する文化遺産を後世に伝え、生涯学習の場として役立つことを目的として、1995 年に久光製薬（株）創業 145 周年記念事業として設立された。館内の収蔵資料は寄贈によるものが多く、2010 年からは公益財団法人として運営されている。博物館の基本設計はイタリアの現代彫刻家チェッコ・ボナノッテによるもので、石とガラスを基調とした建物である。エントランスホールにはボナノッテ氏の彫刻作品『生命の種子』が展示されている。

― **2. 展示の概要**　1 階は現代のくすりと世界のくすりがテーマとなっており、19 世紀末のイギリスロンドン郊外から移設したアルバン・アトキン薬局は臨場感のある展示で必見である。また、採光を取り入れた展示室は開放感があり、博物館疲労を受けづらい。2 階は「田代売薬」など昔のくすりに関するテーマで構成されている。約 70 種類以上の動物、植物、鉱物性生薬、佐賀県重要有形民俗文化財指定資料が展示されている。2002 年には博物館の野外部に薬木薬草園が開館し、2,600㎡の敷地に約 350 種類の薬用植物が栽培されている。1995 年に「田代の売薬習俗」が記録作成等の措置を講ずべき無形民俗文化財に選定、1996 年に平成 7 年度の快適建築特別賞を受賞、2016 年には田代売薬関連の製薬・売薬・信仰儀礼用具及び文書資料 3,181 点、売薬土産品 13 点が佐賀県重要有形民俗文化財に指定された。

― **3. 収蔵資料**　一般用医薬品・医療用医薬品に関する資料、プラント、アルバン・アトキン薬局移設、世界の膏薬、平野家資料、田代売薬資料、売薬版画、看板、植物系生薬標本、動物系生薬標本、鉱物系生薬標本、本草綱目、大和本草、その他多数

― **4. 参考文献**　HP、展示図録、リーフレット

― **5. 刊行物**　中冨くすり記念館展示図録、他

― **6. HP**　https://nakatomi-museum.or.jp/

（落合知子）

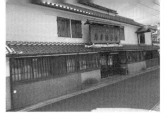
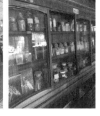

野中烏犀圓
(のなかうさいえん)

〒 840-0055　佐賀市材木 1-4-6　電話：0952-23-2065
博物館資料の種類：医歯薬学系資料　開館時間：9:00 ～ 17:00（土・日・祝を除く）
設置者：ウサイエン製薬株式会社

― **1. 沿革**　薬種商として 1626 年創業する。初代野中源兵衛から現在 13 代源一郎に至るまでの長い歴史を誇る。伝統薬烏犀圓の原典は中国の漢方書、太平恵民「和剤局方」(1106 年) に見ることが出来る。烏犀圓を最初に作ったのは徳川家康で、中風の薬として本願寺門跡に贈られた。1796 年、第 8 代佐賀藩主鍋島治茂は第 4 代野中忠兵衛に烏犀圓の一手製造・販売の許可を与え士族に列した。当時の屋号は「松養軒」と称した。それ以来、200 年以上にわたり、烏犀圓を製造・販売している。写真の建物 (写真左) は 18 世紀末に建てられた本店であり、文化庁の登録有形文化財に指定されている (2000 年 2 月 15 日)。その他、五つの蔵があり、医学・薬学書、古文書、医科学関係の機械器具など貴重な資料が多数保管されている。

― **2. 展示の概要**　本館には生薬類および烏犀圓の展示があるが、伝承された医科学関係の機械器具などは蔵のなかに保管され、展示はされていない。

― **3. 収蔵資料**　保管された伝承品としては、江戸時代中期の薬籠 (薬箱)、印籠 (携帯用薬入れ)、犀角 (烏犀角、水犀角、馬上杯、犀角杯)、鼻煙壺 (嗅ぎ煙草入れ)、薬学書 (トロムスドルフ製薬化学、1832 年版；ウイットステイン製薬化学、1846 年版；舎密便覧、1859 年版)、書籍、古文書など、貴重なものが多数ある。書籍や古文書は 5,000 点以上あり、医科学や歴史・博物学関係の研究者にとっては垂涎の的ともなっている。野中家の文庫資料については佐賀大学を中心に「野中烏犀圓文庫研究会」が組織され、その一端の纏めが、佐賀藩薬種商・野中家資料の総合研究として報告されている。なお、特筆すべきものとして、杉田玄白がオランダ語の解剖書『ターヘル・アナトミア』を翻訳した「解体新書」の初版本 (1774 年) や、浅田宗伯による天璋院篤姫らの診療記録「御殿診籍」(1870～1873 年の診察記録) が所蔵されている。「御殿診籍」は男子禁制の大奥における 4 年間の診察記録であり、非常に貴重なものである。

― **4. 研究の特色**　創業以来、長い歴史がある薬種商に継承された膨大な量の資料を整理し、日本史、医科学史、国文学、思想史など、さまざまな面からそれらを研究することに特色がある。まだまだ野中家の資料の一部が解明されただけであるが、今後の研究の進展が期待される。また、全国の烏犀圓関係の研究にもつながっていくものと考える。

― **5. 刊行物**　ISPS 科学研究費基盤研究 (B) 成果報告書 (JP16H03474)　2019 年。

― **6. HP**　https://tamatori.sakura.ne.jp/usaien.html

（中島憲一郎）

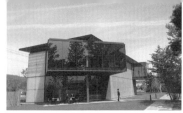
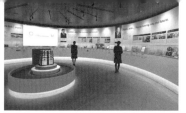

久光製薬ミュージアム
(ひさみつせいやくみゅーじあむ)

〒 841-0017　鳥栖市田代大官町 408 番地　電話：0942-83-2101 ／ FAX：0942-83-6118
博物館資料の種類：薬学系資料　開館年：2019 年　職員配置：無(展示説明あり：無料)
開館日：原則、平日のみ(※例外として、イベント開催の土日等は開館)
開館時間：9:30～12:00、13:30～17:00 (※工場見学申し込み者に限る)　入館料：無料　ショップの有無：無
設置者：久光製薬株式会社

— **1. 沿革**　久光製薬ミュージアムは、鎮痛消炎貼布剤のサロンパスで知られる久光製薬株式会社が運営管理している。2019 年、同社の創業地である佐賀県鳥栖市に、創業 170 周年の記念事業の一環として設立された。地上 2 階建、延べ床面積 688㎡の館内に、約 90 点の歴史資料を展示している。社員の研修施設であるため、原則は単独での公開(見学受入)はしていないが、隣接する同社の九州本社鳥栖工場を見学する団体には希望に応じて、見学を受け入れている。久光製薬株式会社は、1847 年の配置売薬業(置きぐすり)からはじまり、「お客様第一主義」の精神のもと信頼関係を築き、日本全国へ、そして世界へ医薬品を届け、「世界 NO.1 ブランドの貼付剤で知られる久光製薬」となった。久光製薬ミュージアムは、地域交流の場所として、お客様との絆を深めるための役割を担っている。

— **2. 展示の概要**　1 階歴史展示室は、久光製薬の創業者の久光仁平から 6 代目の現社長の中冨一榮まで、歴代経営者の経営理念や歩みを映像や史料と併せて紹介している。屋内外に展示の 20 点余りの美術品は、ミュージアムの意匠設計を手掛けたイタリアの著名な彫刻家チェッコ・ボナノッテ氏の作品である。同氏は、建物自体、建物を囲む庭園も鑑賞する展示であるとし、「既成の枠にとらわれることなく(現状に満足せず)、未来へ期待を懸けて邁進すれば、空高く自由に飛ぶことができる」という想いが込められている。「美術館のない鳥栖において、文化・芸術の発信地」でもあり、社会貢献活動として、夜間照明による演出等にて、文化的な景観づくりに寄与している。また、世界目標とされている SDGs への取り組みとして、佐賀県で初、九州では 2 番目となる「ZEB (ゼブ、Net Zero Energy Building)の認証を取得。最先端の建築工法により、消費エネルギーを抑制し、自然(太陽光)エネルギーを活用する、省エネルギー・創エネルギーに優れた施設でもある。

— **3. 収蔵資料**　久光製薬株式会社の歴史資料(売薬関連資料、歴代経営者肖像画像、自社製造一般用・医療用医薬品、看板類、賞状、販売促進品など)

— **4. 教育活動**　小中学校の修学旅行、高大生の学習・研修見学受入、小中学校での出前(出張)授業の実施

— **5. 刊行物**　『久光製薬株式会社百四十五年史』、『久光製薬株式会社百七十年史』、『貼付剤による治療文化を世界へ』※いずれも非売品

— **6. HP**　http://www.hisamitsu.co.jp/

(久光製薬株式会社九州本社総務部総務課)

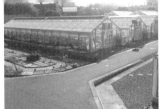
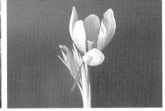

玄海町薬用植物栽培研究所
げんかいちょうやくようしょくぶつさいばいけんきゅうじょ

〒847-1441 玄海町大字今村5557 電話:0955-51-3851
博物館資料の種類:薬用植物園 開園年:2011年 職員配置:役場職員
休館日:毎月第三月曜(同日が祝日の場合はその翌日)、年末年始(12/29〜1/3) 開園時間:9:00〜17:00 入園料:無料
設置者:玄海町役場

— **1. 沿革** 玄海町と九州大学は、安全・安心で快適に暮らせるまちづくりのため、産業の高度化や新産業の創出、地域課題の解決など地域社会の振興及び大学における教育・研究の活性化に寄与するため、2008年3月10日覚書を交わし、2011年5月22日に開園、薬用植物に関する共同研究等を行っている。全体の面積は、約18,000㎡で、主な施設として温室11棟、管理棟1棟、農業機械格納庫1棟、管理休憩室1棟、東屋2棟、調整池1と薬用樹木見本園、薬用植物見本園を有している。

— **2. 展示の概要(薬用植物の種類)** 薬用植物見本園(約100種)、薬木園(約50種)や薬用植物栽培温室棟、甘草栽培温室6棟等が建っている。本園が位置する地域は玄界灘に面した丘陵地なので付近の海岸に自生する植物を植栽することを計画し、木本のハマボウや近年自生が少なくなっているダルマギク、カワラヨモギ、ハマボウフウ等を展示いている。佐賀県、長崎県は野生サザンカの北限であり各地に群落が点在していることや、また九州電力のツバキ園が隣接していること等から本種も本園を特徴づける花木と考え法面に600本を植栽した。本園のもう一つの特徴として「賢人の林」と称するコーナーを設けている。そこにはヒポクラテスのプラタナス、メンデルのブドウ、ニュートンのリンゴ等7種の賢人の木を植栽している。園内には健康を中心に据え、薬草、薬用植物、生薬、漢方薬、薬湯、薬膳、薬酒をキーワードとして、薬草・薬木を植えている。薬湯として利用する桃、薬膳の食材としての大棗(ナツメ)や山薬(ヤマイモ)、又、薬酒に適した杏仁(アンズ)や山茱萸(サンシュユ)等を楽しめる。

— **3. 研究の特色** 我が国では、生薬として用いられるカンゾウの大半は自生しているものを海外から輸入しており、カンゾウの資源としての枯渇、カンゾウの採取による砂漠化が問題となっている。九州大学などと共同で、カンゾウの栽培(土壌・土質)環境を研究することによって、国内でのカンゾウ栽培の実現化、玄海町における新たな産業として普及を図っている。また、「カンゾウ」以外の栽培研究では、「ミシマサイコ」、「トウキ」、「サフラン」をはじめとする様々な薬用植物を高品質の医薬品原料や生薬製剤原料、化粧品原料等として活用するための研究も行っている。

— **4. 参考文献** HP
— **5. HP** https://www.town.genkai.lg.jp/soshiki/7/1059.html

(中島正明)

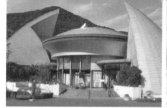
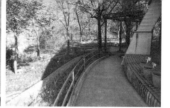

佐賀市徐福長寿館・薬用植物園
（さがしじょふくちょうじゅかん・やくようしょくぶつえん）

〒 849-0906　佐賀市金立町金立 1197-166　電話：0952-98-0696
博物館資料の種類：人物記念館・薬用植物園　標本室の有無：有（展示コーナー）　開園年：1995 年
職員配置：職員による説明スタッフ常駐　休園日：月曜（祝日の場合は翌日）、年末年始（12/29〜1/3）　開園時間：9:00〜17:00
入園料：大人 300 円、小人 150 円　（団体、JAF カード、障碍者／大人 200 円 小人 100 円）
設置者：佐賀市

- **1. 沿革**　2200 年前に、秦の始皇帝の命を受けて不老不死の薬草を求めてやってきた徐福はこの佐賀の地で、フロフキ（カンアオイ）を見つけたと伝えられている。
  徐福長寿館の薬用植物園は、この話にちなんで整備を進めたもので、テーマを「健康と長寿」とし、当初は約 3ha の敷地内に 500 種、約 5 万本の薬草木を植栽した。現在はその一部を薬用植物園「蓬莱」として自然の森の中にいるような雰囲気の薬用植物園として鑑賞できる。
- **2. 展示の概要（薬用植物の種類）**　現在 150 種類の薬用植物がある。自然な雰囲気の植物園として、薬用植物の花を眺めまた触ったり味わったり香りなどを五感で楽しんでもらい、植物の面白さを体感して頂けるよう、常時スタッフが案内している。
  その他、徐福を通して弥生時代の歴史ロマンの展示と案内を常時行っている。
- **3. 研究の特色**　全国で 30 ヶ所ある徐福伝説の地や日中韓交流の拠点として徐福研究及び啓蒙をリードする全国唯一の公共の徐福資料館として活動している。
- **4. 教育活動**　地域との交流を目的に土・日に講座を開催している。
  植物の講座：不老長寿の薬草教室、野草観察会、園芸講座、バラ講座、ハーブを楽しむ会
  料理の講座：ハーブとフレンチ料理、お気軽レシピ
  語学講座：英語講座、中国語講座、ハングル講座
  その他：古代史講座、スケッチ講座、健康講座など 20 講座
- **5. 刊行物**　『徐福会会報』
- **6. HP**　http://www2.saganet.ne.jp/jyofuku/

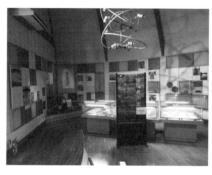
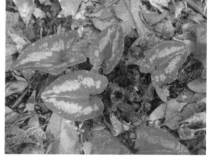

（東島邦博）

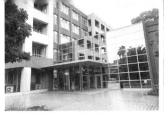
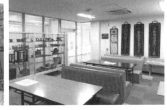

お薬の歴史資料館

〒852-8521　長崎市文教町1-14　電話：095-819-2413（長崎大学薬学系事務室総務担当）
博物館資料の種類：薬学系資料　野外部（薬草園）の有無：長崎大学附属薬用植物園　開館年：2006年　学芸員配置：無
休館日：土・日・祝、年末年始　開館時間：9:00～17:00　入館料：無料　ショップの有無：無
設置者：長崎大学

— **1. 沿革**　長崎大学薬学部では、2000年の日蘭交流400周年を迎えるにあたりプロジェクトチームが組まれ、長崎出島を中心とした長崎薬学史を調査研究し、400周年記念行事として「出島のくすり」展が開催された。その調査結果から『出島のくすり』『出島の科学』が刊行された。お薬の歴史資料館は、それらの成果を公開するとともに、長崎大学第14代学長片峰茂先生の実家で、1859（安政4）年創業の片峰薬局（長崎市船大工町）から寄贈された百味箪笥や掛看板などの貴重な歴史資料を展示するために、2006年に長崎大学薬学部2階に開設された。大学構内には、シーボルトが日本から持ち帰った植物が里帰りして植えられている附属薬用植物園もある。

— **2. 展示の概要**　「出島のくすり」展覧会で実演された「薬研」や「らんびき」、薬や薬局に関する資料がハイケースに展示されている。壁面には江戸時代末期から明治初期に作られた薬種を保管するために使用した百味箪笥、薬と薬屋の掛看板を中心に、ローケースには市販薬のパッケージ、『本草綱目』などの貴重な実物資料が展示されている。
資料館は、学生のリフレッシュルームとしての機能も有しており、中央に椅子と机が置かれている。また、資料館に展示できない漢方薬の生薬標本や動物標本などは、隣接する柏葉会館内エントランスホールに展示されている。

— **3. 収蔵資料**　オランダ・ライデン大学より寄贈された、オランダ人薬剤師ゲールツが書いた日本薬局方草案の原書とされる『オランダ薬局方』、中国、明代の本草学者李時珍が集大成した薬物書『本草綱目』、1709（宝永6）年に貝原益軒が刊行した『大和本草』、南蛮医学とともに伝来した蒸留器「らんびき」、生薬の原料植物を細断する「薬研」など薬の製造に用いた道具、医薬の祖神「神農像」、「犀角」などの生薬標本多数。『本草綱目』や『大和本草』などの書物は、薬学部の授業で広く活用されている。

— **4. 参考文献**　HP

— **5. HP**　http://www.ph.nagasaki-u.ac.jp/history/museum/

（田川太一）

長崎県　お薬の歴史資料館

九州

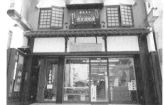
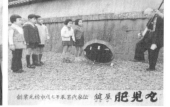

（有）鍵屋薬品本舗（くすり見聞館）
かぎややくひんほんぽ　くすりけんぶんかん

〒 850-0801　長崎市八幡町 5-2　電話：095-824-4070
博物館資料の種類：薬学系資料　開館年：1694 年　職員配置：無　開館日：平日　開館時間：9:00-17:00
入館料：無料　ショップの有無：無
設置者：福地弘充

— **1. 沿革**　創業は 1694 年、「鍵屋肥児丸」が漢方小児家伝薬としてその製法確立をみたのは今をさかのぼること 320 余年、時は江戸・元禄にその端を発する。紀州藩出身で当時長崎在住であった立石開祖の手により、中国漢方古書を元とする「回春肥児丸」を日本人の体質に合わせ処方改良し造りあげられたのがその始まりである。後、江戸中期(寛保年代)その製法は当時漢方医であった森 久二郎から福地家に引き継がれ、今日の家伝薬「鍵屋肥児丸」の名が付されることとなった。尚、屋号の「鍵屋」は錠前の鍵の製法技術を秘密としたことに伣い、薬の製法もまた秘伝とされた時代に殿様より賜った屋号をそのまま踏襲している。この家伝薬処方は、既述の「鍵屋肥児丸」と「鍵屋奇應丸」の 2 種類が存在したが、後者である「鍵屋奇應丸」は原料入手困難の為、現在は製造していない。戦後テレビがまだ普及していない時代に、当時珍しかったチンドン屋に「鍵屋肥児丸」をＰＲし、斬新な宣伝方法が長崎市内で評判となった。その後、昭和 50 年に会社設立とともに調剤薬局を開局したが、残念なことに 7 年後の昭和 57 年 7 月に長崎大水害の被害により大切に保管していた昔の漢方薬の処方書や、上野彦馬が撮影した写真、掛け軸など貴重な資料が多数失われてしまう。先代は、戦後を必死に生き抜き「鍵屋肥児丸」を守ったが、時代の流れとともに原料コスト、生薬の問題等で、残念ながら「鍵屋肥児丸」は現在休止となっている。

— **2. 展示の概要**　鹿茸（鹿の角）、熊胆（熊の胆のう）、犀角（サイの角）、猿頭そう（猿の頭の丸焼き）、狐舌（キツネの舌）など今では珍しい生薬類、薬研、天秤、薬さじなどの道具、津村順天堂の中将湯の看板、肥児丸についてなどの書籍を展示している。
展示はしていないが、所蔵されている資料に関しては明治時代に撮影された写真などがある。

— **3. 教育活動**　接遇に対しては日頃から気を付け、ホスピタリティーマインド（もてなしの心）溢れる薬局作りを心掛けている。また、認定実務実習指導薬剤師として薬学部学生を指導している。

— **4. HP**　https://www.kagiya-pharmacy.com/

（福地弘充）

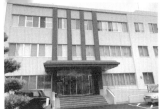
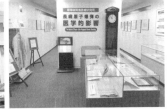

原爆医学資料展示室
（げんばくいがくしりょうてんじしつ）

〒852-8523　長崎市坂本町1-12-4　電話：095-819-7123
博物館資料の種類：医学系資料　野外部（薬草園）の有無：無　開館年：1986年　職員配置：希望により展示解説あり
休館日：土・日・祝、年末年始　開館時間：9:00〜17:00　入館料：無料　ショップの有無：無
設置者：長崎大学

— **1. 沿革**　1972年、原子爆弾による被災の実態を学問的に明らかにし、被爆資料の収集・整理と保存を図り、学術的調査や研究の資料として活用し、後世に伝え残す義務を担うために医学部附属原爆医学資料センターが設立された。1974年には原爆被災学術資料センターに改称、1975年に鉄筋コンクリート地下1階、地上3階（延べ面積1,782㎡）の建物が竣工された。1986年、原爆が人体に与える医学的影響などに関する科学的知見を広く知ってもらうために展示室が開設された。日英併記のパネル、実物資料、複製品などが展示されている。被爆50周年にあたる1995年、旧長崎医科大学の被害状況の展示を加え、大幅な展示物の改訂が行われた。2014年、旧原爆被災学術資料センターの建物が改修され、長崎大学医学ミュージアムとして開館した。同ミュージアムには熱帯医学ミュージアムも併設されている。

— **2. 展示の概要**　「長崎原子爆弾の医学的影響」では人体に与える影響を急性期、後障害初期・後期、疫学の四つに分けたパネル展示、「長崎医科大学・附属医院の被害状況」では被害写真、学生・職員の死亡者数、当時の医大生西森一正氏が長崎医科大学附属医院外来診察中に被爆した時の血染めの白衣、「被爆直後の救護・調査活動」では永井隆博士の救護活動についての学長宛ての報告書、調来助教授の原爆直後に行った被災者調査の報告書や日誌などの複製品が展示されている。また、日本映画新社「原爆の長崎」の短編記録映画（日本語・英語 15分）、アニメ映画「NAGASAKI 1945 アンゼラスの鐘」（要約版7分、日本語音声・英語字幕）が上映されている。

— **3. 収蔵資料**　原子爆弾が人体に与えた影響を示す脱毛、大腸、骨髄組織、ケロイド、原爆白内障、染色体異常、小頭症、白血病、甲状腺癌、乳癌、胃癌などの写真とデータ。西森一正氏の血染めの白衣。永井隆博士の『原子爆弾救護報告書』、調来助教授の『原爆災害調査資料』(SHIRABE LIST1冊、調査表原簿1冊、調査票6冊)、『原爆被災復興日誌』、『長崎に於ける原子爆弾傷害の統計的観察』(1～4編)など被爆直後の救護や調査活動に関する書類、原爆ケロイドの模型、急性原爆症者の臓器、被爆者白血病の脾臓など放射線障害の実態を示す資料など多数。

— **4. 刊行物**　長崎大学医学部附属原爆被災学術資料センター 1995『長崎原子爆弾の医学的影響』
— **5. 参考文献**　同『長崎原子爆弾の医学的影響』、HP
— **6. HP**　https://www.genken.nagasaki-u.ac.jp/abcenter/exhibition/

（田川太一）

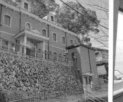
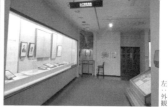

右：2階常設展示
左：外観

シーボルト記念館
（しーぼるときねんかん）

〒850-0011　長崎市鳴滝2-7-40　電話：095-823-0707
博物館資料の種類：人物記念館　野外部（薬草園）の有無：無　開館年：1989年　学芸員配置：有
休館日：月曜（祝日は開館）、12/29～1/3　開館時間：9:00～17:00（入館は16:30まで）
入館料：一般100円／小中学生50円（団体割引有）　ショップの有無：無
設置者：長崎市

— 1. 沿革　フィリップ・フランツ・フォン・シーボルトは、出島のオランダ商館付医師として来日し、江戸時代の日本に西洋医学や博物学を伝え、科学的な総合調査に基づき多岐に亘る分野の資料を蒐集し、『日本』を出版するなど日本をヨーロッパに広く紹介した。記念館は、日本の近代化に貢献したシーボルトを顕彰するために長崎市が設置し、1989年10月1日に開館した。国指定史跡シーボルト宅跡（鳴滝塾跡）に隣接し、建築の外観はオランダ・ライデン市のシーボルト旧宅、玄関はシーボルトの祖父カール・カスパル宅をイメージして造られた。

— 2. 展示の概要　1階のホール・ロビーではシーボルトの生涯を映像で紹介、2階常設展示室はシーボルトの生涯と功績を六つのテーマ（当時の世界と日本・東洋への関心・日本研究と医学教育・江戸参府前後・帰国と再渡来・子孫と顕彰）で構成されている。吹き抜けの壁面にはシーボルト家の紋章をステンドグラスとレリーフで表現している。3階企画展示室では、年に数回の企画・特別展が開催される。

— 3. 収蔵資料　【国指定重要文化財フィリップ・フランツ・シーボルト関係資料】シーボルト妻子像螺鈿合子・短銃（伝シーボルト使用）・薬籠（伝シーボルト使用）・シーボルト名刺・シーボルト書状・眼球模型・シーボルト処方箋・ポンペ・ファン・メールデルフォールト書状・いね頭髪製羽織紐・いね宮内省御用係関係書類・いね臍の緒書
【国認定旧重要美術品】シーボルト蘭文免許状他、その他楠本いね写真・シーボルト著『日本』・伊藤圭介書簡・中山作三郎武徳画像・中山作三郎成画像・衛図・天体図・長崎商館壁紙貼交帖など約3,800点。

— 4. 刊行物　『楠本・米山家資料にみる楠本いねの足跡』、『シーボルトの雑記帳』、『フォン・ブランデンシュタイン家所蔵シーボルト関係文書 マイクロフィルム目録』、『シーボルトのみたニッポン』、シーボルト記念館研究誌『鳴滝紀要』、「シーボルト記念館だより」

— 5. 参考文献　リーフレット、シーボルト記念館「シーボルトの生涯」、HP

— 6. HP　https://www.city.nagasaki.lg.jp/kanko/820000/823000/p027288.html

（松田光汰）

長崎県　シーボルト記念館

九州

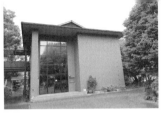
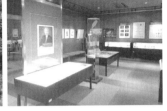

下村脩名誉博士顕彰記念館
しもむらおさむめいよはかせけんしょうきねんかん

〒852-8521　長崎市文教町1-14　電話：095-819-2413（長崎大学薬学系事務室総務担当）
博物館資料の種類：人物記念館　野外部（薬草園）の有無：有（長崎大学附属薬用植物園）　開館年：2009年
学芸員配置：無（職員対応あり）　休館日：土・日・祝　開館時間：10:00～16:00（17:30まで対応可）　※見学は要連絡
入館料：無料　ショップの有無：無
設置者：長崎大学

— **1. 沿革**　下村脩博士は、1928年に京都府福知山に生まれ、1951年に長崎医科大学附属薬学専門部（現長崎大学薬学部）を卒業し、長崎大学薬学部で科学者としての第一歩を踏み出した。その後名古屋大学でウミホタルのルシフェリンの結晶化に成功、さらにアメリカに渡りプリンストン大学でオワンクラゲの生物発光の研究からイクオリンと緑色蛍光たんぱく質（GFP）を発見する。GFPの発見から約40年後の2008年にノーベル化学賞、文化勲章、文化功労者を受賞した。記念館は、下村博士の功績を称え、博士に続く若き科学者が博士の業績を学べる場として、2009年柏葉会館に設立された。

— **2. 展示の概要**　展示室は、下村博士が長崎医科大学附属薬学専門部在籍時に投稿した学術論文や、ノーベル化学賞受賞につながった学術論文、オワンクラゲの採集に使用した手網など実物資料、ノーベル化学賞受賞のきっかけとなったGFPの構造や、光る原理についてのパネル、実際に紫外線を当てて光るGFPの溶液を観察できる装置、ノーベル賞受賞メダルの公式レプリカや賞状、授賞式の式次第、晩餐会のメニュー、当時の受賞を伝える新聞記事などのパネルなどが展示されている。防犯上、メダルのレプリカは常設展示していないが、希望があれば展示に対応している。

— **3. 収蔵資料**　ノーベル賞受賞者だけが作成を許された三つのノーベル賞レプリカメダルのうちの一つ、1967年から1988年までの12年間で計85万匹に及ぶオワンクラゲ採集に使用され、ほとんどが処分された中で残っていた手網、オワンクラゲ採集を記念して作成された、下村博士ご息女製作のオワンクラゲイラスト入りTシャツが寄贈されている。また、下村博士らが発見したGFPの溶液や原著論文、ノーベル賞受賞式及び受賞講演の際の写真パネル、授賞式で参列者に配布された案内状や式次第、晩餐会での席次表やメニューなどのノーベル賞関連資料、記念館のオープニングセレモニーで書いたサイン、同窓会への寄贈図書、名誉博士の賞状、在学時代の写真など約80点余を収蔵。

— **4. 刊行物**　リーフレット「下村脩名誉博士顕彰記念館」
— **5. 参考文献**　リーフレット「下村脩名誉博士顕彰記念館」、HP
— **6. HP**　http://www.ph.nagasaki-u.ac.jp/history/shimomura/

（田川太一）

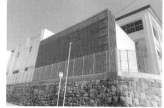
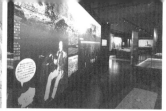

長崎(小島)養生所跡資料館
ながさきこしまようじょうしょあとしりょうかん

〒850-0837　長崎市西小島1-8-15　電話：095-822-7023
博物館資料の種類：医学系資料　野外部(薬草園)の有無：無　開館年：2020年　職員配置：案内対応あり
休館日：月曜(祝日の場合は開館)、年末年始　開館時間：9:00～17:00　入館料：無料　ショップの有無：無
設置者：長崎市

― **1. 沿革**　長崎(小島)養生所は、長崎海軍伝習所の教官であったオランダ人軍医ポンペの病院設立の願いにより、1861(文久元)年に開設された我が国最初の近代西洋式病院である。また、医学所も併設され、基礎から臨床までの体系的な近代医学教育が行われた。1865(慶応元)年には、養生所と医学所は統合されて精得館と改称され、化学・物理学の教室として分析究理所も新設された。明治維新後は長崎府医学校と改称され、これが現在の長崎大学医学部・薬学部の源流となっている。2015～2017年度の小学校建設に先立つ発掘調査により、養生所北棟の石垣や建物基礎、病院関連の遺物などが発見され、養生所に関する遺構が残る敷地は、2017年に長崎市の史跡に指定された。これらの経緯により、養生所の歴史的価値やポンペの功績を発信するため、日本の近代西洋医学発祥の地である長崎(小島)養生所跡に資料館を開設したものである。

― **2. 展示の概要**　はじめに：長崎(小島)養生所で医学を教え、日本近代西洋医学教育の父と称されるポンペを案内役に、養生所の歴史や日本医学史の流れを紹介。
1 長崎(小島)養生所跡の建設：長崎海軍伝習所の開設から、養生所やその関連施設が設置された経緯などを紹介。また、養生所北棟の基礎遺構を露出展示。
2 ポンペの医学教育：ポンペが行った体系的な医学教育について、ポンペの講義録などを用いて紹介。
3 日本の近代医学・医療の発展：ポンペに学んだ松本良順や長与専齋といった日本の近代医学・医療に大きく貢献した人物を紹介し、ポンペの影響力について伝える。
4 小島養生所跡の保存・活用：小島養生所跡から出土した石垣遺構を露出展示するとともに、出土遺物や分析究理所遺構を紹介。さらにVRで当時の建物の外観・内観を再現。
※このほか映像コーナーやシアターゾーンも設置。

― **3. 収蔵資料**　長崎(小島)養生所遺構、関連出土遺物
― **4. 参考文献**　リーフレット、HP
― **5. HP**　https://www.city.nagasaki.lg.jp/shimin/190001/192001/p034438.html

（長崎市文化財課）

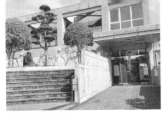
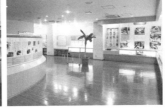

長崎市永井隆記念館
ながさきしながいたかしきねんかん

〒 852-8113　長崎市上野町 22-6　電話：095-844-3496
博物館資料の種類：人物記念館　野外部(薬草園)の有無：有(如己堂)　開館年：2000 年　職員配置：職員対応あり
休館日：12/29～1/3　開館時間：9:00～17:00
入館料：一般 100 円(団体割引有)、小中高生は無料　図書室(2 階)無料
ショップの有無：有　設置者：長崎市

— **1. 沿革**　永井隆博士は、戦後の子どもたちのすさんだ心を少しでも豊かにしようと、1950 年に私財を投じて子どものための図書室「うちらの本箱」を開設。これに対し国内外で寄贈運動が起こり、アメリカからも数千冊の洋書が寄贈された。博士の死後、寄付金や市費により、1952 年に「長崎市立永井図書館」が完成。1969 年に博士の精神と偉業を永く記念し、その遺徳を顕彰、博士の願いを如己堂(にょこどう：己の如く人を愛すの意)とともに広く発信するために「長崎市立永井記念館」と改称されて、博士の遺品や写真などが展示されるようになり、2000 年に全面改築されて現在の「長崎市永井隆記念館」となった。1970 年には博士が幼少期を過ごした島根県三刀屋町に「三刀屋町永井隆記念館」(現：雲南市永井隆記念館)が開館し、姉妹館となっている。

— **2. 展示の概要**　1 階の展示室は、原爆の悲惨さを伝えるだけではなく、復興並びに、平和建築のために自らの病と闘いながら人々を励まし続けた博士の生涯と実績を紹介している。展示はグラフィックパネルと実物資料を中心に八つのテーマで構成され、映像展示や博士の年表、遺品、表彰関連資料が展示されている。「博士からのメッセージコーナー」では、著作からの一節をメッセージとして紹介し、平和の尊さや願い、博士の不屈の精神や人間としての生き方を学ぶことができる。「映像ソフト鑑賞コーナー」では「永井隆の生涯」と「平和を願って」を日本語・英語・中国語・韓国語の 4 か国語から鑑賞できる。2 階の「永井隆記念館図書室」では、幼児向けの絵本や児童書を中心に、約 9,500 冊の本が所蔵されて、長崎市立図書館を中心とする市内 57 施設の図書室とオンライン化されている。野外部には、カトリック信者の仲間が建て、博士が晩年を過ごした如己堂が残され、当時の生活を偲ぶことができる。

— **3. 収蔵資料**　長崎市第一号名誉市民表彰状、国家表彰等の表彰関係資料、原爆でやけただれた夫人のロザリオ、博士や親族等の写真類、永井千本桜で作った十字架、著書初版本、各国語翻訳本、直筆原稿、直筆書画、書簡類、愛用品など約 540 点以上。

— **4. 参考文献**　リーフレット、長崎市永井隆記念館運営について、HP

— **5. HP**　https://nagaitakashi.nagasakipeace.jp/japanese/

(松田光汰)

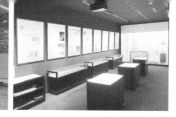

長崎大学医学部
良順会館創立150周年ミュージアム
ながさきだいがくいがくぶ りょうじゅんかいかんそうりつひゃくごじゅっしゅうねんみゅーじあむ

〒852-8523　長崎市坂本町1-12-4　電話：095-819-7004
博物館資料の種類：医学系資料　野外部(薬草園)の有無：無　開館年：2007年　学芸員配置：無
休館日：土・日・祝、年末年始(12/29～1/3)　開館時間：9:00～17:00　入館料：無料　ショップの有無：無
設置者：長崎大学

— **1. 沿革**　長崎大学医学部は、日本最初の近代西洋式医学校としての伝統を有している。1857(安政4)年11月12日オランダ海軍軍医ポンペ・ファン・メールデルフォールトが日本で初めて近代西洋医学の伝習を開始したことから、この日を創立記念日としている。創立150周年ミュージアムは、16世紀からの南蛮医学と紅毛医学の伝来から近代西洋医学の発祥に至る歴史と、長崎大学医学部150年の歩みを紹介することを目的として、2007年に長崎大学150周年記念事業の一環として設立された良順会館内にオープンした博物館である。良順会館は、ポンペに学び、幕末から明治にかけて活躍した医師・松本良順(1832～1907)の名を冠したものである。将軍御目見医師であった良順は、ポンペの医学伝習を支え、日本初の西洋式病院、養生所と医学所の建設に尽力した、ポンペと並ぶ長崎大学医学部の創立者である。晩年は医療を受けることができない庶民のために、衛生と養生法を説いた本を出版した。良順会館は、学会、国際シンポジウム、セミナー、会議などが開催されるなど視聴覚設備の整った施設で、一般市民にも開放されている。

— **2. 展示の概要**　導入部は、ポンペと長崎大学医学部の前身である小島養生所について映像で紹介している。長崎大学医学部の開学期の概論、シーボルトがもたらした蘭学、開学の祖であるポンペの経歴、松本良順の歩み、ポンペの講義方法などに関するパネル、良順直筆の書などが展示されている。これらの歴史的資料を用いて、日本における西洋医学の伝承と発展の歴史についてわかりやすく情報発信している。

— **3. 収蔵資料**　ポンペや良順、外国人教師等の肖像写真など。良順と深い親交があり神奈川県藤沢の医師で良順の弟子であった毛利元俊の子孫から寄贈された、良順の書が添えられた「だるま絵の掛け軸」、葬送幡、良順の画を含む数人の画で仕立てられた「貼り混ぜの枕屏風」、両氏の深い親交を示す良順直筆の毛利氏宛のハガキなど。

— **4. 参考文献**　HP、ながさき歴史・文化ネット

— **5. HP**　http://www.med.nagasaki-u.ac.jp/med/150th/programs/building.html

(田川太一)

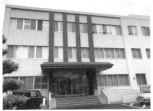
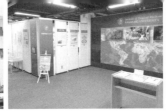

長崎大学熱帯医学ミュージアム

〒852-8523　長崎市坂本1-12-4　電話：非公開
博物館資料の種類：医学系資料　野外部（薬草園）の有無：無　開館年：1974年　職員配置：大学教員・技術職員が対応
休館日：土・日・祝、年末年始（要事前確認）　開館時間：9:00～17:00　入館料：無料　ショップの有無：無
設置者：長崎大学

— **1. 沿革**　長崎大学熱帯医学研究所は、熱帯感染症とこれに随伴する健康問題を克服することを目指し、関連機関と協力して研究とその成果による国際貢献、さらにはそこに関わる研究者と専門家の育成を行っている。熱帯医学ミュージアムは、1974年に同研究所に設置された熱帯医学資料室を前身とし、幾度かの移設や改修を経て2014年4月、旧原研2号館の1階部分（長崎大学医学ミュージアム内）にリニューアルオープンした、日本で唯一の熱帯感染症に特化した博物館である。
同じ建物内には、原爆医学資料展示室が併設されている。

— **2. 展示の概要**　展示はプロローグ、寄生虫学、細菌学、ウイルス学に大別され、熱帯感染症に関する概説を記したパネル約80枚に加えて、病原媒介昆虫、危険動物の標本や模型、顕微鏡画像などを用いて、世界の様々な感染症について詳しく解説している。視聴覚コーナーには、80インチの大画面で吸血中の蚊の様子など、種々の動画を見ることができる。高度安全実験（BSL-4）施設の模型やそこで使用されている防護服も展示され、BSL-4施設に関する理解の醸成に努めている。熱帯病に関する展示のほかに、医学史においても貴重な資料を収蔵しており、その公開に向け準備中である。日本国内のみならず、海外からの来館者も多いため、タブレット端末による英語版及び中国語版のパネル解説を準備しており必要に応じて貸し出している。

— **3. 収蔵資料**　同博物館の主な収蔵資料は、長崎大学熱帯医学研究所が収集した、寄生虫やダニ、蚊などの病原媒介昆虫などの標本資料、BSL-4施設で実際に使用される防護服や設備模型、医学史関連資料、書籍等数千点にも及ぶ。

— **4. 研究活動**　ラオス人民共和国・ギニア共和国を調査フィールドとした感染症、健康希求行動、栄養などの疫学情報を収集し、分野横断的に小児の健康に及ぼす要因を解明する研究を実施してきた。

— **5. HP**　http://www.tm.nagasaki-u.ac.jp/nekken/facilities/museum.html

（田川太一）

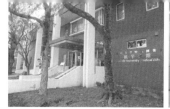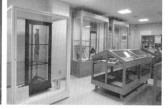

ながさきだいがくふぞくとしょかん いがくぶんかん きんだいいがくしりょうてんじしつ
長崎大学附属図書館
医学分館近代医学史料展示室

〒 852-8523　長崎市坂本 1-12-4　電話：095-819-7013
博物館資料の種類：医学系資料　職員配置：図書館スタッフ　休館日：年末年始、夏季休業日(8月中旬の5日間程度)
展示室見学時間：平日 9:00～21:00　土日祝日 10:00～19:00　入館料：無料　ショップの有無：無
設置者：長崎大学附属図書館

— **1. 沿革**　長崎大学附属図書館公開貴重資料展示室の一つとして、医学分館内に 2005 年 6 月に公開され、2014 年 5 月に分館の耐震工事に伴い、展示室もリニューアルオープンした。展示室と書庫あわせて約 100㎡に、長崎大学医学部の歴史に関わる資料や和漢古書、洋書など約 3,000 冊を収蔵している。

— **2. 展示の概要**　長崎大学医学部は 1857（安政 4）年にオランダ海軍軍医ポンペが医学伝習所を開設したことをルーツとしている。1861（文久元）年には西洋式病院であり医学教育の場である小島養生所が併設された。医学分館では、医学伝習所時代から伝わる貴重な近代医学史料を収蔵・展示している。1860 年にポンペがフランスから取り寄せた紙製人体模型＝キュンストレーキは、1945 年 8 月 9 日の原爆の被害を受けながらも奇跡的に全壊を免れ、展示室のガラスケースに展示している。また、当時の講義録、日本最古の「聴胸器」など日本の医学のあゆみを象徴する資料も多数収蔵している。

— **3. 収蔵資料**　楢林鎮山著『紅夷外科宗伝』(1706 年)、『吉雄耕牛肖像』(1799 年)、杉田玄白訳『解体新書』(1774 年)、『キュンストレーキ』、『聴胸器』、二宮彦可『正骨原』、シーボルト著『Flora Japonica (日本植物誌)』等

— **4. webサイト**　一部はデータベースで公開中。
「近代医学史デジタルアーカイブズ　医学は長崎から」http://www.lb.nagasaki-u.ac.jp/siryo-search/ecolle/igakushi/index2.html
「医学和漢古書目録」http://www.lb.nagasaki-u.ac.jp/siryo-search/ecolle/wakan/

— **5. HP**　http://www.lb.nagasaki-u.ac.jp/use/med/

（長崎大学学術情報部学術情報管理課）

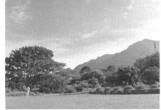
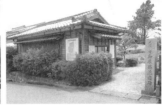

旧島原藩薬園跡
きゅうしまばらはんやくえんあと

〒855-0856　島原市小山町4703　電話:0957-63-4853
博物館資料の種類:薬用植物園　標本室の有無:無(休憩所に薬用植物種子標本あり)　開園年:1846(弘化3)年
職員配置:案内対応あり　開園日:年末年始以外　開園時間:9:30～16:30　入園料:無料
設置者:島原市

— 1. 沿革　旧島原藩薬園跡は、島原藩第15代藩主松平忠誠が島原藩領豊州在住でシーボルトの門人であった賀来佐之(佐一郎)を1842(天保13)年に医師として島原藩に招へいし、1843年に済衆館の庭園に設置したことから始まる。1846(弘化3)年に現在の地に開設し薬草類を栽培していた。当時は、ジオウ等の薬草栽培の他にイモ等の現金収入が見込める植物も植えられていた。その後、廃藩により1869年に閉園する。1929年に国史跡として指定され、建物遺構やため池、石垣等の遺構を目にすることができる。昭和40年代に周辺地で開発が行われることになったことから、県と市による用地買収を実施し発掘調査と史跡整備を行っている。1987年までに園内に植栽を行った。

— 2. 展示の概要(薬用植物の種類)　各地の珍しい薬草・薬木の植栽を行い見本園として274種類(平成22年10月現在)の観察ができる。また、休憩所内には薬用植物の種子標本を展示している。

— 3. 教育活動　例年島原健康半島構想推進委員会が主催する「しまばら薬草フェア」の会場として利用され、薬園跡の周知啓発の役割を果たしている。

— 4. 刊行物　島原市教育委員会1988『旧島原藩薬園跡環境整備報告書』島原市文化財報告書第5号、武内雅宣・本田由香・松元一浩・松本美貴子2013「第4章　近世」『島原市の文化財～今伝えたい島原の文化財～』島原市教育委員会、長崎県教育委員会1976『旧島原藩薬園跡保存管理計画』昭和49年度・昭和50年度文化庁補助事業、長崎県教育委員会1977『旧島原藩薬園跡環境整備報告』長崎県文化財調査報告書第30集

— 5. 参考文献　安心院町教育委員会1986『賀来飛霞関係資料調査報告書』、入江湑1972『島原の歴史　藩政編』島原市役所、上田三平1972『改訂増補　日本薬園史の研究』渡辺書店、長崎県島原市医師会・長崎県南高来郡医師会編1999『島原半島医史』

— 6. HP　https://www.city.shimabara.lg.jp/rekishi/page2796.html

(島原市教育委員会　山下祐雨)

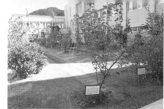
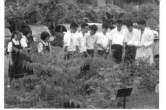

長崎国際大学薬学部
附属薬用植物園

〒859-3298　佐世保市ハウステンボス町2825-7　電話：0956-39-2020
博物館資料の種類：薬用植物園　標本室の有無：無（薬学部講義棟に標本棚あり）　開園年：2006年　職員配置：大学教員
開園日：常時見学可　開園時間：常時見学可　入園料：無料
設置者：長崎国際大学薬学部

- 1. **沿革**　本学の薬用植物園は、教育・研究、および漢方薬・生薬認定薬剤師のための薬用植物園実習に使用することを目的とし、2006年の薬学部開設と同時に開園した。薬学部講義棟の新設に伴う一部区域の移転等を経て、現在、二つの薬木区域と一つの薬草区域から構成されており、薬用植物および薬木の収集、系統保存、育種、試験栽培等を行っている。

- 2. **展示の概要（薬用植物の種類）**　同園は、約300種の植物を栽培展示している。他大学の薬用植物園と比べ規模は小さいが、大学行事などにより学内立ち入りが制限される日を除いて、学生のみならず学外者も常時自由に見学できることが特徴である。また、ニュートンのリンゴなどもあり、学生から親しまれている。生薬標本は、薬学部講義棟1階に展示されており、事前連絡により一般見学も受け入れている。薬学部の講義室やロビーには、ボタニカルアートを展示しているほか、大学ホームページにおいて「今月のボタニカルアート」を掲載しており、植物の美しさと面白さを紹介している。

- 3. **研究の特色**　本学には「薬学部薬学研究センター国際天然物機能開発部門」があり、アジア・アフリカ諸国の研究機関と薬用植物に関する共同研究を積極的に行っている。海外の薬用植物の成分解析や活性機序解析を実施しており、来日する研究者の交流の場として同園を活用している。また、本学薬学部で実施されている研究の材料提供や学外への資料の提供なども行っている。

- 4. **教育活動**　生薬や漢方薬に関する講義で取り扱った薬用植物に注目して観察出来るように随時表示を更新している。また、園内数か所にベンチを設置しており、学生が薬用植物に身近に触れ合うことが出来るように工夫している。夏休み期間中は教員の指導のもと、中高生対象に漢方薬の講義や実習を行っており、その際、同園を見学することで、薬用植物への関心を高めるようにしている。前述の通り、学外者もいつでも見学出来るが、事前予約により教員による説明も可能である。また、正山征洋名誉教授によるボタニカルアートの関連書籍も数多く出版している。

- 5. **参考文献**　HP

- 6. **HP**　薬用植物園 http://niu.pharmacog.jp/medicated.html
　　　　ボタニカルアートライブラリー http://niu.pharmacog.jp/library.html

（宇都拓洋）

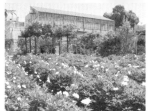
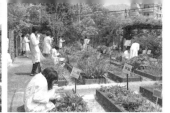

長崎大学大学院医歯薬学総合研究科附属薬用植物園

〒852-8521　長崎市文教町1-14　電話：095-819-2462
博物館資料の種類：薬用植物園　標本室の有無：無　開園年：1923年　職員配置：専任教員、技術補佐職員
開園日：平日（年末年始、お盆期間は除く）　開園時間：9:00～17:00　入園料：無料
設置者：長崎大学大学院医歯薬学総合研究科

― **1. 沿革**　薬用植物園の設置は、第五高等学校医学専門学校が長崎医科大学校附属薬学専門部となった1923年である。戦後薬学部は、佐賀市や諫早市に仮住まいをしながら1949年に新制長崎大学薬学部として発足し、1951年に長崎市昭和町に移転し、本格的な薬学の学術研究・教育が始まった。1969年5月には薬学部の新校舎とともに薬用植物園も現在の長崎大学文教キャンパス内に移転された。2000年には、園内の一画に、シーボルト記念植物園が開設され、その後、2002年4月の大学院重点化に伴い、大学院医歯薬学総合研究科附属薬用植物園となり、現在に至っている。同園は、2,016㎡の面積を有し、この内440㎡は研究・管理棟として研究・教育並びに施設の維持管理に利用されている。また、園内は、標本園、栽培研究圃場に区画され、450種の植物が植えられており、四季折々の薬用植物に接することができる施設として親しまれている。

― **2. 展示の概要（薬用植物の種類）**　薬用植物園は、学内の学生・教職員をはじめ、市民の方々にも公開されている施設である。同園内に併設されたシーボルト記念植物園には、ライデン大学附属植物園で継続的に栽培されているシーボルトゆかりの13種の日本産植物の中から、5種類が長崎大学・ライデン大学国際学術交流の記念として株分けされ、百数十年の年月を隔て里帰りし、本園内の一画に根を下ろし、再び息づいている。園内を、草本区と木本区、水生区、湿生区、管理植物区に区分けし、日本薬局方収載生薬を中心に、生薬の基原植物や医薬品の原料となった薬草・薬木が育てられている。管理植物区では、許可を得てケシの栽培を行っている。

― **3. 研究の特色**　見本園として、各種生薬の基原植物の栽培を中心に行っている。更に、野生種としては長崎県内でしか見られない植物や、長崎県では絶滅危惧植物に指定されている植物も育てている。また、園内の薬用植物を活用した成分研究等も行っている。薬用植物の育種に関する研究も行い、地域活性化の一端を担っている。

― **4. 教育活動**　学生の教育に加え、一般公開や見学会、公開講座などを通して、地域住民の方々にも開放されている学内唯一の施設であり、社会教育の面でも役立っている。狭い敷地を有効に活用し、植栽方法も工夫しながら、来園者が薬用植物に気軽に接し、馴染んでもらえるように心がけている。個々の植物に関しては、当園自作のカラー写真付き植物解説プレートを設置し、開花期以外でも植物を観賞できるように工夫している。

― **5. 参考文献**　HP

― **6. HP**　http://www.ph.nagasaki-u.ac.jp/lab/plant/doc/plant%20garden/mainpage1.html

（山田耕史）

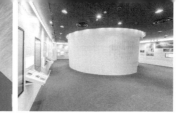

環境省水俣病情報センター
かんきょうしょうみなまたびょうじょうほうせんたー

〒 867-0055　水俣市明神町 55-10　電話：0966-69-2400
博物館資料の種類：医学系資料　開設年：2001 年　職員配置：職員対応
休館日：月曜（月曜が休日の場合は翌平日）　開館時間：9:00〜17:00（入館は 16:30 まで）
入館料：無料　ショップの有無：無
設置者：環境省

— **1. 沿革**　水俣病情報センターは、環境省国立水俣病総合研究センターの付属施設として 2001 年に設置された。水俣病情報センターは、(1)水俣病に関する資料、情報を収集、保管、整理し、広く提供する。(2)展示や情報ネットワークを通じて研究者や市民に広く情報を提供する。(3)水俣病や水銀研究に関する学術交流等を行うための会議を開催する。等の機能を備えた施設である。これらの活動を通じて、水俣病についての一層の理解の促進、水俣病の教訓の伝達、水俣病及び水銀に関する研究の発展に貢献する事を目指している。

— **2. 展示の概要**　水俣病情報センターの展示コーナーでは、水俣病のあらましのほか、水俣病の原因物質である水銀がどのような物質で、どのように環境中に存在し、どのような影響をヒトに与えるのかなどについて、調査研究の成果等をもとに紹介している。国水研の付属施設という特徴を生かし、水俣病発症のメカニズム、水俣病や水銀に関する最新の研究など科学的展示をしている。隣接する水俣市立水俣病資料館では水俣病の歴史等を中心に展示しており、両館の展示のコンセプトを明確にし、「水俣に学ぶ肥後っ子教室」をはじめとした環境教育等において、水俣病の歴史的側面及び科学的側面を総合的に学習し水俣病及び水銀についての理解を深めることができる。展示 C「水俣病と水銀の研究」において国水研の水俣病と水銀の研究成果を紹介しており、展示手法にデジタルサイネージを導入し、研究に進捗があった際は随時表示内容を更新していくことで、最新の研究成果の紹介を可能としている。水俣病の原因物質であるメチル水銀等の水銀化合物の実物や、かつて身近に存在した水銀使用製品、水銀に関する研究機器等、水俣病や水銀に関する研究を来館者により身近に感じられるよう、実物展示を充実させている。また、国際的な水銀問題やそれらに対する国水研の活動などについて展示しているほか、現在の水俣に関する映像展示や VR ゴーグルを使った 360 度 VR 映像を通じて、過去の環境汚染を克服し、カラフルでいきいきとした水俣市の現在の姿をより深く認識することができる。屋上も一般に開放しており、八代海を望む絶景を見渡すことができる。常設展示は QR コードにより多言語化を実現している。

— **3. 収蔵資料**　水俣病に関する歴史的資料（水俣病に関連する裁判関係資料など）や書籍などを収集・保管している。資料や書籍の閲覧には事前の申込が必要。水俣病情報センターのホームページ内に目録を掲載している。

— **4. HP**　http://nimd.env.go.jp/archives/

熊本県　環境省水俣病情報センター

九州

（槌屋岳洋）

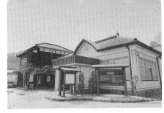
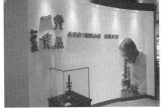

北里柴三郎記念館

〒869-2505　阿蘇郡小国町北里3199　電話：0967-46-5560
博物館資料の種類：人物記念館　開館年：1987年　職員配置：案内対応あり(要予約)
休館日：年中無休(但し、12/29～1/3を除く)　開館時間：9:30～16:30（最終入場 16:00）
入館料：一般600円、高校生450円、小中学生350円、小学生未満無料(団体割引有)
ショップの有無：有　設置ヶ所：小国町

— **1. 沿革**　小国町出身である故北里柴三郎博士の生家や、博士から小国町に寄贈された北里文庫(図書館)を改修し、偉業をたたえているのが北里柴三郎記念館である。
　この施設は生前、博士が1916年に建てた、貴賓館と北里文庫があった敷地に、1987年、博士の学問を受け継ぐ北里研究所、北里学園が中心となって博士の生家の復元修復を行うとともに、北里文庫の建物を利用して博士に関する遺品などを陳列し、小国町に寄贈されたものである。その後、2012年より北里研究所の寄付により北里柴三郎記念館の全体改修工事がはじまり、2014年工事が完了しグランドオープンを迎えた。

— **2. 展示の概要**　北里文庫内では、展示物を通して博士を具体的に知ってもらうため、博士の生誕から終焉までの間に起こった主な事項を、年を逐って写真で示し、その下に関連する遺品を配置している。
　博士の郷里に設けられた記念館ゆえ、博士が初めて熊本に出た時に両親に宛てた手紙のほか、古い文書5点、北里文庫落成時の写真、郷里から受けた感謝状等を展示している。
　破傷風菌の純粋培養法の確立(1889)・血清療法の発見(1890)は前人未踏のものであったため、それにかかわる北里亀の子シャーレ(博士が改良考案した嫌気性培養装置)や当時の新聞記事などの展示品は一見に値する。

— **3. 収蔵資料**　博士が改良考案した嫌気性培養装置、博士が破傷風菌の純粋培養に成功したことを報ずるベルリン日々新聞と博士自身の訳文、両親宛の手紙(明治4年)、東京大学医学部卒業証書(明治16年)、ドイツ派遣の辞令(明治18年)、プロフェッソルの称号授与の證状(明治25年)、福沢諭吉からの手紙(明治27年・明治28年)、伝染病研究所所長の辞令(明治32年)、野口英世からの手紙(大正13年)等

— **4. ミュージアムグッズ**　オリジナルグッズ多数
— **5. 参考文献**　リーフレット、HP
— **6. HP**　http://manabiyanosato.or.jp/

（佐藤和行）

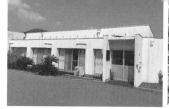
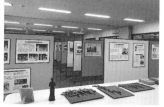

コール館（旧待労院資料館）
こーるかん きゅうたいろういんしりょうかん

〒860-0073　熊本市西区島崎 6-1-27　電話：096-352-4005
博物館資料の種類：医学系資料　野外部（薬草園）の有無：無　開館年：2010 年（2016 年コール館と改称）
職員配置：職員の対応あり　休館日：年末年始　開館時間：9:30～12:00 ／ 13:00～16:00（※要予約）
入館料：無料　ショップの有無：無
設置者：厚生労働省

- **1. 沿革**　熊本市本妙寺周辺の悲惨なハンセン病集落の状況に心を痛めたフランス人宣教師ジャン・マリー・コール神父は、1896 年、花園村中尾丸に「中尾丸施療所」を創設してハンセン病患者の救済に乗り出した。しかし、彼らを看護する病院が必要と考えた神父は、ハンセン病患者救済事業のためなら決して断らないと耳にしていたマリアの宣教者フランシスコ修道会の創立者マリー・ド・ラ・パシオンに、1897 年、会員派遣を要請した。創立者は即座に受諾し、1898 年、5 名のシスターたちを派遣した。1901 年、コール神父が海外から集めた資金で待望のハンセン病院が落成し、コール神父によって「待労院」と名付けられた。「待労院」とは、新約聖書の「疲れた者、重荷を背負う者は、だれでもわたしのもとに来なさい。休ませてあげよう」（マタイ伝 11 章 28 節）の一節から取られたものである。入所者自らの歴史と生活、入所者に寄り添った修道者と職員の歴史を後世に残すことを目的として、待労院の旧チャペルを資料館にした。2016 年には日本の救癩事業の先駆者、待労院の創設者コール神父への感謝を表明し、師が実践した神の慈しみの心を顕彰するために待労院資料館は「コール館」と改称された。
- **2. 展示の概要**　コール神父が熊本へ赴任した頃のハンセン病患者の悲惨な状況や、創設期における困難な歴史の展示、当時ローマから派遣された 5 人のシスターや創設に尽力した人々の手記や手紙が時系列に展示されている。また、入所者の活動の様子や手記などの写真やパネル、赴任してきた歴代神父及びシスターの活動に関するパネル、遺品などの実物資料が展示されている。
- **3. 収蔵資料**　神父やシスター・入所者の活動写真、治療薬プロミンの瓶、イタリア人司祭パチフィコ師の遺品等。
- **4. 刊行物**　社会福祉法人聖母会『待労院』
- **5. 参考文献**　社会福祉法人聖母会『待労院』、国立ハンセン病資料館 2018『ハンセン病博物館へようこそ』

（川原 翔）

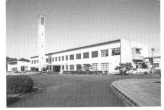
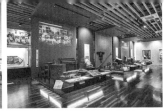

きくちけいふうえんれきししりょうかん
菊池恵楓園歴史資料館

〒861-1113　合志市栄3796　電話:096-248-1136
博物館資料の種類:医学系資料　博物館類似施設　野外部(薬草園)の有無:無　開館年:2006年　学芸員配置:有
休館日:月、祝日の翌日、年末年始　開館時間:9:00～16:30　入館料:無料　ショップの有無:無
設置者:厚生労働省

— **1. 沿革**　国立療養所菊池恵楓園は、明治42(1909)年に設置された九州七県連合立の公立九州癩療養所をその前身とする。同療養所は昭和16(1941)年に国立に移管され、現在の名称、国立療養所菊池恵楓園に改称される。開所以来患者の収容と隔離を継続してきたが、太平洋戦争後にハンセン病に対する有効な治療薬が日本国内でも導入されると、恵楓園は徐々に患者の静かな生活の場へと姿を変えていった。平成8(1996)年に「らい予防法の廃止に関する法律」が公布され、隔離制度が名実ともに廃止されて以降は、巷間においてハンセン病療養所の功罪についての議論が盛んになった。特にハンセン病療養所入所者らを中心として提出された違憲国家賠償請求訴訟で原告側が勝訴して以降は、療養所史、ハンセン病問題史をより詳細に検証すべきという機運が高まった。これを受け、恵楓園入所者によって結成されている自治組織、恵楓園入所者自治会は、九州、熊本におけるハンセン病問題の歴史を伝える場として資料館の設置を厚労省に要請した。これが容れられ平成18(2006)年に恵楓園旧事務本館を改修した施設が「社会交流会館」という名称の資料館としてオープンした(総床面積1,587㎡)。
その後、全面的な改修工事、新棟の増築を経て令和4(2024)年に「歴史資料館」としてリニューアルオープンした(総床面積2,162㎡)。

— **2. 展示の概要**　来館者は、療養所を囲んでいた隔離の壁に映し出されるガイダンス映像を最初に視聴した後に各展示を見学する。各展示室では入所者の生活資料や入所自治会の活動に関する資料等が展示、解説される(展示室面積785㎡)。

— **3. 収蔵資料**　恵楓園開所以来の各種文書資料及び生活資料を多く収蔵している。資料目録上、事務文書は6,832件、入所者カルテは8,984件、各入所者に対して作成される様々な事務文書を一括して編綴した冊子「患者身分帳」5,675件、生活資料2,762件が登録されており(2023年現在)、現在も収集・整理事業は継続している。この他、資料写真やハンセン病関連の貴重書籍の収集などの事業を進めている。

— **4. 参考文献**　国立療養所菊池恵楓園 2009『百年の星霜　菊池恵楓園創立百周年記念誌[第二部]』、国立療養所菊池恵楓園入所者自治会 2006『壁をこえて　自治会八十年の軌跡』、国立療養所菊池恵楓園入所者自治会 2024『歩いて学ぶハンセン病問題　国立療養所菊池恵楓園ガイドブック』

— **5. HP**　https://www.keifuen-history-museum.jp/

(原田寿真)

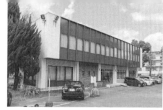
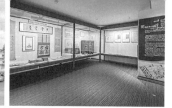

肥後医育ミュージアム
(ひごいいくみゅーじあむ)

〒860-0811　熊本市中央区本荘 2-2-1　電話：096-373-5426（医学部同窓会熊杏会）
博物館資料の種類：医学系資料　野外部（薬草園）の有無：有（薬学教育部附属薬用植物園）　開館年：2016 年
職員配置：職員対応　休館日：土日祝、年末年始、夏季一斉休業日
開館時間：10:00～17:00（最終入館 16:30）　入館料：無料　ショップの有無：無
設置者：熊本大学

― **1. 沿革**　肥後医育ミュージアムは、熊本大学医学部同窓会「熊杏会」によって、1975 年に建設された肥後医育記念館に収蔵されている貴重な肥後医育関係史料の活用と保存を目的として、2016 年に医学部創立 120 周年を記念して肥後医育記念館 2 階に開設された。我が国初の藩立医学校として 1756（宝暦 6）年に開設された「再春館」、古城医学校、1896 年に創設された「私立熊本医学校」などに関する肥後医育の伝統と歴史を伝えている。

― **2. 展示の概要**　医学教育制度が充実していなかった藩政時代に、藩校である「再春館」で行われてきた医学教育から、明治期の学制導入により医学教育制度が確立するまでの肥後医育の流れを時系列に展示している。展示室は「再春館」時代から第二次世界大戦及び戦後に至るまでが時代ごとに区切られ、感染症や公害病、生活習慣病に関する研究の記録資料などを通じて学ぶことができる。熊本県は水俣病発症の地であることから、水俣病の治療に従事した教授らの功績や患者の様子などが写真等で展示されている。

― **3. 収蔵資料**　幕末の古文書、戦後に使用された医療器具、「再春館」で使用された医療器具、薬棚、医学書、水俣病関連資料など多数。

― **4. 刊行物**　熊杏会（熊本大学医学部同窓会）2018『熊杏』

― **5. 参考文献**　リーフレット『肥後医育ミュージアム』

― **6. HP**　http://www.tsukasa-soken.co.jp/works/culture_post-109.html

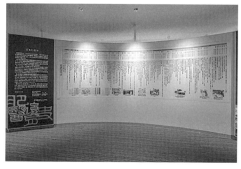
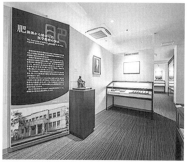

（川原 翔）

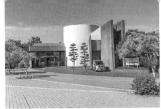
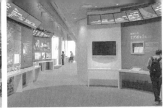

水俣市立水俣病資料館

〒867-0055　水俣市明神町53　電話：0966-62-2621
博物館系資料の種類：医学系資料　野外部(薬草園)の有無：無　開館年：1993年　学芸員配置：有(案内対応あり)
休館日：月曜(月曜が祝日の場合、火曜)、年末年始(12/29～1/3)　開館時間：9:00～17:00　入館料：無料
ショップの有無：有　設置者：水俣市

— **1. 沿革**　水俣病は、日本窒素肥料株式会社(チッソ)水俣工場から排出されたメチル水銀化合物が食物連鎖によって魚介類に蓄積され、それらを多食した八代海(不知火海)沿岸住民に多発した中毒性の神経系疾患である。チッソ水俣工場は、化学工業分野で重要な中間原料であるアセトアルデヒドの製造を行い、戦後の高度経済成長を支える企業の一つであったことから、工場排水の規制や漁獲禁止等の被害拡大を防止する有効な対策は行われなかった。環境や健康よりも経済成長を優先したために被害が拡大し、健康被害だけでなく水俣病に対する差別や偏見、地域社会の混乱を招き、発生から60年以上が経過した現在でも様々な紛争が続いている。資料館は、水俣病の歴史と現状を正しく認識し、悲惨な公害を再び繰り返してはならないという切なる願いと、貴重な資料が散逸しないよう収集保存し、後世に継承していくことを目的として、1993年1月に開館した。

— **2. 展示の概要**　水俣病が発生する前の豊かな海だった水俣湾沿岸の漁民の生活から始まり、原因企業チッソ水俣工場の操業開始と発展、環境汚染と水俣病の発生、経済発展と止められなかった排水、水俣病の原因解明と被害の拡大、困窮する被害者、水俣病の健康被害、被害者の闘いと認定・補償制度、水俣病の社会的被害、水俣湾の環境復元、もやい直しのはじまり、環境モデル都市づくりの取組、水銀に関する水俣条約の発効など、水俣病の歴史に沿って展示している。また、水俣病の概要を映像で紹介するシアター室、水俣病の認定患者またはその家族等による語り部講話、ミュージアムショップがある。

— **3. 収蔵資料**　水俣病に関する約1,200簿冊の行政文書、水俣病・公害・環境問題に関する約5,800冊の書籍、1954年以降の約87,000件の水俣病に関する新聞記事、写真・映像資料、患者団体・研究者等からの寄贈資料等。

— **4. 刊行物**　『水俣病～その歴史と教訓2015～』
— **5. ミュージアムグッズ**　書籍、オリジナルグッズ等
— **6. 参考文献**　リーフレット、HP
— **7. HP**　https://www.minamata195651.jp

（上田敬祐）

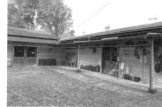
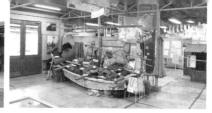

水俣病歴史考証館

〒867-0034　水俣市袋34　電話：0966-63-5800
博物館資料の種類：医学系資料　開館年：1988年　学芸員配置：有
開館日：平日、日・祝日（年始年末は休館）　開館時間：平日 9:00～17：00、日・祝 10:00～16:00
入館料：大人550円、高校生440円、小中学生330円　（地域住民は無料、20名以上で団体割引あり）
ショップの有無：有　　設置者：一般財団法人水俣病センター相思社

- **1. 沿革**　水俣病の第一次訴訟が終わった翌年の1974年、水俣病患者らを支援するため、全国からの寄付をもとに水俣病センター相思社は設立した。裁判後に地域内で孤立する不安があった患者や患者家族の拠り所として、そして若い患者が働く共同作業所としても機能し、はり・きゅう・マッサージ治療や、水俣病事件に関する資料の収集も行った。さらに、未認定患者による訴訟や交渉などの運動の拠点となり、患者が栽培した低農薬柑橘類の販売や肥料の生産も行った。1980年代から水俣病を伝える活動を展開し、1988年には患者の作業場だったキノコ工場を改築して水俣病歴史考証館が開館した。

- **2. 展示の概要**　館内の展示は、不知火海―豊かな海と人々の暮らし、加害企業―チッソ、原因究明期、患者運動の盛り上がり、健康被害、社会的・精神的な被害、汚染された海などの10のセクションで構成されている。不知火海の豊かな自然を伝える多種多様な漁具や、患者らが交渉の時に身に着けたゼッケンや「怨の旗」など、実物展示が多い。なかでも、原因企業のチッソが社内で行った猫実験の小屋は、工場排水が水俣病の原因だと把握しながらもチッソは排水を止めず、水銀汚染の被害が拡大した背景を伝える貴重な資料である。職員による展示解説をその場で依頼することができる。

- **3. 収蔵資料**　水俣周辺地域で使われていた漁船、魚網、各種仕掛け、釣り針、貝掘り、などの漁具や農具などの実物資料があり、多くは水俣病の患者らから寄贈を受けたものである。他に、10万点以上の書籍を含む水俣病関連資料、約10万点の水俣病関連新聞記事、約7万点の写真、1,000点余の映像資料、1,700点の音声資料を収蔵し、現在も整理・収集を続けている。

- **4. 研究の特色**　水俣病患者や関係者、地域住民への聞き取り調査を継続的に行っている。

- **5. 教育活動**　水俣病関連地区のガイド、水俣病患者や関係者の講話、教材制作、研修コーディネート、学校などへ出張講演も行っている。

- **6. 刊行物**　「図解水俣病　水俣病歴史考証館展示図録」

- **7. HP**　水俣病歴史考証館ホームページ https://www.minamatadiseasemuseum-jp.net/

（小泉初恵）

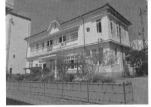
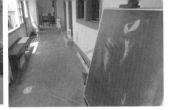

りでる、らいとりょうじょしきねんかん
リデル、ライト両女史記念館

〒860-0862 熊本市中央区黒髪5-23-1 電話：096-345-6986 E-mail：kinenkan@riddell-wright.com
博物館的資料の種類：人物記念館 野外部（薬草園）の有無：無 開館年：1994年 学芸員配置：無（職員対応あり）
休館日：月曜（祝日の場合は翌日）、年末年始 開館時間：9:30～16:30 入館料：無料 ショップの有無：有（書籍の販売）
設置者：熊本市

― **1. 沿革** ハンナ・リデルは、ロンドン郊外のバーネットで生まれ、1891年、英国国教会の宣教師として来日し、熊本にやって来た。35歳であった。来熊本後、咲き誇る桜並木の下にうずくまるハンセン病患者たちの姿を見た時、生涯をかけてこの人たちと生きようと決意する。当時、ハンセン病は「不治の病」とされ、人々に恐れられていた。一緒に熊本に来たグレイス・ノットを同志として、また五高教授本田増次郎などの協力も得て、1895年11月12日「回春病院」を創設（英語名は「THE KUMAMOTO HOSPITAL OF THE RESURECTION OF HOPE」）。日露戦争の時、英国からの送金が途絶えがちになり、リデルは、大隈重信に回春病院への援助を求め、またハンセン病患者の救済は国家の義務でもあると訴えた。かねてこの問題に大きな関心を持っていた渋沢栄一らは、リデルへの支援と共に、顧みられる事のなかったハンセン病問題を国家問題にした。

記念館は、1919年にハンセン病菌の研究所として建てられた。リデルは本気で病気を治そうとしていたのである。設計は当時の建築界の第一人者、中條精一郎。リデル没後にエダ・ライトが院長となり、2階を増築して住んでいた。1階は病院の事務室であった。国登録有形文化財。

― **2. 展示の概要** 1階：元化学実験室、元微菌学実験室は、回春病院設立の歴史。リデル、ノット、ライトの関係文書、家具、遺品、写真など。2階：元ライトの書斎、ライトの寝室には、軽井沢彫の家具。元食堂には、回春病院の群像、回春病院関係写真。
元ゲストルームには、熊本地震災害復旧工事写真。国登録有形文化財関係。

― **3. 収蔵資料** 熊本回春病院関係写真、文書。リデル、ノット、ライトの衣類、家具など遺品。大隈重信からリデル宛に「政府がこの問題に乗り出す」事を伝える書状など多くの資料がある。

― **4. 刊行物** リデル、ノット、ライト顕彰会発行 季刊誌『バラとすみれ』年間2回発行

― **5. 参考文献** 飛松甚吾1934『ミスハンナリデル』熊本回春病院発行、青木恵哉1972『選ばれた島』新教出版社発行、内田守編1976『ユーカリの実るを待ちて』リデル・ライト記念老人ホーム発行、ジュリア・ボイド著 吉川明希 訳1995『ハンナ・リデル』日本経済新聞社発行、猪飼隆明2005『ハンナ・リデルと回春病院』熊本出版文化会館発行

― **6. HP** https://www.city.kumamoto.jp/ （熊本市HP）
　　　　　 http://riddell-wright.com/ （リデルライトホームHP）

（秋山大路）

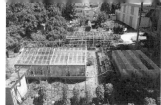
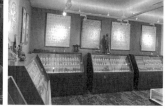

熊本大学薬学部薬用植物園
（伝統薬資料館）

〒 862-0973　熊本市中央区大江本町 5-1　電話：096-371-4737
博物館資料の種類：薬用植物園　標本室の有無：有　開園年：1927 年　職員配置：技術職員
開園日：随時　開園時間：随時　入園料：無料
設置者：熊本大学薬学部

— **1. 沿革**　熊本大学薬学部薬用植物園は、肥後細川藩の薬園「蕃滋園」(1756〈宝暦 6〉年開園) の流れを汲む薬用植物園である。薬学部大江キャンパスに所在する本薬用植物園は官立熊本薬学専門学校の薬草園として 1927 年に開設された。2019 年からは、生命科学研究部附属グローバル天然物科学研究センターの一組織となった。規模は約 6,000 ㎡、薬標本園及び樹木園には約 1,500 種類の植物が栽培され、見本園では各種薬用植物、及び九州の絶滅危惧植物を栽培している。

— **2. 展示の概要（薬用植物の種類）**　園内は各ゾーンに種類の違う植物が植えられている。蕃滋園由来区には旧細川藩の薬園「蕃滋園」名残の貴重な薬木が保存されている。熊本大学薬学部薬用植物園にはそれぞれの名称と効果・効能、化学構造式を記載したパネルが設置されている。また、パネルには QR コードが記載され、スマートフォンで詳細情報を得ることができる。亜熱帯地方に見られる薬用植物は温室内で栽培されている。
また、産業イノベーションラボラトリー 1 階の伝統薬資料館（薬草ミュージアム）では、世界の伝統・伝承医学で用いられる植物の生薬標本やさく葉標本が展示されている。

— **3. 研究の特色**　薬用・有用植物の有効成分の解明と薬理活性評価はもちろん、九州の植物の遺伝資源センターとして全国各地の研究者に生の植物を提供している。また、絶滅危惧植物の調査とその生育域外保全も行っている。

— **4. 教育活動**　一般市民や学生を対象にした薬用パーク観察会、漢方フォーラム、各種イベントなどを開催している。

— **5. 刊行物**　『熊本大学薬学部　薬草パークガイドブック』(2018 年)、『植物目録』(1985 年)、『熊本大学薬学部薬用植物園目録』(1963 年)、『薬用植物園目録』(1931 年)、『薬園植物目録』(1930 年)

— **6. HP**　http://www.pharm.kumamoto-u.ac.jp/gcnrs/facility/medicinal_plant_garden/index.html

（デブコタ・ハリ、渡邊将人）

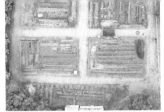
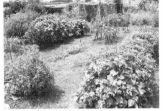

熊本有用植物研究所
薬用植物園

〒 869-1101　菊池郡菊陽町津久礼 146-14　電話：080-2711-5248（直）菊池郡大津町室
博物館資料の種類：薬用植物園　標本室の有無：生薬標本を棚に展示　開園年：2017 年　職員配置：有
開園日：担当者がいるとき　開園時間：10:00～18:00　入園料：無料
設置者：熊本有用植物研究所　矢原正治（園の担当者）

— **1. 沿革**　2016 年の熊本大地震の際、全壊した家屋の庭や、園の担当者が熊本大学在職中に集めた薬用植物と有用植物を 2017 年から借りている畑に植え付けを始めた。同担当者は山陽小野田市立東京理科大学薬学部薬用植物園の管理を行っていたが、管理が終わった 2020 年 4 月から、菊陽町原水、大津町室の無料で借りている畑 2 ヶ所に本格的に植え付け管理を開始した。栽培面積は合計約 1,200㎡、栽培植物は薬用植物 50 種余、有用植物 50 種余、別に食用にする野菜類（有用植物）約 20 種を栽培している。生薬標本 120 種余を所蔵し、薬用植物学、生薬学、漢方薬の教育に活用している。観察コースは畑の周りに自然に生えている薬用植物約 50 種も含め、栽培と自然観察ができる。

— **2. 展示の概要（薬用植物の種類）**　薬用ニンジン、トチバニンジン、オウレン、カンゾウ、シャクヤク、ボタン、トウキ、センキュウ、ミシマサイコ、ムラサキ、ヤマノイモ、キハダ、サネブトナツメ、シソ、シマカンギク、杭キク（薬用菊）、ショウガ、ウコンなどの重要生薬の原植物。希少植物では、センノウ、トチバニンジン（薩摩竹節人参）。熊本の 15 の野菜（ひご野菜）：カスガボウブラ（カボチャ）、水前寺菜。他にホップ、アマチャ。研究会関連の植物：サトウキビ、サツマイモ類。ハッカ類：15 種。薬用植物の、ヤブガラシ、ハマスゲ、ヨモギ、オオバコ、ドクダミなども栽培している。また、講義に利用する生薬標本 120 種余を所蔵している。

— **3. 研究の特色**　植物色素研究会、いも類研究会、サトウキビ研究会、NPO 阿蘇花野協会、NPO アーユルシード生活県境研究所、熊本大学との共同研究で、地域特産の環境に合うかどうかの栽培研究をしている。地域環境に対応する希少植物の調査やサツマイモの栽培調査など。

— **4. 教育活動**　薬剤師および一般向けの薬用植物の観察会を開催している。講師および地域活性伝道師としての観察会や地域おこしへの参加。大学での漢方薬の講義を行っている。

　5. 刊行物　くらしの中の薬草（山口版、熊本版）、日本植物園協会出版:楽草ハンドブックなど、A Handbook of Medicinal Plants of Nepal Supplement I, (Ayurseed L.E.I.), Japan など

— **6. 参考文献**　HP、インスタグラム

— **7. HP**　今月の薬用植物 https://sites.google.com/view/yaharayakusou/
ドクトルしょうちゃん の "日々是植物愛 https://www.tamtam39.com/blog
インスタグラム：tamtam_room https://www.instagram.com/tamtam_room/

（矢原正治）

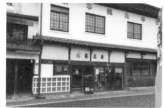
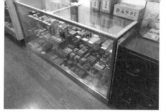

岩尾薬舗 日本丸館
いわおやくほ にほんがんかん

〒 871-0005　日田市豆田町 4-15　電話：0973-23-6101
博物館資料の種類：薬学系資料　野外部（薬草園）の有無：無　開館年：1993 年　職員配置：職員が対応
開館日：不定休（要電話確認）　開館時間：10:00～16:00　入館料：大人 350 円、小・中・高 250 円
ショップの有無：無　設置者：個人（岩尾まゆみ）

— **1. 沿革**　1855（安政 2）年、14 代岩尾半蔵が薬種屋「伏見屋岩尾古雲堂」並びに「百貨店」を開業した。1887 年に 15 代昭太郎が心臓と熱さましの特効薬「日本丸」の製造に成功、16 代重政と共に独特の宣伝とひたむきな努力で次々に販路を拡大した。日本丸は漢方処方の万能薬として明治・大正・昭和と長く使われたが、昭和 40 年代になると原料の仕入れが困難になり、製造が中止されて 90 余年の歴史に幕を閉じた。地元で「豆田の天守閣」と呼ばれる日本丸館の建物は、1992 年に日田市の都市景観建築指定第 1 号に登録された。1993 年に明治、大正、昭和と時代で遊べる歴史資料館「日本丸館」として開館し、現在に至る。

— **2. 展示の概要**　日本丸館は母屋と蔵からなる木造 4 層 3 階建ての建物で、江戸時代の長屋を明治初期に改築した母屋 1 階に受付、蔵 1 階の昭和 30 年代まで使用された台所には、かまどや石の流し台などが残されている。蔵 2 階の薬品室には、昭和 20 年頃に販売していたガラス製目薬などの薬品類と、明治時代の薬品棚が展示されている。日本丸室には日本丸製造の道具類、江戸時代の定斎、百味箪笥、3 階の商談用で質素な造りの蔵座敷には岩尾家先祖の愛用品が展示されている。母屋 2 階大広間の松の一本造りの廊下、杉の一本造りの長押、杉の一枚板の扉、大広間から四季を楽しめる空中庭園などからは、華やかな商家の暮らしを垣間見ることができる。母屋 3 階の展望楼は四方が木枠付きの窓、屋根は銅板葺きで、豆田の町並みや山並みが一望できる。2 月 15 日～4 月中旬頃まではお雛様、4 月中旬頃～5 月末までは端午の節句、9 月 1 日～11 月末までは昭和 13 年当時の商家の金婚式を再現展示して、この時期に一般公開される。

— **3. 収蔵資料**　江戸時代の定斎・百味箪笥、明治時代の薬品棚、昭和 20 年代のガラス瓶の目薬・ムヒ・養命酒・オブラート・ノーシン・カイロ・マスク・浅田飴等、日本丸製造道具の両手切・薬研製丸機、岩尾家愛用品の藩札・古銭・昔の冊子・金銭登録機・帽子・電話機・食器・だるま手あぶり・文机・柳行李等、台所用品のかまど・石の流し台・箱膳・斗枡・藁びつ・魚籠・豆腐籠・石臼・ブリキ製道具等、明治 28 年東京馬喰町「竹内製造」の金庫、元日本丸製薬所の門等多数。

— **4. 参考文献**　リーフレット、HP

— **5. HP**　http://www.iwaoyakuho.com/

（藤高麻衣）

大分県　岩尾薬舗　日本丸館　九州

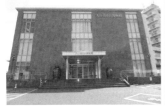
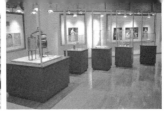

大分香りの博物館

〒874-0915　別府市大字北石垣48-1　電話：0977-27-7272
博物館資料の種類：薬学系資料　野外部（薬草園）の有無：有（ハーブガーデン）　開館年：2007年　学芸員配置：有
休館日：第3木曜日、12/31～1/3　開館時間：10:00～18:00
入館料：大人700(630)円、大学・高校生500(450)円、中・小学生300(270)円　※( )内は、20名以上の団体割引
ショップの有無：有　設置者：別府大学

― **1. 沿革**　大分香りの博物館は学校法人別府大学の創立100周年記念事業として、2007年に開館した「香り」をテーマとした博物館である。同館の前身の大分香りの森博物館は、1996年に大分市の平成森林公園に開館したが、来館者数の減少などから2004年に休館、2006年に閉館した。大分香りの博物館は、旧・大分香りの森博物館で収蔵していた資料3,625点を、大分県より貸与される形で開館・運営している。

― **2. 展示の概要**　同館の常設展示は、「香りプロダクトギャラリー」と「香りヒストリーギャラリー」から構成されている。
「香りプロダクトギャラリー」は、香りの原料や種類、香料の調合方法など「香りを作る」展示と、世界中の著名な香水やFIFI賞を受賞した香水の展示から構成されている。また中央ケースには、20世紀を代表する香水瓶デザイナー ピエール・ディナンの作品を展示している。
「香りヒストリーギャラリー」は、香りの歴史、人々との関わりを取り扱う展示室である。古代エジプトからアールヌーボー・アールデコ時代に至る歴史を主に紹介しており、紀元前から使用された没薬・乳香などの香料や香油、14世紀に開発された香水は、香りを楽しむだけでなく体に塗ることで薬としても使用されたことを紹介している。また、嗅覚に関する「匂いのサイエンス」や欧州におけるハーブ医学・薬学の研究に関する展示を設け、「香り」を核に医学・薬学的なアプローチをしていることが特徴である。
なお、館にはハーブガーデンが設置され、香料・香水の原料植物を観察できる野外展示となっている。

― **3. 収蔵資料**　著名な調香師たちの創作した香水、FIFI賞を受賞した香水、天然香料・香木、水蒸気蒸留装置、アンフルラージュ（冷浸法）装置などの香料抽出用具、コアグラス香油瓶、黒絵式陶器香油瓶などの香油に関する歴史資料、ピエール・ディナンの香水瓶型・石膏模型、トルコ石装飾香水瓶などのロココ時代～19世紀の香水瓶関連資料、香炉、香枕、香時計ほか中国、韓国、日本の香文化に関する資料などを収蔵している。

― **4. 刊行物**　『大分香りの博物館 展示品図録』
― **5. 参考文献**　大分香りの博物館リーフレット、同館ホームページ
― **6. HP**　http://oita-kaori.jp/museum/summary/summary.html

（中島金太郎）

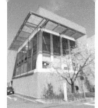
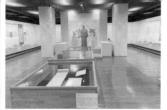

<small>おおいたけんりつせんてつしりょうかん</small>
大分県立先哲史料館

〒870-0008　大分市王子西町 14-1　電話：097-546-9380
博物館資料の種類：人物記念館　開館年：1995 年　学芸員配置：有
休館日：月曜（祝日の場合は翌平日）、年末年始、資料特別整理期間（1 月下旬～2 月上旬頃 約 2 週間）
開館時間：9:00～17:00　入館料：無料　ショップの有無：無
設置者：大分県

― 1. 沿革　大分県の風土が育んだ代表的な先哲や県の歴史・文化に関する資料の調査・研究を行い、その活用を図ることにより、県の教育・学術及び文化の発展に寄与することを目的に 1995 年 2 月 1 日に設置された。施設は県立図書館・県公文書館との複合施設であり、「豊の国情報ライブラリー」の総称で呼ばれる。

― 2. 展示の概要　平常展「大分の先哲たち」（年間約 5 回開催）では、県出身の代表的な先哲を、各回 12 名ずつ採り上げ、先哲に関する資料やパネルなどを用いて先哲の人間像、活動、著作、交友関係などについて回ごとに様々な面から紹介している。また、平常展と同時に開催している「お宝コレクション」と題した企画展では、新たに収集（購入・寄贈・寄託）した資料を中心に、整理の終わったものから順に調査・収集活動の成果報告を兼ねた展示を行っている。そのほか、「秋季企画展」では毎年趣向を凝らしたテーマで県の歴史や文化、生活や風習などを解き明かす展示を行うほか、先哲叢書の刊行に合わせて先哲の生涯や業績などに関する「先哲叢書刊行記念展示」も開催している。

― 3. 収蔵資料　収蔵資料の総点数は約 10 万点（2023 年 3 月末現在）。資料の収集対象は、郷土の先哲のほか地域の歴史及び文化に関するものだが、行政文書等は原則として大分県成立（1871 年）以前のものを収集している（先哲に関するものは時代にかかわらず収集する）。
医学に関連する収蔵資料としては、江戸中期の蘭学者で『解体新書』刊行に尽力した前野良沢に関するものや、明治～昭和初期に活躍し心臓の拍動をコントロールする「刺激伝導系」を発見した田原淳に関するもののほか、日出藩の家老を務めた帆足万里の高弟で種痘を実施した宇都宮達山に関する資料などがある。

― 4. 刊行物　『大分県先哲叢書』、『史料館研究紀要』など多数。
― 5. 参考文献　大分県立先哲史料館パンフレット、HP
― 6. HP　https://www.pref.oita.jp/site/sentetsusiryokan/

（今井貴弘）

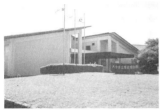
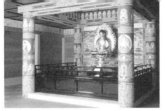

大分県立歴史博物館
おおいたけんりつれきしはくぶつかん

〒872-0101 宇佐市大字高森字京塚 電話：0978-37-2100
博物館資料の種類：医薬学系資料 開館年：1981年 学芸員配置：有
休館日：月曜(月曜が祝日等の場合は直後の平日)、年末年始(12/28～1/4)
開館時間：9:00～17:00(最終入館 16:30) 入館料：一般310円、高・大学生160円 ショップの有無：有
設置者：大分県

── **1. 沿革** 　大分県立歴史博物館は、国史跡「川部・高森古墳群」を中核とした史跡公園「宇佐風土記の丘」に、1981年に創設された大分県立宇佐風土記の丘歴史民俗資料館を前身とする。この資料館は、文化庁による風土記の丘設置構想と、地域研究の推進を図る県の歴史民俗資料館建設基本方針とが合致して開設された。このため、資料館の活動方針は多面的で、宇佐・国東地域を中心とした大分県の歴史と文化の解明を軸に、宇佐風土記の丘の維持・管理と活用など、文化財の保存および活用に関わる重要な役割を担った。こうした活動方針は、1998年に歴史博物館がリニューアルオープンした際にもほぼそのまま継承された。

── **2. 展示の概要** 　「豊の国・おおいたの歴史と文化―くらしと祈り―」をテーマとした平常展を通年開催している。これは、前身である資料館の常設展をベースに、大分県全域を視野に入れた内容としている。近年、この平常展については、デジタル技術を活用した情報発信を図っており、2020年度には熊野磨崖仏複製および富貴寺大堂実物大復元模型におけるプロジェクションマッピングの上映を開始した。続く2021年度には、パソコンやスマートフォン等を利用したバーチャル空間で歴史博物館内や宇佐風土記の丘を楽しむことができるバーチャルミュージアム「旅するれきはく」を公開している。このほか2020年度には、「川部・高森古墳群」の姿を3次元CG等の技術により再現した「AR宇佐風土記の丘」の運用を開始した。

── **3. 収蔵資料** 　医学・薬学に関する資料群としてまずあげられるのは、個人所蔵「賀来飛霞関係資料」(大分県立歴史博物館寄託)である。賀来飛霞(1816～1894)は、歴史博物館が所在する宇佐市でおもに活動した、幕末期の日本における三大本草家の一人に数えられている人物である。飛霞が各地で実施した実物調査(採薬)の成果である精緻な動植物写生図は当時から評価が高かった。「賀来飛霞関係資料」には、飛霞が残した採薬記等のフィールドノートのほか、1000点を超える動植物写生図、そして2,600通余りを数える書簡など、5,000点以上の多様な資料が残っている。もう一つ、歴史博物館が所蔵する「旧安東薬局資料」がある。これは、大分県内において2010年代まで営業していた薬局に残っていた200点を超える資料群である。薬局で販売していた常備薬を中心とした薬品類や各種衛生用品、さらに販売した薬品類を顧客ごとに取りまとめた販売記録簿などから成る。

── **4. 刊行物** 　『賀来飛霞関係資料調査報告書』1986、『賀来飛霞関係資料調査報告書Ⅱ』1996
── **5. 参考文献** 　『大分県立歴史博物館総合案内』2000、大分県立歴史博物館 HP
── **6. HP** 　https://www.pref.oita.jp/site/rekishihakubutsukan/

(平川 毅)

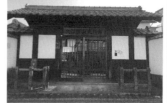
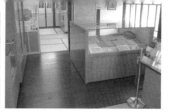

大江医家史料館
おおえいかしりょうかん

〒871-0066　中津市鷹匠町906　電話：0979-22-0049
博物館資料の種類：医学系資料　野外部(薬草園)の有無：有　開館年：2004年　学芸員配置：有(中津市歴史博物館常駐)
休館日：月曜(祝翌日の場合は翌日)、年末年始　開館時間：9:00〜17:00(入館は16:30まで)
入館料：一般210円、大学・高校生100円、中学生以下無料(団体料金、村上医家史料館共通観覧料あり)
ショップの有無：無　設置者：中津市

- 1. 沿革　「医は仁ならざるの術　務めて仁をなさんと欲す」これは中津藩医・大江家に伝えられた家訓である。大江家は初代玄仙が金瘡外科などを学んで1758(宝暦8)年に藩医となったことにはじまり、以降3代元泉、4代玄明、5代雲澤と藩医を務めた。玄仙と元泉は長崎で南蛮医学や蘭方を学んだとされ、雲澤は華岡流外科を学び藩医のかたわら医塾を開いた。明治期には中津医学校の校長を務めた。2001年土地と建物が中津市に寄贈され、2003年に半解体工事が行われ、2004年に「大江医家史料館」として開館した。
- 2. 展示の概要　大江医家の歴代が収集した近世から近代にかけての医書類や器物が展示の中心である。なかでも、中津藩医・前野良沢が執筆に参加した『解体新書』(初版本)を中心に、その改訂版である『重訂解体新書』や、和蘭通詞・本木良意が1682(天和2)年頃に翻訳したとされる日本初の西洋解剖書の写本、『解体新書』の予告編ともされる「解体約図」(レプリカ)、5代雲澤が学んだ華岡青洲流医術の資料など、近世の解剖書の展示が充実している。また、近世の中津に種痘を導入したことで名高い辛島正庵とその一族が残した「痘瘡唇舌鑑図」など近世から近代にかけての種痘関係史料や、心臓の刺激伝導系を発見し「ペースメーカーの父」とも称される田原淳の論文原稿など中津にゆかりの医者・蘭学者の史料を展示している。5代目の雲澤は敷地内に薬草園を造り、薬草を使った薬湯療法を行っていた。現在も史料館には薬草園が併設されており、約40種類の薬草を鑑賞することができる。
- 3. 収蔵資料　『解体新書』、大槻玄沢の『重訂解体新書』、「和蘭全躯内外分合図」、平賀源内の『物類品隲』、杉田成卿訳『済生三方』、緒方郁蔵訳『内外新法』、辛島家「痘瘡唇舌鑑図」、辛島家の薬籠、平田長太夫「阿蘭陀流外科修業証書」、大江玄仙の肖像画、海北友雪の神農図、華岡青洲画像、青洲乳癌図、栗崎道喜〜鳥飼道節〜嶋打道硯から大江道仙(元仙)への免許皆伝状、『柚木流眼療秘伝書』、『遠西医方名物考補遺』、「大江門人帳」、宇田川榕庵重訳増註『舎密開宗』、宇田川玄随「内科撰要」、華岡青洲所診画張の写本等。
- 4. 参考文献　リーフレット、HP
- 5. HP　http://www.city-nakatsu.jp/doc/2011100115882/

(藤高麻衣)

大分県　大江医家史料館　九州

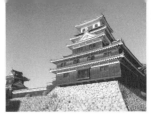
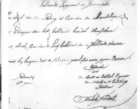

奥平家歴史資料館

〒871-0050　中津市二ノ丁1273-2（中津城3階）　電話：0979-22-3651
博物館資料の種類：医学系資料　開館年：1998年
職員配置：株式会社千雅商事(中津市ボランティアガイドによる館内説明あり)　開館日：年中無休
開館時間：9:00～17:00（入館は16:40まで）　入館料：高校生以上400円、子ども200円(団体・中津市民・シルバー割引あり)
ショップの有無：有　設置者：株式会社千雅

— **1. 沿革**　1998年、当時の中津城所有者であった奥平家19代奥平政幸氏の同意を得て、川嶌整形外科病院川嶌眞人理事長が法人城代として、中津城3階に「中津藩蘭学者コーナー」を設置した。資料は主として15区分80枚のパネル写真とその解説及びビデオと史料である。

— **2. 展示の概要**　豊前国中津藩は、前野良沢から福澤諭吉に至る多くの蘭学者を輩出し、日本の近代化の礎の一角を築いた。その背景には藩主自ら蘭学に興味を持ち、自らも学ぼうとした事がある。3代藩主奥平昌鹿は、母親の骨折を治した長崎大通詞・吉雄耕牛の蘭学に関心を持ち、1769年前野良沢を長崎に留学させた。良沢は杉田玄白らと1771年から開始した『ターヘル・アナトミア』の翻訳を見事に成功させ蘭学の鼻祖となった。5代藩主昌高は、シーボルトの『江戸参府紀行』に26回も登場するのみならず、自らも日本初の和蘭辞書『蘭語訳撰』(1810年)、日本で3番目の蘭和辞書『中津バスタード辞書』(1822年)を出版するとともに、1819年藩医村上玄水に九州で最初の記録を残した人体解剖を許可した。また、辛島正庵を筆頭に1849年、10名の医師達は長崎に出向き種痘の痘苗をもらい、中津藩の2千人の子供の種痘に成功したことにより医学館が設立され(1861年)、更に医学校(1871年)へと発展した。初代校長大江雲澤は、華岡塾大坂分校(合水堂)で学び「医は不仁の術、務めて仁をなさんと欲す」という医訓を残し、今日でも多くの大学や学会で取り上げられている。この医学校は大分医学校、大分県立病院と今日まで引き継がれている。福澤諭吉は、長崎で蘭学を学び、大坂の適塾で塾頭を務めた後、蘭学塾を東京・築地の奥平藩邸中屋敷内に開設し(1858年)、やがて慶応義塾として発展させ、『解体新書』出版の杉田玄白の回想録『蘭学事始』を復刻し(1869年)、前野良沢の業績を明確にしている。

— **3. 収蔵資料**　展示資料としては、『蘭学事始』、『解体新書』、『ターヘル・アナトミア』ドイツ語版、オランダ語版、一節截(ひとよぎり)等。

— **4. 研究の特色**　中津城周辺には1875年、日本人として最初の西洋歯科開業免許を許可された小幡英之助像や福澤諭吉の独立自尊碑、蘭学の里記念碑が設置されている。

— **5. ミュージアムグッズ**　資料館1階売店で「一節截」、「篠笛」等、蘭学関連書籍を販売。

— **6. 参考文献**　川嶌眞人1982『川嶌眞人随筆集』西日本臨床医学研究所、川嶌眞人1992『蘭学の泉ここに湧く―豊前・中津医学散歩道―』西日本臨床医学研究所、川嶌眞人1996『医は不仁の術 務めて仁をなさんと欲す』西日本臨床医学研究所、川嶌眞人2001『中津蘭学の光芒―豊前中津医学史散歩』西日本臨床医学研究所、川嶌眞人2001『蘭学の里・中津』株式会社近代文芸社　　(川嶌眞人)

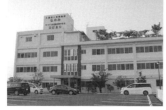
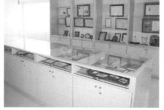

かわしまメモリアルミュージアム

〒871-0012　中津市宮夫14-1　電話：0979-24-0464
博物館資料の種類：医学系資料　野外部(薬草園)の有無：無　開館年：2014年　職員配置：案内対応あり
休館日：日・祝日、年末年始　開館時間：平日9:30～17:00／土9:30～12:00　入館料：無料　ショップの有無：無
設置者：中津市　川嶌整形外科病院

— **1. 沿革**　1981年、川嶌整形外科病院として現在地に開業した。理事長が古希を迎えるのを機に博物館を併設。川嶌家のルーツや中津蘭学史、自身のライフワークである"骨・関節感染症""潜水病と骨壊死""高気圧酸素治療"の研究成果などが、地方の一民間病院としては類をみない本格的なミュージアムとして3,000余点が展示されている。

— **2. 展示の概要**　開業以来の病院の理念や歩み(歴史)、理事長自身の履歴など導入パネル展示としてはじまり、父親の戦時中の陣中日誌、中津藩医や西郷隆盛、福澤諭吉の書や父親と同級生であった不出世の大横綱・双葉山が大関の時に故郷・宇佐市柳ヶ浦駅前で化粧回しを付けて、後援会の方々と一緒に撮った記念写真や本人直筆の書なども展示されている。また、母親が1925年、日本最初の女性の歯科医養成のために設立された東洋女子歯科医学専門学校(2回生)時代の資料や写真、歯科医院開業時の診療道具なども展示されている。更に、理事長の国際学会での活躍や中国、米国など諸外国との交流記録や記念品なども陳列されている。医学史分野は、オランダ語解剖書『ターヘル・アナトミア』やそれを初めて日本語に翻訳した『解体新書』(全5巻)や訳者・前野良沢の肖像画、など蘭学・医学史、日本の外科医学書(日本整形外科の開祖で東大初代教授の田代義徳)など貴重な書籍資料が多数あり、また、難治性骨髄炎の治療法として現在、世界標準となっている"川嶌式持続洗浄療法"を考案したその第1号持続洗浄装置やナノバブル研究の文献、執筆した学術書、論文も多数展示されている。

— **3. 収蔵資料**　西郷隆盛、福澤諭吉、奥平昌高、倉成龍渚の書(掛け軸)、前野良沢の肖像画(掛け軸)、『解体新書』(全5巻)、『蘭学事始』、『解体約図』(5部セット)、『外科概論』(全12巻)、『切断要法』、『外科手術』、『新訂外科各論』(全7巻)、『外科手術篇』、『軍隊外科手術』ほか歴史的医学書多数

— **4. 刊行物**　川嶌眞人1982『川嶌眞人随筆集』西日本臨床医学研究所、川嶌眞人1992『蘭学の泉ここに湧く―豊前・中津医学史散歩―』西日本臨床医学研究所、川嶌眞人1996『医は不仁の術　務めて仁をなさんと欲す』西日本臨床医学研究所、川嶌眞人2001『中津藩蘭学の光芒―豊前中津医学史散歩―』西日本臨床医学研究所、川嶌眞人2001『蘭学の里・中津』株式会社近代文芸社、川嶌眞人2006『水滴は岩をも穿つ』梓書院、川嶌眞人2010『白衣と花ひとすじ―川島ミツヱ百寿記念―』梓書院、川嶌眞人2014『苦楽吉祥』梓書院、川嶌眞人2018『第3回一節截の会全国大会記念誌『中津の一節截』』宗勳流前野良沢派 中津一節截の会、川嶌眞人2021『続 水滴は岩をも穿つ』梓書院

(川嶌眞人)

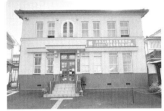
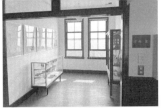

旧古賀医院（豆田まちづくり歴史交流館）

〒877-0005　日田市豆田町9-15　電話／FAX：0973-23-8922
博物館資料の種類：旧医院建物保存　開館年：2014年　職員配置：有
休館日：水曜（祝祭日の場合は翌平日）、年末年始(12/29～1/3)　開館時間：9:00～17:00　入館料：無料
ショップの有無：無　設置者：日田市

— **1. 沿革**　豆田まちづくり歴史交流館は、日田市豆田町伝統的建造物群保存地区の中心に位置し、まちづくりの活動拠点施設として2014年10月に開館した。交流館の敷地は江戸期に町年寄を務めた中村家の敷地跡で、中村家は井原西鶴から「俳諧之口伝」を伝授された日田俳諧の開祖中村西国、貴族院議員を務めた中村元雄らを輩出した家柄である。明治期には中村家の邸宅は日田随一の料亭市山亭の支店「松栄館」として利用された後、建て替えなどを経て、1932年に現在の交流館の建物である古賀医院の診療所棟が御幸通り沿いに建てられた。正面2階に半円窓を設け、その他の窓は上げ下げ窓の洋風建築で、外壁はモルタル掻き落とし仕上げ、室内は漆喰の模様が施されるなど、特殊な左官技術が取り入れられた。古賀医院閉院後、1995年にレストランとして改修され、2010年に日田市が土地と建物を購入し、大規模な復原工事を行い、2014年に豆田まちづくり歴史交流館として開館した。

— **2. 展示の概要**　1階の旧レントゲン室は、発掘調査で発見された旧建物の礎石が現地保存され、床面をガラス張りにした床下展示となっている。旧診察室は、会議室として貸出している。上げ下げ窓には左右の窓枠内に重さ4kgの分銅が4個付いており、重いガラス窓の昇降を容易にする工夫が見られる。2階の旧院長室は、建物の復原工事中に表れたかつての天井と壁に施された漆喰の模様（渦巻き・扇子）を、状態の良い一部を残して復原している。展示室は、豆田町の町並みの歴史と全国の伝建地区を紹介する伝統的建造物保存地区の展示、伝統的建造物の修理で用いられる道具や工法などを紹介する伝統工法に関する展示、豆田町の過去の災害を紹介する防災に関する展示、貸出用の4部屋から構成されている。伝統的建造物の離れ座敷は、古賀家の客用座敷として建てられたもので、昭和初期の富裕層の住宅離れ座敷としての形式を残す貴重な建物である。

— **3. 教育活動**　豆田まちづくり歴史交流館は、次のようなまちづくり活動の拠点施設として活動している。
　①豆田地区の住民組織による防災活動をはじめとする活動。
　②来訪者に向けた豆田地区の町並み保存活動についての情報発信。
　③伝統的建造物の保存修理工事における伝統工法や道具の紹介。

— **4. 参考文献**　豆田まちづくり歴史交流館リーフレット

（落合広倫）

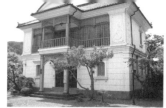
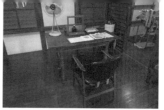

旧日野医院（国指定重要文化財）
<small>きゅうひのいいん くにしていぶんかざい</small>

〒 879-5113　由布市湯布院町川西 467-4　電話：0977-84-2324
博物館資料の種類：医学系資料　開館年：1995 年　職員配置：1人　休館日：月曜・火曜
開館時間：10:30～15:30　入館料：大人 300 円（高校生以上）、小人 150 円（小・中学生）　ショップの有無：無
設置者：日野病院

— **1. 沿革**　旧日野医院は、1894 年に日野医家 3 代目にあたる日野要氏によって建てられた。擬洋風の本館と和風病棟からなる貴重な建築物で、1999 年 12 月に国指定重要文化財になっている。1992 年から 1995 年にかけて保存修理が行われ、来館用の施設として現在に至る。本館は木造 2 階建、寄棟造、桟瓦葺で、県内に現存する擬洋風建築の最古といわれている。病棟は木造 2 階建であり、個人の医院として病棟まで併設したものは、全国でも他に類例がなく貴重な建物である。

— **2. 展示の概要**　旧日野医院は、本館棟と病棟の全室を観覧することができる。本館は、待合室、診察室、婦人科室、薬室、広間、離れ棟などから構成されており、診察室には、当時の診察台や診察机、医療機器などを見ることができる。待合室には日野家の年表や日野医院において大分県女医の草分的存在として医療活動に従事した日野要氏の次女の日野俊子氏の紹介、俊子氏の婿養子で画人でもある篤三郎氏が画いた明治天皇の肖像画などが展示されている。婦人科室には当時の内診台があり、離れ棟には温突式の床暖房がほどこされた休憩用の部屋を見ることができる。病棟には分娩台や医療器具の消毒器などがあり、展示ケースには医療器具や朝倉文夫氏からの手紙、各種受賞メダルなどが展示されている。

— **3. 収蔵資料**　診察机、診察台、内診台、分娩台、搾乳機、消毒器、立浪伏間瓦、比重計、眼底検査器、種痘器械、医療器具、天秤、天秤の重り、薬包紙、薬品棚、蒸留水入れ、篤三郎用のブリキケースと帽子、俊子氏の受賞メダル、大湯鉄道列車発着表、明治天皇の肖像画、日野要氏肖像画、日野俊子氏の銅像、科挙の額、篤三郎氏の絵画作品、篤三郎氏の画材、朝倉文夫氏からの手紙、かまど等多数。

— **4. 参考文献**　日野病院小誌編集委員会編集 1999『「星の逝く」～日野俊子先生を偲ぶ～』

（松本知行）

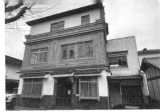
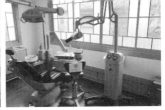

旧船津歯科（豆田まちづくり歴史交流館）

〒877-0005　日田市豆田町9-15　電話／FAX：0973-23-8922（旧古賀医院診療所棟）
博物館資料の種類：歯学系資料　開館年：2016年　職員配置：有
休館日：水曜（祝祭日の場合は翌平日）、年末年始(12/29～1/3)　開館時間：9:00～17:00　入館料：無料
ショップの有無：無　設置者：日田市

― **1. 沿革**　豆田まちづくり歴史交流館は、日田市豆田町伝統的建造物群保存地区の中心に位置し、市有施設として旧古賀医院診療所棟に続き、旧船津歯科の保存修理工事を経て、2016年4月から一般公開している。旧船津歯科は、住吉通りに面して建つ豆田町では数少ない擬似洋風建築物で、2階の棟木に書かれた墨書には、1914年の建築であること、江戸時代の掛屋の一つに数えられる旧千原家の千原興一の名が記されている。当初は4軒棟続きの長屋であったが、1928年に歯科医院として洋風建築に改造し、当時の図面も残っている。3階は1943年に増築されたもので墨書も残る。外観はパラペット、柱型の一部がモルタル掃き付（ドイツ壁）で装飾的な窓桟、玄関ポーチの階段状持送りなどが特徴である。洋風意匠はほぼ歯科医院部分に限られ、居住空間は和風で、長屋当時の面影を残す2階の座敷などは長屋を元に洋風建築に生まれ変わった個性的な建築である。2010年に船津氏から日田市に寄贈され、2015年10月に保存修理工事が完成、2016年4月に旧船津歯科の一般公開が開始された。

― **2. 展示の概要**　1階は三つの展示室と四つの会議室があり、展示室と会議室は1時間330円で利用することができる。2階の旧待合室・旧診療室は展示室として、当時の歯科診療器具が展示されている。そのほか二つの展示室があり、格子組みは耐震補強工事が施されている。

― **3. 収蔵資料**　旧船津歯科で使用されていた、歯科医療関係資料・生活用品、旧船津歯科修理工事現場写真、掛軸、絵画など。
主な資料は、診察台、薬品（歯科用麻酔剤等）、看板（船津歯科医院、休診日の案内）、白衣、船津伸子氏の大分県歯科医師共済会会員証、咬合器、角型カスト、歯科充填機、消毒器、殺菌灯、カーボランダムポイント、船津伸子氏寄贈のカッパーバント、超小型根管長測定器エーデル、ミニューム・シリンジ、ヘットストロームファイル、電気炉、診察内容を記録したメモ、ランプ、ラジオ、ボストンバッグ、有村フキ子氏提供の「豆田上町（平野町）祇園山鉾」に関する資料、雛人形、羽子板、熊谷氏所蔵の撥、日田市を描いた絵画など。

― **4. 参考文献**　豆田まちづくり歴史交流館旧船津歯科リーフレット

（朝永絵梨花）

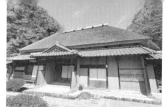 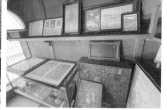

行徳家住宅（国指定重要文化財）
ぎょうとくけじゅうたく くにしていじゅうようぶんかざい

〒 877-1111　日田市夜明関町 3256　電話：0973-27-2417（行徳家住宅：見学要連絡）／ 0973-24-7171（日田市教育委員会文化財保護課）
博物館資料の種類：医学系資料　開館年：不明　職員配置：有　休館日：月曜・金曜、年末年始(12/29～1/3)
開館時間：9:30～16:30　入館料：無料　ショップの有無：無
設置者：日田市

- **1. 沿革**　行徳家は、武蔵七党の一つ私市氏の出で熊谷姓を名乗り、九州に下り南朝方として働いていたが、天正中期筑前岩屋合戦で島津軍に敗れ、その後は福岡県竹野郡（うきは市）行徳村に住み行徳姓を名乗り大庄屋を務めた。江戸時代中期からは久留米藩の御典医となり、代々有馬候に仕え、元潤の代 1824（文政 7）年長男元亮が、長崎回米倉所が置かれ、米の集散で賑わっていたこの地「関村」に分家し眼科医を開業した。元亮の子元遂は、医業に留まらず、法橋の称号を受け私財を投じて住民福祉に尽くした。

  行徳家住宅は、1842（天保 13）年 2 代目元遂の代に建てられたもので、大分県西部に分布する鍵屋形式の家屋様式である。母屋は南に面して建てられ、建坪 65.4（215.86㎡）寄棟作りの茅葺で一部 2 階建て、正面に式台付玄関、入母屋造り、桟瓦葺きである。内部は広い土間と床上部は 3 室の鍵座敷と台所を喰い違いに配し、仏間と納所を突出して付けている。台所の天井は大和天井で、ニワは天井はなく梁組上に权首で棟を支えている。建築用材は吟味され、柱・鴨居・長押は面皮付材を使用している。宅地面積は約 1,500㎡で、西側に山を借景とする庭園を擁している。現在の住宅は、1989 年 9 月から国・県・市の補助事業として、総事業費約 1 億 2 千万円をかけて解体復元工事を行い、1991 年 6 月に完成した。2012 年 2 月、所有者の行徳氏から寄贈を受け、現在は日田市の所有である。1975 年 6 月 23 日に国の重要文化財に指定された。

  また、多くの絵画・掛軸・屏風・巻子本・仏像等の美術品も寄贈され、日田市所蔵の美術品として管理されている。
- **2. 展示の概要**　1 階は受付、展示室、一部 2 階建てで構成されている。1 階土間には往診の際に利用した籠が天井から吊られている。受付には家伝薬「天龍丸」の看板、調合所には代々伝わる医療用具等が展示されている。
- **3. 収蔵資料**　行徳家が所蔵していた古文書・医書・医療器具などの医療関係資料、漢箱、掛軸、扁額、生活用品など。主な資料は、「行徳家略系」、「医業年譜」、「口宣案」、「元済の遺業」、「咸宜園系図」、「国内外の人体解剖図譜一覧表」、「天保三年大新版大阪御堅市見立力合」、「内臓一覧図」、「内臓位置図」、「日田先哲行徳元遂」、薬袋、泌尿器科系器具、内視鏡、顕微鏡、両用輸血器など。
- **4. 参考文献**　国指定重要文化財行徳家住宅リーフレット

（朝永絵梨花）

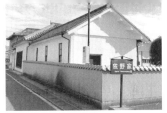
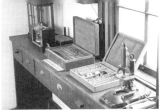

佐野家
さのけ

〒 873-0001　杵築市杵築 329　電話：0978-62-2007
博物館資料の種類：医学系資料　野外部(薬草園)の有無：無　開館年：1990 年
学芸員配置：無(杵築市観光協会スタッフ対応あり)　休館日：年末年始(12/29～1/3)
開館時間：10:00～17:00 (最終入館 16:30)　入館料：個人一般 150 円、小中学生 80 円、団体一般 120 円　団体小中学生 60 円(30 名以上)　ショップの有無：無　設置者：杵築市

— 1. 沿革　佐野家は、始祖となった徳安が当時の藩主であった小笠原忠知に侍医として召し抱えられたことに始まり、以来約 400 年 14 代に亘って、杵築を代表する医家の家系として盛名を馳せ、今日に至っている。1989 年まで「佐野医院」として使用されていた主屋と 1926 年建築の病棟、土蔵(現在、病棟と土蔵は非公開)が佐野家から杵築市に寄贈されたことを受けて、1990 年から一般公開した。2014 年の主屋保存改修工事を経て、2015 年にリニューアルオープンし、杵築の医家の歴史と文化を今に伝えている。

— 2. 展示の概要　主屋は杵築城下で最も古い木造建築と言われ、2014 年度の主屋保存改修工事に伴い各所から発見された墨書きにより 1781 (天明元)年着手し、1783 年に完成した建物であることが裏付けられている。また、佐野大雄(1797～1835)が記した「達亭記事(佐野家記録)」によれば、『今年居宅新築ス。横三間、長サ七間、四方櫓、瓦屋、書院立チ風。五月十四日ニ始メ明年ニ終ル。匠正ハ藤田善兵衛、加力人ノ数ハ藩中挙シテ至ル。近里ノ民亦子ノ如ク至トラ云フ。』とあり、新築された当時の様子が伝えられている。主屋部分は、自由に見学することができ、かつて診察室として使われた和室や薬品庫を配置し、平成まで使用された診察室には、昭和 38 年製のレントゲンをはじめ、外科用や眼科用として使用された診察器具などが展示されている。また、佐野家歴代の当主たちの中には、優れた文人として活躍した人物もおり、座敷内には、当時の交流の様子を伝える手紙や書画なども展示されている。

— 3. 収蔵資料　薬味箪笥(江戸時代)、火鉢、手鏡、絵画(足立秋英・十市王洋・村上天心)、書(毛利空桑、帆足萬里、脇蘭室)、扁額「洞達亭」、レントゲン(昭和 38 年製)、顕微鏡(オーストリア製)、天枰、乳鉢、聴診器、血圧計、内臓疾患模型、鳩原式酸素発生器、煮沸消毒器、電圧調整器、投影機、眼科用器具、外科用器具、一般医学書、佐野篤達・佐野学写真など。

— 4. 刊行物　佐野家パンフレット(無料配布)

— 5. 参考文献　第 22 回きつき城下町資料館企画展冊子『城下町杵築伝統の医家、佐野家歴代の遺芳』(2003 年)、佐野彪太編『洞達亭遺稿』(1934 年)など

— 6. HP　https://www.city.kitsuki.lg.jp/soshiki/7/bunka/bunkazai/bunkazai/1815.html

(一瀬勇士・首藤美香)

大分県　佐野家

九州

311

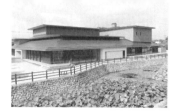
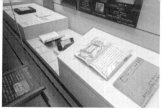

中津市歴史博物館

〒871-0057　中津市1290（三ノ丁）　電話：0979-23-8615
博物館資料の種類：医学系資料　開館年：2019年　学芸員配置：有（事務職員含む）
休館日：月曜（ただし、月曜が祝日の場合翌日）、年末年始　開館時間：9:00〜17:00（入館は16:30まで）
入館料：中学生以上300円、団体（20名以上）100円　ショップの有無：有
設置者：中津市

- 1. **沿革**　1992年開館の中津市歴史民俗資料館を移転改組する形で中津城三の丸に開館。展示設計の際にエコミュージアムの概念を取り入れ、当館をコア施設、分館である大江・村上医家史料館などをサテライト施設とみなし、来館者の城下町への回遊を促すしくみづくりをおこなった。また、分館ごとに存在した収蔵機能を集約している。

- 2. **展示の概要**　ロビーは城下町観光のガイダンス施設として無料で利用することができ、中津城やその城下町の歴史を紹介する石垣シアターを設けている。常設展には前野良沢から福澤諭吉に至る中津藩の学問に関するコーナーを設け、中津藩医・前野良沢らが翻訳した『解体新書』、蘭癖大名として知られた藩主・奥平昌高が編さんした日蘭辞書『蘭語訳撰』などを展示しているほか、医学や蘭学に関する企画展も開催している。

- 3. **収蔵資料**　中津藩医であった村上家・大江家の史料を保管するほか、中津への種痘の導入を推進した藩医・辛島家に伝来した史料には「池田流痘瘡唇舌鑑図」や「種痘新説」といった、漢方・蘭方双方の天然痘に関する医書が含まれる。また、吉雄耕牛のもとで学び、郷村で医を業とした屋形家史料、幕末期に3代にわたり蘭方医として活動した神尾家史料などを所蔵している。所蔵資料の中核である中津藩政史料には、中津藩における天然痘やコレラ流行とその対策が記されている、町会所の日記「惣町大帳」（大分県指定有形文化財）が含まれる。

- 4. **研究の特色**　九州大学・久留米大学・熊本県立大学・慶應義塾などと研究協力し史料調査しているほか、国文学研究資料館と共同で医家史料を中心とした典籍データベースの構築を行っている。

- 5. **教育活動**　「国書データベース」上で一部史料の画像公開を実施している。中津市内の全小学校6年生が歴史博物館・医家史料館を訪れる「まちなみ歴史探検」を実施している。

- 6. **刊行物**　『中津市歴史博物館研究叢書』（令和4年度までは『医家史料館資料叢書』）

- 7. **参考文献**　『中津市歴史博物館年報』『中津市歴史博物館分館医家史料館資料叢書』

- 8. **HP**　http://nakahaku.jp/

（曽我俊裕）

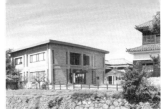
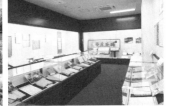

日出町歴史資料館・日出町帆足萬里記念館

〒879-1506　速見郡日出町 2602-1　電話：0977-72-6100　／　FAX：0977-72-6103
博物館資料の種類：人物記念館　開館年：2016 年　学芸員配置：有
休館日：月曜（月曜日が祝日の場合はその翌日）、年末年始　開館時間：9:00～17:00（最終入館 16:30）　入館料：無料
ショップの有無：無　設置者：日出町

— **1. 沿革**　日出町歴史資料館・日出町帆足萬里記念館は、先史より近代に至る郷土の歴史・文化の保存・継承・啓発、また、江戸時代後期の学者・教育者・経世家で豊後の三賢人の一人に称される郷土の碩学「帆足萬里」(1778～1852) の顕彰を目的に、2015 年に移転・改称となった「日出町立萬里図書館」(1950 年創立) の施設 (1983 年築) を改修して開館した。今日の記念館の施設名、また、移転・改称前の図書館 (現日出町立図書館) の施設名にはともに「帆足萬里」の名を冠している。これは萬里及び門人の著書の収集保存及び公開閲覧を目的に設立された「帆足紀念文庫」(1910 年設立)、「財団法人帆足記念図書館」(1923 年改称・設立) に由来し、近現代を通じた萬里顕彰の意志の表徴として、今日の記念館がその意志を受け継ぐものとして命名されている。

— **2. 展示の概要**　展示場は 1 階 1 室のワンフロアで、主に「平常展」(先史より近代に至る各時代の歴史・文化、先哲の軌跡をトピック展示) と「特集展」(日出町の歴史性、また、先哲の顕彰) により構成される (ほか「新収蔵資料展」「発見資料展」)。展示場入口正面のワンコーナーには、郷土を代表する先哲として帆足萬里の特設ブース (常設) を設け、萬里及び師弟の資料を公開している。

— **3. 収蔵資料**　主に旧日出町立萬里図書館から移管された資料群と致道館に収蔵されていた漢籍類により構成される。帆足萬里や門弟たちが記した医学・蘭学関係資料などを収蔵し、『窮理通』『東潜夫論』『医学啓蒙』『訳鍵』などが挙げられる。また、日出藩関係資料も数多く収蔵し、初代藩主木下延俊や 11 代藩主俊愈の『藩主日記』などが挙げられる。

— **4. 教育活動**　毎年 6 月 14 日は帆足萬里の命日にあたり、墓前 (県史跡「帆足萬里墓」、菩提寺龍泉寺) にて忌辰祭が執り行われている。毎年忌辰祭に参列する日出小学校児童への教育普及として、小学校への出前授業や展示見学、また、忌辰祭の時期に萬里の遺徳を偲ぶ小展示を開催している。また、歴史・先哲資料の調査保存、公開活用を実体験する中学生の職場体験や高校生のインターンシップ、大学生の学芸員養成実習など、各種研修・実習生の受け入れも行っている。

— **5. 参考文献**　日出町ＨＰ
— **6. HP**　https://www.town.hiji.lg.jp/gyoseijoho/shisetsuannai/shiryokan_kinenkan/912.html

（中尾征司・梅野敏明）

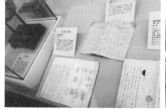
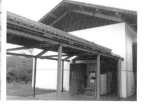

三浦梅園資料館

〒873-0355　国東市安岐町富清 2507-1　電話：0978-64-6511

博物館資料の種類：人物記念館　野外部(薬草園)の有無：無(隣接する梅園旧宅や塾跡は無料公開)　開設年：2000 年
学芸員配置：有(研究員の名での配置年度もあり)　休館日：平日の月曜および祝日の翌平日、年末年始
開館時間：9:00～17:00　入館料：300 円(高校生以上)、200 円(中学生と小学生)
ショップの有無：無(国東市・関連学会刊の図書販売はあり)　設置者：国東市

- **1. 沿革**　江戸時代の中期、九州・豊後の国の山間部で生涯を過ごし、天地自然の「条理」をきわめ、諸事万物があい補い合う二つの物や性質によって成り立つことを、漢文・和文で書き著した三浦梅園(1723～1789)の人物資料館として 2000 年秋、当時の大分県東国東郡、安岐町立としてオープン。それ以前は 1959 年に国指定史跡となった茅葺き屋根の三浦梅園旧宅に居住する梅園から六世代目の女性ご子孫(故人)が、来訪客を応対されていた。三浦梅園は村医を兼ねた、庄屋の分家の農民。明治になっての五世の孫は、医学校を出て現在の梅園旧宅にて三浦医院を開業。その子や孫も勤務医や関東で開業医を営んだ医者の家系である。

- **2. 展示の概要**　梅園の著作で百科全書というべき『贅語』に、医薬を詳述する「身生」岐という部門があり、『養生訓』『身生余譚』『造物余譚』も関連書。すべて国の重要文化財で、図解部分を見開きで展示。特に『造物余譚』は豊後出身の解剖学者で医史学の大成者・小川鼎三博士が早くから注目。さらに中津の川嶋眞人博士は、梅園が中津藩医・根来東麟宅で閲覧した「人身連骨真形図」を転写していることを解明。ほか貝原益軒『大和本草』への梅園による書き入れ箇所を展示。加えて梅園存命中に出版された解剖書、『臓志』『解屍編』『和蘭全躯内外分合図』『解体約図』4 点も「三浦梅園と医学」コーナーに並び、僻遠の地での典籍入手に驚きをうながす。また梅園の住む村を支配する杵築藩から大坂へ出た 11 歳年下の麻田剛立の手紙も広げて示すが、そこには解剖学的所見からは梅園のいう「条理」はうかがえないとの批判も読み取れる。

- **3. 収蔵資料**　館内の文化財は、三浦梅園から七世の裔孫(関東在住)の個人蔵だが、資料館を運営する国東市教育委員会が管理し展示。医家としての梅園家が正月に床の間にかけていた神農図などを不定期に展示することもある。収蔵庫保管中の資料は、昭和 54 年・阿部隆一編『三浦梅園自筆稿本並旧蔵書解題』に目録が載る。

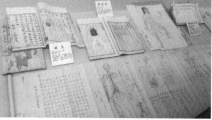

- **4. 刊行物**　有料入館者に手渡す「三浦梅園資料館」パンフレット(折り畳み A4 判)は、展示の監修者・小川晴久 東京大学名誉教授の執筆。館からの定期刊行物はないが、若年者むけの伝記・哲学解説の 2 冊は各 500 円にて販売中。

- **5. HP**　https://www.city.kunisaki.oita.jp/site/kyouikukage/baiensiryoukan.html

(岩見輝彦)

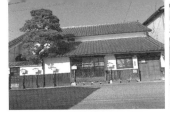
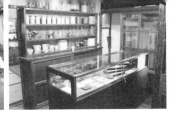

村上医家史料館
むらかみいかしりょうかん

〒871-0049　中津市諸町1780　電話：0979-23-5120
博物館資料の種類：医学系資料　野外部(薬草園)の有無：無　開館年：1996年　学芸員配置：有(中津市歴史博物館常駐)
休館日：月曜(祝祭日の場合は翌日)、年末年始　開館時間：9:00～17:00(入館は16:30まで)
入館料：一般210円、大学・高校生100円、中学生以下無料(団体料金・大江医家史料館との共通観覧料あり)
ショップの有無：無　設置者：中津市

— **1. 沿革**　前野良沢、福澤諭吉のほか多くの先哲を輩出した中津には、江戸時代からの医学と蘭学の膨大な史料が残されている。村上医家は17世紀前半に医者となった村上宗伯を始祖とし、江戸時代後期に中津藩内で人体解剖を行なった7代村上玄水を経て現在に至るまで、医家として380年継承し続けている。初代の宗伯は、大坂の古林見宜に医学を学び、1640(寛永17)年に免許皆伝を受けた。1819(文政2)年、7代玄水は藩の許可を得て、長浜刑場で人体解剖を行い、その様子を「解臓記」に編んでいる。また、挿絵の解剖図は藩の画員片山東籬、佐久間玉江によって描かれた。村上医家史料館は、村上医家に残る史料と、江戸時代後期に建てられた住宅をもとに、1996年、中津市歴史民俗資料館(現在：中津市歴史博物館)の分館として開設された。市内に残されている医学関係史料の収集・保存・展示を行い、生涯学習の場として活用されている。

— **2. 展示の概要**　およそ築200年の村上医家の住宅内部を展示室として、7代目村上玄水と9代目村上田長を中心とした村上医家関連史料が展示されている。1886年、当時の玖珠郡長でもあった村上田長は中津玖珠道路の整備に取り組み、1891年に完成させた。前野良沢や根来東叔の史料や薬研など医学関連史料が展示されている。

— **3. 収蔵資料**　9代村上田長が創刊した大分県初の新聞「田舎新聞」、日本遺産に登録された田長宛ての手紙「玖珠部長からの感謝状」、戊辰戦争時の軍医用陣笠、村上玄水「解臓記」、宇田川玄真『医範提網』、「矢以勃児社験方録」、「天地分体論」、村上宗伯「免許本認定奥書」、片山東籬「解剖図下書き」、前野良沢「長寿」、根来東叔「人身連骨真形図」『バスタールド辞書』下巻、明治期の玖珠郡地図、深耶馬渓道路地図、明治21年玖珠郡長日誌、マテオ・リッチ糸世界図、大楽籠参勤交代、和漢薬の薬箱等数千点。

— **4. 参考文献**　リーフレット、HP、日本遺産ポータルサイト、九州医事新報
— **5. HP**　https://www.city-nakatsu.jp/doc/2011100100215/

(藤高麻衣)

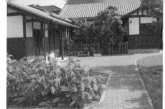
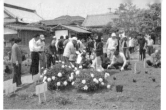

大江医家史料館薬草園

〒871-0066　中津市鷹匠町 906　電話：0979-22-0049

博物館資料の種類：薬用植物園　開園年：2004 年　学芸員配置：有（中津市歴史博物館常駐）
休園日：月曜（祝日の場合は翌日）、年末年始　開園時間：9:00〜17:00（入園は 16:30 まで）
入園料：一般 210 円、大学・高校生 100 円、中学生以下無料（団体料金、村上医家史料館共通観覧料あり）
ショップの有無：無　設置者：中津市

— **1. 沿革**　1871 年、大分県最初の中津医学校校長を務めた大江雲澤の屋敷であり、大江塾の跡でもあった由緒ある大江家の住宅及び庭園を保存しようという気運が高まり、2004 年「キャラバン中津」を今吉次郎氏が創立し、蘭学勉強会を筆者と共に開催することとなった。しかし、大江住宅保存のための予算の目途が無かったことから、先ず薬草園の復元をすることになり、薬草学の権威であった福岡市原病院・原敬二郎院長の指導を仰ぎ、岐阜の「エーザイ内藤薬博物館」からも支援と助言を受けて薬草の苗 30 種類をいただいた。大江雲澤達が華岡青洲の大坂分塾・「合水堂」に学んだということから、その本家である和歌山の華岡青洲の「春林軒」を筆者は訪ねた。マンダラゲを主薬として 1804 年、日本で最初の全身麻酔による乳癌の手術をした歴史的事実を検証するため訪ねた折に最寄り駅（名手駅）の前川雄造駅長からマンダラゲの苗をいただき、これを植栽したのが始まりで、2005 年 4 月から毎年春、秋の年 2 回開催する「マンダラゲの会」が発足し、筆者・川嶌眞人が会長を務め今日に至っている。この薬草園の会（マンダラゲの会）を開催するにいたったもう一つの理由は、中津市豊後町に 1991 年迄存続していた「大江風呂」という薬草風呂があった。大江風呂の起源は、大江家の薬草園から薬草を提供して営まれていたという資料も発見された。1931 年から大江家から引き継いで薬草風呂を運営していた羽立家の証言から様々な事が判明した。この薬草風呂は大分県が正式に許可したものであり、筆者も幼少期利用していた。薬湯に利用された薬草としては、リュウノギク、ヨメナ、オケラ、ツワブキ、イソギク、ノコンギク、フジバカマ、ヨモギ、オオバコ等の野草類に加えオウゴン、トウヒバンショウ、ショウ、キョウ、ブナ等が使われていた。

— **2. 研究の特色・教育活動**　マンダラゲの会としては、毎年春に植栽を行い秋に収穫して近隣の金色温泉にて薬湯や大江風呂を再現し、前野良沢が愛好した中津に伝わる中世の竹笛・一節截（ひとよぎり）の演奏を聴きながら懇親会が続けられてきた。この毎年 2 回の薬草園の手入れの後、懇親会の前にはミヒェル・ヴォルフガング九州大学名誉教授、島田達生大分大学名誉教授を始めとする方々の蘭学や医学史に関する講義を聞き 19 年間、38 回にわたって続けられてきた。この「マンダラゲの会」には中津市長や教育長をはじめ大江家からは大江満氏が毎回出席して行われている。大江医家史料館の裏庭にあるので是非訪れて戴きたい。

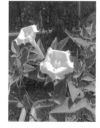

(川嶌眞人)

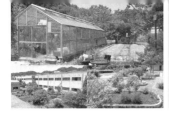
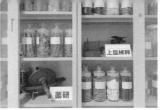

九州医療科学大学薬学部附属薬用植物園

〒882-8508　延岡市吉野町1714-1　電話　0982-23-5555

| 博物館資料の種類：薬用植物園 | 標本室の有無：有 | 開園年：2003 年 | 職員配置：大学職員 |

開園日：要望があり次第随時開放（要事前連絡）　開園時間：要相談　入園料：無料
設置者：学校法人順正学園

— **1. 沿革**　2003 年に九州保健福祉大学に薬学部が開設されたと同時に開園。所在地、敷地とも当時より変わらず現在に至る。薬用植物園の面積は 3,531 ㎡ で、約 300 種類の薬用植物が栽培されている。本薬用植物園は主に、薬用植物学、生薬学、天然物化学等をはじめとする教育・研究のほか、一般の方々を対象に薬学について見識を広める目的で利用されている。2024 年 4 月より大学名称変更に伴い、本園の名称も現在のものとなった。

— **2. 展示の概要（薬用植物の種類）**　大学附属の薬用植物園であることから、主に日本薬局方に収載されている生薬及び医薬品原料となる植物を中心に栽培している。本薬用植物園の所在地が宮崎県に位置していることから、比較的温暖な地域で生育する植物が多く栽培され、亜熱帯の植物も有していることが特徴の一つであるとも言える。また、南九州の絶滅危惧植物も維持、管理も行い、生態系の保全活動にも貢献している。施設・設備として温室やビニールハウスを設置しているほか、生薬標本（園内の薬用植物を加工して作成したものも含む）は、薬用植物園とは別の講義・実習棟内に展示している。学生は、講義・実習で学んだ生薬について、薬用植物園で植物の観察を行うとともに、展示された生薬標本の観察することで、目で見て学習できるように配慮されている。

— **3. 研究の特色**　「身土不二」の言葉の下、地域に役立てる薬用植物園を目指し、地元生産者が効率的かつ高品質の薬用植物を生産するための研究を行っている。これまでにムラサキの栽培方法を研究し、その成果を基に地元の調剤薬局と共同で延岡産紫根を用いたハンドクリームを開発・商品化した（薬局での販売の他、延岡市ふるさと納税の返礼品として使用されている）。また、サフランの栽培研究結果を地元生産者と共有し、「延岡ひなたサフラン」を商品化した。本製品は卸問屋を通じて首都圏を中心として全国の飲食店に流通している。今後は延岡産薬用植物のブランド力向上を目指し、これまで以上に生産者、市役所、卸、薬局との連携体制を強化したい。

— **4. 教育活動**　講義のなかで、教員が学生に植物園を案内する機会を設けているほか、学生がいつでも薬用植物園内を散策できるよう開放している。学外者は担当教員が対応できる時のみ、見学を受け入れている（要事前連絡）。薬用植物園が主催する市民向け講演会も開催しており、これまでに外部講師を招いた生薬・漢方薬に関する講演会・植物観察会、園内や延岡で生産した薬用植物を用いた日用品の製造体験を行うなど、学生から市民まで、広く薬用植物・生薬・漢方薬を知ってもらう機会を設けている。また、講義内で生薬標本を用いた鑑定試験を実施することで、生薬の形態や薬用部位を学ぶきっかけを提供している。（大塚 功・渥美聡孝・中村賢一）

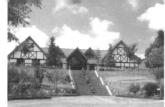
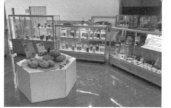

薬草・地域作物センター
（宮崎県総合農業試験場）

やくそう・ちいきさくもつせんたー みやざきけんそうごうのうぎょうしけんじょう

〒886-0212　小林市野尻町東麓 2581-88　電話：0984-21-6061
博物館資料の種類：薬用植物園　標本室の有無：有　開園年：2001 年 11 月　職員配置：農業職研究員のみ
休園日：第 1 水曜、年末年始　開園時間：10:00〜17:00　入園料：無料
設置者：宮崎県

― **1. 沿革**　宮崎県総合農業試験場薬草・地域作物センターは、薬草や地域作物を活用した「地域農業の振興」と「食と健康の情報発信」を目指して、これらの栽培・加工技術や需要創出に関する試験研究を行うとともに、食と健康に活かす薬草・地域作物の利用方法等を提供する施設として 2001 年 11 月に開所した。

展示見本園、大温室は、500 種にも及ぶ植物が展示、一般開放されている。

― **2. 展示の概要（薬用植物の種類）**　薬草、ハーブ、地域作物を中心に 500 種に及ぶ植物を植栽展示している。また、大温室では珍しい亜熱帯の植物を一年中楽しむことができる。薬草エリアでは、民間薬と漢方薬に区分し展示をしている。

また、展示室では薬草やハーブ等の標本、加工品、薬酒などの展示、図書館では、薬草や地域作物の書籍や雑誌を 2,000 冊以上所蔵している。

― **3. 研究の特色**　薬草・地域作物センターでは、近年の健康志向や生活様式の多様化の中で注

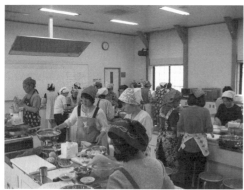

目されている薬草や地域作物について、宮崎県の新たな地域特産物として開発育成を進めるため試験研究を行っている。

4. 教育活動　薬草・地域作物センターでは、楽しみながら薬草や地域作物に親しんでもらうため、年間を通して各種イベント、講演会や外部講師を招いて料理講座等を開催している。

5. HP　http://www.pref.miyazaki.lg.jp/sogonoshi-yakusoh/shigoto/nogyo/index.html

（堤 省一朗）

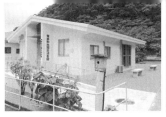
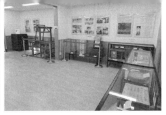

国立療養所
奄美和光園交流会館

〒894-0007　奄美市名瀬和光町1700　電話：0997-52-6311（奄美和光園代表）
博物館資料の種類：医学系資料　野外部（薬草園）の有無：無　開館年：2020年　学芸員配置：有
休館日：土・日・祝、館内整理日等、年末年始（12/29～1/3）
開館時間：9:00～12:00（入館は11:30迄）　13:00～16:30（入館は16:00迄）（要予約）　入館料：無料
ショップの有無：無　設置者：厚生労働省

― **1. 沿革**　1935年7月大熊集落全住民の一斉検診が行われ、200余戸、1,200人の中から21名のハンセン病患者が見出され、奄美のハンセン病患者の苦難の歴史が始まった。1943年4月5日に国立のハンセン病療養所として、国立療養所奄美和光園は開園した。2009年4月ハンセン病問題の解決の促進に関する法律（平成20年法律第82号）が施行され、その趣旨に基づき、(1)奄美和光園の歴史の紹介、(2)ハンセン病に対する正しい知識の普及及び啓発、(3)地域との交流を目的として奄美和光園交流会館は開設された。

― **2. 展示の概要**　交流会館内(80㎡)に、①ハンセン病の説明、歴代自治会長名、歴代園長名、和光園の沿革、強制収容の歴史等のパネル展示、②入所者の手作りの品（鏡台、小物タンス、竹籠、小物入れ）、入所者の生活用品（はた織機、碁盤、ブリキの義足、カバン、そろばん、せんめん鉢、映画フィルム、羽釜、テーブル、入所者自治会の金庫）、入所者の作品（五円玉細工、テーブルクロス）の実物展示、③奄美のハンセン病患者強制収容の歴史、入所者の暮らし、ハンセン病回復者名誉回復に向けての啓発活動の映像展示、④ハンセン病関連図書及びDVDの閲覧、⑤和光園敷地内（約13万㎡）にある歴史的建造物（旧納骨堂、火葬場跡、霊安解剖棟跡、東屋、行啓記念公園、未感染児のための保育所跡、少年舎跡、少女舎跡、二葉分校跡、浄水場跡）等の展示を行っている。

― **3. 収蔵資料**　ハンセン病関連図書、ハンセン病関連DVD、映写機、セメント製の物干し、碁盤、碁石等

― **4. 刊行物**　国立療養所奄美和光園広報誌『和光』

― **5. 参考文献**　リーフレット、ホームページ

― **6. HP**　https://www.mhlw.go.jp/seisakunitsuite/bunya/kenkou_iryou/iryou/hansen/amami/

（岩辻好夫）

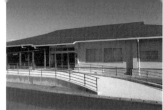
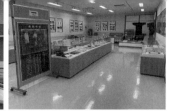

こくりつりょうようしょ ほしづかけいあいえんしゃかいこうりゅうかいかん ほしづかのれきし
国立療養所
星塚敬愛園社会交流会館～星塚の歴史～

〒893-0041　鹿屋市星塚町4204　　電話：0994-49-2500（代表）
博物館資料の種類：医学系資料　野外部（薬草園）の有無：無　開館年：2014年　学芸員配置：有
休館日：土・日・祝、年末年始　開館時間：9:00～16:30（要予約）　入館料：無料　ショップの有無：無
設置者：厚生労働省

— **1. 沿革**　国立療養所星塚敬愛園は大姶良村出身の永田良吉代議士により鹿屋市に誘致され、1935年10月28日にハンセン病療養所として開園した。「星塚」は地名より「敬愛」は鹿児島出身の西郷隆盛の「敬天愛人」が由来である。「資料調査会」で尽力された方々の監修のもと、社会交流会館の前身である「資料室」が2005年、創立70周年事業として開室した。ハンセン病に関する正しい知識の普及および啓発する上で「資料室」の充実化が重要視され、創立80周年を迎えるにあたり「資料室」のある文化会館を改築し、現在の社会交流会館は2014年12月15日に開館した。地域との交流および普及・啓発の場として活用されている。

— **2. 展示の概要**　敬愛園の歴史、園内での生活、星塚敬愛園入所者自治会活動の歴史・対外活動、スポーツ・文化をテーマに46点のパネルとパネルに沿った敬愛園自治会資料や国賠訴訟に関する資料、入所者の方々に使用されてきた生活用品、芸術作品等を展示し、懸命に生きてこられた証を伝えている。展示室内には4畳半の夫婦部屋の再現あり。エントランスには昭和と平成の敬愛園を比較できる手作りのジオラマや映写機の展示、企画展や講演が開催され、図書室には、ハンセン病に関する書籍や敬愛園をはじめとする各療養所の入所者の方々により執筆された作品を閲覧することができる。館外には負の遺産として伝えるために初代納骨堂、収容門、初代火葬場跡、2002年まで使用された三代目火葬場、奉仕作業として3年の月日をかけ完成した敬愛橋等の史跡もある。

— **3. 収蔵資料**　映写機、園金、篳篥、卓袱台、微量天秤、プロミン、MDT、木製松葉杖、ブリキ製義足、ボタン通し、取っ手付き電話、点字ライター、盲導線、国賠訴訟勝利記念品、ゲートボール関連（メダル、盾、トロフィー、スティック、ユニフォーム）、史料（誓約書、懲戒者書留書、園歌）、園・自治会機関紙等。

— **4. その他**　回復者の体験講話（申し込み：必）

— **5. 参考文献**　星塚敬愛園入所者自治会篇2015『星塚よ永遠に―名もなき星たちに捧ぐ―』（星塚敬愛園入所者八十年史）、『姶良野』（自治会機関紙）、HP、リーフレット

— **6. HP**　https://www.mhlw.go.jp/seisakunitsuite/bunya/kenkou_iryou/iryou/hansen/keiaien/social_community_house.html

（石井千尋）

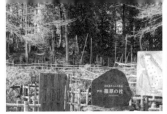
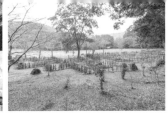

伊佐薬草の杜・野草薬草館
（いさやくそうのもり・やそうやくそうかん）

〒895-2526　伊佐市大口宮人633-2　電話：0995-24-4631
博物館資料の種類：薬用植物園　標本室の有無：有　開園年：2018年　職員配置：有
休園日：水曜　開園時間：10:00～17:00　入園料：無料
設置者：株式会社やさしいまち

— **1. 沿革**　野草薬草を活かした健康まちづくり"カラダにやさしい取り組み"の一環として野草薬草園「伊佐薬草の杜」は設立された。2018年2月、約300名の地域住民が参加したキックオフイベントを皮切りに、曽木発電所遺構（近代化産業遺産）を見下ろす展望所近くの芝生広場に園の整備が開始された。整備は地域住民にも協力をいただきながら、周辺の環境に配慮して出来るだけ重機を使わずに人の手で行い、花壇に使用する木材は園内や周辺の山の倒木や間伐材を利用している。2019年3月には「野草薬草フェスティバル」が開催され、県内外から約600名が参加し、園を利用した薬草トレジャーハンティングや専門家が解説を行う野草薬草散歩などの各種イベントが実施された。2019年5月には曽木の滝公園内に野草ギャラリー「野草薬草館」がオープンし、野草薬草の解説パネル、鉢植え、加工品の展示室や野草薬草加工体験室などが整備されている。また、野草薬草館近くには、岐阜県飛騨市から築130年の古民家を移築再生したレストラン「野草庵」があり野草薬草料理が堪能できる。現在、伊佐薬草の杜は園の拡大を目指して移転再整備を進めている。

— **2. 展示の概要（薬用植物の種類）**　伊佐薬草の杜では、伊佐市や周辺の町に自生する薬用植物を中心に植栽している。園内は効能別に、脳（頭）、神経系、呼吸器系、心臓系（循環）、消化器系、皮膚系、関節系（骨）、泌尿器系、強壮、肛門系、毒草の11のカテゴリーに分けられており、それぞれのカテゴリーの展示エリアに関連する薬用植物が展示されている。野草薬草館は、野草薬草の解説パネル、鉢植え、加工品を見ながら、薬用植物の生態・効能・利用法を学べるように工夫されている。また、野草茶やパウダーなどの加工品などの試飲試食ができるほか、メドハギ茶などのオリジナル商品の購入もできる。

— **3. 教育活動**　野草薬草館ではワークショップを開催しており、野草の効能・調理方法・保存などを詳しく学びながら、料理やお菓子作りのほか、押し花・寄せ植え・コケ玉や入浴剤づくりなど、薬用植物に親しめる様々な取り組みが行われている。

— **4. 刊行物**　メドの神秘（正山征洋著、2019年発行）

— **5. 参考文献**　HP、野草薬草館リーフレット、野草庵リーフレット

— **6. HP**　伊佐薬草の杜　https://yasashiimachi.co.jp/herbwoods
　　野草薬草館　https://yasashiimachi.co.jp/guide/850
　　草庵　https://soginotaki.kagoshima.jp/yasouan

（宇都拓洋）

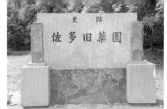
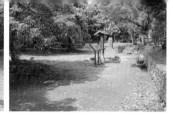

国指定「佐多旧薬園」
くにしてい さたきゅうやくえん

〒 893-2601　肝属郡南大隅町佐多伊座敷 3639　電話：0994-24-3164
博物館資料の種類：薬用植物園　史跡　標本室の有無：無　開園年：1687(貞亨4)年　職員配置：教育委員会対応
開園日：無休　開園時間：通年　入園料：無料
設置者：南大隅町

— **1. 沿革**　佐多旧薬園は、伊座敷村の堀切および上之園平の2園からなり俗に竜眼山と呼ばれた。藩主島津重豪が経営に努めた薬園ともいわれ、三国名勝図会にも「暖気の地なる故、草木の性寒を畏る者も能生長せり。故に、本府より薬園を置く。種々の奇薬珍果、若干種を植ゆ。此薬園、日本の諸国になき草木も、能生長する処なれば、真に奇宝の薬園なりと云うべし。」とあるように竜眼、荔枝をはじめ珍しい植物が多く植栽された。
　　竜眼の木の植栽については、磯尚古集成館蔵の、1687(貞亨4)年4月11日付「佐多伊座敷村之内竜眼之木植場目録」によると、新納時升進上の竜眼の木植付のため下屋敷三畝廿歩の地を指定したことが明らかである。竜眼以外の植物、薬種の栽培については明証を欠くが、ほかに吉野(現鹿児島市)および山川(現指宿市)にも薬園があり、いずれも開明藩主島津重豪が経営に努めたものと言われている。
　　1932年10月、藩政当時の植物が残る貴重な薬園として国の史跡に指定された。

— **2. 展示の概要(薬用植物の種類)**　3,000㎡の園内には、竜眼、荔枝、フトモモ、アカテツ、オオバゴムノキなど南方系の珍しい植物が生い茂っている。特に、竜眼の丸い実は、薬用や食用として珍重されたと言い、今も当時の面影を残している。

— **3. 教育活動**　国指定の史跡ということもあり、生涯学習教育として「まち歩き探訪」や各種研修会、毎月町内で行う町づくり活動としては、子どもたちと合同で清掃活動を行うなど、社会教育の一環としても広く活用されている。

— **4. 参考文献**　『三国名勝図会』、HP
— **5. HP**　http://www.town.minamiosumi.lg.jp/

（南大隅町教育委員会）

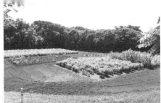
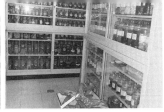

こくりつけんきゅうかいはつほうじんいやくきばん・けんこう・えいようけんきゅうしょ
やくようしょくぶつしげんけんきゅうせんたーたねがしまけんきゅうぶ
国立研究開発法人医薬基盤・健康・栄養研究所
薬用植物資源研究センター種子島研究部

〒891-3604　熊毛郡中種子町野間17007-2　電話：0997-27-0142
博物館資料の種類：薬用植物園　標本室の有無：有　開園年：1954年（11/25日開場式）　職員配置：研究職員
開園日：平日　開園時間：8:30～17:00　入園料：無料
設置者：国立研究開発法人医薬基盤・健康・栄養研究所

— **1. 沿革**　1953年11月、熱帯・亜熱帯系植物の露地での試験研究を目的に国立衛生試験所薬用植物園種子島分場として業務を開始し、翌1954年11月、正式に発足した。以後、組織の改編等に伴い幾度も改称されているが、所在地に変更は無い。1956年3月31日、国立衛生試験所種子島薬用植物栽培試験場に改称。1997年7月1日、国立医薬品食品衛生研究所種子島薬用植物栽培試験場に改称。2005年4月1日、新設された独立行政法人医薬基盤研究所の生物資源部門に再編され、薬用植物資源研究センター種子島研究部に改称。2015年4月1日、医薬基盤研究所が国立健康・栄養研究所と合併して現名称となり、現在に至る。

— **2. 展示の概要（薬用植物の種類）**　約2,000㎡の標本園では、日本薬局方に収載されている生薬の基原植物など約100種の薬用植物を栽培展示している。また、4棟約640㎡の温室では、熱帯～亜熱帯に産する希少な薬用植物を中心に約1,000種が保存栽培されている。なお、敷地面積延べ約10haのうち、約8haが防風林を兼ねた自然林として保存されており、自然林の中にも多数の薬用植物並びに稀少な種子島自生種が生育している。近海を流れる黒潮の影響等により種子島には南限種及び北限種の植物が多く存在し、島内標高差が300mに満たないにもかかわらず自生植物種は1,000種類を超えており、その多様さは、九州最高峰の宮之浦岳（標高1,936m）を擁し亜熱帯から冷温帯までの気候を有する屋久島に引けを取らない。また、標本室では、代表的な生薬の標本並びに、東南アジア、中国等で収集した大型の標本を展示している他、多数のさく葉標本も閲覧可能である。

— **3. 研究の特色**　当研究部は、鹿児島市から南へ約100km、種子島のほぼ中央に位置している。夏から秋の台風、冬の北西季節風という通年の強風条件下ではあるが、年平均気温が約19℃で夏涼冬暖な比較的温和な気候を生かし、ショウガ科、ニッケイ属、インドジャボク属等、本州では露地栽培が困難な薬用植物資源を中心に収集・試験栽培・保存を行っている。

— **4. 教育活動**　年間を通して見学者を受け入れている他、高校や薬剤師研修センター等各団体の実習も受け入れ、園内の案内並びに講義を行っている。

— **5. 刊行物**　植物目録、『INDEX SEMINUM』

— **6. 参考文献**　HP、パンフレット

— **7. HP**　http://wwwts9.nibiohn.go.jp/

（安食菜穂子）

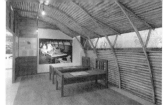
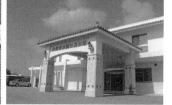

おきなわあいらくえんこうりゅうかいかん
沖縄愛楽園交流会館

〒905-1635　名護市済井出1192　電話：0980-52-8453　Email：kouryu.airakuen@gmail.com
博物館資料の種類：医学系資料　**野外部の有無**：有（園内見学可）　**開館年**：2015年　**学芸員配置**：有
休館日：月曜、祝日、年末年始　**開館時間**：10:00〜17:00（入館は16:30まで）　※案内対応（要予約）　**入館料**：無料
ショップの有無：有（書籍・DVD販売あり）　**設置者**：沖縄愛楽園自治会

― **1. 沿革**　愛楽園の在園者たちは長年に渡って、園の歴史を残し後世に伝えようと納骨堂や愛楽園発祥の地を整備してきた。沖縄愛楽園交流会館はその隣接地に建てられた資料館で、沖縄愛楽園自治会が運営している。2002年、自治会は「沖縄県ハンセン病証言集」刊行のために在園者の聞き取りを始め、その過程で資料が多く提供され、資料館を開設することが構想された。一方、名護市でも2005年「国立療養所沖縄愛楽園の将来構想を検討する懇話会」が発足して資料館建設及び資料館周辺の公園整備を提言、ハンセン病問題基本法制定後、交流とハンセン病問題や歴史への理解を担う資料館施設の整備を含む将来構想が策定された（2009年3月）。
2009年7月、沖縄愛楽園自治会は資料館の建設準備をスタートさせ、2015年6月1日にオープンした。

― **2. 展示の概要**　沖縄愛楽園自治会を中心に多くの人の手で作り上げた常設展示である。まず、沖縄戦時の爆撃跡が残るコンクリート壁と米軍統治下のOFF LIMITの看板の再現物の間でハンセン病を発症し愛楽園に収容される子どもを描いたアニメーションを見てから展示コーナーに入る。「ハンセン病とは―人と病」「安住の地を求めて―愛楽園の開園」「戦世のなかの入所者―愛楽園と沖縄戦」「琉球政府の隔離政策―米軍統治と入所者自治」「壁の中の暮らし」「回復者と私たちの現在」と進んでいくコーナーには再現された住まい、米軍撮影の沖縄戦直後の映像、写真、証言が多く展示され、愛楽園の歴史と人々の状況、ハンセン病問題の現在を概観できる。出口前には、来館者がこれからの社会に思いを馳せることができるよう、館の理念を掲げている。また、企画展示室では入所者の作品展、地域の作品展、儀間比呂志原画展、沖縄の傷痕展等作品展を開催している。

― **3. 収蔵資料**　自治会議事録、公文書記録等自治会作成資料。短歌・俳句・琉歌・詩等文芸誌。『愛楽』『すむいで』等自治会発行機関紙。写真。書籍。在園者が作成し使用した道具及び作成した机や棚、絵画や書等の作品。戦前の資料等は沖縄戦で焼失しているため、多くが沖縄戦後のものである。

― **4. 刊行物・教育活動等**　感想文集『手をつなぎともに生きる社会へ』刊行。学校等団体の案内及び研修。沖縄愛楽園教員向け講座・沖縄愛楽園ボランティア養成講座、トークイベント等開催。

― **5. 参考文献**　辻央 2020「沖縄愛楽園交流会館」『うむいちなじ―改正ハンセン病問題基本法までの三十年』沖縄愛楽園自治会、186-235頁

― **6. HP**　http://w1.nirai.ne.jp/ai-jichikai/index.html　　　　　　　　　　（鈴木陽子）

【解題】

近世・近代の医療史研究と
本事典の博物館・史料館(史料保存・展示・研究機関)

岩下哲典

　本事典は、医学・歯科医学・獣医学・薬学・看護学・検査学など医療関係の史料を保存・展示・調査研究する機関について、所属する執筆者などが、コンパクトに的確に紹介したものだ。旧版を大幅に増補しており、旧版でも感じたことだが、実に興味深い、医療系の博物館・史料館案内本である。

　そもそも全国には、5,000以上の多種多様な博物館等があってその全貌を知ることさえもかなり困難であるが、特に医療系のそれは、一般に非公開な機関も多く、実態の把握さえ至難のわざであった。そこに最初に切り込んだのが旧版なのである。かなりの評判を得て、今回増補に至ったと推察する。大慶この上ない。

　一般に医療は人命や生物の命にかかわるため、社会的な要請も強く、日々高度に発達しており、文系の医療史研究者にはなかなか近づきがたいものがある。私も典型的な文系の研究者であるが、たまたま、卒論で蛮社の獄、特に渡辺崋山、高野長英に隠れて、目立たない、医師にして蘭学者小関三英を取り上げたことから、日本医史学会などに出入りさせていただくことになった。それでも、最初の学術研究書は、近世の医療史をテーマにした『権力者と江戸のくすり―人参・葡萄酒・御側の御薬』(北樹出版)で、今から四半世紀以上も前の1998年の刊行であった。

　同書は、1995年から『徳川林政史研究所紀要』29号に書かせていただいた「近世国家における人参栽培と薬師信仰―尾張藩薬園から日光山に献上された人参」や『同』30号の「江戸時代の国産葡萄酒に関する新史料をめぐって―近世大名と葡萄酒の歴史」、『同』31号「近世後期における尾張藩主の側薬と薬園―藩主側近の職務日記にみる薬・薬園と藩主・藩士・領民」を核に構成したものだ。尾張藩の薬園と医薬に関して集中的に研究した。なぜか。

　実は、濃尾地方の本草学研究者故遠藤正治先生に尾張本草学研究会に誘わ

【解　題】近世・近代の医療史研究と本事典の博物館・史料館（史料保存・展示・研究機関）

れたからである。愛知県衛生部薬務課（当時）と愛知県薬剤師会が同研究会の事務局を担当していた。研究会の主目的は、愛知県大府市に完成するはずだった、復元展示施設「尾張藩御深井御庭御薬園」（以下、尾張藩御薬園）の展示資料の収集と調査研究を行うことだった。尾張藩御薬園は、大府市に建設予定の「愛知県薬草園」事業の目玉施設になる予定だった。

　その後、確かに大府市には「愛知県薬草園」改め「あいち健康の森薬草園」が2015年にオープンして、現在、稼働している。そこには、尾張藩御薬園の復元はない。なぜか。

　2005年に「愛・地球博」が行われたからである。同博覧会は、「"自然の叡智"をテーマとし、121カ国4国際機関が参加し」、「会期中の185日間に2200万人が来場し」「日々の感動を、文章と映像や音声で伝え」たそうである（同会HP）。現在「愛・地球博記念公園（モリコロパーク）」が長久手市に残る。「愛・地球博」は県の重要施策であり、限られた予算の関係から、おそらく緊急性・重要性において下位とされた尾張藩御薬園は、「愛知県薬草園」事業計画から外されてしまったのであろう。

　今、尾張藩御薬園があったら、本事典には必ず収録されたであろうと思う。薬園のまん中には、薬園奉行（後、薬園預）の細井氏の役宅があり、周囲には江戸時代に栽培されていた人参や甘草やその他生薬の薬草が整然と植えられる構想だった。役宅の内部には各種展示ケースが設置されて、尾張藩の医薬行政史や藩の御医師や町・村の医師の紹介があって、実物・複製やパネルによる展示がなされ、学芸員が勤務して、近世薬園の史料の収集・保管・調査・研究・展示・普及がなされたことだろう。また生薬の薬草が生育し、日本全国のみならず、中国や朝鮮、世界から注目される医薬系博物館として機能していたのではないかと思うと残念でならない（今からでもつくってほしい）。

　そのように本事典に載りたくても載らなかった、幻の施設もあったことにも思いをはせていただけたらと思い、あえて書いてみた。

*

　さて、本事典には、私もよく知っている施設がある。たとえば、近世医療史に限れば、①一関市博物館や②古河歴史博物館、③つやま自然のふしぎ館、④奥平家歴史資料館、⑤中津市歴史博物館、⑥大江医家史料館薬草園である。

　①は、江戸の蘭方医大槻玄沢の本貫地一関に立つ博物館である。玄沢の息

子で仙台藩の儒者・砲術家・漢詩人磐渓の史料を多く所蔵している。ペリー来航絵巻「金海奇観」の編者として有名だ。博物館から歩いて厳美渓という景勝地にも行ける。この景勝地こそ磐渓の名前の由来である。親和性があるが、一関の中心市街地からはいささか離れている。

②は、古河藩家老にして蘭学者鷹見泉石の史料が第一展示室になっている。年数回の展示替えで重要文化財に指定された泉石史料を順次見ることができる。また、同藩医にして、杉田玄白らの『解体新書』（本事典「解体新書記念館」参照）よりも前に刊行された『解屍篇』の著者河口信任の事績を知ることができる。前述の『権力者と江戸のくすり』刊行前後に、鷹見家史料の調査と目録編成のお手伝いをさせていただいた。市内には日本で唯一の篆刻美術館もある。街角美術館や文学館、永井路子生家も見どころだ。

③は、内村鑑三に私淑したキリスト者森本慶三のコレクションである。国立科学博物館の鈴木一義先生のプロジェクトに参加して貴重な森本コレクションを見せていただいた。森本家は、タイのアンコール・ワットに供養のために父母や自分の名前を書いた森本右近太夫の親戚にあたる。文化財に墨書は、今はNGであるが、当時は文化財保護の観念がないのでやむを得なかった。津山には、地域の蘭学者を発掘している洋学資料館や郷土館もあって、博物館好きにはたまらない町だ。拙著『津山藩』（シリーズ藩物語、現代書館）を参照されたい。

④中津城は、現在、「千雅」という民間会社が所有している。天守にある資料館だ。中津は、黒田・細川・小笠原・奥平家が歴代の領主であった。良沢や福沢が仕えたのが、長篠合戦で長篠城を死守した譜代大名奥平家であった。福沢の生家・記念館もある。その生家を幼少時から清掃して親しんでいたのが、中津の整形外科専門病院、川嶌整形外科病院理事長の川嶌眞人先生だ。⑤もそうだが、川嶌先生の尽力で出来上がったのが⑥である。また、川嶌メモリアルミュージアムもある。

⑤は、最近の博物館にある、親しみやすさとサプライズを兼ね備えたものだ。まず、たたずまいが落ち着いている。そして、シアターが終わったあと、スクリーンが上がって目の前に中津城のすばらしい石垣が目に飛び込んでくる。なかなかの演出である。同館は津山洋学資料館、津和野

【解　題】近世・近代の医療史研究と本事典の博物館・史料館（史料保存・展示・研究機関）

町郷土館との共同展示・巡回展「明六社」も催行した。洋学資料館・郷土館・歴史博物館の三館は洋学三津同盟を締結している。博物館の「同盟」はなかなか珍しい。津田真道・西周・福沢諭吉が結ぶご縁である。三津同盟では、研究会や学会の大会等を誘致している。私が会長の近世維新期「海洋国家」と「異国」研究会（海洋研）は、2022年には津山、2023年には津和野、そして本年は中津でシンポジウムを開催して、三津同盟を巡回した。

⑥と村上医家史料館も、川嶌先生尽力の施設で、本館は、私が『権力者と江戸のくすり』を上梓したころにはすでに整備されていたと記憶する。その後、大江雲沢の大江医家史料館が開館した。1つの市に2つも医家史料館があるのは珍しい。それだけ地域の医学・医療の歴史に深い愛情があるということだ。

＊

さて、私が進めてきた近世医療史研究のなかで本事典とかかわりが深いトピックを紹介したい。徳川幕府の医師教育機関たる医学館を破門された青柳玄順という、若い医師が、苦労して出世する話がある。江戸市中の情報を集めた『藤岡屋日記』に収載されている話で、おそらく講談か落語の種本と思われる。

青柳は破門されて、今でいうマッサージ師をしていた。そして腕がよかったので、浅草蔵前の大店の出入りとなった。そこの奥方が病んで危篤になって、並み居る有名な医師を押しのけて、玄順の薬が奥方の命を救った。大店の世話で玄順は治療所を出すことができ、門前は市をなしたという話だ（拙著『江戸情報論』北樹出版、2000年）。

ここには漢方の経絡や針灸がかかわると思う。こうしたことを調べたいと本事典で探すならば、木村孟淳記念漢方資料館などを訪ねたらよいと思われる。

また、越中高岡の産婦人科医佐渡三良と江戸で高名な蘭方医坪井信道の養子信良（佐渡三良の実弟）の往復書簡の中にあった風刺浮世絵「きたいな名医難病療治」を取り上げたことがある（前掲『江戸情報論』）。「きたいな名医」は歌川国芳が描く、政治風刺画であるが、中心に座った女医（きたいな名医）が弟子を使って様々な怪しげな医術を施す様子を描いたものである。女医は、

当時大奥で権勢を誇った姉小路局、弟子の一人は京都所司代、患者は老中阿部正弘から町奉行や勘定奉行まで描かれているとされる。『藤岡屋日記』でも評判になった話だが、坪井信良の手紙には、それよりもかなりディープな情報がしたためられており、医師は政権の裏情報を相当知っているものだと感心した。おそらく、本事典の多くの機関が、こうした医療関係の浮世絵を保存していると思われる。たとえば、エーザイのくすり博物館などである。

さらに、その後「外患・酒と肉食・うつと心中・出産・災害・テロ」と身体的な病よりも社会病理のような症状を扱った（拙著『病とむきあう江戸時代』北樹出版、2017 年）。外患は、対外関係、特にロシアやイギリス、アメリカなどの異国船にいかに対応するか、そこにかかわりをもった津山藩の医師箕作阮甫を取り上げた。酒と肉食でも阮甫の江戸から長崎への旅日記『西征紀行』を取り上げたが、彼らの主君たる大名たちの酒癖の悪さ、特に伊達政宗の晩年は酒浸りであったことを書いた。酒は百薬の長ともいうが、薬物であることは変わりがない。過度のアルコール摂取は肝臓をはじめ内臓や、果ては脳まで冒す。現代では酒の上の不埒は許されない。もっとも、江戸時代でも上田藩の人事記録を読むと、酒乱の癖は、決して許されてはいない。

ところで、本事典では数が多いせいか、酒造関係は収録されてはいない。近年、日本酒の酒蔵の廃業が相次いでいる。史料も散逸しているのではあるまいか。酒蔵史料の保存に関しても考えていくべきであろう。地域の酒蔵はその地域の有力者であることが多い。必然的に酒造のみならず、町や村の地域史料（地方史料）の宝庫でもあろう。

また、江戸時代の藩士にも鬱を患っている者がいた。その職場では、周囲がかなり配慮していたことを書いた（『病とむきあう江戸時代』）。本事典では精神的な疾病の史料保存施設は少ないが、実際にはあるかもしれない。概して江戸時代は、精神的な疾病に対してはなすすべがなかった。座敷牢などでの監禁が行われ、薬物療養などはほとんど行われていなかったと思われる。「気鬱」「引籠」といった用語が、史料上散見される。そうした病に患者も家族も職場の同僚も悩まされながらも「むきあって」いたことを書いておいた。

さらに、会津戦争での出産や異郷の地での出産と乳児の死去に関しても書いた。また、西郷隆盛の軍陣病院への傷病兵輸送手段や高橋泥舟のコレラ対策や息子をベルツ（本事典「ベルツ記念館」参照）に診察してもらった経緯など

329

【解　題】近世・近代の医療史研究と本事典の博物館・史料館（史料保存・展示・研究機関）

を拙著『「文明開化」と江戸の残像』や『山岡鉄舟・高橋泥舟』（ともにミネルヴァ書房）に書いておいた。ちなみに鉄舟も泥舟もしゃれこうべの絵をよく描く。おそらくシャレコーベミュージアムにも二舟のものがあるのではないか。

　ともかく、災害やテロのもとにある、現代のわれわれにも何か示唆を与えてくれないかと今日も近世医療関係の史料を読んでいる。そうした時に、本事典は大いにヒントになる。

　まとめたい。近世近代の人々にとっても病は身近であった。だからこそ史料として残っていないことが多い。そうした貴重な史料を保存してくれている本事典に収録された医療関係史料保存機関にたいへん感謝するとともにその存続が危機に瀕することがないように関係諸機関には、特段の配慮をお願いしたい。その時、緊急性・重要性がなくても、のちに「つくっておけば」とか「残しておけば」とか後悔しても、それでは遅いのである。幻の尾張藩薬園施設の「二番煎じ」は避けたいところだ。

・解題著者紹介

岩下哲典 （いわした・てつのり）

1962 年長野県塩尻市生まれ
現在：東洋大学人間科学総合研究所所長・文学部教授

全国の医歯薬学系博物館一覧表

都道府県	名称	公開・非公開	掲載の有無
医学系資料			
北海道	札幌医科大学標本館	限公	○
	北海道大学総合博物館医学部展示	公開	◎
青森県	旧伊東家住宅	公開	●
	松丘保養園社会交流会館	公開	○
岩手県	一関市博物館〈登録博物館〉	公開	◎
	後藤新平旧宅	公開	●
宮城県	しんせい資料館	公開(要予)	○
秋田県	解体新書記念館	公開	◎
山形県	山形市郷土館(旧済生館本館)	公開	○
福島県	野口英世記念感染症ミュージアム	公開	◎
	福島県立医科大学附属学術情報センター展示館	公開	●
茨城県	古河歴史博物館	公開	◎
群馬県	群馬メディカルセンター地域医療資料館	不明	●
	国立療養所栗生楽泉園社会交流会館	公開	○
	重監房資料館	公開(要団予)	○
埼玉県	坂田医院旧診療所	限公	○
千葉県	旭中央病院医学資料館	公開(要予)	○
	旧宇田川家住宅	公開	●
	旧濱野医院	公開	●
	佐倉順天堂記念館	公開	○
	千葉眼科記念館	非公開	●
東京都	北里大学東洋医学総合研究所東洋医学資料展示室	公開	○
	健康と医学の博物館	公開	○
	国立科学博物館〈指定施設〉	公開	◎
	国立ハンセン病資料館	公開	○
	順天堂大学・日本医学教育歴史館	公開(要予)	○
	鍼灸あん摩博物館	公開	○
	赤十字情報プラザ	公開(要予)	○
	東京医科大学歴史史料室	限公	●
	東京医科大学歴史史料展示室	公開(要予)	●
	東京慈恵会医科大学学術情報センター史料室	限公	○
	東京慈恵会医科大学学術情報センター標本館	限公	○
	東京大学医科学研究所近代医科学記念館	公開(要確)	○
	東京大学医学部標本室	非公開	●
	日本精神医学資料館	公開(要予)	●
	日本大学図書館医学部分館 医学部史料室	非公開	●
	武蔵国分寺跡資料館 旧日本多家住宅長屋門	公開	●
	目黒寄生虫館〈登録博物館〉	公開	◎
	目の歴史資料館	公開(要確)	○
	陸上自衛隊衛生学校彰古館	公開(要予)	◎
	旧長浜検疫所一号停留所(厚生労働省横浜検疫所検疫資料館)	臨休	◎
神奈川県	日本赤十字社神奈川県支部「かながわ赤十字情報プラザ」	公開(要団予)	◎
	横浜市長浜ホール・旧細菌検査室	公開	◎
新潟県	新潟県立環境と人間のふれあい館新潟水俣病資料館	公開	○
富山県	富山県国際健康プラザ生命科学館	公開	○
石川県	金沢大学医学部記念館	公開(要確)	●

全国の医薬系博物館一覧表

都道府県	名称	公開・非公開	掲載の有無
福井県	福井県立一乗谷朝倉氏遺跡博物館	公開	◎
	福井県立歴史博物館〈登録博物館〉	公開	◎
	福井市立郷土歴史博物館〈登録博物館〉	公開	◎
山梨県	昭和町風土伝承館杉浦醫院	公開	○
	山梨県立博物館〈登録博物館〉	公開	○
	山梨大学医学標本館	限公(要予)	◎
長野県	NPO法人宮入慶之助記念館	公開	◎
静岡県	国立駿河療養所駿河ふれあいセンター	公開	○
	旧杉浦医院(富士山かぐや姫ミュージアム屋外展示)	公開	●
	澤野医院記念館	公開	◎
	復生記念館	公開(要予)	○
	富士脳障害研究所附属病院脳神経外科資料館	公開(要予)	◎
	眼の資料館海仁ギャラリー	限公	◎
愛知県	名古屋大学医学部史料館	公開(要予)	○(改)
	博物館明治村〈登録博物館〉	公開	●
三重県	四日市公害と環境未来館	公開	◎
滋賀県	滋賀医科大学(SUMS)メディカルミュージアム	限公(要確)	◎
京都府	眼科・外科医療歴史博物館	公開(要予)	○
	京都大学医学部資料館	公開(要予)	◎
大阪府	あおぞら財団付属西淀川・公害と環境資料館(エコミューズ)	公開(要予)	◎
	大阪医科薬科大学歴史資料館	公開(要確)	○
	大阪大学医学部医学史料展示室	公開	○(改)
	大阪大学 岸本記念医学史料館 展示室	公開	◎
	大阪大学適塾記念センター史跡・重要文化財適塾	公開	○
	大阪大学微研ミュージアム	公開	●
	JT生命誌研究館	公開	○
	除痘館記念資料室	公開	○
	はりきゅうミュージアム	公開(要予)	○
兵庫県	シャレコーベミュージアム	限公	◎
	兵庫医科大学アーカイブズ室	限公	◎
	麻酔博物館	公開	○(改)
岡山県	岡山大学医学部医学資料室	公開(要予)	○(改)
	川崎医科大学現代医学教育博物館	公開(要団予)	○
	国立療養所邑久光明園社会交流会館資料展示室	公開(要予)	○
	国立療養所長島愛生園歴史館	公開(要予)	○
	つやま自然のふしぎ館(津山科学教育博物館)〈登録博物館〉	公開	◎
	津山洋学資料館〈登録博物館〉	公開	◎
	中島醫家資料館	臨休(要確)	○
	箕作阮甫旧宅	公開	●
広島県	広島市健康づくりセンター健康科学館	公開	○
香川県	国立療養所大島青松園社会交流会館	公開(要予)	○
愛媛県	医聖真鍋記念館	非公開	●
	愛媛県総合科学博物館〈登録博物館〉	公開	◎
福岡県	九州大学医学歴史館	公開	○
	九州大学人体・病理ミュージアム	限公	◎
	九州大学総合研究博物館 人骨資料開示室〈指定施設〉	限公	◎
	九州大学総合研究博物館 動物骨格標本開示室〈指定施設〉	限公	◎
	久保記念館	公開(要確)	○

都道府県	名称	公開・非公開	掲載の有無
長崎県	原爆医学資料展示室	公開	○
	長崎(小島) 養生所跡資料館	公開	○
	長崎大学医学部良順会館創立 150 周年ミュージアム	公開	○
	長崎大学熱帯医学ミュージアム	公開(要確)	○
	長崎大学附属図書館 医学分館近代医学史料展示室	公開	○
熊本県	環境省水俣病情報センター	公開	◎
	コール館(旧待労院資料館)	公開(要予)	○
	菊池恵楓園歴史資料館	公開	○(改)
	肥後医育ミュージアム	公開	○
	水俣市立水俣病資料館	公開	○
	水俣病歴史考証館	公開	◎
大分県	大江医家史料館	公開	○
	奥平家歴史資料館	公開	◎
	かわしまメモリアルミュージアム	公開	◎
	旧古賀医院(豆田まちづくり歴史交流館)	公開	◎
	旧日野医院(国指定文化財)	公開	◎
	行徳家住宅(国指定重要文化財)	公開	◎
	佐野家	公開	◎
	中津市歴史博物館〈登録博物館〉	公開	◎
	村上医家史料館	公開	○
鹿児島県	国立療養所奄美和光園交流会館	公開(要予)	○
	国立療養所星塚敬愛園社会交流会館～星塚の歴史～	公開(要予)	○
沖縄県	沖縄愛楽園交流会館	公開	○
	国立療養所宮古南静園 ハンセン病歴史資料館・人権啓発交流センター	公開	●
歯学系資料			
北海道	北海道大学総合博物館歯学部展示	公開	◎
宮城県	宮城県歯科医師会 宮城・仙台口腔保健センター	公開(要予)	◎
埼玉県	幸せ(歯合わせ) 歯の博物館	限公(要予)	○
千葉県	東京歯科大学史料室	公開	○
	日本大学松戸歯学部歯学史資料室	2024.3.31 閉室	○
東京都	東京科学大学 (旧・東京医科歯科大学) 歯学部博物館	非公開	◎
	東洋学園大学東洋学園史料室	公開	○
神奈川県	神奈川県歯科医師会・歯の博物館	公開(要予)	○
	神奈川歯科大学資料館(資料室)	公開(要予)	○
	神奈川歯科大学資料館(人体標本室)	公開(要予)	○
愛知県	愛知学院大学歯学部歯科資料展示室	公開(要確)	○
	歯の博物館～歯と口の健康ミュージアム～	公開	○
大阪府	杉本歯科医院 歯の MUSEUM	公開	◎
	歯ブラシ専門館	公開	◎
島根県	歯の歴史資料館	公開(要予)	○
香川県	歯 ART 美術館	公開	●
大分県	旧船津歯科(豆田まちづくり歴史交流館)	公開	◎
医歯学系資料			
大阪府	大阪歯科大学・歯科医学の歴史的資料展示室(史料室)	限公	○
徳島県	徳島大学歯学部「人体解剖と骨のミュージアム」	公開(要予)	○
薬学系資料			
北海道	北海道大学総合博物館薬学部展示	公開	◎
	北見ハッカ記念館	公開	○
宮城県	福井商店	公開	◎
秋田県	旧村田薬局	公開	◎
茨城県	ツムラ漢方記念館〈指定施設〉	限公(要予)	○

全国の医薬系博物館一覧表

都道府県	名称	公開・非公開	掲載の有無
栃木県	宇津史料館	臨休	○
群馬県	旧生方家住宅	公開	◎
埼玉県	木村孟淳記念漢方資料館	限公	○(改)
千葉県	千葉県立房総のむら	公開	○
東京都	昭和大学生薬標本室	限公	○
	東京薬科大学史料館	公開	○
	ニホンドウ漢方ミュージアム	公開	○
	日本薬学会長井記念館長井記念薬学資料室	不明	●
	星薬科大学歴史資料館	公開(要確)	●
	明薬資料館	公開	○
神奈川県	外郎博物館	公開	○
	薬博物館(街かど博物館)	公開	○
新潟県	新潟市巻郷土資料館	公開	○
富山県	池田屋安兵衛商店	公開	○
	廣貫堂資料館	2022.3.25 閉館	○
	富山市売薬資料館 〈登録博物館〉	公開	○
	富山大学和漢医薬学総合研究所民族薬物資料館	限公	◎
	滑川市立博物館 〈登録博物館〉	公開	○
	薬種商の館金岡邸	公開	○
石川県	金沢市老舗記念館	公開	○
長野県	くすり博物館(まちかどミニ博物館)	公開	○
滋賀県	甲賀市くすり学習館	公開	○
	日野町歴史民俗資料館 近江日野商人館	公開	○
	日野まちかど感応館(国登録有形文化財旧正野玄三薬店)	公開	○
京都府	薬の博物館祥風苑	公開(要予)	○
大阪府	くすりの道修町資料館	公開(要確)	○
	塩野義製薬本社展示コーナー	公開	○
	大日本住友製薬展示 Gallery	公開	●
	田辺三菱製薬史料館	公開(要予)	○
奈良県	宇陀市歴史文化館「薬の館」 (宇陀市指定文化財・旧細川家住宅)	公開	○
	くすり資料館	公開	◎
岡山県	総社市まちかど郷土館	公開	○
	林源十郎商店記念室	公開	○
山口県	美祢市歴史民俗資料館	公開	◎
愛媛県	商いと暮らし博物館(内子町歴史民俗資料館)	公開	◎
福岡県	須恵町立歴史民俗資料館	公開	◎
佐賀県	佐賀県立博物館・佐賀県立美術館	公開	◎
	久光製薬ミュージアム	公開(要確)	◎
長崎県	お薬の歴史資料館	公開	○
	(有) 鍵屋薬品本舗(くすり見聞館)	公開	◎
熊本県	熊本ミュージアム熊本大学薬学部宮本記念館	公開	●
	薬草ミュージアム伝統薬資料室	限公(要予)	●
大分県	岩尾薬舗 日本丸館	限公(要確)	○
	大分香りの博物館〈指定施設〉	公開	○
医薬学系資料			
東京都	Daiichi Sankyo くすりミュージアム	公開(要予)	○
	額田記念東邦大学資料室	公開	○
	薬害の歴史展示室	公開	◎
富山県	富山県立イタイイタイ病資料館	公開	○
岐阜県	内藤記念くすり博物館 〈登録博物館〉	公開	○

都道府県	名称	公開・非公開	掲載の有無
大阪府	片桐棲龍堂漢方資料館	限公(要予)	○
	杏雨書屋	公開	○
奈良県	(一財)三光丸クスリ資料館	公開(要団予)	○
山口県	萩・明倫学舎	公開(要団確)	●
徳島県	平家屋敷民俗資料館(三好市重要有形文化財)	公開	○
佐賀県	中冨記念くすり博物館〈登録博物館〉	公開	○
大分県	大分県立歴史博物館〈登録博物館〉	公開	◎
医歯薬学系資料			
東京都	昭和大学上條記念ミュージアム	限公(要予)	◎
新潟県	医の博物館〈指定施設〉	公開	◎
広島県	広島大学医学部医学資料館	公開	◎
佐賀県	野中烏犀圓	公開	◎
獣医学系資料			
北海道	北海道大学獣医学研究院標本展示室	公開	○
	北海道大学総合博物館獣医学部展示	公開	◎
岩手県	岩手大学動物の病気標本室	公開(要確)	◎
東京都	日本獣医生命科学大学付属博物館	公開(要予)	○(改)
神奈川県	麻布大学いのちの博物館	公開(要予)	◎
	日本大学生物資源科学部博物館〈指定施設〉	公開	○
看護学系資料			
東京都	公益社団法人日本看護協会 初代協会長井上基金設置特別資料室	公開	◎
	聖路加国際大学歴史展示室	非公開	◎
	日本赤十字看護大学史料室	公開	◎
愛知県	学校法人日本赤十字学園 日本赤十字豊田看護大学 学術情報センター・図書館赤十字史料室	非公開	◎
	学校法人日本赤十字学園 日本赤十字豊田看護大学赤十字展示室	公開	◎
三重県	三重県立看護大学附属看護博物館	公開	◎
人物記念館			
北海道	関寛斎資料館	公開	○
	せたな町生涯学習センター荻野吟子資料展示室	公開	◎
岩手県	奥州市立後藤新平記念館	公開	○
	高野長英記念館	公開	◎
	武見記念館	公開(要確)	◎
宮城県	東北医科薬科大学創設者高柳義一先生記念室	限公(要確)	◎
山形県	斎藤茂吉記念館〈登録博物館〉	公開	◎
福島県	安積歴史博物館/旧福島県中学校本館〈指定施設〉	公開	◎
	安達ヶ原ふるさと村先人館	公開(要予)	◎
	野口英世記念館〈登録博物館〉	公開	○(改)
	吉田富三記念館	公開	○
群馬県	ベルツ記念館	公開	◎
	リーかあさま記念館	公開	◎
埼玉県	大村記念館	公開	◎
	香川昇三・綾 記念展示室	公開(要団予)	●
	熊谷市立荻野吟子記念館	公開	○
東京都	井上裕資料室	2022.4 統合移設	○
	梅澤濱夫記念館	公開(要予)	◎
	梅澤濱夫記念館・目黒(HUM)	公開(要予)	◎
	北里柴三郎記念博物館〈指定施設〉	公開	○(改)
	トイスラー記念館	限公	○(改)
	東京女子医科大学史料室吉岡彌生記念室	公開	○
	文京区立森鷗外記念館	公開	○

全国の医薬系博物館一覧表

都道府県	名称	公開・非公開	掲載の有無
新潟県	新潟市曽我・平澤記念館	公開	◎
福井県	藤野厳九郎記念館	公開	◎
山梨県	笛吹市春日居郷土館・小川正子記念館	公開	○
静岡県	伊東市立木下杢太郎記念館	公開	○
	掛川市吉岡彌生記念館	公開	○
愛知県	東山動植物園伊藤圭介記念室〈指定施設〉	公開	○
	藤田医科大学獨創一理析念館	公開	●
三重県	中山薬草薬樹公園・元丈の館	公開	◎
	本居宣長記念館〈登録博物館〉	公開	○
滋賀県	ヴォーリズ記念館	公開(要予)	◎
	近江兄弟社メンターム資料館	公開	●
大阪府	大阪企業家ミュージアム	公開	○
和歌山県	道の駅青洲の里	公開	○
島根県	雲南市永井隆記念館	公開	○
	益田市立秦記念館	公開	◎
愛媛県	宇和先哲記念館	公開	○
	愛媛人物博物館	公開	○
佐賀県	伊東玄朴旧宅	公開	◎
	佐野常民と三重津海軍所跡の歴史館	公開	○(改)
長崎県	シーボルト記念館	公開	○
	下村脩名誉博士顕彰記念館	公開(要確)	○
	長崎市永井隆記念館	公開	○
熊本県	北里柴三郎記念館	公開	○
	リデル、ライト両女史記念館	公開	○
大分県	大分県立先哲史料館〈指定施設〉	公開	◎
	日出町歴史資料館・日出町帆足萬里記念館	公開	○
	三浦梅園資料館	公開	○
医療機器系資料			
千葉県	印西市立印旛医科器械歴史資料館	公開	○
東京都	オリンパスミュージアム	公開(要予)	○
	ニコンミュージアム	公開	●
静岡県	The virtual museum of anesthesia	公開	○(改)
大阪府	華岡流医療機器資料室	非公開	●
医・薬・医療機器系資料			
長野県	民蘇堂資料館	限公(要確)	○
科学系資料			
東京都	花王ミュージアム	公開(要予)	●
	科学技術館「くすりの部屋―クスリウム」	公開	○
新潟県	新潟大学旭町学術資料展示館〈指定施設〉	公開	◎
愛知県	名古屋市科学館〈登録博物館〉	公開	◎
京都府	島津製作所 創業記念資料館	公開(要予)	○
薬用植物園			
北海道	国立研究開発法人医薬基盤・健康・栄養研究所 薬用植物資源研究センター北海道研究部	限公	○
	北海道医療大学薬学部附属薬用植物園	限公(要団予)	◎
	北海道科学大学薬用植物園	限公	○(改)
	北海道大学薬学部附属薬用植物園	限公	○
青森県	青森市農業振興センター薬用植物園	公開	◎
岩手県	岩手医科大学薬用植物園	公開	○
宮城県	東北医科薬科大学附属薬用植物園	限公(要予)	◎
	東北大学大学院薬学研究科・薬学部附属薬用植物園	公開(要確)	◎

都道府県	名称	公開・非公開	掲載の有無
福島県	医療創生大学薬用植物園	非公開	◎
	奥羽大学薬用植物園	非公開	◎
茨城県	国立研究開発法人医薬基盤・健康・栄養研究所 薬用植物資源研究センター筑波研究部	限公	○
栃木県	国際医療福祉大学薬用植物園	公開(要確)	◎
	東京大学大学院理学系研究科附属日光植物園	限公	○
群馬県	高崎健康福祉大学薬用植物園	非公開	○
埼玉県	慶應義塾大学薬学部附属薬用植物園	限公(要団予)	○(改)
	城西大学薬用植物園	限公	○
	日本薬科大学薬用植物園	公開(要予)	○(改)
千葉県	国立歴史民俗博物館くらしの植物苑	公開	◎
	千葉科学大学薬草園	不明	●
	千葉大学環境健康フィールド科学センター薬用植物園	限公	◎
	千葉大学薬用資源教育研究センター附属薬用植物園	不明	●
	東京大学大学院薬学系研究科附属薬用植物園	限公(要予)	○
	東京理科大学薬学部薬用植物園	非公開	○
	東邦大学薬学部付属薬用植物園	公開	○(改)
	日本大学薬学部薬用植物園	限公	○
	mitosaya薬草園蒸留所	限公	◎
東京都	昭和大学薬用植物園	限公	○
	昭和薬科大学薬用植物園	公開	○
	東京大学大学院理学系研究科附属植物園(小石川植物園)	公開	●
	東京都薬用植物園	公開	○
	東京薬科大学薬用植物園	公開	○
	星薬科大学薬用植物園	公開(要団確)	●
	武蔵野大学薬学部附属薬用植物園	不明	●
	明治薬科大学薬用植物園	公開	○
神奈川県	北里大学薬学部附属薬用植物園	公開	○(改)
	帝京大学薬用植物園	公開	○(改)
	横浜薬科大学薬草園	不明	●
新潟県	新潟薬科大学薬学部附属薬用植物園	公開	○
	五頭薬用植物園	限公	○
富山県	富山県薬事総合研究開発センター薬用植物指導センター	公開	○
	富山大学薬学部附属薬用植物園	限公	●
石川県	金沢大学医薬保健学域薬学類附属薬用植物園	限公	◎
	北陸大学薬学部附属薬用植物園	不明	●
山梨県	シミック八ヶ岳薬用植物園	公開	◎
	昭和大学薬用植物園 富士吉田薬用植物園	非公開	●
岐阜県	岐阜薬科大学薬草園	限公	◎
静岡県	静岡県立大学薬草園	公開(要団確)	●
愛知県	愛知学院大学日進地区薬草園	不明	●
	あいち健康の森薬草園	公開	○
	金城学院大学薬用植物園	限公(要確)	○
	名古屋市立大学薬学部薬用植物園	限公	○
	名城大学薬学部薬用植物見本園	限公	●
三重県	鈴鹿医療科学大学薬学部薬草園	公開	◎
滋賀県	塩野義製薬株式会社油日植物園	非公開	○
	立命館大学薬学部附属薬用植物園	非公開	◎

全国の医薬系博物館一覧表

都道府県	名称	公開・非公開	掲載の有無
京都府	池の谷地蔵尊薬草園	2014.5 閉園	○
	京都大学大学院薬学研究科附属薬用植物園	限公	●
	京都薬科大学薬用植物園	限公(要団予)	○(改)
	京都薬科大学薬用植物園御陵園	限公	○
	武田薬品工業株式会社京都薬用植物園〈登録博物館〉	限公	○
	同志社女子大学薬用植物園(オリーブ館)	不明	●
	日本新薬株式会社山科植物資料館	公開(要予)	○
大阪府	大阪医科薬科大学薬用植物園	限公	○
	大阪大谷大学万葉植物園・薬学部薬草園	公開	◎
	大阪大学大学院薬学研究科附属薬用植物園	公開	○
	近畿大学薬学部薬用植物園	公開	○
	摂南大学薬学部附属薬用植物園	限公	○
兵庫県	神戸学院大学薬学部附属薬用植物園	公開	●
	神戸薬科大学薬用植物園	限公(要予)	○
	しあわせの村薬草園	公開	○
	丹波市立薬草薬樹公園	公開	○
	姫路獨協大学薬用植物園	不明	●
	兵庫医療大学薬学部附属薬用植物園	不明	●
	武庫川女子大学薬用植物園	公開	○
奈良県	シャクヤクガーデン平原	限公	◎
	田村薬草園	限公(要確)	○
	奈良県薬事研究センター薬用植物見本園	休園	○
	万葉の楽園(大和シャクヤク薬草園)	公開	●
	森野旧薬園	限公	○
岡山県	岡山大学薬学部附属薬用植物園	限公	○
	重井薬用植物園	公開(要予)	○
	就実大学薬用植物園	非公開	●
広島県	広島国際大学薬学部薬草園	非公開	○
	広島大学薬学部附属薬用植物園	公開	◎
	福山大学薬学部附属薬用植物園	不明	●
	安田女子大学薬用植物園	限公	○
	湧永満之記念庭園	限公	◎
山口県	山陽小野田市立山口東京理科大学薬学部附属江汐公園薬用植物園	不明	●
	山陽小野田市立山口東京理科大学校内薬用植物園	不明	●
徳島県	徳島大学薬学部薬用植物園	限公(要団確)	○(改)
	徳島文理大学附属薬用植物園(徳島キャンパス)	不明	●
香川県	公益財団法人平賀源内先生顕彰会源内先生ゆかりの薬用植物園	公開	○
	徳島文理大学附属薬用植物園(香川キャンパス)	不明	●
愛媛県	松山大学薬学部附属薬用植物園	限公	●
福岡県	九州大学・大学院薬学府附属薬用植物園	公開	○
	第一薬科大学薬用植物園	公開	◎
	福岡大学薬用植物園	公開	○(改)
佐賀県	玄海町薬用植物栽培研究所	公開	◎
	佐賀市徐福長寿館・薬用植物園	公開	○
長崎県	旧島原藩薬園跡	公開	○
	長崎国際大学薬学部附属薬用植物園	公開	○
	長崎大学大学院医歯薬学総合研究科附属薬用植物園	公開	○
熊本県	熊本大学薬学部薬用植物園(伝統薬資料館)	公開	○
	熊本有用植物研究所薬用植物園	公開(要確)	◎
	崇城大学薬学部附属薬用植物園	不明	●

都道府県	名称	公開・非公開	掲載の有無
大分県	大江医家史料館薬草園	公開	◎
宮崎県	九州医療科学大学薬学部附属薬用植物園	公開（要確）	○(改)
	薬草・地域作物センター（宮崎県総合農業試験場）	公開	○
鹿児島県	伊佐薬草の杜・野草薬草館	公開	◎
	国指定「佐多旧薬園」	公開	○
	国立研究開発法人医薬基盤・健康・栄養研究所 薬用植物資源研究センター種子島研究部	公開	○

【凡例】
・本書増補改訂版に追加掲載した館園は「◎」、初版に掲載した館園は「○」、初版時から改訂した館園は「○（改）」、不
　掲載の館園は「●」とした。
・博物館法に基づく「登録博物館」及び「指定施設」を明記した。旧法の「博物館相当施設」については、改正法の「指
　定施設」を使用した。
・一部に薬用植物が展示されている植物園も、事典の分類上薬用植物園とした。
・公開：一般公開し、開館（園）の日数・時間が年間を通して一定である場合。
・限公（限定公開）：見学対象者を当該大学の教職員・学生、医学関連の学生・従事者、研究者などに限定する場合、開館
　（園）がごく限られた季節・月・曜日、オープンキャンパス・学会開催時等に限定する場合、不定期に開館（園）、休館
　（園）する場合。
・非公開：特別に許可を得て見学が可能な場合も含む。
・要予：公開、限定公開で事前に予約が必要な場合。
・要団予：団体のみ予約が必要な場合。
・要確：事前申し込み、事前連絡、事前問合せが必要な場合。
・要団確：団体のみ事前申し込み、事前連絡、事前問合せが必要な場合。
・臨休：臨時休館（園）中。
・不明：不掲載の館園で、情報が不明な場合。

全国の医歯薬学系博物館基本情報

医学系資料

旧伊東家住宅
住所：〒036-8333　青森県弘前市大字若党町80
電話番号：0172-82-1642（弘前市文化財課）、0172-35-4724（旧伊東家住宅・旧梅田家住宅）
休館日：7〜10月：火・金曜日、11〜3月：月・火・水・木曜日、8/13、年末年始（12/29〜1/3）
開館時間：10：00〜16：00　　入館料：無料　　一般公開：公開（建築物のみの保存）

後藤新平旧宅
住所：〒023-0054　岩手県奥州市水沢字吉小路8-1　　電話番号：0197-22-5642（奥州市武家住宅資料館）
休館日：毎週月曜日（ただし祝日の場合は翌火曜日）、年末年始（12/29〜1/4）
開館時間：9：00〜16：30　　入館料：無料　　一般公開：公開（建物のみの保存）

福島県立医科大学附属学術情報センター展示館
住所：〒960-1295　福島県福島市光が丘1　　電話番号：024-547-1687
休館日：土曜日・日曜日・国民の祝日、12/29〜1/3、その他センター長が認めたとき
　　　　（臨時休館などのお知らせは、図書館HPを確認）
開館時間：平日9：00〜17：00（入場16：30）　　一般公開：公開

群馬メディカルセンター地域医療資料館
住所：〒371-0022　群馬県前橋市千代田町1-7-4

旧宇田川家住宅
住所：〒279-0041　千葉県浦安市堀江3-4-8　　電話番号：047-352-3881
休館日：月曜日・木曜日（祝日の場合はその翌日）、年末年始（12/27〜1/4）
開館時間：10：15〜16：00（12〜3月は15：00閉館）　　入館料：無料　　一般公開：公開（建築物のみの保存）

旧濱野医院
住所：〒279-0041　千葉県浦安市堀江3-1-8　　電話番号：047-351-2646
休館日：祝日（土曜日・日曜日と重なる場合は開館）、年末年始（12/29〜1/3）
開館時間：10：00〜16：00　　入館料：無料　　一般公開：公開

千葉眼科記念館
住所：〒297-0036　千葉県茂原市上永吉732　　電話番号：0475-20-1559（茂原市教育委員会 生涯学習課）
一般公開：非公開

東京医科大学歴史史料室
住所：〒160-8402　東京都新宿区新宿6-1-1　　電話番号：03-3351-6141（代）
一般公開：原則非公開。大学行事、オープンキャンパス等で公開

東京医科大学歴史史料展示室
住所：〒160-0023　東京都新宿区西新宿6-7-1　　電話番号：03-3342-6111（代）
開館時間：火曜日・木曜日14：00〜16：00　　一般公開：公開（予約制）

東京大学医学部標本室
住所：〒113-0033　東京都文京区本郷7-3-1（東京大学大学院医学系研究科・医学部）
一般公開：非公開

全国の医歯薬学系博物館基本情報

日本精神医学資料館

住所：〒156-0057　東京都世田谷区上北沢2-1-1　　電話番号：03-3303-7211（東京都立松沢病院庶務課庶務係）
開館日：定期開館 月・火・木（予約）不定期開館 水曜（予約）
開館時間：10：00～12：00、13：00～16：00　　一般公開：公開

日本大学図書館医学部分館 医学部史料室

住所：〒173-8610　東京都板橋区大谷口上町30-1　　電話番号：03-3972-8132
休館日：土曜日、日曜日、祝日、創立記念日（10/4）、年末年始、臨時休館有
開館時間：月曜日～金曜日 9：30～17：00　　一般公開：原則非公開（利用資格者 HP 確認）

武蔵国分寺跡資料館 旧本多家住宅長屋門

住所：〒185-0023　東京都国分寺市西元町1-13-10　おたかの道湧水園内
電話番号：042-300-0073（国分寺市市役所教育部ふるさと文化財課文化財保護係）
休館日：月曜日（祝日・振替休日の場合はその翌日）、年末年始（12/29～1/3）
開館時間：9：00～17：00　　入館料：おたか道湧水園の入園料が必要（入園料：一般100円、中学生以下無料）
一般公開：公開

金沢大学医学部記念館

住所：〒920-8640　石川県金沢市宝町13-1　　電話番号：076-265-2103
一般公開：公開（要事前電話連絡）

旧 杉浦医院（富士山かぐや姫ミュージアム屋外展示）

住所：〒417-0061　静岡県富士市伝法66-2　　電話番号：0545-21-3380
休館日：月曜日（祝日の場合は開館）、祝日の翌日、年末年始（12/28～1/4）
開館時間：4月～10月 9：00～17：00、11月～3月 9：00～16：30
入館料：無料　　一般公開：公開（室内の見学は不可。雨天時は非開放）

博物館明治村

住所：〒484-0000　愛知県犬山市字内山1　　電話番号：0568-67-0314
休館日：博物館明治村 HP 確認　　開館時間：博物館明治村 HP 確認
入館料：大人2,500円、高校生1,500円、小中学生700円（団体割引有）
一般公開：公開（一部に病院、研究所等を移築。内部に医学系展示有）

大阪大学微研ミュージアム

住所：〒565-0871　大阪府吹田市山田丘3-1（大阪大学微生物病研究所 本館1F）
電話番号：06-6879-8357（大阪大学微生物病研究所 企画広報推進室）
休館日：土曜日、日曜日、祝日　　開館時間：9：00～17：00　　入館料：無料　　一般公開：公開

箕作阮甫旧宅

住所：〒708-0833　岡山県津山市西新町6　　電話番号：0868-31-1346
休館日：月曜日（祝日の場合は翌日）年末年始（12/29～1/3）　　開館時間：9：30～16：00
入館料：無料　　一般公開：公開

医聖真鍋記念館

住所：〒793-0030　愛媛県西条市大町1138（楢本神社境内）　　一般公開：非公開

国立療養所宮古南静園 ハンセン病歴史資料館・人権啓発交流センター

住所：〒906-0003　沖縄県宮古島市平良字島尻888　　電話番号：0980-72-5321
休館日：毎月第4金曜日、年末年始（12/28～1/3）　　開館時間：平日・土・日・祝祭日 10：00～16：00
入館料：無料　　一般公開：公開

歯学系資料

歯 ART 美術館

住所：〒761-0130　香川県高松市庵治町生の国3180-1　　電話番号：087-871-0666
休館日：年中無休（臨時休館有）　　開館時間：10：00 ～ 17：00
入館料：大人（18歳以上）600円、中高生200円、小学生以下無料（団体割引有）　　一般公開：公開

薬学系資料

日本薬学会長井記念館長井記念薬学資料室

住所：〒150-0002　東京都渋谷区渋谷2-12-15 日本薬学会長井記念館2階

星薬科大学歴史資料館

住所：〒142-8501　東京都品川区荏原2-4-41 医薬品化学研究所1階　　電話番号：03-3786-1011（代）
入館料：無料　　一般公開：公開（要確認）

大日本住友製薬展示 Gallery

住所：〒541-0045　大阪府大阪市中央区道修町2-6-8　　一般公開：公開（ビル外側から自由に見学可）

熊薬ミュージアム 熊本大学薬学部宮本記念館

住所：〒862-0973　熊本県熊本市中央区大江本町5-1　　一般公開：公開

薬草ミュージアム伝統薬資料室

住所：〒862-0973　熊本県熊本市中央区大江本町5-1
備考：p.298「熊本大学薬学部薬用植物園（伝統薬資料館）」参照

医薬学系資料

萩　明倫学舎

住所：〒758-0041　山口県萩市江向602　　電話番号：0838-21-0304
休館日：2月第1火曜日及び翌日、3・4号館のみ年末年始（12/28 ～ 1/3）
開館時間：本館9：00 ～ 21：00（展示室は17：00まで）、2号館9：00 ～ 17：00
　　　　　3号館9：00 ～ 18：00（交流室の利用は21：00まで）、4号館9：00 ～ 21：00
入館料：大人300円、高校生200円、小中学生100円（団体・障がい者割引有）
　　　　学校行事（小・中・高）無料（要事前申請）
一般公開：公開（医薬学の展示は2号館）

人物記念館

香川昇三・綾 記念展示室

住所：〒350-0288　埼玉県坂戸市千代田3-9-21（学習女子大学 坂戸キャンパス4号館2階）
電話番号：049-284-3489　　休館日：土・日曜日、祝日、年末年始
開館時間：9：10 ～ 17：00（時間変更有）
一般公開：公開（展示案内・団体見学を希望する場合は、2週間前迄に事前予約）

藤田医科大学獨創一理祈念館

住所：〒470-1192　愛媛県豊明市沓掛町田楽ヶ窪1-98　藤田医科大学・大学2号館1階
電話番号：0562-93-5674　　休館日：日曜日、祝日、年末年始（12/29 ～ 1/3）
開館時間：8：30 ～ 17：30　　一般公開：公開

全国の医歯薬学系博物館基本情報

近江兄弟社メンターム資料館
住所：〒523-0867　滋賀県近江八幡市魚屋町元29　　電話番号：0748-32-3131
休館日：土曜日、日曜日、祝日、年末年始、お盆　　開館時間：9：00～17：00
入館料：無料　　一般公開：公開

医療機器系資料

ニコンミュージアム
住所：〒140-8601　東京都品川区西大井1-5-20　株式会社ニコン本社／イノベーションセンター1階
電話番号：03-3773-1111（本社）　　休館日：月曜日、日曜日、祝日、博物館が定める日
開館時間：10：00～17：30（最終入館は17：00まで）　　入館料：無料　　一般公開：公開

華岡流医療機器資料室
住所：〒589-8511　大阪府大阪狭山市大野東377-2（近畿大学医学部図書館内）
一般公開：原則非公開。

科学系資料

花王ミュージアム
住所：〒131-8501　東京都墨田区文花2-1-3　花王株式会社 すみだ事業場内
電話番号：03-5630-9004（花王ミュージアム見学担当）
開館時間：平日（10：00～11：00、14：00～15：00、15：30～16：30）　　入館料：無料
一般公開：公開（事前予約制）

薬用植物園

千葉科学大学薬草園
住所：〒288-0025　千葉県銚子市潮見町3

千葉大学薬用資源教育研究センター附属薬用植物園
住所：〒260-0856　千葉県千葉市中央区亥鼻1-8-1

東京大学大学院理学系研究科附属植物園（小石川植物園）
住所：〒112-0001　東京都文京区白山3-7-1　　電話番号：03-3814-0138
休園日：月曜日（月曜日が祝日の場合はその翌日、月曜日から連休の場合は最後の祝日の翌日が休園日）、
　　　　12/29～1/3
開園時間：9：00～16：30（入園は16：00まで）
入園料：大人（高校生以上）500円、小人（小中学生）150円（団体割引有）、5/4（みどりの日）は無料
一般公開：公開

星薬科大学薬用植物園
住所：〒142-8501　東京都品川区荏原2-4-41　　電話番号：03-3786-1011（代）
休園日：日曜日・祝祭日、大学の休暇期間　　開園時間：平日9：00～16：30、土曜9：00～12：00
入園料：無料
一般公開：公開（大学正門横の警備室及び園内職員に要見学許可。団体見学要事前連絡）

武蔵野大学薬学部附属薬用植物園
住所：〒202-8585　東京都西東京市新町1-1-20　　電話番号：042-468-3350（研究支援部 武蔵野学部事務室）

横浜薬科大学薬草園
住所：〒 245-0066　神奈川県横浜市戸塚区俣野町 601　　電話番号：045-859-1300（代）

富山大学薬学部附属薬用植物園
住所：〒 930-0194　富山県富山市杉谷 2630　　電話番号：076-434-7592　　休園日：土曜日、日曜日、祝日
開園時間：月曜日〜金曜日 9：00〜16：00　　入園料：無料　　一般公開：年に 2 回、一般公開有

北陸大学薬学部附属薬用植物園
住所：〒 920-1181　石川県金沢市金川町ホ 3　　電話番号：076-229-1165（代）　　備考：生薬標本室有

昭和大学薬用植物園 富士吉田薬用植物園
住所：〒 403-0005　山梨県富士吉田市上吉田 4562　　電話番号：0555-22-4403（代）　　一般公開：非公開
備考：p.108「昭和大学薬用植物園」参照

静岡県立大学薬草園
住所：〒 422-8526　静岡県静岡市谷田 52-1　　電話番号：054-264-5880　　休園日：土曜日、日曜日、祝日
開園時間：平日 9：00〜17：00　　一般公開：見本園、温室は見学自由（10 名以上は要事前問い合わせ）

愛知学院大学日進地区薬草園
住所：〒 470-0195　愛知県日進市岩崎町阿良池 12　　電話番号：0561-73-1111（代）

名城大学薬学部薬用植物見本園
住所：〒 486-0804　愛知県春日井市鷹来町字菱ヶ池 4311-2　　一般公開：見学会を実施

京都大学大学院薬学研究科附属薬用植物園
住所：〒 606-8501　京都府京都市左京区吉田下阿達町 46-29　　一般公開：見学会を開催

京都薬科大学薬用植物園御陵園
住所：〒 607-8414　京都府京都市山科区御陵中内町 5（京都薬科大学グラウンド内）
電話番号：075-595-4600（代）　　備考：p.192「京都薬科大学薬用植物園」参照

同志社女子大学薬用植物園（オリーブ館）
住所：〒 610-0395　京都府京田辺市興戸　　電話番号：0774-65-8631（広報課）

大阪大学大学院薬学研究科附属薬用植物園
住所：〒 565-0871　大阪府吹田市山田丘 1-6　　電話番号：06-6879-8144　　休園日：土曜日、日曜日、祝日
開園時間：平日 9：00〜17：00　　一般公開：公開

神戸学院大学薬学部附属薬用植物園
住所：〒 651-2180　兵庫県神戸市西区伊川谷町有瀬 518　　電話番号：078-974-1551（代）
一般公開：公開

姫路獨協大学薬用植物園
住所：〒 670-8524　兵庫県姫路市上大野 7-2-1　　電話番号：079-223-2211（代）

兵庫医療大学薬学部附属薬用植物園
住所：〒 650-8530　兵庫県神戸市中央区港島 1-3-6　　電話番号：078-304-3000（代）

万葉の楽園（大和シャクヤク薬草園）
住所：〒 633-0071　奈良県桜井市穴師 595　　電話番号：0744-22-6811　　開園時間：10：00〜16：00
休園日：不定休　　一般公開：公開

全国の医歯薬学系博物館基本情報

岡山大学薬学部附属薬用植物園

住所：〒 700-8530　岡山県岡山市北区津島中 1-1-1

一般公開：原則非公開。春（5 月下旬から 6 月上旬）と秋（9 月下旬から 10 月）に一般公開あり。

就実大学薬用植物園

住所：〒 703-8516　岡山県岡山市中区西川原 1-6-1　　電話番号：086-271-8384（学生支援課薬学分室）

休園日：土曜日、日曜日、祝日、大学の定めた休日　　一般公開：原則非公開。事前申込で見学可

福山大学薬学部附属薬用植物園

住所：〒 729-0292　広島県福山市学園町 1 番地三蔵　　電話番号：084-936-2111（代）

山陽小野田市立山口東京理科大学薬学部附属江汐公園薬用植物園

住所：〒 756-0057　山口県山陽小野田市大字高畑字西山根 401-1　　電話番号：0836-83-5378（江汐公園）

山陽小野田市立山口東京理科大学校内薬用植物園

住所：〒 756-0884　山口県山陽小野田市大学通 1-1-1　　電話番号：0836-88-3500

徳島文理大学附属薬用植物園（徳島キャンパス）

住所：〒 770-8055　徳島県徳島市山城町西浜傍示 180　　電話番号：088-602-8000（代）

徳島文理大学附属薬用植物園（香川キャンパス）

住所：〒 769-2193　香川県さぬき市志度 1314-1　　電話番号：087-899-7100（代）

松山大学薬学部附属薬用植物園

住所：〒 790-0824　愛媛県松山市御幸（御幸グラウンドの一角）

電話番号：089-925-7111（薬学部 生薬学研究室）　　一般公開：公開（年 2 回、春と秋）

崇城大学薬学部附属薬用植物園

住所：〒 860-0082　熊本県熊本市西区池田 4-22-1　　電話番号：096-326-4163（薬学部事務係）

謝　辞

　本書を編むにあたり、全国の医歯薬学系博物館（一部の展示を含む）275 館と、薬用植物園 111 園の所在を確認することができました。令和元年の冬から長崎国際大学博物館学ゼミ生たちと始めた全国の医歯薬学系博物館の調査は、新型コロナウイルスの拡大に伴い県外調査は困難を極めましたが、諸先生方の甚大なるご理解とご協力を賜り、令和 3 年 5 月に初版、そして令和 6 年 11 月に本増補改訂版を刊行するに至りました。

　ご執筆戴いた先生方のみならず、関係諸機関・関係諸氏からも多大なるご厚情を賜り、まさに医薬界の根幹ともいえる「献身的精神」に支えられての刊行となりました。全国に存在する博物館の中でも、これまでは詳細な全体像が把握されていない医歯薬学系博物館について、今後本書が研究の基礎データとなり、各館園でご活用くだされば幸いです。

　本書を編集するにあたり、ご執筆者からは、各館園の貴重な情報をご提供戴き、充実した内容の原稿を賜りました。また、学生の拙稿を丁寧にご指導戴いた諸先生方をはじめ、関係諸機関・関係諸氏のお名前を銘記して、心より感謝の意を表します。

　そして、次に掲げる 4 名の先生方には初版より格別のご指導とご厚情を賜りましたことを茲に銘記し、心から敬意を表します。

　社会医療法人玄真堂 川嶌整形外科病院理事長 川嶌眞人氏

　学校法人東京歯科大学監事（常勤）石井拓男氏

　東京歯科大学歯内療法学客員教授・同短期大学特任教授 古澤成博氏

　東京慈恵会医科大学解剖学講座元教授 橋本尚詞氏

　以下に、初版のご執筆者とご協力者のお名前、続いて増補版のご執筆者とご協力者、関係諸機関のお名前を銘記して、心より感謝の意を表します。

【初版】（掲載順・敬称略・令和 3 年時の所属）

①ご執筆者

湯淺智紀（札幌医科大学）、大鳥居仁（陸別町教育委員会）、鐘ヶ江樹（長崎国際大学）、太田敏量（北見市社会教育部）、菱田敦之（東京農業大学）、五十嵐元子（国

立研究開発法人医薬基盤・健康・栄養研究所）、和田浩二（北海道科学大学）、山下浩（北海道科学大学）、乙黒聡子（北海道大学）、MENG YULIN（長崎国際大学）、佐々木菖子（奥州市立後藤新平記念館）、渡辺唱光（高野長英記念館）、浅野孝（岩手医科大学）、瀬川将広（国立療養所東北新生園）、五十嵐善隆（斎藤茂吉記念館）、森谷修平（山形市教育委員会）、森田鉄平（野口英世記念館）、大竹博美（吉田富三記念館）、中島実（ツムラ漢方記念館）、河野徳昭（国立研究開発法人医薬基盤・健康・栄養研究所）、宇津善博（宇津救命丸株式会社）、舘野正樹（東京大学）、干川直康（国立療養所栗生楽泉園社会交流会館）、黒尾和久（重監房資料館）、渡辺和樹（高崎健康福祉大学）、山路誠一（日本薬科大学）、増田哲也（熊谷市立荻野吟子記念館）、木内文之（慶應義塾大学）、北村雅史（城西大学）、船山信次（日本薬科大学）、奈良暁子（旭中央病院）、山沢宣行（印西市立印旛医科器械歴史資料館）、須賀隆章（佐倉市教育委員会）、高橋覚（千葉県立房総のむら）、古澤成博（東京歯科大学）、阿部潤也（東京歯科大学）、小西久美子（日本大学）、折原裕（東京大学）、羽田紀康（東京理科大学）、竹内史織（東邦大学）、松﨑桂一（日本大学）、松井忠彦（オリンパスミュージアム）、中村隆（科学技術館）、深澤佳恵（北里研究所）、加畑聡子（北里大学東洋医学総合研究所）、北出篤史（東京大学）、西浦直子（国立ハンセン病資料館）、若尾みき（順天堂大学）、小池佑果（昭和大学）、大浦宏勝（鍼灸あん摩博物館）、太田直宏（長崎国際大学）、新沼久美（聖路加国際大学）、橋本尚詞（東京慈恵会医科大学）、油谷順子（東京女子医科大学）、北村俊雄（東京大学）、本間利江（東京大学）、山田陽城（東京薬科大学）、永藤欣久（東洋学園大学）、石井奈穂美（日本獣医生命科学大学）、村上奈津美（薬日本堂株式会社）、岩間有希奈（東邦大学）、塚田瑞穂（文京区立森鴎外記念館）、馬場正樹（明治薬科大学）、井上賢治（医療法人社団済安堂井上眼科病院）、高野昭人（昭和薬科大学）、中村耕（東京都薬用植物園）、三宅克典（東京薬科大学）、島津徳人（麻布大学）、外郎藤右衛門（株式会社ういろう）、大野粛英（神奈川県歯科医師会）、熱田由美子（神奈川歯科大学）、落合広倫（京都国立博物館）、田中雅宏（日本大学）、古平栄一（北里大学）、山岡法子（帝京大学）、佐藤利英（日本歯科大学）、酒巻利行（新潟薬科大学）、池田安隆（株式会社池田屋安兵衛商店）、有沢徹（富山県立イタイイタイ病資料館）、岡田孝司（金沢市老舗記念館）、出井寛（昭和町風土伝承館杉浦醫院）、小畑茂雄（山梨県立博物館）、小林勝（小林薬局）、野尻佳与子（元内藤記念くすり博物館）、島田冬史（伊東市教育委員会）、伊藤由李奈（掛川市吉岡彌生記念館）、杉山富貴子（国立駿河療養所駿河ふれあいセンター）、牧野洋（浜松医科大学）、森下裕子

謝　辞

（復生記念館）、本田雅規（愛知学院大学）、後藤滋巳（愛知学院大学）、石川明里（愛知学院大学）、直江千寿子（名古屋大学）、新道正規（愛知県歯科医師会）、三浦重徳（名古屋市東山植物園）、鈴木博文（あいち健康の森薬草園）、永津明人（金城学院大学）、牧野利明（名古屋市立大学）、井田もも（本居宣長記念館）、相見良成（滋賀医科大学）、上田和生（塩野義製薬株式会社）、藤木陽子（桝屋藤木薬局）、畑忠夫（京都府医薬品登録販売者協会）、月岡淳子（京都薬科大学）、野崎香樹（武田薬品工業株式会社）、山浦高夫（日本新薬株式会社）、阿部真弓（大阪企業家ミュージアム）、松村誠一（大阪歯科大学）、西陽子（塩野義製薬株式会社）、松本佑子（田辺三菱製薬史料館）、芝野真喜雄（大阪医科薬科大学）、川村展之（近畿大学）、伊藤優（摂南大学）、西山由美（神戸薬科大学）、平野亜津沙（神戸薬科大学）、村上恭平（丹波市役所）、奥尚枝（武庫川女子大学）、浅見潤（（一財）三光丸クスリ資料館）、荒井滋（田村薬品工業株式会社）、蔦原稜太（奈良県薬事研究センター）、木村哲朗（一般財団法人青洲の里）、藤原重信（雲南市永井隆記念館）、杉本哲司（島根県歯科医師会）、木下浩（国立療養所長島愛生園歴史館）、中村信彦（川崎医科大学）、太田由加利（国立療養所邑久光明園社会交流会館資料展示室）、土岐隆信（株式会社エバルス）、小島徹（津山洋学資料館）、金子哲夫（広島国際大学）、川上晋（安田女子大学）、馬場麻人（徳島大学）、岸田実弥（平家屋敷民俗資料館）、髙橋朔良（徳島大学）、池永禎子（国立療養所大島青松園社会交流会館）、瀬来孝弥（平賀源内記念館）、小野翠（内子町歴史民俗資料館）、泉仁美（宇和先哲記念館）、久松洋二（愛媛県総合科学博物館）、進悦子（愛媛県総合科学博物館）、橋村美智子（愛媛県総合科学博物館）、徳安祐子（九州大学）、田川太一（長崎国際大学）、坂元政一（九州大学）、大川雅史（福岡大学）、諸田謙次郎（佐野常民記念館）、東島邦博（佐賀市徐福長寿館）、松田光汰（長崎国際大学）、馬場知美（長崎市文化財課）、宮脇千幸（長崎大学）、山下祐雨（島原市教育委員会）、宇都拓洋（長崎国際大学）、山田耕史（長崎大学）、佐藤和行（北里柴三郎記念館）、川原翔（創成館高等学校）、原田寿真（国立療養所菊池恵楓園社会交流会館）、上田敬祐（水俣市立水俣病資料館）、秋山大路（リデル、ライト両女史記念館）、デブコタ・ハリ（熊本大学）、渡邊将人（熊本大学）、藤高麻衣（長崎国際大学）、中島金太郎（長崎国際大学）、川嶌眞人（かわしまメモリアルミュージアム）、岩見輝彦（三浦梅園資料館）、大塚功（九州保健福祉大学）、渥美聡孝（九州保健福祉大学）、横川貴美（九州保健福祉大学）、堤省一朗（宮崎県総合農業試験場薬草・地域作物センター）、岩辻好夫（国立療養所奄美和光園交流会館）、石井千尋（国立療養所星塚敬愛園社会交流会館）、木場俊介（南

349

大隈町教育委員会）、安食菜穂子（国立研究開発法人医薬基盤・健康・栄養研究所）、鈴木陽子（沖縄愛楽園交流会館）、中島憲一郎（長崎大学名誉教授）、松村紀明（帝京平成大学）。

②原稿指導者及びご協力者（敬称略・令和3年時の所属）

野中成晃（北海道大学）、澤田大介（国立療養所松丘保養園社会交流会館）、芳賀柊杜（山形市教育委員会）、坂本浩之助（国立療養所栗生楽生園）、阿部郁朗（東京大学）、小池一男（東邦大学）、川上剛（東邦大学）、吉沢尚美（鍼灸あん摩博物館）、横山瑞史（赤十字情報プラザ）、畠山美佐（第一三共株式会社）、宮田麻理子（東京女子医科大学）、葛西哲也（東京薬科大学）、川島恵里香（東京医科大学）、磯野裕之（麻布大学）、伊澤知久美（神奈川県歯科医師会）、小西正樹（株式会社済生堂薬局）、伊石朗（新潟県福祉保健部）、佐藤泰俊（新潟市巻郷土資料館）、高橋佳子（新潟市巻郷土資料館）、佐藤三千代（新潟市巻郷土資料館）、神田優作（新潟薬科大学）、井上仁子（株式会社廣貫堂）、川本啓一（公益財団法人富山県健康づくり財団）、兼子心（富山市売薬資料館）、盛田拳生（滑川市立博物館）、寺崎さち子（富山県薬事総合研究開発センター）、内田裕一（笛吹市教育委員会）、稲垣裕美（内藤記念くすり博物館）、大島崇詩（愛知県歯科医師会）、大橋淳子（名古屋市東山植物園）、長峰透（甲賀市くすり学習館）、藤澤一浩（日野観光協会）、明田達哉（京都大学）、川端理恵子（島津製作所 創業記念資料館）、松田久司（京都薬科大学）、西尾基之（武田薬品工業株式会社）、福田謙二（大阪医科薬科大学）、米田該典（大阪大学）、井上了（大阪大学）、松永和浩（大阪大学）、片桐平智（片桐棲龍堂）、百瀬祐（公益財団法人武田科学振興財団）、小林梨花（少彦名神社・道修町資料保存会）、村田英克（JT生命誌研究館）、喜多保通（公益財団法人細胞科学研究財団）、川上晋作（一般財団法人緒方洪庵記念財団）、川上潤（一般財団法人緒方洪庵記念財団）、横山浩之（森ノ宮医療学園専門学校）、劉茜（公益社団法人日本麻酔科学会）、斉藤麗子（公益財団法人こうべ市民福祉振興協会）、柳澤一宏（宇陀市教育委員会）、北畠俊（宇陀市教育委員会）、山口祥子（田村薬品工業株式会社）、森野智至（株式会社森野吉野葛本舗）、古川典子（川崎医科大学）、浅野智英（総社市まちかど郷土館）、中島洋一（医療法人洋友会中島病院）、長谷川卓郎（株式会社エバルス）、片岡博行（重井薬用植物園）、生中雅也（安田女子大学）、柏田良樹（徳島大学）、島村七海（中冨記念くすり博物館）、吉田恭二（長崎大学）、横田賢一（長崎大学）、織田毅（シーボルト記念館）、永井徳三郎（長崎市永井隆記念館）、宮地郁子（長崎大学）、

謝　辞

中島孝彰（長崎大学）、奥村順子（長崎大学）、志波原智美（長崎大学）、朝倉信江（コール館）、浜砂建郎（熊本大学）、江崎一子（大分香りの博物館）、曽我俊裕（中津市教育委員会）。

【増補版】（敬称略・令和6年の所属）

①執筆者

増田哲也（熊谷市立荻野吟子記念館）、田川太一（長崎国際大学大学院）、高上馬希重（北海道医療大学）、小松健一（北海道科学大学）、山下浩（北海道科学大学）、青森市農業振興センター、髙橋紘（芦東山記念館（兼）一関市民俗資料館）、佐々木淳（岩手大学）、新藤元司（公益社団法人日本アイソトープ協会）、小川由起子（長崎国際大学）、福井幸次郎（福井商店）、佐伯健人（東北大学）、高橋佐知（角館武家屋敷・青柳家）、村田幸夫（村田薬局）、西牧敏仁（公益財団法人 安積歴史博物館）、菅井優士（大熊町教育委員会）、森田鉄平（公益財団法人野口英世記念会）、村田清志（奥羽大学）、永用俊彦（古河歴史博物館）、佐藤忠章（国際医療福祉大学）、藤井幹雄（国際医療福祉大学）、金谷貴行（国際医療福祉大学）、手塚恵美子（生方記念文庫）、雪明日香（沼田市教育委員会）、唐澤広子（草津町観光課）、松浦信（リーかあさま記念館）、深澤佳恵（北里研究所）、山路誠一（日本薬科大学）、腰原偉旦（医療法人社団恵愛会腰原歯科クリニック）、菊地晴久（慶應義塾大学）、袴塚高志（日本薬科大学）、国立歴史民俗博物館、渡辺均（千葉大学）、李巍（東邦大学）、細川信夫（公益財団法人 微生物化学研究会 微生物化学研究所）、今泉千代（日本看護協会図書館）、中根聖可（昭和大学）、学校法人聖路加国際大学 法人資料編纂室、豊福明（東京科学大学）、石井奈穂美（日本獣医生命科学大学）、川原由佳里（日本赤十字看護大学）、倉持利明（目黒寄生虫館）、独立行政法人 医薬品医療機器総合機構、陸上自衛隊衛生学校彰古館、落合広倫（奈良国立博物館）、西條好江（日本赤十字社神奈川県支部）、猿田和則（横浜市長浜ホール）、古平栄一（北里大学）、山岡法子（帝京大学）、川村健雄（新潟市曽我・平澤記念館）、佐々木陽平（金沢大学）、川越光洋（福井県立一乗谷朝倉氏遺跡博物館）、一瀬諒（福井県立歴史博物館）、山田裕輝（福井市立郷土歴史博物館）、北間敏弘（山梨大学標本館）、戸沢一宏（山梨県森林総合研究所）、山口明（NPO法人 宮入慶之助記念館）、酒井英二（岐阜薬科大学）、牧野洋（旭川医科大学）、杉山侑暉（袋井市教育委員会）、杉本憲滋（富士脳障害研究所附属病院）、関屋中（医療法人社団 海仁 海谷眼科）、池上健二（日本赤十字豊田看護大学）、中根春波（日本赤十字

351

豊田看護大学）、堀内智子（名古屋市科学館）、柏木晴香（名古屋市科学館）、布施典子（名古屋大学）、髙橋孝範（中山薬草薬樹公園・元丈の館）、谷本智佳子（四日市市環境部四日市公害と環境未来館）、近藤俊哉（鈴鹿医療科学大学）、岩島誠（鈴鹿医療科学大学）、藪秀実（公益財団法人近江兄弟社）、林宏明（立命館大学）、月岡淳子（京都薬科大学）、鎗山善理子（公益財団法人 公害地域再生センター）、野口悦（大阪大学大学院医学系研究科医学史料室）、河村詩帆（大阪大学岸本記念医学史料館展示室）、吉原正和（株式会社エーデンタル）、伊藤卓也（大阪大谷大学）、山本佳代（シャレコーベ ミュージアム）、堀光博（株式会社大紀）、塩満保（益田市教育委員会）、木下浩（岡山大学医学部医学資料室）、森本信一（つやま自然のふしぎ館）、青木由希（広島大学医学部医学資料館）、山野幸子（順天堂大学）、中島金太郎（江戸川大学）、瀧澤伶奈（徳島大学）、冨吉将平（愛媛県観光スポーツ文化部）、澁谷秀徳（九州大学）、米元史織（九州大学総合研究博物館）、山下啓之（須恵町教育委員会）、大渡勝史（第一薬科大学）、久保山友晴（第一薬科大学）、大川雅史（福岡大学）、谷洋一郎（神崎市教育委員会）、佐賀県立博物館・佐賀県立美術館、近藤晋一郎（佐野常民と三重津海軍所跡の歴史館）、重松めぐみ（久光製薬株式会社）、中島正明（玄海町薬用植物栽培研究所）、福地弘充（鍵屋薬品本舗）、槌屋岳洋（環境省国立水俣病総合研究センター）、小泉初恵（一般財団法人 水俣病センター相思社）、矢原正治（熊本有用植物研究所）、今井貴弘（大分県立先哲史料館）、平川毅（大分県立歴史博物館）、川嶌眞人（社会医療法人玄真堂 川嶌整形外科病院）、松本知行（由布市教育委員会）、朝永絵梨花（長崎国際大学大学院）、一瀬勇士（杵築市教育委員会 文化・スポーツ振興課）、首藤美香（杵築市教育委員会 文化・スポーツ振興課）、曽我俊裕（中津市教育委員会）、中尾征司（日出町教育委員会）、梅野敏明（日出町教育委員会）、大塚功（九州医療科学大学）、渥美聡孝（九州医療科学大学）、中村賢一（九州医療科学大学）。

②協力者（敬称略・令和6年の所属）

湯浅万紀子（北海道大学）、首藤光太郎（北海道大学）、北野一平（北海道大学）、八重樫洋哉（岩手大学）、畑中亨（東北医科薬科大学）、関根幸世（東北医科薬科大学）、鈴木昇（東北医科薬科大学）、細谷仁憲（一般社団法人宮城県歯科医師会）、杉本是孝（一般社団法人宮城県歯科医師会）、佐々木健郎（東北医科薬科大学）、本多博（医療法人明信会）、堀一之（医療創生大学）、高木有子（国立歴史民俗博物館）、江口宏志（mitosaya株式会社）、栗原祐司（国立科学博物館）、原田光一郎（国立科学博物館）、直井佳子

（東京科学大学）、佐々木幸恵（横浜検疫所）、小嶋立人（横浜検疫所）、山城光生（新潟大学）、森田洋行（富山大学）、出口鳴美（富山大学）、多田明加（福井県立一乗谷朝倉氏遺跡博物館）、澤田侑弥（あわら市経済産業部）、宮本拓海（あわら市経済産業部）、山本愛（医療法人社団 海仁 海谷眼科）、小池敦（三重県立看護大学）、中村有里（三重県立看護大学）、杉本叡（杉本歯科医院）、勝男みどり（兵庫医科大学）、河合茂（くすり資料館）、清水益成（株式会社大紀代表取締役）、小川貴裕（湧永製薬株式会社）、小出義直（九州大学）、野中源一郎（ウサイエン製薬株式会社）、段上秀貴（株式会社 千雅）、坂元正照（伊佐薬草の杜）、坂元省吾（伊佐薬草の杜）、髙橋里美（伊佐薬草の杜）。

　最後になりましたが、編集委員の長崎大学名誉教授中島憲一郎氏、長崎国際大学宇都拓洋氏、東洋学園大学永藤欣久氏、帝京平成大学松村紀明氏、東京薬科大学三宅克典氏に深く感謝の意を表します。

　また、編集に携わった長崎国際大学大学院博士後期課程リサーチアシスタントの田川太一君、調査と編集に参加した長崎国際大学大学院修士課程ティーチングアシスタントの久家伝太郎君、朝永絵梨花君に心から労いの意を表します。

■編者紹介

中島憲一郎 （なかしま・けんいちろう）

1947 年長崎県長崎市生まれ
長崎大学大学院薬学研究科修了、薬学博士
現在：長崎大学・長崎国際大学名誉教授
学会：日本分析化学会、日本臨床化学会所属

《主な著書・論文》

『法中毒』21：197-209、2003。『クロマトグラフィー』30：57-60、2009。『J. Healthe Sci』57：10-21、2011。『分析化学』57：783-799、2008。『Anal. Bioanal. Chem.』397（3）：1039-1057、2010。

宇都拓洋 （うと・たくひろ）

1978 年鹿児島県加世田市（現南さつま市）生まれ
鹿児島大学大学院連合農学研究科修了、博士（農学）
現在：長崎国際大学薬学部教授
学会：日本薬学会、日本生薬学会、日本フードファクター学会、日本色素細胞学会、
　　　日本分子生物学会所属

《主な著書・論文》

『Food Chemistry』403：134339、2023。『Chemical and Pharmaceutical Bulletin』71（7）：508-514、2023。『Plants（Basel）』11（14）：1875、2022。『Journal of Oleo Science』71（9）：1403-1412、2022。『Biomedical Research』43（2）：31-39. doi: 10.2220/biomedres.43.31. 2022。『Planta Medica』88（13）：1199-1208. 2022。

永藤欣久 （ながとう・よしひさ）

1964 年千葉県千葉市生まれ
青山学院大学文学部日本文学科卒業
現在：東洋学園大学東洋学園史料室 室長・学芸員
学会：日本歯科医史学会、日本医史学会、全国大学史資料協議会東日本部会（機関会員）所属

《主な著書・論文》

『創立期の東洋女子歯科医学専門学校Ⅰ・Ⅱ』東洋学園大学、2016・2017。共著『東洋学園八十年の歩み』学校法人東洋学園、2007。「占領期歯科教育改革の事例研究 ―東洋女子歯科医学専門学校」『日本歯科医史学会々誌』30（3）：273-289、2013 など。

松村紀明（まつむら・のりあき）

1970 年秋田県生まれ

東京大学大学院総合文化研究科博士課程単位取得満期修了、順天堂大学　博士（医学）

2022 年第 28 回「富士川游学術奨励賞」受賞。

現在：帝京平成大学ヒューマンケア学部看護学科准教授／順天堂大学医学部協力研究員

学会：日本医史学会、洋学史学会などに所属

《主な著書・論文》

「明治種痘の研究〜補完する種痘積善社と対立する種痘勧善社〜」『日本医史学雑誌』第 67 巻第 1 号、2021。共著『岡山の種痘：近世・近代の感染症との闘い』日本文教出版、2023。

三宅克典（みやけ・かつのり）

1983 年岡山県吉備郡真備町（現倉敷市）生まれ

富山大学医学薬学教育部生命薬科学専攻修了、博士（薬学）

現在：東京薬科大学薬学部准教授、薬用植物園園長

学会：日本薬学会、日本生薬学会、薬用植物栽培研究会、和漢医薬学会、根研究学会、
　　　SFC 研究会所属

《主な著書・論文》

『Organic Letters』26（20）：4302-4307、2024。『薬用植物研究』44（2）：12-17、2022。『東京薬科大学研究紀要』25：59-62、2022。『医薬品医療機器レギュラトリーサイエンス』52（4）：291-302、2021。

■監修者紹介

落合 知子 （おちあい　ともこ）

長崎県佐世保市在住
長崎国際大学人間社会学部教授・長崎国際大学国際観光学会会長
お茶の水女子大学　博士（学術）
専　門　博物館学・考古学
受賞歴　加藤有次博士記念賞
　　　　ICOM UMAC AWARD 2019 Second Place
　　　　長崎国際大学グッドプラクティス賞
　　　　長崎国際大学ベストティーチャー賞
学　会　日本医史学会、全日本博物館学会、文化財保存修復学会、ICOM日本委員会所属
主な著書
　単著　『野外博物館の研究』『野外博物館の研究 改訂増補版』（雄山閣）、『博物館実習教本』『博物館実
　　　　習教本中国語版』（長崎国際大学）
　編著　『医歯薬学系博物館事典』『地域を活かすフィールドミュージアム―波佐見窯業地域のまちづく
　　　　り―』『博物館と観光』『21世紀の博物館学・考古学』（雄山閣）、『中国の戸外博物館研究』（陝
　　　　西省西安市文物局）、『博物館実習教本日本語改訂増補版』『博物館実習教本中国語版改訂増補版』
　　　　（長崎国際大学）
　共著　『史跡整備と博物館』『博物館学人物史上』『博物館学人物史下』『人文系博物館展示論』『人文系
　　　　博物館資料保存論』『人文系博物館教育論』『博物館学事典』『神社博物館事典』『博物館が壊さ
　　　　れる』『近代建築利用博物館事典』『鎌倉の人物事典』（雄山閣）、『観光考古学』（ニューサイエ
　　　　ンス社）、『遺跡博物館』『人間の発達と博物館学の課題』『地域を活かす遺跡と博物館―遺跡博
　　　　物館のいま―』（同成社）、『観光資源としての博物館』『考古学・博物館学の風景』（芙蓉書房出版）、
　　　　他論文多数

2024年11月25日　初版発行　　　　　　　　　　　　　　　　　《検印省略》

医歯薬学系博物館事典 【増補改訂版】

監　修　落合知子
編　者　中島憲一郎・宇都拓洋・永藤欣久・松村紀明・三宅克典
発行者　宮田哲男
発行所　株式会社 雄山閣
〒102-0071　東京都千代田区富士見 2-6-9
TEL　03-3262-3231 / FAX　03-3262-6938
URL　https://www.yuzankaku.co.jp
e-mail　contact@yuzankaku.co.jp
振　替：00130-5-1685
印刷・製本　株式会社ティーケー出版印刷

©OCHIAI Tomoko 2024　　　　　　ISBN978-4-639-03012-6 C3030
Printed in Japan　　　　　　　　　N.D.C.069　376p　22cm

雄山閣　新刊案内

九州縄文時代における資源利用技術の研究　板倉有大 著

地域で蓄積が進む行政発掘資料の分析と関連研究成果の援用から、「沖積低地利用」という観点に着目し、縄文時代の植物利用、居住様式、人口、社会複雑化などのテーマに切り込む。遺跡発掘の現場から積み上げられた包括的な考古学研究の成果。

978-4-639-03005-8　C3021　　　　　　　　本体価格 17,000 円／ B5 判／本文 376 頁

講座 畿内の古代学Ⅴ
イデオロギーと文化　　広瀬和雄・山中 章・吉川真司 編

畿内の様相を古墳時代から古代にかけて、通観する初めてのシリーズ。第Ⅴ巻では、政治的中心であった「畿内地域」がいつ、どのように文化的中心としての側面も獲得したのかについて、この地域の文化・イデオロギーの構成要素や、他地域との特徴の差などを問題意識として考察していく。

978-4-639-02996-0　C3021　　　　　　　　本体価格 7,000 円／ A5 判／本文 344 頁

文化財が語る 日本の歴史 社会・文化編
會田康範・下山 忍・島村圭一 編

好評「文化財が語る日本の歴史」をさらにブラッシュアップ!!
• 古代・中世、近世、近現代と時代を通して、文化財をよみとき、日本の歴史のおもしろさを紹介。
• 石碑・地図・絵巻・神社文書・刀剣・近世城郭・地方文書・仏像・演説指南書・銅像・映画館・橋・
　戦争碑などを取り上げ、日本の政治・経済史の実像にせまる。
•「視点をひろげる」の項目を追加し、資料の多角的なよみとりの視点を示す。

978-4-639-02926-7　C0021　　　　　　　　本体価格 3,000 円／ A5 判／本文 240 頁

台湾考古学　　　　　　　　　　　　　　陳 有貝 著

太平洋への人類の拡散において起点となった可能性も指摘され、東アジア・東南アジア・太平洋島嶼部、そして日本にとっても大きな意味を持つ台湾島の歴史を明らかにするための台湾考古学の歩みを、蓄積された研究成果を交えて概観する。

978-4-639-02997-7　C1022　　　　　　　　本体価格 2,600 円／ A5 判／本文 184 頁

博物館 DX と次世代考古学　　　野口 淳・村野正景 編

考古学・博物館資料のデジタル化は記録、保存、公開共有の新しいあり方や利用者の特別な体験をもたらす。博物館 DX の背景や考え方、世界的な動向や日本での取り組みの現状がわかる初めての書!!
多くの企業により新たな技術やサービスも紹介!!

978-4-639-03000-3　C0030　　　　　　　　本体価格 2,400 円／ A5 判／本文 200 頁

季刊考古学別冊45
吉備の巨大古墳と巨石墳　　広瀬和雄・草原孝典 編

大和王権を除き、墳長 300mを超える超巨大古墳が唯一築かれた吉備には、埴輪の起源の解明をはじめ非常に多くの研究の蓄積がある。古墳や遺跡のさらなる発掘調査など吉備の古墳時代研究は新たな局面を迎えている。吉備の内と外の視点から、最新の吉備の姿に迫る。

978-4-639-02998-4　C0321　　　　　　　　本体価格 2,600 円／ B5 判／本文 150 頁

島世界の葬墓制 琉球・海域アジア・オセアニア　　小野林太郎 編

海域アジア・オセアニア・琉球列島の島世界における葬墓制に迫る。
人類が生きていく上で、死者を弔うという行為を避けることはできない。島世界という適度に孤立し、しかし交流が絶えるわけではなく独自の文化が育まれやすい環境を主に取り上げ、葬送や葬墓制にみられる特徴や共通性について、最新の考古学・人類学・民族学や民俗学に基づき、考究する。

978-4-639-02988-5　C3022　　　　　　　　本体価格 9,000 円／ A5 判／本文 432 頁